广东省名中医温乃元

针灸临证精粹

温乃元　主编

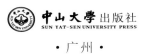

中山大学出版社
SUN YAT-SEN UNIVERSITY PRESS

·广州·

图书在版编目（CIP）数据

广东省名中医温乃元针灸临证精粹/温乃元主编 . —广州：中山大学出版社，2020.10
ISBN 978 - 7 - 306 - 06944 - 3

Ⅰ.①广…　Ⅱ.①温…　Ⅲ.①针灸疗法—临床应用—经验—中国—现代
Ⅳ.①R246

中国版本图书馆 CIP 数据核字（2020）第 165613 号

GUANGDONG SHENG MINGZHONGYI WEN NAIYUAN ZHENJIU LINZHENG JINGCUI

出 版 人：王天琪
策划编辑：鲁佳慧
责任编辑：谢贞静
封面设计：刘　犇
责任校对：梁嘉璐
责任技编：何雅涛
出版发行：中山大学出版社
电　　话：编辑部 020 - 84111996，84113349，84111997，84110779
　　　　　发行部 020 - 84111998，84111981，84111160
地　　址：广州市新港西路 135 号
邮　　编：510275　传　真：020 - 84036565
网　　址：http://www.zsup.com.cn　E-mail：zdcbs@ mail. sysu. edu. cn
印 刷 者：佛山市浩文彩色印刷有限公司
规　　格：787mm×1092mm　1/16　22.25 印张　540 千字
版次印次：2020 年 10 月第 1 版　2020 年 10 月第 1 次印刷
定　　价：78.00 元

本书编委会

主　　编　温乃元

副主编　宋　锋　梁　凯　邹柳祥

编　　委（按姓氏笔画排序）

　　　　　王彩荣　刘伟明　何尚华

　　　　　杨荣昌　李维香　罗俏路

　　　　　黄文彬　曾玲玉

主 编 简 介

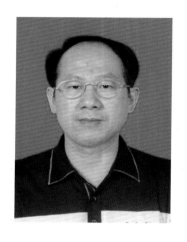

温乃元，1987 年毕业于广州中医学院（现广州中医药大学）针灸系本科，30 余年来一直从事针灸临床、科研、教学工作。1988 年，取得针灸中医师资格；1993 年，取得针灸主治中医师资格；2001 年，取得针灸副主任中医师资格；2008 年，取得针灸主任中医师资格。在省级以上杂志发表学术论文 20 余篇；先后主持广东省中医药局基金项目科研课题 3 项，获得梅州市科技进步三等奖 2 项、梅州市医药科技进步二等奖 1 项。

现为广东省名中医，梅州市第二中医医院副院长、主任中医师，广东省中医药局针灸重点学科学术带头人，广州中医药大学兼职教授，享受梅州市人民政府高层次人才特殊津贴专家。担任广东省针灸学会常务理事、广东省针灸学会慢病管理专业委员会副主委、中国民族医药学会康复分会常务理事、世界中医药学会疼痛专业委员会常务理事。2012 年，被广东省中医药局授予"广东省优秀中医临床人才"称号；2016 年，被评为"梅州最美中医"；2017 年，被广东省人民政府授予"广东省名中医"称号；2018 年，被广东省家庭医生协会评为"岭南名医"。

擅长治疗颈椎病、肩周炎、腰椎间盘突出症、腰椎骨质增生症、扭挫伤、神经痛、风湿关节痛、面瘫、中风偏瘫、小儿脑瘫、亚健康等，尤其擅长筋伤疾病及临床疑难杂病的诊疗。

内 容 简 介

　　本书较为全面地介绍了广东省名中医温乃元的学术思想和临床经验。全书分为七章，包括学术思想、理论心悟、特色疗法、专题论述、临证试验、医论医话、医案选录，可供中医、针灸、推拿、康复等专业的人员参阅。

目 录

第一章

学 术 思 想

第一节　学术思想精粹

广东省名中医温乃元针灸学术思想的主要内容：遵循中医整体观和辨证观，针灸强调治神与守神，针刺擅长飞针手法，善用灸法治疗顽病痼疾，强调针药结合治疗疾患；提出"通督益肾法"，对阿是穴的认识及应用亦有独到的见解。

一、遵循中医整体观和辨证观

在临床治病时，医者需要牢牢把握并有机结合中医学的整体观念和辨证论治两大基本特点。人体是一个有机的整体，以阴阳气血为本。阴是生命活动的物质基础，阳是生命活动的体现。人体的脏腑器官、四肢百骸只有在阴阳调和、气血充沛时，才能维持正常的生理活动，从而健康无恙。例如，当某一脏腑经络在致病因素的作用下发生病变，气机升降失常，经气运行受阻，就会导致阴阳气血发生偏盛偏衰，经络阻滞，从而发生疾病。因此，辨证时应重视整体，洞察局部，察明脏腑经络的虚实寒热、阴阳气血的盛衰、病变表里深浅等，然后辨证求因，审因论治，才能做出判断，确定准确的治疗方法。

在针灸临床治疗中，以中医理论的整体观念和辨证论治为指导，在针灸中强调"人体整体观"，善于把握局部与整体的关系，强调整体治疗；重视辨病与辨证相结合，提出"病—症—位"结合取穴方法。

（一）遵循整体观念，把握局部与整体的关系，强调整体治疗

整体观念不仅体现在人是一个有机的整体以及天人合一，还体现在诊断与治疗是一个完整的过程，要注重整体与局部、整体与细节的关系。

1. 以整体观指导认识人体的生理功能、病理变化和临床诊断

人体是一个有机的整体，每一个脏腑，与其他脏腑之间都有着密切联系，从而相互影响，相互为用，相互制约。任何局部都不可能离开整体而单独存在。五脏就是组成整个人体的五个子系统。这五个子系统及其所属器官之间既密切相关，又各有其独特作用，是一个不可分割的整体。

任何疾病都是全身病理变化在局部的反应，无论疾病轻重，都不应该只看局部而忽略整体。这是由于疾病在人体的反映，一方面是机体病变达到某种程度时出现的局部病症；另一方面，局部的病理变化必然对全身状况带来不良影响。

因此，分析疾病的病理机制时，首先要着眼于整体，着眼于局部病变所引起的整体性病理反映，将局部病理变化与整体病理反映有机地统一。既要注重局部发生病变的脏腑经络形体官窍，又不能忽视病变之脏腑经络对其他脏腑经络的影响。用中医的方法认识人体，重点不在局部定位，而在整体联系；用中医的方法分析疾病就是要用

整体的思维看待健康和疾病。

2. 以整体观指导针灸治疗

强调针灸治疗应从整体出发，要注重整体的阴阳气血失调情况。治疗时，应从协调整体阴阳气血及脏腑的平衡入手，扶正祛邪，消除病变对整体带来的影响，以阻断疾病在脏腑间相互传变所造成的连锁反应，即通过整体的治疗效应，达到祛除病邪和治愈疾病的目的。

针灸临床选穴治疗时，应善于把握局部与整体的关系，重视整体治疗，即不但要在患病部位局部选穴，还要重视病变以外的区域，根据病情辨证配穴。只有既着眼局部症状又注重病因病机，才能避免头痛医头、脚痛医脚的片面性；只有注重调整好局部和整体的关系，才能促使机体恢复平衡。

临床上，无论急慢性疾病都应注重调整人体的阴阳。当面对多经病变时，则从脏腑经络生克、阴阳表里上研究，强调针对病因治疗以治其本，对症治疗以治其标，在辨证的基础上以全身调节为主，辅以局部治疗。

例如，治疗扭挫伤，若是病情轻微、病因单纯、发病时间较短，患者机体状况较好者，多采用祛瘀消肿、活络止痛的治疗方法，取穴时常选用局部相关经络的穴位及痛点。但当损伤较重，病变日久，或伴有风寒湿邪入侵及气血亏虚时，单纯用上述治法和选穴治疗就不会达到满意的效果。适时配以温经散寒除湿、补气养血、调理气机之法，施以温灸法或针行温阳补气（如温针法、火针法等），并辅以扶助正气之强壮穴一同治疗，或配合服用温阳益气、活血通络的药物，这样可尽快地治愈疾病。

又如，治疗面瘫，整体观念应贯穿整个治疗过程，早期以祛邪为法，中期扶正兼以祛邪，后期以扶正为主。因此，穴位的选用不能只是面部的穴位，还要注意远端配穴。再如，温乃元针灸临床常用"以左治右""以右治左"的巨刺法和缪刺法，如取阳池穴治疗对侧踝关节软组织扭伤，取健侧养老穴透内关穴治疗肩周炎。还常常采用"上病下取、下病上取""阳病治阴、阴病治阳""从阴引阳、从阳引阴"等方法，这都是"人体整体观"在温乃元针灸选穴中的具体应用。

（二）重视辨病与辨证相结合，提出"病—症—位"结合取穴法

1. 重视辨病与辨证相结合

完整的中医诊断应包括辨证与辨病两个方面，临床上要把辨证与辨病二者相结合。辨证，是分析、辨认疾病的证候。证候综合分析了各种症状，对疾病处于一定阶段的病因、病机、病变性质以及邪正盛衰等进行病理概括。辨证的过程，就是以脏腑、经络、病因、病机等基本理论为依据，对通过四诊所取得的症状、体征等临床资料进行综合分析，辨明其内在联系和各种病变间的相互关系，从而做出诊断的过程。辨病，即辨别疾病，是对疾病整体本质和发病全过程病变规律的认识。

针灸临床的辨病应包含中医对病症的认识和西医对疾病的诊断。西医注重微观局部，诊断疾病多借助于影像学和实验室检查。西医的检查手段，可视为中医四诊的延伸和发展，可为中医辨证提供更多的参数和依据，这对准确的辨证和全面认识疾病，是大有裨益的。例如，中风中经络，患者半身不遂，偏身麻木，舌强语謇，脉弦滑，苔白腻。如果参考 CT（或 MRI）影像学检查，可提示是出血性或缺血性脑血管病，抑或是短暂性脑缺血发作（TIA）或可逆性缺血性脑损害（RIND），这对于辨证施治和预后的判断，都很有帮助。

2. "病—症—位"结合取穴法

经络是针灸学的主体和灵魂，针灸的辨证治疗过程不能离开经络，而针灸治疗取效选择穴位至关重要，因此，医者在临床上应把辨病、病变症状、病变涉及的经络和部位相结合来选穴，并进行"病—症—位"结合取穴。

这种取穴方法重视疾病的性质和症状，以及病变涉及的经络和部位，使疾病和针灸的经络腧穴理论有机联系在一起，在临床治疗中使整个诊治过程更为细致和直观，更符合现代人的思维模式，更易被针灸医生接受和使用。

例如，对于腰椎间盘突出患者，根据疾病性质、症状和病变所涉及经脉选择穴位。主要取督脉的命门、腰阳关等穴位，因为督脉行于腰背正中线，正当脊椎的位置；取足太阳膀胱经的肾俞、大肠俞、委中、承山等穴位，因为膀胱经行身之后，从项、背、腰、尻至下肢，所经部位筋肉分布最广；同时，太阳经多血少气，少气则易卫外不固，气病及血，血病及气，气滞血瘀，血瘀碍气，故膀胱经病变多以经脉循行所过之处的疼痛表现为主。除此之外，还根据症状和涉及位置选取病变腰椎间盘及上下节段的夹脊穴，疼痛点的阿是穴。经过临床实践证明，这样取穴疗效可靠。

3. 经络辨证与脏腑辨证相结合取穴

在临床针灸治疗时，要重视经络辨证和脏腑辨证，并把二者相互结合以指导临床治疗。例如，头痛的针灸治疗，临床通常根据头痛的部位以经络辨证为主要纲要选取主穴，结合脏腑辨证分型配穴。

按经络辨证，巅顶作痛属足厥阴或督脉所致，头侧痛系少阳经脉所为，前额眉棱骨痛乃阳明经兼有少阳经脉所为，头后痛为太阳经脉所为。按脏腑辨证，头痛可分为肝肾阴虚、肝阳上亢、气血不足、气滞血瘀等证型。

因此，临床针灸治疗头痛首先以经络辨证并用远近取穴法选取主穴：头顶部痛取百会、四神聪、行间，前额痛取上星、头维、合谷，偏头痛取太阳、率谷、外关，后头痛取后顶、风池、昆仑。其次，结合脏腑辨证分型配穴：肝肾阴虚者加三阴交、照海，用补法；肝阳上亢者加太冲、阳陵泉，用泻法；气血不足者加气海、足三里，针用补法加灸；气滞血瘀者可局部穴位络脉点刺放血。以此经络辨证与脏腑辨证相结合，达到既有整体统一观又突出局部病位，既有近取又有远取，既有调阴阳又有和气血的效果。这样既遵循整体观念，又有辨证论治，临床治疗效果自然就佳。

二、重视治神与守神

（一）神的含义及其临床意义

中医学广义之"神"是指整个人体生命活动的外在表现，是脏腑、精、气、血、津液活动等外在表现的高度概括；狭义之"神"指精神意识、思维活动。神不能离开人体而独立存在，有形才能有神，形健则神旺，形衰则神疲。《素问·上古天真论》有"形神合一""形与神俱"的理论。《灵枢·平人绝谷》也说："神者，水谷之精气也。"

神的临床意义重大。《黄帝内经》中"五神藏"理论，提出五脏的功能决定着情志的变化，临床上可根据神的活动改变来推断脏腑之盛衰，在治疗神的异常时，可调理五脏之病变。因此，在针刺治疗时，医家也很重视其作用。《素问·宝命全形论》曰"凡刺之真，必先治神"，《灵枢·本神》曰"凡刺之法，先必本于神"，《标幽赋》提出"凡刺者，使本神朝而后入"等，都是强调神在针刺操作中的运用。

临床针灸时应重视治神与守神，进针时要注意治神，进针后要注意守神。

（二）治神

治神又称调神，就是通过调整患者的心理状态和集中医生的精神意识，使针下易于得气的方法。《灵枢·官能》篇说："用针之要，无忘其神。"这说明"治神"是在针刺治病过程中极为重要的方法和要领。

治神是指针刺前做好医生定神与患者调神两方面工作。医生定神，要求医生情绪稳定，方可精心分析病情、审察患者形神变化。而患者调神，只有患者精神安宁才能显现其真正的脉证之象，才能准确辨证。此外，让患者信服医生。心理安慰在术前也相当重要，只有让患者相信医生，消除顾虑，增强信心，心情舒畅地接受针灸治疗，才能取得疗效。临床上常常能见到同样一类患者，用同样一组穴位，不同的医生取得的疗效却不一样，这里除了患者之间的差异之外，主要是医生的技能差异，这既包括针刺的基本技能，也包含医生如何与患者沟通，使之信服的能力。

重视医患间相互沟通配合。针刺过程中，医患间随时进行心与心的交流。这种交流，可以发生在表情、目光、言语，以及身体的接触方面。医生心中的慈悲，无须刻意播撒，就可以被患者感知到。这种温暖，会让患者的心慢慢放松下来，随之气渐安定，后面针刺调气的过程才会顺畅。试想一位横眉冷对的医生，手里拿着一把针，一言不发，持针便刺，患者会是怎样一种心理体验？医生须知，针刺的对象并非皮肤肌肉，而是一个会思考、会运动、活泼灵巧、充满智慧的生命体。因此，针刺时的医患沟通非常重要，否则易致神先逆、气随乱，本欲调气，实则乱气。

针刺过程中，医生在宁静中略带暖意，在温暖中充满敬意。如此宁心、慈心、敬心齐备，则医者之神已治，方可调气。现代针灸针是不锈钢制作的，是无生命的物质。医生要通过各种处理使其变成能传递信息的针（"神针"），并让患者之神集中到针灸治疗上，这样才能使患者体内的正气随着治疗的进展而发挥作用，从而使神针完成治疗作用。《素问·针解》篇说"必正其神""制其神"，就是说医生要想办法控制患者的神气以利于治疗。

（三）守神

守神是要求医生在针刺治疗中，精神集中，全神贯注，专心致志地体会针下感觉和观察患者反应。

《灵枢·九针十二原》曰："粗守形，上守神。""神在秋毫，属意病者。"《灵枢·终始》中提到，医生在进针时必须做到"必一其神，令志在针"。《标幽赋》说：

"凡刺者使本神朝而后入，既刺也使本神定而气随，神不朝而勿刺，神既定而可施。"进针时严肃认真，聚精会神，细心观察患者的神气。进针后医者认真体会针下的感应，悉心体会针已经下到哪层组织，是否沉紧如"若鱼吞钩饵之浮沉"，以便在此基础上施行补泻手法及避免伤及脏器，同时，要随时观察患者针刺过程中的表情以及精神变化，所谓如待贵宾，如擒虎尾。

总之，进针前调神，让患者平静安定，医者专注施针；进针后守神，使医者致意针端，患者心思病痛及针穴。如此达到医者和患者"心意"与"神气"结合，就会发挥更大的疗效。同时出针后宜养神，针刺之后宜嘱患者稍事休息，安定神态，切忌大怒、大喜、大悲、大忧，以免"其气复散"，前功尽弃。

三、飞针手法

针灸医学发展到今天，其治疗效果已被社会广泛认同，但最大的问题就是针刺时"过皮"这一关。进针技术掌握得好与不好，在针身过皮时是否产生疼痛的副作用，不仅是直接影响针刺效果的因素之一，同时也是患者能否接受针灸治疗的关键。因此，解决针刺时的"过皮"关，是针灸医学界的一个课题。若能使进针达到无痛或基本不痛，便可对提高针刺疗效，促进针灸疗法的普及推广起到积极而有效的作用。

飞针手法即快速旋转进针法，能大大减轻针刺过皮时的疼痛感觉。现将岭南飞针法的练习方法及操作要点进行介绍。

（一）飞针针法的练习

飞针的操作只有经过针法练习后，才能在患者身上操作。具体练习步骤如下。

1. 徒手练习

主要是锻炼腕、指的配合，上肢肌肉放松，拇指指腹平放在稍弯曲的食、中指指腹前端，当拇指向后拉的同时，食、中指则向前推（这是推动针旋转的动作），腕随着惯性向前后伸展，如鸟展翅飞状。若练习至指及腕动作协调，则可转入第二阶段捻针练习。

2. 捻针

将针先插在纸垫或结实的棉垫上，刺手的拇、食、中三指如上法将针柄转动，目的是增强指力，使动作协调。这是进针的基本功，必须坚持训练。

3. 持针垂直旋转刺入

这是飞针的初级动作。开始时，可选用 0.5 寸毫针，针尖距刺入点 0.2～0.3 寸垂直旋转刺入，抵刺入点前加速旋转并放针（如放针过早则刺入力量不足，难以刺透皮肤，放针太慢则形成反弹力或弯针），以后可随熟练程度改用 1 寸毫针，垂直旋转刺入主要是锻炼指、腕力的进一步配合及控制刺入点的准确。

4. 摆动旋转刺入

这是利用腕、指摆动的惯性，增强刺入的力量。操作时，持针斜放在刺入点旁，当手向刺入点移动时，持针指即搓动，针旋转至高速并抵刺入点时，随着刺手向前移动的惯性，用指、腕将针弹刺入穴内。

掌握和熟练操作方法后，可在自己身上做实践练习，直到进一步熟练才可施用于患者。

（二）飞针法的操作

持针手用拇指指腹、食、中指尖握持针柄，斜放在穴位旁，押手将已消毒穴位旁皮肤牵张，并固定针刺部，进针时手拇指内收，食、中指同时相应伸展，此时针高速转动，当处于快速旋转并抵达穴位时，通过腕、指力将旋转的针弹刺入穴位内。

（三）飞针法的特点

因为针是快速旋转刺入，故穿透力强，加之刺入迅速，所以痛感极微，若熟练掌握，则可达到无菌、准确、无痛（或少痛）、快速的效果。这种进针法对常用的 0.5 ～ 1.0 寸毫针特别适合。飞针法在患者还未觉察到痛时就已进针，减少了患者由于畏针怕痛而不敢问津针刺治疗的情况。同时，飞针法还可消除患者惧怕扎针而产生的心理压力，让患者能在神气不乱的正常精神状态下产生针感，医者则"必一其神，令志在针"，根据患者的体质、病情，准确合理地使用各种针法，从而提高针灸临床疗效。

四、善用灸法治疗顽病痼疾

灸法和针刺疗法一样，都是祖国医学的宝贵遗产。远在春秋战国时代，就有"七年之病，求三年之艾"之说。"七年之病"是指一些疑难顽固的慢性疾患，"三年之艾"则说明用艾以陈者效力较好。古代许多著名医学家都熟谙灸法，将灸法与汤药、针刺并列，为治病的三大法。例如，唐代孙思邈在其著作中有"汤药攻其内，针灸攻其外"的记载；明代李梴《医学入门》云："凡药之不及，针之不到，必须灸之。"这说明汤药、针、灸各有其适应证和特点，相辅相成，不可偏废。

李梴《医学入门》对于灸法有颇为开拓性的论述："虚者灸之，使火气以助元阳也；实者灸之，使实邪随火气而发散也；寒者灸之，使其气之复温也；热者灸之，引郁热之气外发，火就燥之义也。"根据艾灸的作用特点，临床上其适应范围以寒证、虚证、阴证为主，对慢性病、阳虚尤为适宜，某些热证、实证也可酌情施灸。

（一）顽病痼疾重用灸法

针灸科就诊的痹证、痿证等类顽病痼疾患者，一般来说，多因患病日久、辗转多所医院或历经多位医师诊治未愈而来。此类患者主要病机为虚和瘀。久病多虚，虚在正气虚损，阳气不足；久病多瘀，瘀在瘀阻经络，气血运行不畅。气行则血行，气滞则血瘀。艾灸当为治疗久病气虚血瘀的基本大法之一。

对于临床上治疗顽病痼疾，使用督灸疗法、直接灸或温针灸法，且壮数宜多宜久，如此方具温阳扶正补虚之功。阳气得温则鼓舞有力；阳气得复则正源不衰；阳气得补则正气后盾坚固，抗病有力；阳气得助，经络气血运行有力，畅通无阻，气行血行，则瘀得化通。

（二）"治未病"用灸法

目前，中医"治未病"理念被越来越多人接受。现代研究证明，灸法可以激发人体正气，提高免疫功能，增强抗病能力，具有预防疾病，保健益寿的作用。

古代医籍中有不少用艾灸预防疾病的记载。例如，宋代张杲《医说》中有"若要安，三里常不干"之说，认为常灸足三里，可以防止多种疾病的发生。唐代孙思邈《千金要方》中曾说："凡入吴蜀地游宦，身上常须三两处灸之，勿令疮暂瘥，则瘴疠温疟毒气不能入也，故吴蜀人多行灸法。"说明艾灸对于预防感染性疾患起一定作用。明代杨继洲《针灸大成》中竭力提倡预防中风施灸法；清代吴亦鼎《神灸经纶》中载列了预防中风的施灸穴位。

灸法具有保健作用，能使人健康长寿。常用的保健灸穴位有足三里、关元、气海、神阙、中脘、膏肓、三阴交、大椎等。例如，《明堂灸经》和《铜人腧穴针灸图经》均有膏肓穴"灸讫后令人阳气康强"之说。《灵光赋》载灸"膏肓岂止治百病"。至于常灸气海、关元而达到健康长寿，则前人记录更多。《扁鹊心书》载："保命之法，灼艾第一。"

三伏（三九）天灸则是一种特殊的灸法，实际上是药物穴位贴敷疗法，是根据"天人相应""内病外治"等中医理论指导下的一种治疗方法。通过穴位贴敷药物在特定的时间对穴位的刺激达到调节气血阴阳、扶正祛邪功效。临床上天灸疗法除治疗疾病外，普通人应用天灸疗法还可增强人体正气，达到"治未病"目的。

（三）隔"五子散"灸

隔"五子散"灸是将紫苏子、白芥子、菟丝子、莱菔子、补骨脂 5 种种子类药物按一定的比例配伍并研末后加入少量赋形剂制成小饼状，并隔此药饼用艾炷灸或艾条灸的一种间接灸法。隔药饼灸，多取经穴，亦可用阿是穴；可只取单穴，亦可多穴同用。应用时，将药饼置于穴位上，将中或大壮艾炷隔饼灸烧，患者觉烫时可略做移动，壮数多少据症情而定。

隔"五子散"灸通过对穴位的持续温灸，可疏通痹阻的经络气血，振奋低下或衰退的功能。其中，五子散加强了祛风散寒、化痰散结、行气活血、温经通络、补益肝肾、强筋壮骨的作用，能明显缓解颈椎、腰椎病和关节疼痛，改善风寒感冒、血瘀头痛，亦可改善亚健康、延缓衰老等。

五、针药结合治疗疾患

针药结合，又可称针药并用、针药合用，是指对同一患者，针对其病症同时施以针灸和药物等治疗措施，以达到防病治病、提高疗效等目的。

（一）针药治疗各有所长

针药结合由来已久，早在《黄帝内经》中即提出"毒药治其内，针石治其外""病形已成，乃欲微针治其外，汤液治其内"的原则。张仲景《伤寒论》中针药并用的条文数量虽然不多，但在辨证论治的前提下针药并用的特色较为鲜明，并制订了针药并用的治疗方案。《脉经》中对于疾病的治疗，多针灸取穴与选用药物并列。李东垣在其所著《脾胃论》《兰室秘藏》《内外伤辨惑论》三书中就有 15 处记述了针药合治。孙思邈《千金翼方》所说："若针而不灸，非良医也，针灸而不药，药而不灸，亦非良医也，知针知药，固是良医。"杨继洲所著《针灸大成》堪称针灸全书，其中亦颇多针药并用之论述。

针灸与中药，二者各有所长，不能互相取代。针灸长于行气通经，而药饵则善于调理气血的虚实。一攻其外，一治其内：外以调经脉之失衡，内以治脏之所偏，一外一内，互相响应而获良效。临症遇疑难痼疾，要根据患者的实际情况，将针灸的各种疗法和中药有机结合起来，当用针时用针，当用药时用药，因时因地因人而异，针药结合，双管齐下，充分发挥二者优势，才能最大限度地提高临床疗效。

（二）针药结合治病的原理

针药结合，无外乎通过内外并治、标本兼治、脏腑经络并治、局部与整体并治等形式，以达到调和阴阳气血、疏经通络、扶正祛邪的目的。针灸与中药之间的关系可概括为同效相须、异效互补和反效制约三种类型。针灸与药物的相互作用表现在三个方面：针药间的协同作用，针灸能减轻药物的不良反应，药物对针灸疗效的辅助作用。通过针药的相互结合，达到作用互补及疗效叠加的目的。

例如，对于皮肤病的治疗，可采用针刺局部阿是穴，以疏通经络、行气活血，同时，内服中药整体治疗；对于颈椎病、肩周炎等疾病，则可施以中药调其脏腑，同时，选用针灸疏通经络；对于中风患者，常用针灸以醒脑开窍、疏通经络以治其标，同时，根据患者辨证的具体情况选用中药调其本，对于肝阳上亢者辅以天麻钩藤饮或镇肝熄风汤加减，对于气虚阳虚者辅以黄芪桂枝五物汤和地黄饮子加减，每收捷效。

（三）针药结合的类型

1. 先针后药

（1）初病、急病，采用"针刺导其先，汤药荡其后"。即首先针刺，以针刺取效立竿见影，顿挫病势之猛烈；病势稍缓后再用药调理。在病邪亢盛而正气不足之时，如急性胃肠炎、顽固性呃逆、神经性呕吐的患者，先针内关、中脘、足三里穴，以求得病势缓解，再予以和胃降逆中药，如藿香正气散、旋覆代赭汤或丁香柿蒂汤等，调节脏腑功能，针药结合，使病势得以控制。

（2）凡遇久病，慢性病反复不愈，常法不效时，常先针刺，然后施药。例如，慢性泄泻患者的病程反复迁延不愈，先温针灸中脘、足三里、天枢穴，然后再施以健运脾胃的参苓白术散或温补脾肾的四神丸等。

（3）在针灸治疗时，虽然取得较好的即时效应，但疗效不能持续，需要药物的配合，维持疗效。先用针灸，针灸长于疏通经脉气血，取效一般较快；中药长于调和气血阴阳，取效和缓而持久。以药辅针则十二经气血通畅后而持久，以针辅药则治疗直接而迅速。针药合用，则经络脏腑能因治法的各有所长得到更好的疗效。例如，治疗腰腿痛患者，往往针对患者的疼痛先用针灸，荡其邪气；继而根据腰痛多由于肝肾亏虚、气血不足引起的特点，以补益肝肾的中药调理善后。这样既取效迅速，又可固其根本，维持长久的疗效，防止复发。

2. 先药后针

（1）对于虚证患者，宜先用甘药调之再行针。《灵枢·邪气脏腑病形》篇曰："阴阳形气俱不足，勿取以针，而调以甘药也。"例如，对于腰痛证属肾阳虚者，当先用右归丸等补肾助阳，然后再选用肾俞、命门等穴用温针灸。

（2）若服用中药后患者出现不适反应，可以考虑先停药改用针灸治疗，尤其是药物过敏等都可以优先考虑使用针灸。

（3）有些患者长期使用某类药物后，已经产生耐药，或者敏感性差，疗效受到影响，配合针灸治疗后可以提高疗效。例如，对于长期失眠患者，运用针灸可以减轻或者消除对药物的依赖。

3. 针药同用

针药同用主要针对症情比较复杂的或者多系统疾病而言，临床应用时，或以针灸为主，或以药物为主。温乃元临床上的针药同用主要有以下三个方面：

（1）针灸和内服药物结合。例如，腰椎骨质增生症属中医"腰痛""痹证"范畴，多因操劳过度或年老体衰，肾气亏虚，加之外因诱发而成，临证若单用针灸或中药治之，往往疗效不如愿。此证病机主要为肝肾亏虚，且多夹瘀夹痰，因此，治疗时除对增生椎体对应之督脉经穴或夹脊穴施以针灸以通调经气、活血祛瘀、化痰通络外，又配合内服固肾壮骨片，标本同治，疗效显著。

又如，用针药结合治疗痉挛性斜颈，针刺选用风池、天柱、大椎、肩井、第4至第6颈椎（C4～C6）的夹脊穴、后溪、绝骨、列缺，梅花针叩刺患侧颈项部并加拔火罐；配合内服中药桂枝加葛根汤加味（桂枝、白芍、大枣、甘草、生姜、葛根、路路通、威灵仙）。再如，对于中风后吞咽困难，辨证属于痰瘀内阻、上遏清窍者，针刺百会、风池、哑门、四神聪、廉泉、上廉泉、天突、合谷、通里、足三里、丰隆、太冲等穴，配合运用中药温胆汤合桃红四物汤以活血化瘀、涤痰开窍。临床上辨证属于肝火上扰型的三叉神经痛患者，除选用肝经、胆经、胃经、心经的穴位，如风池、合谷、阳陵泉、足三里、太冲和大陵等进行针刺外，还可配合中药龙胆泻肝汤合升降散以清肝泻火、息风止痛，效果良好。

（2）针刺配合穴位注射。例如，治疗过敏性鼻炎选用针刺鼻三针（迎香_双、鼻通_双、印堂）、合谷等，配合在足三里穴位注射黄芪注射液；治疗动眼神经麻痹选用针刺睛明、丝竹空、阳白、鱼腰、照海、三阴交、足三里、申脉、合谷等穴，配合太阳穴进行复方樟柳碱注射液皮下注射。

（3）针刺和外用药物的结合。例如，治疗腰椎骨质增生症用刺络拔罐配合外贴自制的摩骨膏（以益肾壮骨，兼以祛寒、湿、风，蠲痰瘀为组方原则）。刺络拔罐配合摩骨膏是根据"骨病外治"的理论，用梅花针叩刺穴位后加拔火罐，吸出少许血液后，予治疗局部贴上自制的摩骨膏来治疗腰椎骨质增生症。刺络拔罐可以疏经通络、祛瘀生新，接着运用摩骨膏，药物在病灶吸收而发生作用，能迅速达到通经止痛作用，发挥了针药共同作用。

此外，还有针刺后配合酒醋疗法、中药封包疗法、中药熏蒸疗法等。例如，颈椎病、腰椎间盘突出症、肩周炎、骨关节炎等疾病，除局部针刺治疗外，还经常配合中药封包疗法，选取菟丝子、决明子、吴茱萸、莱菔子、白芥子、补骨脂、桃仁等药物装取药袋，用微波炉加热。取舒适体位，将药袋放在阿是穴（痛处）热敷。每日1次或多次，每次 10～20 min。

六、阐发阿是穴的认识及应用

（一）阿是穴的认识

阿是穴是一种临时腧穴现象，可以出现在全身的所有地方。在人体出现不适甚则患病的时候，人体某一部位出现气血的停滞，气血的聚集导致了阿是现象。如果人体的不适解除，则气血的聚集得到解除，阿是现象消失。

（二）阿是穴的定取方法

对于临床如何定取阿是穴，可从多方面着手，如寻找压痛点或以舒适感作为取穴依据；以手扪之的条索、结节样改变；局部皮肤温度异常或皮肤形态的改变等。因此，阿是穴的取穴可考虑"阳性反应物"（指凡能触及的结节、条索状物或皮色改变等）和"阳性感觉"（指凡局部自觉疼痛、酸胀麻木、舒适感）两个方面。

临床上阳性反应点可在病变局部出现，也可在循经的远端出现。阿是穴在选取方面要兼顾"面""点""线"三个步骤。"面"指医者在患者病痛的部位锁定阿是穴的大致范围。"点"指医者在"面"的范围内寻取的并经患者认同的敏感点，其特点是要询问患者："阿是"（"是不是"），是否有"按之快然"或"按之疼痛"之感。"线"指医者据患者体征症状辨明阿是穴的经脉脏腑所在，然后循相关的经脉在局部或循经远端寻找敏感的经穴、奇穴或其他的反应点。

（三）阿是穴的临床应用

临床上，阿是穴应用广泛，主要用于治疗由于气血阻滞不通而导致的脏腑、经络病症。温乃元在临床上主要将阿是穴治病应用于两个方面：一是用于经络病的治疗，如各种局部性痛症。《黄帝内经》曾指出可"以痛为腧"，告诉医者疼痛的点可作为穴位，它既是疾病反应点，也可治疗疾病。二是用于内脏病的治疗。例如，胃痛时可在于胃脘部和背部出现的压痛点或过敏点进行针灸。阿是穴的治病原理主要是通过调理气血、疏通经络以达到通则不痛的目的，其在治疗中取得了显著的疗效，弥补了十四经穴和经外奇穴的不足，体现了中医的整体观念。

温乃元对阿是穴的临床具体应用，主要有针刺、艾灸、按摩等方面。临床上常用于治疗肌肉、关节、肌腱韧带、神经等病变。例如，在肩周炎、风湿性关节炎、类风湿性关节炎、面肌痉挛、坐骨神经痛、背肌筋膜劳损、扭挫伤等病症的治疗中，可选取局部阿是穴进行针刺。对一些外感寒湿或瘀血内停导致经络闭阻、气血运行障碍的疾病，如肩周炎、肱骨外上髁炎、风寒湿痹等，则选用阿是穴艾灸。对一些慢性病则采用阿是穴艾灸结合刺络放血，即先通过"阿是灸"，使施术部位血流加速，血管充盈后再刺络放血以达到治疗目的。

第二节 通督益肾法

一、"通督益肾法"的理论基础及其具体方法

"通督益肾法"是指以通督调神、益肾养元为主要理论依据进行治疗的一种中医针灸疗法，以"通督"和"益肾"为治疗原则，以人体元气及脏腑神气为核心，以督脉和肾经为调节全身阴阳的关键环节，通过针刺诸穴达到通督、益肾和调节全身精气的目的。

（一）"通督益肾法"的理论基础

1. "通督"的理论基础

1）督脉的循行。《灵枢·营气》："上额，循巅，下项中，循脊，入骶，是督脉也。"《难经·二十八难》："督脉者，起于下极之俞，并于脊里，上至风府，入属于脑。"另《素问·骨空论》又明确指出督脉旁络入肾。

督脉与任、冲二脉皆起于小腹内，下出于会阴部，向后行于脊柱的内部，上达项后风府穴，进入脑内，上行巅顶，沿前额下行鼻柱。本经经穴分布在尾骶、腰背、颈项、头面、鼻口部的正中线上。

2）督脉主要生理功能。

（1）督脉为原气所发，能温煦脏腑，敷布命火。督脉起于小腹正中，正当"丹田"，为男子藏精、女子蓄血之处，即如《针灸大成》督脉条所言"督任原是通真路"，指督脉为原气所发，是运行元气的通路；督脉联络诸经，且通过其分支与肾相连，肾为命门之所在，内藏元阳，为全身脏腑器官动力之源，且元阳要借助于任督之脉通行而布达全身。

（2）督脉为"阳脉之海"，总督诸阳。督脉循行于背部正中线，背为阳，能联系手三阳经和足三阳经，使阳经之气都交会于督脉的大椎穴；阳维脉与督脉会于风府、哑门；阳跷脉通过太阳与督脉风府相通；体内各脏腑通过足太阳经背俞穴与督脉脉气相通。因此，督脉为"阳脉之总纲"和"阳脉之海"，能调节全身阳经，总督一身阳经之脉气。

（3）督脉反映脑髓的功能。督脉的循行决定了其和脑髓的密切关系，且与现代解剖学中脑和脊髓的部位功能相当吻合。《灵枢·经脉》载："督脉者……与太阳起于目内眦，上额交巅，入络脑，还出别下项。"《难经·二十八难》亦云："督脉者，起于下极之俞……入属于脑。"因此，循行于脊髓和脑的督脉反映并代表着脑髓的绝大部分功能。

3）督脉病症。以督脉所过部位不适（症状）为主要特征的病症，主要有：脑病

（神志、精神疾病），如中风、痴呆症、头痛、眩晕、失眠等；脊椎病（骨病），如颈椎病、腰椎间盘突出症、强直性脊柱炎等；不孕、不育等生殖系统疾患。

2．"益肾"的理论基础

（1）肾的主要生理功能。肾位于腰部，脊柱之两侧，左右各一。肾为先天之本，藏精，主生殖，主骨生髓通于脑，寓含元阴、元阳。《素问·六节藏象论》曰："肾者主蛰，封藏之本，精之处也。"《素问·上古天真论》曰："肾者主水，受五脏六腑之精而藏之。"肾对五脏六腑起着至关重要的温煦、滋润、濡养、激发作用。肾中之元气，又叫元精，是生命的原动力。肾藏之精，有先后天之分，先天之精禀受于父母的生殖之精，后天之精来源于机体从饮食中摄取的营养成分和脏腑代谢所化生的精微物质，二者相互依存，相互滋生、充养，方能充分发挥其生理效应。肾藏精，精化为气，通过三焦，输布全身，促进机体的生长、发育和生殖机能，并调节人体的生理代谢和功能活动。肾生精，精生髓，髓壮骨，髓通脑，脑为髓海。肾为作强之官，伎巧出焉。肾精充足，则筋骨隆盛，动作矫健，髓海有余则身体轻捷、强劲有力，任疲耐劳而无病也。

（2）肾的病理变化。肾亏则髓空，髓空则骨软，骨软则腰膝酸麻，牙齿脱落，骨质增生，椎间盘突出，关节炎、颈椎神经痛，甚至出现头晕目眩，耳鸣健忘，反应迟钝，精力下降，脱发皮皱等现象。肾阳虚衰，男人表现为阳痿、早泄、遗精；女人则带下不止、月经不调、痛经、宫寒不孕等。

3．督脉与肾的关系

督脉循行贯脊络脑，又络肾。在生理功能上，它们是互补的，关系生命本源。一方面，人的阴阳元气皆出入于肾，督脉循腰络肾，连系命门，督脉的脉气部分源于肾，脉气充盈也能养肾，关系生命之本。另一方面，督脉贯脊而上，直系脑户；肾主骨生髓，脊髓上通于脑，脑为髓之海。二者直接影响脑与脊髓的生理功能。

督脉体内起于胞宫，贯脊络脑；肾为先天之本，主生殖，主骨生髓通脑。故脊椎病、脑病及不孕不育等生殖系统疾患与督脉及肾的功能失常密切相关。

（二）"通督益肾法"的具体方法

1．"通督"的方法

"通督"是指针刺或艾灸督脉经穴位或夹脊穴，以通调督脉经气，或配合药物以温通督脉阳气，达"通则不痛"目的。

1）针灸疗法。

（1）穴位选择。主要选取督脉经穴（如百会、人中、上星、风府、筋缩、命门、腰阳关、腰俞等督脉穴或十七椎穴）及夹脊穴。

夹脊可看作督脉的分支之一。《素问·骨空论》曰："督脉与太阳起于目内眦，上额交巅上，入络脑，还出别下项，循肩髆内，侠脊抵腰中，入循膂络肾。"《素问·骨空论》中描述的督脉分支的循行分布，与华佗夹脊的循行分布是完全一致的。

（2）刺灸方法。可用针刺、艾灸或温针灸。若久病阳气虚弱者则采用督灸疗法。

督灸疗法是指在督脉的脊柱段上施以隔药灸来治疗疾病的特色疗法。督灸的优势为将经络、腧穴、药物、艾灸的综合作用融为一体，直达病所，充分发挥益肾通督、温肾壮阳、行气破瘀、通痹止痛的功效。督灸疗法每周治疗 1 次，4 次为 1 个疗程。

2）药物疗法。督脉的药物疗法主以温阳补气，辅以填补精血，临床上结合病症表现佐之以温里散寒、祛风除湿、疏通经气。临床上根据辨证，督脉气滞证用行气通督法，督脉虚寒证用温养督脉法。例如，王绍隆《医灯续焰》认为龟背为督脉病，"龟背者，是强儿坐，或坐风中，邪乘于脊，或乘于督脉，不能解散，渐如伛偻而背高如龟状也……宜羌活、防风及龟、鹿胶等药外，亦宜涂龟尿"。

入督脉药有鹿茸、鹿角、鹿角胶、羊骨髓、牛骨髓、猪骨髓、生雄羊肾、枸杞子、肉桂、藁本。壮督脉阳气多用鹿角霜、淫羊藿、肉桂，补督脉精血多用鹿茸、菟丝子、肉苁蓉、枸杞子。

例如，林佩琴在《类证治裁》中指出："脊者，督脉及太阳经所过，项脊常热而痛者，阴虚也，六味丸加鹿茸。常寒而痛者，阳虚也，八味丸加鹿茸。"

2. "益肾"的方法

"益肾"是指针灸足少阴肾经或足太阳膀胱经的部分穴位以补肾益髓，或配合内服补益肝肾的药物以达到补肾益精、固本培元的目的。

1）针灸疗法。

（1）穴位选择。选取足太阳膀胱经的肾俞穴、志室穴，或足少阴肾经的太溪穴、复溜穴和肝、脾、肾三经的交会穴三阴交穴或八会穴之髓会绝骨穴。

（2）刺灸方法：毫针用补法或用灸法。

2）药物疗法。临床上根据不同的肾虚表现，辨证选用补肾药物。

（1）肾阴亏虚。

治法：滋养肾阴。

用药：熟地黄、山茱萸、枸杞子、墨旱莲、女贞子、桑椹、龟板、沙苑子、黑芝麻、鳖甲、黄精。

选方：六味地黄丸、左归丸、大补阴丸等。

（2）肾阳不足。

治法：温补肾阳。

用药：附子、巴戟天、仙茅、鹿茸、淫羊藿、锁阳、肉苁蓉、韭菜子、补骨脂、金樱子、胡芦巴、黄狗肾、阳起石、丁香。

选方：肾气丸、右归丸。

（3）肾虚不固。

治法：补肾涩精，缩尿止带。

用药：沙苑子、山茱萸、金樱子、芡实、补骨脂、益智仁、煅龙骨、煅牡蛎、莲须、五味子、桑螵蛸。

选方：金锁固精丸、缩泉丸、秘精丸。

二、"通督益肾法"的临床应用

"通督益肾法"主要运用于治疗脑病（如中风、失眠、痴呆、眩晕等）、脊椎病（如颈椎病、腰椎间盘突出症、强直性脊柱炎等疑难杂病）、妇科病（如闭经、痛经、月经不调等）。

（一）通督益肾法治疗脑病

1. "通督益肾法"治疗脑病的理论基础

《灵枢·经脉》载："督脉者……与太阳起于目内眦，上额交巅，入络脑，还出别下项。"《难经·二十八难》亦云："督脉者，起于下极之俞……入属于脑。"督脉行脊里，入络脑，又络肾，与脑、髓、肾关系密切，可反映脑、髓、肾的生理功能和病理变化。

《灵枢·海论》曰"脑为髓之海"，李时珍认为"脑为元神之府"，唐容川认为"盖肾主骨，肾系贯脊，通于脊髓，肾精足，则入脊化髓上循入脑而为脑髓"。肾精充足是脑髓形成的重要物质基础，正如《素问·逆调论》篇云："肾不生，则髓不能满。"肾主藏精，精虚则脑海空虚。髓须靠肾精化生，并源源不断上输才能充满。脑髓形成之后，又要靠肾所藏之精不断濡养补充，才能正常发挥作用。人之阴阳元气皆出入于肾，督脉循腰络肾，连系命门，督脉的脉气部分源于肾，脉气充盈也能养肾，可以说是相互作用。脑髓赖肾精充养，始能亏而复盈，而肾与脑髓的联系，又赖督脉经气之转输与灌注。生理上，肾精是督脉生理活动的基础物质，肾精化气源源不断地充养督脉，使其发挥生理功能。肾精充足，督脉盈盛而不空虚，始能输精于上，发挥正常的生理功能。

综上所述，脑与肾、督脉的关系密切。肾主藏精，肾精生髓，通过督脉上输于脑，脑为髓海，是精髓会聚之处。若肾精亏损，督脉不畅，则脑髓生化无源，脑部疾病丛生。脑病的病机总属督脉精气血津液运行不畅，导致脑髓失养，神机失用所致。因此治疗脑部疾病要紧紧把握脑、肾、督脉之间的关系，以通督益肾为治疗大法，二者相辅相成。通督调神——通畅督脉，行气血，调神志；益肾生髓——补益肾精、填脑益髓。针灸选穴以百会、人中、绝骨、三阴交为代表。

2. "通督益肾法"治疗脑病的临床应用

1）中风。中风患者年老体衰，肾精不足，肝肾阴虚，致使阴亏于下，阳亢于上，浮阳不潜，阴不制阳，肝之阳气升而无制，便亢而化风，上冲于脑而为病。可见，"本虚"是中风病的重要病机之一。

秦景明《症因脉治》提出："中风之因，或本元素弱，劳役过度，五志厥阳之火，煎熬真阴，阴虚则热，热则生风，风火相搏，痰涎自聚，不由外邪，其病自发。"叶天士更明确提出，本病乃"精血衰耗，水不涵木，木少滋荣，故肝阳偏亢，内风时起"。可见脑卒中之病乃真阴亏虚阻络，为本虚标实之候。至于其神志清醒、病情稳定后遗留偏瘫等症，乃浊虽祛，但阴虚仍存，治疗需育阴以潜阳，益肾以固本，方可熄肝风、行气血、通经脉而使肢体恢复。督脉为阳脉之海，起于下极之俞，沿脊内行进入脑内属脑，又有支脉络肾属心。脑卒中时阴精亏虚，虚阳浮越，脑所属之督脉经气痹阻，治疗时通调督脉经气就显得极为重要。通调督脉既可潜阳熄风，又可运转肾之精气，填髓健脑，使脑髓充则元神复。

（1）针灸疗法。

A. 选穴。急性期选水沟、百会、三阴交；恢复期选风府、大椎、身柱、筋缩、腰阳关、命门、颈腰夹脊、肾俞、三阴交、太溪、绝骨。特别是对于腰部无力难以转侧、站立者，更要重视腰部督脉及夹脊穴或肾俞穴的应用。

B. 方解。督脉循经贯脊入脑，又为阳脉之海，统帅全身阳气。泻水沟而调督脉，以清泄阳经上亢之气火，临床上具有醒脑开窍作用；百会乃督脉与诸经交会穴，通百会一穴而通多经，且肝脉会于巅，泻百会可调肝胆之气，以平潜上越之风阳；大椎为督脉与诸阳经交会穴，既能培补真阳，补髓益脑，又可疏通经气，通达阳气。风府具有祛风通络作用，身柱、筋缩、腰阳关、命门等能疏通督脉经气。夹脊穴位邻脊柱旁，督脉与足太阳、阳明、少阴、太阴经均交会于此，取颈腰夹脊通调督脉经气。肾主骨生髓通于脑，寓含元阴、元阳。取肾俞、三阴交、太溪、绝骨等补益肾精，养脑益髓。诸穴合用，共奏养阴填精、通督健脑、疏经活血之功，使肾精足，脑髓充，肝风熄，脉气通，使肢体有所养，以利于患肢康复。

C. 刺灸法。急性期针刺用泻法。恢复期督脉经穴针刺用平补平泻法，腰部的督脉穴或夹脊穴常加用灸法，三阴交、太溪等用补法。

（2）药物疗法。中风病本虚标实，肾为先天之本，元气之根，水火之宅，五脏之阴非此不能滋，五脏之阳非此不能发。中风病的发生根于元气亏损，其防治必须补肾固本，肾脏精气充沛，则可延年。因精气互生，阴阳互根，故补肾有别他脏，既要填精滋阴，又要配合助阳化气。

临床中多选用制首乌、白芍、麦冬等滋液熄风，濡养营络，补阴潜阳；配伍桑寄生、炒杜仲等温柔濡润，通补肝肾。其中，制首乌味苦、甘，性微温，归肝肾经，善补肝肾、益精血，《本草纲目》中言此药能养血益肝，固精益肾，不寒不燥，功在地黄、天冬诸药之上。是以本品性虽微温而不燥，既无伤阴之虑，又无一般滋阴药之滋腻生湿困脾碍胃之弊，且味苦还能坚阴。白芍性味苦、酸、微寒，入肝经，具有平抑肝阳、柔肝止痛、敛阴养血的作用。桑寄生味苦、性平，归肝肾经，《本经逢原》中所述"得桑之余气而生，质厚而柔，不寒不热"，取其补肾养血而可益肝肾、强筋骨之功效。桑寄生、炒杜仲虽性皆温，但其质濡润，为味胜于气之药，即所谓阴中之阳，与附子、肉桂、淫羊藿、巴戟天等纯阳之品不同，用之温而不燥，反能补阴。这样潜填固纳之后，气血平调，痰浊不塞，徐图清补，以滋肾养肝、填补精血，根基得固而无动风伤阴之虑。若肝阳上亢，风火相煽上犯清窍而头痛，加钩藤、石决明等平肝潜阳。虚火上浮所致颜面潮红、烘热、耳鸣，加炒黄柏泻火坚阴。

2）不寐（失眠）。不寐，是以经常不易入寐或寐不深熟为特征的一种病症。中医学认为不寐证病因很多，如情感所伤、劳逸失调、久病体虚、五志过极、饮食不节等种种原因均可引起心神不安而导致不寐。正如《景岳全书》所言："不寐证虽病有不一，然惟知邪正二字则尽矣。盖寐本于阴，神其主也。神安则寐，神不安则不寐……"故无论何种病因病机之不寐，治疗都离不开调神。《素问·脉要精微论》云："头者，精明之府。"张仲景指出："头者，身之元首，人神所注。"《医宗金鉴》进一步解释："头为诸阳之会，位居至高，内涵脑髓，脑为元神之府，以统全体。"因此，临床上首取督脉头部穴位以通督养脑安神。

（1）针灸疗法。

A．选穴。取督脉上最有代表性的腧穴，百会、神庭、印堂、水沟、风府以通督脉；取肾俞以补肾气，三阴交、太溪以益肾阴。

B．方解。督脉入络脑，百会位于头之巅顶，为手足三阳经与督脉及足厥阴肝经之交会处，为诸阳之会、百脉聚合之处，可调补中气、健脑安神，为治疗失眠的首选穴位。神庭、印堂、水沟三穴为调神醒脑要穴，不仅能够调理督脉经气，推动头部气血运行，而且可以充盈髓海，调气行血，调督安神。《灵枢·岁露论》载"卫气一日一夜，常大会于风府"，针刺风府不仅可以疏通督脉经气，还可以调节卫气以治失眠。《灵枢·大惑论》认为："五脏六腑之精气……上属于脑。"脑为元神之府，诸阳之会，因此刺激督脉头部穴位，不仅可以疏通经脉气血，调节阴阳平衡，而且还能改善脑部的供血，缓解头昏、头胀、多梦等症状，从而到达治疗失眠的效果。肾俞为肾的背俞穴，位于足太阳膀胱经的背部第一侧线，足太阳膀胱经循行"其直者，从巅入络脑""上额，交巅"与大脑直接发生联系，且肾俞为肾的精气转输之处，因此可起到补益肾气、充盈脑髓、调养元神之效。三阴交是肝脾肾三经的交会穴，太溪是肾的原穴，针之补益肝肾，益阴潜阳，宁神定志。

C．刺灸法。百会、神庭、印堂、水沟、风府用平补平泻法；肾俞、三阴交、太溪用补法；百会、肾俞、三阴交可用灸法。

（2）药物疗法。失眠的药物治疗，在辨证的基础上，着重加用补肾通督药物。例如，加土鳖虫以通督脉，加葛根、淫羊藿、骨碎补以益精填髓、补肾通督，加女贞子、墨旱莲以补益肾阴。

（二）"通督益肾法"治疗脊椎病

1．"通督益肾法"治疗脊椎病的理论基础

1）督脉、肾与脊椎的生理关系。

（1）督脉与脊椎的生理关系。从督脉的循行部位来看，脊柱就在督脉的循行线上。《黄帝内经》对督脉的描述有"循脊""贯脊""夹脊"等。例如，《灵枢·营气》载："上额，循巅，下项中，循脊，入骶，是督脉也。"《难经·二十八难》载："督脉者，起于下极之俞，并于脊里，上至风府，入属于脑。"隋唐初期的《黄帝内经太素》一书中，对督脉记载也有对脊柱（包括颈项部、背腰部和尾骶部）每一个椎体以及椎体之间的描述。

从督脉的生理功能看，督脉为原气所发，能温煦脏腑，敷布命火。体内各脏腑通过足太阳经背俞穴与督脉脉气相通。因此，督脉为"阳脉之总纲"和"阳脉之海"，有统领、总督阳脉，以调节阳经的气血，主导人体一身阳气功能活动的作用。

（2）肾与脊椎的生理关系。从经络系统看，肾位于腰部，脊柱之两侧，左右各一。足少阴肾经属肾络膀胱，与足太阳膀胱经相为表里经。足太阳膀胱经在人体的走行是从头至足，其中直行经脉夹行脊柱的两侧，经项部、背部，直达腰骶部。

从肾的生理功能看，肾藏精，精化为气，通过三焦，输布全身，促进机体的生长、发育和生殖机能，并调节人体的生理代谢和功能活动。肾主骨生髓，《灵枢·经脉》认为"人始生，先成精，精成而脑髓生，骨为干"，明确指出了髓本于先天之精所化生，生成之后，先充于脑，后充于骨。肾为作强之官，伎巧出焉。肾精充足，则筋骨隆盛，动作矫健，髓海有余则轻劲多力，任疲耐劳。

2）督脉、肾与脊椎病的病理关系。

（1）督阳不振是发生脊椎病的内在原因之一。督脉虚衰，经脉失养，则腰脊酸软，伛偻形俯。督脉气机不利，血行不畅，必致腰脊项疼痛。督脉气衰，阳气不振，腠理空疏，卫阳不固，风寒湿邪更易乘虚侵袭而发为腰腿痛。

正如《素问·骨空论》载："督脉为病，脊强反折。"《脉经》载"此为督脉，腰脊强痛，不得俯仰。"沈金鳌《杂病源流犀烛》载："年老伛偻者甚多，皆督脉虚而精髓不充之故。"根据督脉的走向及生理功能与现代人体脊柱的解剖位置及生理功能有关，有人提出"脊柱退行性疾病之病机主要责之于督脉"的观点。

（2）肾精亏虚是发生脊椎病的另一内在原因。肾主藏精，先天精气不足，抑或后天失养或劳力损及肾精，导致不能发挥其正常温煦、滋润功能及影响肾主骨的功能。肝主藏血，主筋，肝肾同源，肾精不足，致肝血不足，血不荣筋。肝肾亏虚，则筋弛骨痿而发本病。《素问·脉要精微论》篇指出："腰者，肾之府，转摇不能，肾将惫矣。"《素问·生气通天论》篇云："因而强力，肾气乃伤，高骨乃坏。"

（3）邪气入侵是发生脊椎病的外在因素。阳气充则骨正筋柔，阳虚则寒，寒则筋拘挛，在人体气血亏虚，阳气不振，腠理空疏，卫阳不固的情况下，风寒湿邪得以乘虚侵袭经脉而发为颈、腰疼痛。风为百病之长，风邪入侵，阻滞经脉，气血运行障碍，不通则痛；寒主收引，寒凝气滞，筋失所养，可见经筋挛缩；湿性重着，其性粘腻，伤人可引起颈腰部强硬、屈伸不利、痛似折断等。

2．"通督益肾法"治疗脊椎病的临床应用

脊椎病如颈椎病、腰椎间盘突出症、腰椎骨质增生症、强直性脊柱炎等病变，属中医学"痹证""头痛""眩晕""腰痛"等范畴。颈、腰部是人体经脉的重要枢纽，是督脉和足太阳膀胱经等经络循行之处。慢性劳损日久耗伤局部经络气血，或引起肝肾亏虚，髓海不足。其表现多端：或骨失煦养，骨络瘀阻而见颈、腰疼痛；或髓海失济而见头目眩晕；或督脉空虚，经气失利等。因此，治疗脊椎病应以疏通督脉、活血通络、培补肝肾、补益精气为主要治法。

1）针灸疗法。

（1）通督法。

A．选穴。根据脊椎的病变部位选取局部督脉经穴及夹脊穴为主穴。例如，对于颈椎病，在督脉经选取百会、神庭、风府、大椎、身柱及颈部夹脊穴为主。对于腰椎间盘突出症、腰椎骨质增生症，在督脉经选取命门、第三腰椎下、腰阳关、腰俞、筋缩及腰部夹脊穴为主穴。

B. 方解。百会穴在巅之正中，为百脉所会，可振复阳气，补脑益髓，升清降浊，安神止眩。神庭穴是督脉与足太阳、足阳明经之会穴，具有行气活血，补益脑髓，通调督脉之功；风府穴位于头项部，具有熄风止眩、疏调头部气血的功效；大椎穴是阳脉所聚，针灸能激发诸阳经气，促进经气运行，改善血液循环，进而气血通畅，脑窍得到滋养；身柱穴是督脉的脉气所发，通于脑髓，可以调理气机，通督止眩；命门、腰阳关、腰俞位于腰部，有疏经通络止痛作用。

夹脊穴从位置来看正好位于督脉与膀胱经之间，所在部位较为特殊，其具有交通联系二脉，调节两经经气，充当枢纽的作用。督脉为阳脉之海，调节此脉能使全身阳气振奋，阴血得以流通，气血通畅，脏腑协调，气血濡养而诸症消失。足太阳膀胱经是脏腑之气输注之处，调节此经可以调整颈、腰部气血，使脏腑之气旺盛而输注于患处，正气充盛，驱邪外出。因此，针刺夹脊穴能通过调节督脉和膀胱经发挥作用，使颈、腰部各经经气通畅，气血和顺，通则不痛。

C. 刺灸法。用针刺、艾灸或温针灸。对于感受寒湿之邪患者，在大椎、命门、腰阳关等穴多用温针灸，《千金翼方》指出："凡病皆由气血壅滞，不得宣通，针以开导之，灸以温暖之。"温针灸可宣通气血、强筋壮骨、温阳补肾。阳气得温则鼓舞有力；阳气得复则正源不衰；阳气得补则正气后盾坚固，抗病有力；阳气得助，经络气血运行有力，畅通无阻，气行血行，则瘀得化通。

久病阳气虚弱者则采用督灸疗法。督灸疗法是指在督脉的脊柱段上施以隔药灸来治疗疾病的特色疗法。督灸的优势为将经络、腧穴、药物、艾灸的综合作用融为一体，直达病所，充分发挥益肾通督、温肾壮阳、行气破瘀、通痹止痛的功效。督灸疗法每周治疗 1 次，4 次为 1 个疗程。

（2）益肾法。

A. 选穴。选取足太阳膀胱经的肾俞穴、志室穴或足少阴肾经的太溪穴、复溜穴和肝、脾、肾三经的交会穴三阴交穴或八会穴之髓会绝骨穴、骨会大杼穴。

B. 方解。足太阳膀胱经脉属膀胱络肾，取肾的背俞穴肾俞可补益肾气，取志室穴可益肾调经。取足少阴肾经的太溪穴、复溜穴和肝、脾、肾三经的交会穴三阴交穴，共同起到滋补肝肾、疏经通络的作用。绝骨为足少阳胆经穴位，是八会穴之髓会，可补肾益髓充骨。《灵枢·经脉篇》认为，胆是主骨所生病，肾主骨，骨生髓，因此，对于肾气不足，髓海空虚，腰酸腿软可选本穴治疗。大杼穴既是足太阳膀胱经穴，肾与膀胱相表里，肾主骨；又是骨的精气聚会部位，有壮骨益髓之作用。因此，用大杼穴治疗有关骨质的疾病，如颈椎骨质增生、腰椎骨质增生、周身关节疼痛等症。

C. 刺灸法。下肢部穴位（太溪、复溜、三阴交、绝骨）多用针刺，补法为主。背腰部穴位（大杼、肾俞、志室）可用温针灸。

2）药物疗法。

（1）舒筋通络畅督脉。颈、腰部疼痛多属督脉经络不通之征象，可选用葛根以疏经通络、通导督脉，即取《本草经疏》"葛根，发散而升，风药之性也，故主诸痹"之意。在通督脉之品中，鹿角类制品最为常用，其中，鹿角霜补督脉之气，鹿角胶补督脉之血，鹿角补督脉之阳也。脊椎病日久，则久病入络，故治疗颈、腰椎痹痛常用片姜黄、秦艽活血通络止痛，或可加藤类药材（如鸡血藤、络石藤）、枝类药材（如桑枝、桂枝）、络类药材（如丝瓜络、橘络）、虫类药材（如地龙等）以加强通经活络作用。

（2）补益肝肾生精气。常用药有熟地黄、山药、山茱萸、女贞子、枸杞子、牛膝、杜仲、桑寄生、川续断、骨碎补，以补肝肾，强筋骨，活血通络止痛。《本草经疏》曰："女贞子气味俱阴，正入肾除热补精之要品。肾得补，则五脏自安，精神自足。"《本草汇言》认为："殊不知枸杞能使气可充，血可补，阳可生，阴可长，火可降，风湿可去，有十全之妙用焉。"《本草正义》云："牛膝，疏利泄降，所主皆气血壅滞之病……张景岳谓其走十二经络，亦即通经活络之意。"用牛膝即取其补肝肾、走经络之功。《本草求真》载："杜仲与牛膝、地黄……相佐而成，但杜仲性补肝肾，直达下部筋骨气血，不似牛膝达下，走于经络血分之中，熟地滋补肝肾，竟入筋骨精髓之内。"《神农本草经》指出桑寄生"主腰痛"；骨碎补、川续断能补肾壮骨、活血通络。

（三）"通督益肾法"治疗妇科病

1. "通督益肾法"治疗妇科病的理论基础

（1）督脉循行位置及功能与女子的失理病理密切相关。督脉为阳脉之海，统领一身之阳，任脉为阴脉之海，主一身之阴经，以阴为基，以阳为用，阴阳相互为维系，对妇女的生理病理具有重要的影响。对于女子而言，督脉起于少腹以下骨中内，正是胞中之所在。《素问·骨空论》云"督脉者，起于少腹以下骨中央，女子入系廷孔"；《难经·二十八难》云"督脉起于胞宫"。胞宫乃孕育之重要脏器。督脉不仅与冲脉、任脉同起于胞中，一源而三歧，且与冲任、肝脾肾的经络相连，共同协调人体阴阳脉气的平衡，主持女性的月经与孕育。从功能来看，女子属阴，以血为用，冲任之阴血需督脉之阳气的温煦方可发挥濡养之作用；没有阳气的鼓动、升提、温煦、阴阳互根互用，则无胞宫之藏泄有时，亦无月经之周而复始、满溢盈亏，更无两精相搏之氤氲之时。

（2）肾气充盛是孕育之根本。《素问·齐病论》中说："胞络者，系于肾。"肾为先天之本，元气之根，主藏精气，是人体生长发育及生殖之根本。《素问·六节脏象论》指出"肾者，主蛰封藏之本，精之处也""经水出诸肾"。这说明肾既藏生殖之精，又藏水谷之精，而精能化血，血能生精，精血同源，乃为月经之本。月经的来潮与断绝，和肾气的盛衰、天癸的至竭、冲任的虚实有直接关系。《素问·上古天真论》曰："女子七岁，肾气盛，齿更发长；二七而天癸至，任脉通，太冲脉盛，月事以时下，故有子……七七任脉虚，太冲脉衰少，天癸竭，地道不通，故形坏而无子也。"肾气充盛是孕育之根本。若肾脏功能正常，气血旺盛，则胎孕能成；若肾脏功能失常，精血化生之源耗竭，必然会影响到胎孕的形成。

若肾气不足，则冲任不固，系胞无力，可致子宫脱垂；冲任不固，胎失所系，可致胎动不安；冲任不固，封藏失职，可致崩漏；冲任不固，血海失司，蓄溢失常，可致月经先后无定期；冲任不固，不能摄精成孕，可致不孕等病。若肾阴亏损，则精亏血少，冲任血虚，血海不按时满，可致月经后期、月经过少、闭经；冲任血虚，胞脉失养，可致经断前后诸证；冲任血虚，不能凝精成孕，可致不孕。若肾阴亏损，阴虚内热，热伏冲任，迫血妄行，则致月经先期、崩漏等。若肾阳不足，冲任失于温煦，胞脉虚寒，可致妊娠腹痛、胎动不安、不孕等；经期血气下注冲任，命火愈衰，可致经行泄泻；气化失常，湿浊下注冲任，带脉失约，可致带下病；孕期冲任养胎，胎阻气机，湿浊泛溢肌肤，可致妊娠肿胀等病。

（3）任冲督三脉同属于肾，共同辅助肾行先天之本的职责。《证治准绳·杂病》言："是督脉者，与冲任本一脉，初与阳明合筋，会于阴器，故属于肾而为作强者也。"督为阳脉之海，命门元气靠着督脉分布于十二经，命门之火通过督脉温养胞宫，任督二脉源于肾，亦反哺于肾，能温养胞胎，协助肾主导生殖之功。

2."通督益肾法"治疗妇科病的临床应用

妇女的月经、带下、怀子都与胞宫、胞脉有密切的关系。在生理上胞宫是通过督、任、冲、带四脉和整个经脉联系在一起的，尤以督脉与妇科关系最为密切。《素问·骨空论》曰"督脉为病……其妇不孕"，督脉受损，阴阳平衡失调，可致宫寒不孕。脏腑功能失常，尤以肾功能不足，易致气血失调，冲任损伤，产生经、带、胎、产、杂诸病。因此调整冲任督带、补肾滋肾、疏肝养肝、健脾和胃、调理气血是治疗妇科疾病的基本原则。

1）针灸疗法。

（1）通督法。

A. 选穴。选取督脉及任脉经局部穴位为主穴。督脉：百会、命门、腰阳关。任脉：中极、关元、气海。

B. 方解。百会在巅之正中，为百脉所会，可振复阳气；命门、腰阳关可补肾壮阳，升提元阳；关元补肾气要穴，具振奋元阳温补肾阳之功，善治男女生殖病尤其属真阳不足；气海为元气要穴，具有鼓动元气，培补元气之功，可暖下焦，温养冲任；中极为水气要穴，行气利水。

C. 刺灸法。针刺实证用泻法，虚证用补法。可配合灸法，或可用督灸疗法。主要选取督脉脊椎段及八髎穴区，充分发挥隔姜灸与药物的双重作用，在疏通全身经络的同时加强药物的渗透与吸收，灸药并用，激发肾间动气，调节脏腑功能，全身与局部并调，共奏补肾养精、疏通经络、调经止血、协调阴阳转化之功。

（2）益肾法。

A. 选穴。可选取肾俞、阴谷、三阴交、足三里、血海等穴。

B. 方解。肾俞可补先天之本；阴谷为足少阴肾经合穴，有调理冲任，约束冲任的功能；三阴交、足三里补后天之本以调气血，补肝肾；血海为理血之要穴。

C. 刺灸法。针刺用补法或加灸法。

2）药物疗法。

《得配本草》中记载：鹿角霜、肉桂等归督脉；龟板、巴戟天、香附、川芎、鳖甲、枸杞子等归任脉冲脉；当归、白芍、续断等入带脉。中药可选用菟丝子、熟地黄、淫羊藿补肾气益肾精，且乙癸同源，故以当归、川芎、醋香附、郁金、丹参、月季花、炒白芍疏肝行气、柔肝敛阴，枸杞子、女贞子滋肾养肝以调经，共奏益肾固冲、通经止血之效。

第三节　临床经验选录

一、温乃元对阿是穴的认识及临床经验

阿是穴因为实用有效，取穴简单明了，所以在针灸临床中被众多医家广泛使用及研究。

（一）阿是穴的名称认识

阿是穴的含义是由《黄帝内经》发展而来的，但"阿是"这一名称首见于《备急千金要方》："有阿是之法，言人有病痛，即令捏其上，若里当其处，不问孔穴，即得便快或痛处，即云阿是，灸刺皆验，故曰阿是穴也。"它们是既无具体名称（所有的穴点都称阿是穴），又无固定位置（无论何处的穴点均称阿是），主治功用也不十分明确（以病情论阿是，不是以阿是论病情），但对病症的治疗有效（尤其是对疼痛病症，往往有奇效）。临床上医生根据按压时患者有酸、麻、胀、痛、重等感觉和皮肤斑点、色变、硬变、肿胀等反应等来临时确定。

阿是穴为一种临时腧穴现象，可以出现在全身的所有地方。在人体不适甚至患病的时候，人体某一部位出现气血的停滞，气血的聚集导致了阿是现象。如果人体的不适解除，则气血的聚集得到解除，阿是现象消失。因此，阿是穴不是专一的、固定的穴位。阿是穴这样的现象引出的治病思想也道出中医学治病的精髓，并提示我们在治病过程中要随证治之，据病情变化灵活变通。

（二）阿是穴的取穴方法

阿是穴不只是"以痛为腧"，而是以"快""痛"等多种综合感觉来确定穴位的。《黄帝内经》中多次提到穴位处的不同感觉，如《灵枢·五邪》载："邪在肺……取之膺中外腧，背三节五藏之旁，以手疾按之，快然，乃刺之。"《素问·刺腰痛论》载："循之累累然乃刺之。"《素问·骨空论》载："切之坚痛，如筋者灸之。"这些都是阿是现象，归属于阿是穴的范围。因此，阿是穴的取穴可考虑"阳性反应物"和"阳性感觉"两个方面。凡能触及的结节、条索状物，称为阳性反应物；凡局部自觉疼痛、酸胀麻木者称阳性感觉。

阿是穴在选取方面要兼顾"面""点""线"三个步骤。"面"指医者在患者病痛的部位锁定阿是穴的大致范围。"点"指医者在"面"的范围内寻取的并经患者认同的敏感点，其特点是要询问患者的"阿是"（"是不是"）之感，是否有"按之快然"或"按之疼痛"之感。"线"指医者据患者体征症状辨明阿是穴的经脉脏腑所在，然后循相关的经脉寻找敏感的经穴、奇穴或其他的反应点，这些反应点也是阿是穴。

（三）阿是穴的特性

1. 反应病候

在不适或患病的状态下，人体会出现阿是现象，其具有反映疾病的性能。内脏的病变会通过经络表现在体表，表现为感觉过敏、压痛、自发性疼痛以及出现皮疹、皮肤色泽改变等特殊的变化。

例如，呼吸系统疾病经常在孔最、中府、肺俞周围出现压痛；心胸疾病经常在公孙、郄门穴周围出现压痛。这些都说明体表和内脏有着紧密的关系，临床中可根据它们特定的联系来诊查疾病，就如《灵枢·本脏》篇所说："视其外应，以知其内脏，则知所病矣。"筋骨、肌肉若发生病变，在人体对应的部位也会出现阿是穴。例如，颈椎病，其病变的棘突水平两侧可触及压痛；肩周炎，其肩的周围可触及压痛；腰椎间盘突出症，其突出的椎间盘棘突水平两侧出现疼痛或在两髂骨上缘痛点出现圆状、椭圆状反应物；人体某部损伤，在损伤的局部可出现阿是穴；风湿性关节炎，在膝周围疼点出现条状反应物。

2. 随病消长

在人体的任何部位均可出现阿是穴，有的在穴，在经；有的不在穴，不在经。一般人体无病时，不出现阿是穴，当某部发生病变时，才会出现临时性腧穴，在体表出现反应物及疼痛。若产生阿是穴，其位置就不会发生变化。阿是穴会随疾病而产生及变化。例如，病情轻微，则反应小；病情严重，则反应大；病程长，则反应重；病程短，则反应轻。阿是穴疼痛随着治疗过程中疾病的好转而缓解；若疾病没有好转，阿是穴疼痛没有改善；疾病若治愈，则阿是穴疼痛也消失。

3. 治疗疾病

阿是穴的治疗范围相当广泛，既可用于经络病的治疗，又可用于内脏病的治疗。临床上，阿是穴一般以治疗各种局部性痛症为主，《黄帝内经》曾指出"以痛为输"，告诉医者疼痛的点可为穴位。它既是疾病反应点，也可治疗疾病。在《玉龙歌》中有："浑身疼痛疾非常，不定穴中细审详，有筋有骨须浅刺，灼艾临时要度量。"阿是穴还可用以治疗脏腑病，例如，胃痛可在胃脘部和背部出现的压痛点或过敏点进行针灸。

（四）阿是穴的临床应用

1. 阿是针

"阿是针"是指在病变局部的阿是穴上采用毫针、火针、三棱针刺络放血（温乃元多采用一次性注射针头放血）等治疗方法。临床上多数肌肉、关节、肌腱韧带、神经等病变，如肩周炎、风湿性关节炎、类风湿性关节炎、面肌痉挛、坐骨神经痛、背肌筋膜劳损、扭挫伤等，选取局部阿是穴进行针刺疗效明显。但阿是针也得遵照针刺原则，由寒热虚实、病情、病位来选择应用。或用毫针浅刺，深刺；或用泻法，补法；或用多针刺，单针刺；或用刺血法；或用火针法等。

《素问·刺要论》说："病有浮沉，刺有深浅，各至其理，无过其道。"针刺阿是穴时根据病位以确定其深浅。例如，股外侧皮神经炎病在表层，选患处阿是穴浅刺皮下；而腰椎骨质增生症属于骨痹，病位较深，常取脊椎旁的阿是穴针刺，深刺至骨，在运针得气后，再上下提插多次，常能取得较好疗效。

据压痛的范围或阳性反应物的大小可采用多针刺或单刺。多针刺是在压痛点和病变部位针刺两针以上，临床上用于治疗病变部位较浅而范围较大的病症。如肱骨外上髁炎、腱鞘炎等，可在阿是穴中心刺一针，四周斜向中心横刺四针，这种方法又称围刺。在阿是穴处独刺一针则是单针刺，适用于阳性感应和阳性反应物较小的病症。

阿是穴火针疗法临床多用于治疗痹证、经筋病候，包括经筋所过部位的筋肉、肌腱、关节、骨骼等组织的综合病症。正如《灵枢·卫气失常》中指出："筋部无阴无阳，无左无右，候病所在。"《素问·调经论》说："病在筋，调之筋。"《灵枢·经筋》载："燔针劫刺，以知为数，以痛为腧。"燔针即用火针，以取其痛点用温补之意，也有快刺之含义。以知为数的含义较深，既可是得气的知觉，也可是疾病向愈的象征。

阿是穴刺络放血用于外伤或久病瘀血阻滞的病症或邪热郁于血分的病症。《灵枢·小针解》："宛陈则除之者，去血脉也。"宛陈指淤积在经脉中的血。"宛陈则除之"是指刺络放血疗法。《灵枢·脉度篇》曰："盛而血者疾诛之。"即说络脉若有瘀血滞留，应赶快放其瘀血。局部阿是穴刺络放血可以促进血液循环，加速致痛物质的排除及炎症吸收，使代谢增加，具有迅速止痛的效果，促进病变部位的恢复；邪热郁于血分的病症，如红丝疔、丹毒，也可在患处点刺出血以达清泻邪热的目的。

2. 阿是灸

"阿是灸"是指在病变局部的阿是穴上采用艾灸的一种治疗方法。众所周知，灸法治病能起到温经通络、散寒除湿、消瘀散结的作用，因此临床上一些外感寒湿或瘀血内停导致经络闭阻、气血运行障碍的疾病，如肩周炎、肱骨外上髁炎、风寒湿痹等，可选用"阿是灸"。对一些慢性病采用"阿是灸"结合刺络放血，可起到良好效果，即先通过"阿是灸"，使施术部位血流加速，血管充盈后再刺络放血以达到治疗目的。如在治疗慢性腰腿痛时，往往会遇到在肘窝或委中放血时点刺后出血量达不到治疗要求，尤其是在冬天或遇到年纪较大的人，这时先在施术部位艾灸（即"阿是灸"），然后再行刺络放血，可使放血变得顺利，从而达到治疗目的。

3. 阿是按

"阿是按"是指按摩阿是穴以疏通经络，激发气血运行，达通则不痛的一种治疗方法。如颈椎病或感冒引起头痛，触压风池、天柱、肩井、百劳、太阳等穴位常有压痛或在颈项部出现圆形、条状等反应物，治疗时一般以病变部位中心一定范围，先以轻柔手法做放松按摩，然后在反应点处施以点揉手法，可用手指指腹、指间关节、肘尖等部位，要求力透深部组织，遇有条索状组织和硬结可用拨法将其拨开。手法熟练的可以直接点按反应点，一般 1 min 左右疼痛就可缓解。慢性腰痛的人，以双手掌贴在腰侧，以无名指和中指自我揉按或叩击腰部阿是穴。

（五）验案举隅

患者王某，男性，42 岁，务工，梅县新城人。

主诉：腰部扭伤刺痛、活动不利 5 h。

现病史：患者平素以从事体力活为主，5 h 前搬运重物不慎扭伤腰部，出现腰部刺痛，痛有定处，弯腰不利，咳嗽、打喷嚏均能使疼痛加重。无诉双下肢疼痛，无发热，无尿频尿痛，无肢体浮肿。

检查：第 4 腰椎下端棘突及棘旁压痛，腰 4 棘突向左旁开约 3 寸处可扪及一条索状结节，压之疼痛。上唇系带约当龈交穴处肿胀。双下肢直腿抬高试验阴性，双下肢肌力、肌张力、腱反射正常。舌淡暗，苔薄黄，脉涩。

诊断：中医诊断为腰痛（血瘀证），西医诊断为急性腰扭伤。

治法：活血通络，祛瘀止痛。

治疗经过：患者取舒适体位，以腰 4 棘突向左旁开约 3 寸处条索状结节为阿是穴，先施以按压揉摩约 5 min，后取 1.5 寸毫针，以阿是穴为中心分别从上下左右这 4 个方向围刺，每根毫针均刺向对侧，行提插捻转泻法，使针感向四周扩散，手法持续约 3 min，间歇行针，留针 20 min，出针时摇大针孔。出针后在上唇系带约当龈交穴肿胀处，局部常规消毒后，予 1 mL 一次性注射器针头对准肿胀处点刺放血 1 ～ 3 滴。经上述治疗后患者疼痛明显缓解，腰 4 棘突旁开处条索状结节消散，患者可自行弯腰下蹲及走动，嘱注意休息及腰部保暖。

按语：腰部急性扭伤后，循行于腰部的督脉及膀胱经脉气血痹阻，瘀血内停，不通则痛，而见腰部刺痛，痛有定处。检查时在腰部以循摸、切按等方法多可寻及压痛点或条索状物等阳性反应点，有时在循经的远端也可出现阳性反应点。本例患者除局部出现压痛及条索状反应物外，还在上唇系带约当督脉经的龈交穴处见肿胀。治疗时针对阳性反应点施以揉摩、针刺、放血等综合治疗多可获到良好的治疗效果；当阳性反应点消失，腰痛亦随之缓解。

二、温乃元治疗颈源性眩晕的临床经验

颈源性眩晕是指由于颈椎退变、软组织劳损、外伤、颈椎小关节错位等因素压迫或刺激椎动脉、交感神经或局部软组织张力失调而出现的以眩晕为主的一组症候群，归属中医学"眩晕"范畴。眩晕病多发生在 40 ～ 60 岁的中老年人，颈源性眩晕占到接近一半（约 40%），并且有年轻化的趋势。本病以发病突然和反复发作为主要特点，严重影响着人们的生活质量。

（一）颈源性眩晕的中医认识

早在《黄帝内经》中，就有目眩、眩仆、眩冒、掉眩、眩转等对眩晕的不同称谓，后世在证候病机方面也有丰富的记载。《黄帝内经》载"诸风掉眩，皆属于肝"，朱丹溪曰"无痰则不作眩"；《灵枢·口问》曰："上气不足，脑为之不满，耳为之苦鸣，头为之苦倾，目为之眩。"头是诸阳之会，同时也是髓之海，若上气不足，则引起清阳不升，脑髓失充，清窍空虚，则头晕、目眩诸症顿生。张景岳曰："无虚不能作眩。"汪机认为"瘀血停蓄，上冲作逆，亦作眩晕"。颈源性眩晕多伴有血瘀，因为该病大多病程较久，其病情反复发作，所以不论是风寒湿邪侵袭，还是劳倦伤筋动骨，痹阻日久，必致气血受阻络脉闭塞，遂成气滞血瘀，不通则痛。

临床中眩晕病的原因有很多，分为虚实两端，实者为风、痰、瘀、火扰乱清空，虚者则为髓海不足，抑或清阳不升、气血不足，发为眩晕。本病属本虚标实之证，本虚以脾肾气虚为主，标实以风火痰瘀为主，以外伤、劳损、邪侵为诱因发作。风、火、痰、瘀、虚均能通过损及脑络和阻滞营卫气血的运行而发病，因此气血运行不畅、脉络瘀阻是本病的主要机理。在治疗时，急性发作重在治标，宜祛风化痰活血；眩晕止后，应以调理脾肾为主。

督脉与眩晕的关系密切，督脉上行属脑，与足厥阴肝经会于巅顶，与肝肾关系密切，督脉之海空虚不能上荣于脑，髓海不足，则头昏头重，眩晕，健忘；而两耳通于脑，脑髓不足则耳鸣。

（二）颈源性眩晕的治疗方法

1. 以"通督"法及电项针疗法治疗眩晕

"通督"采用以针刺督脉经穴及颈部夹脊穴为主的治疗，或用磁圆梅针叩刺督脉神庭穴至大椎穴连线、病变夹脊穴。针刺时督脉穴取百会、神庭、风府、大椎、身柱。

在临床中，温乃元特别重视百会穴的应用，认为百会穴在巅顶正中，为百脉所会，可振复阳气，补脑益髓，升清降浊，安神止眩，为治疗眩晕之要穴，所谓"百会定平衡"。百会穴可用针刺，亦可在百会穴皮内针（掀针）留针，可留针24小时。此法简单、安全，并在治疗中屡获奇效。

取百会穴长时间留针法是根据《类经》"久运之疾，其气必深，针不深则隐伏之病不能及，留不久则固结之，邪不得散也"之理论，较长时间的留针可以持久地激发体内的经气，从而维持有效的刺激量，可以明显地提高治疗眩晕的疗效。亦可在百会穴悬灸或压实灸，主要是通过艾火热力的渗透温通作用来促进血液流动，扩张椎-基底动脉，改善大脑的供血状况。

神庭穴是督脉与足太阳、足阳明经之会穴，具有行气活血，补益脑髓，通调督脉之功；风府穴位于头项部，具有熄风止眩、疏调头部气血的功效，大椎穴是阳脉所聚，大椎进针可作用于颈部，松解颈项部，促进经气运行，改善血液循环，进而气血通畅，脑窍得到滋养，故眩晕得到改善；身柱穴，是督脉的脉气所发，通于脑髓，可以调理气机，通督止眩。

温乃元喜欢应用夹脊穴，认为华佗夹脊可看作督脉的分支之一。《素问·骨空论》曰："督脉与太阳起于目内眦，上额交巅上，入络脑，还出别下项，循肩髆内，侠脊抵腰中，入循膂络肾。"《素问·骨空论》中描述的督脉分支的循行分布与华佗夹脊的循行分布是完全一致的。针刺督脉主干诸穴与颈夹脊能共同鼓舞、激发、振奋全身的阳气，推动血液运行，从而达到有效治疗眩晕之目的。

除"通督"外，温乃元还喜欢用电项针疗法。选穴：主穴取风池穴、供血穴（风池下 1.5 寸，平下口唇处）、颈部夹脊穴（根据临床检查及 X 线摄片所示取相应的颈部夹脊穴）。进针得气后，选用 G6805 型电针治疗机，将两组导线分别连接同侧的风池穴、供血穴或同侧的 2 个颈夹脊穴，通以脉冲电流疏密波，电流强度以项部肌肉跳动为度或以患者舒适为度，治疗 30 min。

2．针药配合，相得益彰

对于颈源性眩晕的治疗，针药结合是众多医家的选择，温乃元也非常重视针药配合治疗。正如《千金要方》云："汤药攻其内，针灸治其外，则病无所逃矣。"颈源性眩晕属本虚标实之证，本虚以肾脾气虚为主，标实是以风火痰瘀为主。急性发作时重于治标，宜祛风化痰活血止眩为先。温乃元自拟定眩汤（天麻、钩藤、法半夏、陈皮、茯苓、菖蒲、葛根、丹参、川芎）治疗颈源性眩晕，取其祛风活血、化痰止眩之功效。若肝气偏盛，加菊花、白芍；若髓海不足，肾经虚亏，加肉桂、枣仁；若气血亏虚，加当归、黄芪。

温乃元还非常重视外用药物的应用。采用自制酒醋散（制川乌、草乌、桂枝、细辛、防风、川椒、乳香、没药、白酒、酸醋），把药散调成糊状，加热后把药物放在 25 cm×20 cm 的纱布上，再覆盖在患者项部，使药物接触皮肤，加用红外线照射在药物上，以维持一定热度，热度以患者能忍受为度。每次热敷 20～30 min，每日 1 次。药物直接热敷于项部，促进血流速度，快速改善大脑的供血状况。

3．配合推拿，整体调整

临床上很多颈源性眩晕患者除眩晕症状之外，在颈部往往可触及敏感点，按压可有硬结或条索状物，有酸痛感或麻木不仁感，伴随颈项部疼痛板滞等症状，故温乃元除针灸、拔罐等外，还经常结合颈椎 X 线、CT 或 MR 等检查结果，有的放矢地进行推拿。在推拿治疗中，温乃元比较重视整体调整。

一是强调筋骨整体观。《素问·痿论》云"宗筋主束骨而利机关也"，所谓"病在筋，调之筋""病在骨，调之骨"。温乃元认为推拿时应根据具体情况确定治骨、治筋或筋骨同治。一般先用分筋或理筋手法，疏通项部经络，促进局部血液循环；再在触诊或按摩时发现有明显的棘突或横突偏歪的部位并进行整复。

二是强调脊柱的整体观。利用脊柱与疾病的关系也是众多医家共同的经验，有着丰富的临床研究，治疗上除考虑颈椎病变段，还要兼顾颈胸段、胸腰段。温乃元认为脊柱和督脉关系密切，临床常见督脉出现问题会表现为脊柱的功能异常，脊柱功能的障碍也会引起督脉经气的闭阻不畅，因此，温乃元运用通督疗法指导推拿治疗，认为除了点按颈项部局部穴位，还要注重上颈段颈枕结合部软组织的治疗。

三是注重颈与肩及全身的整体关系。推拿能够同时对肩部、颈部、头部施行手法治疗，能够解除颈部肌肉的痉挛，促进颈肩部及头部的血液运行，从而改善颈肩部酸痛，缓解恶心、目眩、头晕等症状。

（三）验案举隅

赖某，女，50岁，公务员，于2017年10月27日就诊。

主诉：颈项部疼痛伴头晕反复发作3年余，加重2天。

现病史：患者3年前开始出现颈项部疼痛，时有头晕，在用电脑久时，自觉症状更重。在3天前因为过度劳累，眩晕加重。晨起时自觉颈部僵硬，上肢酸软无力，时有呕吐、耳鸣、恶心等症状，神疲倦怠，纳少寐差，面色无华，舌淡少苔，脉细弱。

检查：X光片结果示，颈椎生理曲度变直，C3～C5椎体边缘骨质增生，C5～C6、C6～C7椎间隙狭窄。经颅多普勒（TCD）结果示，椎-基底动脉供血不足。

诊断：中医诊断为眩晕（气血亏虚型），西医诊断为颈椎病（椎动脉型）。

处方：

（1）针灸以通督益肾法为主。

选穴：百会、神庭、风府、大椎、风池、颈夹脊、三阴交、绝骨。

操作：头、项部穴位用毫针平补平泻法，三阴交、绝骨用补法。针后百会穴加艾灸。

（2）中药：定眩汤加健脾益气药。

天麻10 g、钩藤10 g（包煎）、法半夏12 g、茯苓15 g、葛根30 g、石菖蒲10 g、丹参12 g、陈皮10 g、川芎10 g、黄芪30 g、当归10 g、炙甘草10 g。

经治疗7次，患者诉头晕明显改善，视物较前清晰，颈肩部酸麻感减轻，睡眠、精神得到显著改善。继续治疗5次以巩固疗效。随访3个月。眩晕病再无复发。

按语：本案属于气血亏虚型的颈源性眩晕，因患者长期劳作，伤及颈部，引起颈肩部经气阻滞，气血损耗，虚而不复，而脾胃本虚，引起气血生化乏源，导致气血亏虚，气虚则清阳不升，血虚则脑失所养。督脉为阳脉之海，总督人体之阳气，下贯脊柱，上通于脑髓，与脊髓、脑关系密切。针刺百会、风府、大椎、神庭等督脉经穴与颈夹脊能激发督脉阳气，阳气充足，则经脉通畅，气血得以上行以滋养脑络，故眩晕可愈。针刺风池穴对脑血管有收缩与解痉、扩张的双重作用，能够促进脑部的血运。三阴交健脾益气、滋补肝肾；绝骨为八会穴之髓会，可补肾益髓充脑。用自拟定眩汤加减在眩晕急性期以祛风活血、化痰止眩。本方中天麻、钩藤熄风祛痰定眩；法半夏、陈皮健脾燥湿化痰以通络；茯苓健脾利湿；石菖蒲开窍定眩；葛根健脾升清，舒筋解痉兼以活血；丹参、川芎活血化瘀，行血通脉；当归、黄芪益气补血。针灸配合中药，终收全功。

（四）小结

颈源性眩晕是针灸临床常见的病种，近年来发病率上升，并有年轻化趋向，温乃元在长期的针灸临床中总结了治疗此病丰富的经验，多可获得显著的效果。其注重"通督"法在颈源性眩晕治疗中的运用，同时配合推拿和中药的使用，可以给予我们临床中处理此种疾病的参考及启发，以提高针灸临床的效果。

三、温乃元治疗腰椎间盘突出症的临床经验

腰椎间盘突出症在壮年体力劳动者中的发生率很高，为疲劳性的疾病，约70%的患者会表现为腰部的损伤。腰椎间盘突出症也是针灸临床上非常常见的病种之一，患者表现为腰部的疼痛、腰部的活动受限或下肢放射痛等，甚者严重影响患者的工作与生活质量。

（一）病因病机认识

腰椎间盘突出症是因髓核突出，刺激或压迫相对应的神经根而出现腰部疼痛、坐骨神经痛的一种疾病。在中医学中可归属于"痹证""腰腿痛""腰痛"范畴，病位在脊柱，多数存在下肢放射痛。

腰椎间盘突出症的病因病机为：一是劳损、外伤，或湿热、风寒之邪流注经络，致使经络困阻，血瘀气滞，不通则痛，诚如《外科证治全书》中说："诸痛皆由气血瘀滞不通所致。"二是督脉虚衰。沈金鳌《杂病源流犀烛》载"年老伛偻者甚多，皆督脉虚而精髓不充之故"；《脉经》载"此为督脉，腰脊强痛，不得俯仰"。督脉气机不利，血行不畅，必致腰脊项疼痛。督脉气衰，阳气不振，腠理空疏，卫阳不固，风寒湿邪更易乘虚侵袭而发为腰腿痛。三是肝肾不足。肾主藏精，先天精气不足或后天失养或劳力损及肾精，不能发挥其正常温煦、滋润功能及肾主骨的功能。肝主藏血，肝血不足，不能荣筋，而致肝主筋功能失常。肝肾亏虚，则筋弛骨痿而发本病。

（二）针刺选穴方法

1. 以"通督益肾"法为主，主要选取督脉经穴、肾俞穴及夹脊穴

"通督益肾"法是指以通调督脉、益肾养髓为主要理论依据进行针灸治疗的一种方法。督脉循行于背部正中线，与脊柱关系最为密切，正如《素问·骨空论》云"督脉者……贯脊属肾……夹脊抵腰中""督脉为病，脊强反折"。"通督"是指针刺或艾灸督脉经穴位，如风府、筋缩、命门、腰阳关、腰俞等督脉穴或十七椎穴，以通调督脉经气，温通督脉阳气，达到通则不痛目的。《素问·脉要精微论》曰："腰为肾之府，转腰不能，肾将惫矣。""益肾"指选取足太阳膀胱经的肾俞穴，补肾强腰；或远端选取足少阴肾经的太溪、复溜穴和足厥阴肝经的太冲、中封、蠡沟，以及肝、脾、肾三经的交会穴三阴交。由于肝肾同源，并且肝藏血而主筋，因此通过针刺肝经腧穴，能调整肾功能，或通过针刺肾经腧穴能调整肝功能，共同起到滋补肝肾、疏经通络的作用，进而达到治疗疾病目的。

温乃元也喜欢选用腰部夹脊穴以达"通督益肾"的目的。夹脊穴正好位于督脉与膀胱经之间，所在部位较为特殊，并具有交通联系二脉，调节两经经气，充当枢纽的作用。督脉为阳脉之海，调节此脉能使全身阳气振奋，阴血得以流通，气血通畅，脏腑协调，气血濡养而诸症消失。足太阳膀胱经是脏腑之气输注之处，调节此经可以调整腰部气血，使脏腑之气旺盛而输注于患处，正气充盛，驱邪外出。因此，针刺夹脊穴能通过调节督脉和膀胱经发挥作用，使腰部各经经气通畅，气血和顺，通则不痛。

2. 辨经论治，循经取穴

腰椎间盘突出症的针灸治疗中，循经取穴是一种效果确切的诊治方法。温乃元在针灸临床中，也善于根据疼痛的部位，循足少阳经和足太阳经来选取配穴。疼痛主要表现于下肢的外侧，选取足少阳经的穴位配合治疗，如风市、阳陵泉、丘墟、绝骨等；疼痛主要表现于下肢的后侧，选取足太阳经的穴位配合，如委中、昆仑、承扶、承山、殷门等。

3. 重视环跳穴、秩边穴及阿是穴的应用

温乃元喜欢选用秩边穴或环跳穴。一般在患者侧卧位时取足少阳胆经的环跳穴，方法是患肢在上，稍躬腰，双腿并拢屈膝来定穴。环跳是足少阳经穴，为少阳、太阳之会，此穴针感强烈，可疏通下肢三阳经脉之气，活血止痛。《针灸甲乙经》指出："腰胁相引痛急、髀筋瘈胫、肪痛不可屈伸、痹不仁，环跳主之。"在患者俯卧位时则取足太阳膀胱经的秩边穴，膀胱经背部诸穴依次排列，秩序井然，该穴正当背侧最下边，因而名之。《针灸甲乙经》曰："腰脊骶寒、俯仰急难、阴痛下重、不得小便，秩边取之。"该穴主治腰骶痛及下肢痿痹。

阿是穴也是温乃元经常取用的穴位，他认为"经筋为病，以痛为输"，阿是穴是本病的反应点和治疗点，"疼痛取阿是"，临床取用疗效甚佳。

（三）刺灸方法应用

1. 喜用刺络放血法

在腰痛疾病的治疗中，刺血疗法也多被使用，效果显著。《灵枢·小针解》："宛陈则除之者，去血脉也。""宛陈则除之"的治疗原则是指刺络放血疗法。《灵枢·脉度》曰："盛而血者疾诛之。"即络脉有瘀血滞留，应尽快放出瘀血。腰椎间盘突出症急性期多因外伤致使疼痛局部发生气滞血瘀，患者表现出剧烈的腰痛并向下肢放射痛，此时选用委中穴、阿是穴、腰夹脊及足太阳经的郄穴金门和足少阳经的郄穴外丘（"阳经郄穴主治急性痛证"）治疗。刺络放血或针挑放血可改善和促进血液循环，炎症吸收加快，致痛物质的排泄加速，从而使代谢增加，达到迅速止痛的目的，病变部位得到修复。

2. 善用温针灸或督灸

督脉与手足三阳经及阳维脉交会（多集中于大椎穴），称"阳脉之海"，有统领、总督阳脉，以调节阳经的气血，主导人体一身阳气功能活动的作用。督脉经的督阳不振，温煦无力，易致气机不利，血行不畅，必致腰脊项疼痛。因此，对于感受寒湿之邪患者，温乃元喜欢在命门、腰阳关等穴用温针灸。

《千金翼方》指出："凡病皆由气血壅滞，不得宣通，针以开导之，灸以温暖之。"温针灸可强筋壮骨、温阳补肾。久病阳气虚弱者则采用督灸。督灸是指在督脉的脊柱段上施以隔药灸来治疗疾病的特色疗法。督灸的优势为将经络、俞穴、药物、艾灸的综合作用融为一体，直达病所，充分发挥益肾通督、温肾壮阳、行气破瘀、通痹止痛的功效。

3．强调针刺手法，讲究循经感传、气至病所

温乃元一向注重针刺手法，要求针刺得气，认为只有循经感传、气至病所，才可能获得最佳的疗效。《灵枢·九针十二原》言："刺之要，气至而有效。效之信，若风之吹云。明乎若见苍天，刺之道毕矣。"这形象地说明了得气的重要性。可运用提插捻转结合催气、导气的方法，通过改变针刺方向等来控制感传的途径。一般来说，针刺夹脊穴、环跳、秩边、阳陵泉、委中用泻法，要求局部针感酸胀明显，并向下放射传导，其他的穴位根据需要，用平补平泻或补法即可。

（四）病案举例

李某某，男，50岁，已婚，工人，梅州市梅江区人，于2015年11月16日初诊。

主诉：左侧腰腿部疼痛1月余。

现病史：患者在1个月前因夜间睡觉受凉，当日晨起后出现左侧腰部疼痛，活动后疼痛缓解，之后继续上班工作。至下午腰痛增剧，并连及左侧下肢，遂到某医院就诊，诊断为坐骨神经痛，予以普鲁卡因封闭法治疗，当时疼痛稍有缓解，但次日疼痛依然。因疼痛持续不解，遂前来我院就诊。症见左侧腰部疼痛，连及同侧下肢，呈放射性，沿股后和小腿外侧向下走窜；呈持续性疼痛，伴阵发性加剧，打喷嚏、咳嗽则疼痛加重，腰部转侧困难；呈侧卧屈曲位，下肢发凉，夜间疼痛加重，难以入睡。

检查：脊柱向左侧弯，在第四腰椎左侧有明显压痛，并向左侧下肢放射，直腿抬高试验（＋），在委中、承山、殷门等处有明显压痛，小腿外侧感觉减退，膝腱和跟腱反射存在。察其舌象为舌淡苔白腻，诊其脉象为弦紧。检阅腰椎CT片结果示：L4/5椎间盘突出。

诊断：中医诊断为痹证（寒湿型），西医诊断为L4/5椎间盘突出症。

缘患者夜间睡觉受凉，感受寒湿之邪，邪气侵犯腰部及下肢足太阳、足少阳经脉，至经络气血痹阻，不通则痛，固见腰部及下肢疼痛。寒为阴邪，性凝滞，主收引，故见下肢发凉，夜间疼痛加重。法当温经散寒，利湿通络。

处方：以通督益肾为法，选取腰部督脉经穴为主，同时配合下肢膀胱经、胆经穴。

主穴：筋缩、命门、腰阳关、腰俞、肾俞、环跳、委中。

配穴：殷门、承山、风市、阳陵泉、昆仑。

操作：针刺泻法，使针感沿经传导至下肢，并配以温针灸肾俞、筋缩、命门。每日1次。

复诊：经5次治疗后，疼痛缓解，诸症好转，继用前法治疗5次。

三诊：仍见腰部酸痛，下肢酸楚乏力，小腿麻木，不耐远行，诊脉沉细。腰为肾之府，肾之精血亏损，经脉气血不足，无以充灌骨髓，濡养筋脉，故腰膝酸软无力，小腿麻木，不堪劳累，治当变为补益肾气、调补气血为主，祛邪通络为辅之法。取穴：肾俞、关元俞、命门、腰阳关、委中、承山、悬钟、足三里、三阴交、太溪。均用补法，命门、腰阳关加用温针灸。隔日1次。

四诊：经5次治疗疼痛显著减轻，小腿麻木基本消失，行走活动自如。守上方巩

固治疗。

四、治疗面瘫的临床经验

面瘫又称"口眼歪斜"，多由人体正气不足，经脉空虚，风邪乘虚入中面部阳明、少阳脉络，导致气血痹阻，筋脉失却濡养，进而经筋纵缓不收而发病，是针灸科临床的常见病和多发病。

（一）面瘫的中医认识

1. 面瘫的病因病机

面瘫病因有内外因之分。巢元方《诸病源候论·风口喎候》曰："风邪入于足阳明、手太阳之筋……故使口喎僻。"林佩琴《类证治裁》说："口眼喎斜，血液衰涸，不能荣润筋脉。"面瘫往往在人体用脑过度，身体过劳，或气血耗伤，睡眠不足之后发病，抑或患者体质虚弱，气血亏虚，或妇人产后失血，幼儿元气未充，也极其易发面瘫。

本病多由人体正气不足，经脉空虚，外感风邪致经络运行不畅，使气滞痰凝，因此，其形成以痰、瘀、风、虚四者为基本的病理基础，属于正虚标实之证。

2. 面瘫的病位

面瘫病位在经脉与经筋。面瘫的症状因分布在面部的经脉和经筋有了病变而随之出现。足太阳经筋为"目上网"，足阳明经筋为"目下网"，因此，眼睑不能闭合责之于足阳明和足太阳经筋功能失调；口颊部主要为手、足阳明经和手太阳经所主，因此，口歪责之于这三条经脉功能失调。正如《灵枢·经脉》和《灵枢·经筋》提到"胃足阳明之脉，是动则病，口喎唇胗""足阳明之筋，其病……卒口僻""足之阳明，手之太阳，筋急则口目为僻"。此外，与任督二脉有关。《素问·骨空论》云："督脉者……上颐环唇，上系两目之下中央""任脉者……上颐循面入目"。

3. 面瘫的症状

面瘫的症状如下：①口区。口角向健侧歪斜，笑时更明显，甚者出现口角下垂，口唇闭合不全，患侧颊内食物易停留及饮水时水从患侧流出，不能鼓腮，吹哨及发音不清。②眼区。不能皱额及皱眉，患侧眼裂扩大，闭合不全，下眼胞下垂，若强令闭合，则眼珠向上翻，白眼露出，此外无泪或流泪，眼燥，甚者眼赤。

（二）面瘫的治疗特色

1. 经络辨治，三线取穴

面瘫的经络辨治主要以足阳明经、手阳明经、足少阳经、手太阳经、任督二脉为主。临床上主要以局部"三线法"取穴为主。"三线"：即旁线、侧线、正中线，始终以此三线上的穴位为主穴。正中线主要取督脉经、任脉经穴：从百会、神庭、印堂、水沟至承浆。旁线及侧线主要取足阳明胃经、足少阳胆经、手太阳小肠经的穴位，旁线取阳白、鱼腰、承泣、四白、巨髎、地仓为主穴；侧线取太阳、下关、颊车为主穴。

除局部"三线法"取穴外，温乃元常结合病因远端配取合谷、足三里、太冲。

温乃元认为，由外感引起的面瘫可循经远端取合谷穴；若素体脾胃虚弱，或饮食晕车等损伤脾胃，再感受外邪或外邪内传胃腑（由舌不知味知邪已传胃腑），根据"合治内腑"，远端常取足三里穴；肝经"从目系，下颊里，环唇内"，面瘫发病前若有生气史，致肝郁火旺外窜经络，则远端配取肝经的太冲穴。

2. 分期治疗，注重针法

很多医家也注重分期治疗面瘫，有研究发现分期比不分期效果好。温乃元亦将本病分为急性发作期（1周内）、恢复期（1周至1个月）、后期（1～3个月）。

急性发作期，外邪侵及面部阳明、少阳之脉络，病位较浅，且非一经之病，故以局部"三线法"取穴，多针浅刺法治之。"多针"可疏通面部诸经之气血阻滞，调畅经气，祛除病邪。"浅刺"能祛散邪气疏通经气而不伤经络。《素问·刺要论》有"病有浮沉，刺有浅深，各至其理，无过其道""浅深不得，反为大贼"，说明了依据中医辨证论治的原则来选择刺法的重要性。针刺宜轻，手法以弱刺激为主，以防伤其经络气血，而致病情缠绵遗留后遗症。恢复期可配合使用电针，但要注意电针的时间、频率及强度。过早使用电针或强度过大，很容易加重神经、肌肉水肿，影响恢复。电针采用疏密波，以面肌出现抽动而患者自觉舒适为宜，依据病情，每次选用2～3对穴位，时间20 min。后期一旦患者面肌有不自主痉挛抽动，立即停用电针，同时注意减少针刺数量，减轻刺激强度，最好加刺对侧面部穴位，运用平衡疗法以免矫枉过正。温乃元还常从患者对电针刺激的敏感性初步判断预后，如果稍微电刺激患者就见肌肉跳动，表明神经受损较轻，预后较好。反之，如果电刺激量大，患者只感觉痛感，但不见肌肉跳动，表明神经受损较重，恢复时间较长。

温乃元临床上经常应用透刺疗法。恢复期及后期经常用：地仓透颊车、阳白透鱼腰、攒竹透丝竹空。顽固性面瘫（发病超过3个月）常用的透刺方法为：①目外眦直下1寸，通过四白穴，沿皮横刺，进针1.5寸。②地仓穴直下1寸，沿着皮向颊车穴透刺，进针2.5～3.0寸。③大迎穴向上斜刺，经过颧髎穴到达四白穴，进针3.0～3.5寸。各穴留针30 min。

对顽固性面瘫，要分清原因。因为患者体质较差，或者年龄偏大，正气虚弱明显，宜补益气血、濡养筋脉为主；若属于治疗过度，则要暂停一切面部针刺治疗，或仅给予双侧对称按摩，力度以舒适为度。临床上医患求愈心切，常出现针刺治疗过频或不间断地治疗，这对疾病的恢复无益，有时休息比针刺更重要。

3. 风寒之证，重视灸法

风寒多由外感风寒、邪闭经络而致。故治疗上重视灸法的运用，以温经散寒，通经活络。《针灸资生经·卷四》亦有"口眼㖞斜，听会、颊车、地仓，向左者灸右，向右者灸左"。因此，外感风寒型一般出针后加用艾条悬灸翳风、颊车、地仓、阳白等穴或用神灯、超短波等局部温热刺激。也可嘱患者自行热敷耳后部或面部，至局部感温热舒适为度。以上方法可以增强通经活络，调和气血之效，尤其在疾病早期，可以控制病情发展，缩短病程。

4．针罐结合，协同作用

温乃元将磁圆梅针叩刺配合闪罐法运用到面瘫的治疗中，取得了较好的疗效。选用磁圆梅针叩刺眼眶周围患侧面部及耳后部，再选用口径较小的玻璃火罐，于瘫痪局部或以选穴为中心，如额肌瘫可选阳白，鼻唇沟平坦可选四白，面部板滞选颧髎、下关等，将罐拔在腧穴上后立即起下，如此反复多次，以充血为度，每日1次，10次为1个疗程。

本法先用磁圆梅针疏通经络，再利用火罐之负压作用于皮肤腧穴，以达到活血通络，疏散风寒，使气血调畅。本法在面瘫早期、恢复期、后期均可运用，能缩短病程，减少后遗症的形成。但对面部肿胀及有溃疡之患者忌用，并应避免罐口过热烧伤皮肤。

5．针药并用，标本同治

医者应依据中医辨证配合中药治疗，以活血通络、祛风化痰、补虚益气为治疗本病的基本原则。

初期当以祛风解表为主，"风为百病之长"，且有风寒风热之别，宜依据舌脉症辨证用药，但切忌过早用滋补之品，以免闭门留寇，使面瘫缠绵难愈。恢复期常见痰凝或瘀血阻络，宜以祛风化痰、活血通络为主。后期可见气虚血瘀或阴虚风动，宜益气养阴、活血通络为主。

温乃元喜用牵正散为治疗面瘫的基本方，牵正散由白附子、僵蚕、全蝎组成。方中白附子入阳明经，以治头面部风痰；僵蚕驱络中之风，以化痰；全蝎祛风活络，以止痉。诸药合用，以达祛风通络化痰之效。

初期偏于风寒者加用羌活、荆芥、防风、桂枝、白芷、川芎等药；偏于风热者加用金银花、连翘、桑叶、菊花、薄荷、蝉蜕、栀子、板蓝根等。恢复期若辨证为风痰阻络加用胆南星、蜈蚣、陈皮、法半夏、天麻、钩藤等。瘀血阻络宜用丹参、地龙、当归、川芎、赤芍、桃仁、牡丹皮、红花等通络活血药物。面瘫后期不治或失治时间超过半年，多为邪气已去，正气受损，而兼痰浊瘀血，壅塞经络，宜扶正祛邪，活血通络。可用牵正散合芪芍防风汤（白附子、僵蚕、全蝎、黄芪、白术、赤芍、白芍、防风、桑枝、地龙、红花、丹参、葛根、当归、川芎、炙甘草），以益气养血，兼化痰通络之品，水煎服，亦可制成散剂冲服。用药疗程宜长。

（三）医案举隅

李某某，女，23岁，未婚，幼儿园教师，梅州市梅江区人，于2017年5月4日初诊。

主诉：右眼闭合不全，口角向左侧歪斜3天。

现病史：患者3天前出差外地，起床漱口时水从右口角漏出，才发现右眼不能闭合，流泪，口角向左歪斜，右颌内藏食物。回梅州市后经人介绍而来我院进行针灸治疗。症见神清，右眼睑闭合不全，右额纹消失，不能进行皱眉活动，右鼻唇沟变浅，口角下垂，歪向健侧，不能作吹哨活动，人中沟向左歪斜，伸舌居中，四肢活动正常。舌淡红，苔薄白，脉细数。

诊断：中医诊断为面瘫（风寒犯络），西医诊断为周围性面瘫。

此患者因外出劳累，正气受损，风寒之邪乘虚入中面部经络，导致气血瘀阻，经筋功能失调，筋肉失于约束，从而出现口眼歪斜。法当祛风散寒、疏经通络。

取穴：百会、阳白、四白、神庭、人中、地仓、太阳、颊车、翳风、合谷。

操作：合谷用泻法，其余穴位浅刺，用平补平泻法。得气后，留针 30 min。起针后用磁圆梅针叩刺右侧眼眶周围、右面部，后加面部闪罐疗法，直到面部皮肤潮红、充血为度。每天治疗 1 次。同时嘱患者自行热敷右侧面颊部、耳后部。

发病 1 周后，除按原法治疗外，加用电针，疏密波，以面肌出现抽动而患者自觉舒适为宜，留针 20 min。配合艾条温和灸风门、大椎，每穴 5 min。

患者每天治疗 1 次，5 次后休息 2 天。经过 10 次治疗后改为隔天治疗 1 次，继续治疗 5 次。患者共治疗 15 次，面瘫症状消失，病愈。

（四）小结

面瘫属于临床的常见病，早期西医治疗以抗病毒、激素、营养神经、改善微循环为主，但对病毒性面神经炎尚无对症的药物对抗治疗。中医治疗面瘫历史悠久，效果显著。温乃元根据该病的临床特点，分期治疗，针药结合，针罐结合，重视灸法，在临床取得了显著的效果，值得借鉴。

五、"鼻三针"为主配合穴位注射治疗过敏性鼻炎的临床经验

过敏性鼻炎中医称"鼻鼽"，是一种变态反应性疾病。近年来，笔者运用广州中医药大学靳瑞教授的"鼻三针"配合穴位注射治疗本病，取得了较好疗效。

（一）临床资料

106 例患者均系门诊患者，经本院或外院五官科确诊。其中，男 60 例，女 46 例；年龄最小 8 岁，最大 62 岁；病程最短 3 周，最长 12 年。

诊断标准：根据国家中医药管理局《中医病症诊断疗效标准》中过敏性鼻炎的诊断依据：①以阵发性鼻痒、连续喷嚏、鼻塞、鼻涕清稀量多为主要症状，伴有嗅觉减退、眼痒、咽喉痒等症状。②起病迅速、症状一般持续数分钟至数十分钟，间歇期无喷嚏及鼻塞。③常因接触致敏物质或因温度变化而诱发。④鼻腔检查见鼻黏膜水肿、苍白或充血，鼻甲肿胀，发作时有较多清稀分泌物。⑤实验室检查可见嗜酸性粒细胞增多或 IgE 增高。

（二）治疗方法

1. 针刺取穴

鼻三针（迎香、鼻通、印堂）、合谷。操作：用 30 号 1 寸毫针，先取鼻通穴，针尖向鼻根部斜刺 5～8 分，次取迎香穴，向鼻翼水平进针约 3 分，后取印堂穴，针尖向鼻柱方向平刺 5 分，三穴均行快速捻转手法，使额部、鼻部出现酸胀感，可使鼻塞明显减轻或消失；最后取合谷穴，直刺 5～8 分，用平补平泻法以疏导经气。诸穴留针 20 min，每隔 5～10 min 行针 1 次，每日针刺 1 次，10 次为 1 个疗程。

2．穴位注射

取穴：迎香$_双$、肺俞$_双$、足三里$_双$，每次选 1 对穴，3 穴轮流交替使用。

药物：黄芪注射液 2 mL 或维生素 B12 250 μg 加维丁胶性钙注射液 1 mL。操作：用 5 mL 一次性无菌注射器吸取上药，选准穴位后常规消毒，刺入穴位得气后，回抽无血缓慢注入药液，每穴 1 mL，注射后拔出针头，用消毒棉球按压片刻，以防出血，隔天注射 1 次，5 次为 1 个疗程。

以上 2 种方法同时配合使用，共治疗 2 个疗程，疗程间间隔 5 天。

（三）治疗效果

1．疗效标准

疗效标准根据国家中医药管理局《中医病症诊断疗效标准》中过敏性鼻炎的疗效标准进行评定。

（1）痊愈。症状、体征已消失，3 个月以上无复发。

（2）好转。发作时症状、体征减轻，发作次数减少。

（3）未愈。症状与体征无明显改善。

2．治疗结果

经 2 个疗程治疗后，106 例患者中，痊愈 63 例，占 59.4%；好转 39 例，占 36.8%；未愈 4 例，占 3.8%。总有效率为 96.2%。

（四）病案举例

黄某，女，38 岁，工人，于 1998 年 11 月 6 日初诊。

主诉：鼻痒、鼻塞、流涕 20 余天。患者上述症状反复发作 10 年余，多在晨起或天气转变时发作，以大量流清涕、鼻塞、鼻痒、阵发性连续喷嚏为主症，伴嗅觉减退，经五官科诊断为过敏性鼻炎。曾服中、西药物治疗，但治疗不彻底。20 余天前因天气变化又见症状复发，伴纳呆、便溏。

检查：鼻黏膜水肿、苍白，鼻甲肿胀，鼻道有较多清稀分泌物。舌淡、苔白、脉细弱。

诊断：过敏性鼻炎。

治疗：针刺鼻三针（迎香$_双$、鼻通$_双$、印堂）、合谷$_双$，配合黄芪注射液 2 mL 穴注双侧足三里，治疗 1 个疗程后，症状明显减轻；治疗 2 个疗程后，症状全部消失、嗅觉恢复。1 个月后复查，鼻黏膜水肿消退，鼻腔清洁。随访 1 年无复发。

（五）讨论

现代医学认为过敏性鼻炎是一种变态反应性疾病，是机体对外界某些过敏原敏感性增高，而表现出以鼻黏膜病变为主的变态反应。它的发生与机体的免疫状态和接触的变态原（如冷空气、尘螨、花粉、鱼虾、化学制剂）的刺激及个体差异、遗传体质因素有关。本病属中医"鼻鼽"范畴，主要是由于肺气不足、脾肾虚损，加之外邪入侵致肺卫失宣、鼻窍阻塞。

"鼻三针"治疗过敏性鼻炎是靳瑞教授的临床验方，属针灸学局部取穴方法，其中迎香挟于鼻旁、印堂位于鼻根、鼻通居鼻两侧，三穴均为治鼻疾之要穴，共奏疏导局部阻滞经气，使鼻道通畅之功；配取合谷为循经远端取穴，协助疏导阳明经气。

中药黄芪具有补气升阳、益卫固表之效，据现代药理研究，黄芪有强壮、抗过敏、利尿、降压、降糖等作用。肺俞是肺脏之气转输于背部的穴位，内应肺脏，而肺开窍于鼻，故本穴有宣肺利气、疏通鼻窍的作用；足三里健脾和胃、培土生金，能补益气血、增强人体抗病能力。黄芪针穴注肺俞、足三里能发挥药物和经穴的协同作用，增强疗效。本法既能治其标，又能治其本，标本兼顾，巩固疗效。

六、电针配合穴位注射治疗动眼神经麻痹的临床经验

动眼神经麻痹是眼科常见多发病，临床表现为上睑下垂，睑裂变窄，眼球不能向上、内、下3个方向运动，眼球位置向外下方偏斜，复视，瞳孔散大等。近年来，笔者采用电针配合穴位注射治疗本病，取得满意疗效。

（一）临床资料

1. 一般资料

观察病例共104例，均为2002年1月至2006年12月我院门诊或外院转诊患者，随机分为电针配合穴位注射组（治疗组）52例和单纯电针对照组（对照组）52例。

治疗组中，男29例，女23例；年龄最大73岁，最小21岁，平均48.3岁；病程最长3.2年，最短7天，平均36.1天；左眼麻痹28例，右眼麻痹24例。

对照组中，男27例，女25例；年龄最大72岁，最小23岁，平均46.5岁；病程最长3.5年，最短10天，平均34.2天；左眼麻痹30例，右眼麻痹22例。

所有患者均经眼科诊断为后天性动眼神经麻痹。均为单侧发病。2组病例在年龄、性别、病程等方面经统计学处理，差异无显著性意义（$P > 0.05$），具有可比性。

2. 诊断标准

参照《中医病症诊断疗效标准》中有关单侧"上胞下垂"病的诊断标准。临床表现见患侧上胞下垂、上胞抬举困难，眼裂变窄，眼球运动障碍，眼球位置向外下方偏斜、复视、双眼视一为二，或可见瞳孔散大，可伴头晕目眩。

所有患者均做头颅CT检查，排除眶内、颅内肿瘤及脑出血急性期引起的动眼神经麻痹。

（二）研究方法

1. 治疗方法

1）治疗组。治疗组采用电针配合太阳穴注射复方樟柳碱注射液治疗。

（1）电针。以攒竹、阳白、丝竹空、瞳子髎为主穴；配以睛明、鱼腰、四白、合谷、足三里、三阴交、照海、申脉。每次取4～6穴。患者平卧位，皮肤常规消毒，针刺穴位得气后接G6805型电针机，用疏密波。但针刺睛明穴时令患者闭目，缓慢进针，不捻转、不提插、不通电，出针时注意按压针孔。所有穴位，留针30 min。

（2）穴位注射。采用北京紫竹药业有限公司生产的复方樟柳碱注射液2 mL穴注

太阳穴。进针角度为与皮肤成10°，进针后沿皮肤平行进入约2 cm，回抽无血后推注药液，可见颞浅动脉旁形成一个皮丘，注射完毕，缓慢拔针，用干棉球压迫5 min。以上2种方法配合进行，每日1次，10次为1个疗程。疗程间隔5～7天，继续下1个疗程。

2) 对照组。对照组单纯采用电针疗法。取穴及操作同治疗组。治疗组与对照组2个疗程后分别统计疗效。

2. 统计学方法

采用SPSS 12.0统计软件进行数据的统计分析。

（三）疗效标准与治疗结果

1. 疗效标准

痊愈：眼球运动正常，斜视、复视、上睑下垂等症状消失，眼裂大小恢复正常。有效：眼球运动基本正常，时有复视，眼裂大小有所恢复，上睑下垂有所改善。无效：连续治疗2个疗程症状无明显改善。

2. 治疗结果

表1-1结果显示，治疗组疗效优于对照组（$P < 0.05$）。

表1-1　两组的临床疗效比较

组别	例数	痊愈	有效	无效	总有效率
治疗组	52	38例（73.1%）	10例（19.2%）	4例（7.7%）	48例（92.3%）[①]
对照组	52	27例（51.9%）	13例（25.0%）	12例（23.1%）	40例（76.9%）

注：①统计方法为Ridit分析，与对照组比较，$P < 0.05$。

（四）病案举例

王某，女，62岁，2005年7月25日初诊。

主诉：左眼不能睁开、伴斜视、复视、头晕2月余。经用中西药物治疗1个月症状无明显改善。症见：左眼睑下垂，左眼球不能内转、外旋、上转，用手翻开左眼睑则左眼能视物，但出现复视和左眼视物模糊，兼有身疲乏力，少气懒言，食少纳呆等症。

诊断：左动眼神经麻痹。

治疗：针刺左攒竹、阳白、瞳子髎、四白和双侧足三里、合谷，得气后通电30 min；复方樟柳碱注射液2 mL穴注太阳穴。1个疗程后，患者感觉左眼睑能轻微眨动，已能睁开少许，眼球活动改善；15次后基本能睁开眼睛，但仍有视物模糊和时有复视。2个疗程后，左眼视物清晰，已无复视、眼睑睁闭自如，眼球转动灵活，已获痊愈。

（五）讨论

动眼神经麻痹属中医"上胞下垂""目偏视""睑废"（《目经大成》）、"雎目"（《诸病源候论》）等范畴。病因多为外伤跌仆、脉络瘀阻；风邪外袭、寒热痹阻、筋脉失和；或脾气虚弱，肌肉弛纵。治疗以祛风通络、益气健脾为原则。选穴以局部取穴为主，配以循经和辨证取穴。《灵枢·经脉》曰："膀胱足太阳之脉，起于目内眦""胆足少阳之脉，起于目锐眦。"《灵枢·经筋》曰："足太阳之筋，……其支者，为目上纲""足阳明之筋……太阳为目上纲，阳明为目下纲……其病……急者目不合，热则筋纵，目不开"。故取足太阳膀胱经的攒竹、睛明，足少阳胆经的阳白、瞳子髎，足阳明胃经的四白等眼睛周围穴位疏通局部经络以治其标。按中医"五轮八廓"学说，目胞为肉轮，属脾，取脾肝肾足三阴经之交会穴三阴交；阳明经为多气多血之经，取手阳明经之合谷与足阳明经之足三里。三穴可健脾益气，调补肝肾以治其本。《灵枢·脉度》曰"跷脉者……属目内眦，合于太阳、阳跷而上行，气并相还则为濡目，气不荣则目不合"，故取八脉交会穴中阴跷所通照海、阳跷所通申脉，以调理目的开合。

现代医学认为，动眼神经麻痹的基本病理是由于炎症、外伤、动脉硬化等导致动眼神经缺血缺氧，神经纤维功能障碍，表现为收缩力不足。电针的治疗机理可能为电针刺激了动眼神经及其分支或者直接刺激了提上睑肌、内直肌、上直肌、下直肌及下斜肌的肌梭肌腱等组织，兴奋了神经肌肉，兴奋收缩耦联，促进了神经功能的恢复或者恢复了神经肌肉的功能。也可能通过针刺眼眶周围，促进了促神经生长因子的生成或神经递质的释放，改善了神经肌肉之间的相互营养关系，进而促进了动眼神经及其支配的肌肉系统功能恢复，同时改善了眼眶及眼球周围的血液供应，促进了其功能恢复。

复方樟柳碱注射液，可以加速恢复眼缺血区血管活性物质的正常水平，缓解血管痉挛，维持脉络膜血管的正常紧张度及收缩功能，增加血流量，改善血流供应，促进缺血组织迅速恢复。患侧颞浅动脉旁皮下注射复方樟柳碱针，又可起到针刺太阳穴的作用，药物通过腧穴作用疏通经络，运行气血，从而加速恢复眼肌的运动功能，以达到治愈目的。

七、刺络拔罐配合摩骨膏治疗腰椎骨质增生症的临床经验

腰椎骨质增生症的治疗目前多样化，既有内治又有外治，多以外治为主，外治又多以毫针刺法或外贴镇痛膏药多见，但在临床中发现，采用单纯毫针刺法或刺络拔罐，或单纯外贴镇痛膏药并不能取得佳效。笔者通过刺络拔罐后随即配合外贴摩骨膏作用于督脉和华佗夹脊穴治疗腰椎骨质增生症100例，全面分析了此外治疗法的作用机制。摩骨膏的独特疗效，针药并用治疗腰椎骨质增生症取得显著临床疗效。

（一）资料与方法

1. 一般资料

本组病例共300例，均为来我院针灸科和骨科就诊的患者，其中，门诊病例266例，住院病例34例；男性189例，女性111例；年龄40～76岁，其中45～58岁有281例；病程为3个月至19年。

将就诊的腰椎骨质增生症患者按随机分组法分成3组，观察组（刺络拔罐配合外贴摩骨膏组）、对照1组（单纯刺络拔罐组）、对照2组（单纯外贴摩骨膏组），每组

100 例，3 组患者的性别、年龄、病程、病性比较，经统计学处理，差异无显著性意义（$P > 0.05$），具有可比性。

2. 纳入标准与排除标准

（1）纳入标准：① 40 岁以上；②病情发展缓慢、很少伴有全身症状；③主诉腰部僵硬疼痛或出现下肢麻木等症状；④查体脊柱可正常，也可见腰椎生理曲度异常，腰骶部两侧肌肉处有压痛；⑤个别患者直腿抬高试验阳性；⑥腰椎 X 线片结果提示腰椎骨质增生。

（2）排除标准：①排除腰椎间盘突出症、椎体发育畸形、椎体肿瘤、腰椎结核、风湿等疾病引起的腰痛；②拒绝接受本方法系统观察治疗；③治疗期间仍接受其他治疗方法或服用药物。

3. 临床表现

腰痛多为逐渐出现并日趋加重，早期腰部僵硬、酸痛、活动后减轻，其发作与劳累及天气变化有关；随后由酸痛至钝痛，重者神经根受压，以坐骨神经痛多见。X 线摄片示均有不同程度骨质增生，并排除其他疾病引起。

4. 观察指标评分

腰椎骨质增生症临床观察指标得分评定表（主要根据日本整形外科学会于 1984 年制定的腰椎疾患成绩判断标准）。

根据观察指标分级，最高分为 29 分，即是正常的得分，分值越高临床症状就越轻。本次纳入的患者的观察指标得分值均为 0 ～ 14 分，然后再随机分为 3 组，3 组患者的病性严重程度比较，经统计学处理，差异无显著性意义（$P > 0.05$），具有可比性。

5. 治疗方法

1）观察组的治疗方法。

（1）选穴。根据腰椎 X 线片显示的腰椎病变部位，以相应椎体上下的督脉经穴或华佗夹脊穴为主。另取肾俞、委中、承山及腰部阿是穴。每次选 3 ～ 5 穴。

（2）操作。用 75% 酒精棉球消毒好所选穴位，用梅花针重叩至皮肤微渗血，然后加用拔火罐 5 min，每次吸出少许血液（1 ～ 3 mL），用消毒棉球擦干血迹，清理好创口，然后贴上自制的摩骨膏（用法用量：外用，贴于腰部夹脊穴或痛点，2 天换 1 帖。有部分患者贴药后局部刺痒或起红色小丘疹，停药 2 ～ 3 天后消失）。

2）对照 1 组的治疗方法选穴，同观察组；治疗方法采用单纯刺络拔罐法。

3）对照 2 组的治疗方法选穴，同观察组；治疗方法采用单纯外贴摩骨膏。

3 组患者均每隔 3 天治疗 1 次（周六、日不停诊），连续治疗 5 次为 1 个疗程。疗程间休息 5 天，共治疗 2 个疗程。

6. 疗效评定标准

笔者以日本整形外科学会"腰椎疾患治疗成绩评分表"为腰椎功能评定的标准来评定对腰腿痛患者的治疗效果。主要通过治疗前后的得分来计算改善率：

改善率 =[（治疗后评分 – 治疗前评分）/（正常评分 – 治疗前评分）]×100%

临床疗效判定标准：治愈——改善率为 100%；显效——改善率为 60% ～ 100%；

有效——改善率为25%～60%；无效——改善率不足25%。

7. 统计学分析

统计学分析选用SPSS 11.0统计软件，各组治愈、显效、有效、无效的比较采用χ^2检验。

（二）结果

1. 患者5次治疗后临床疗效情况

各组患者经5次治疗后，临床疗效情况见表1-2。对照1组和对照2组相比差异无显著性（$\chi^2 = 1.4$，$P = 0.711$），同时计算有效率分别是：观察组为79%，对照1组为60%，对照2组为52%。由此说明了经过5次治疗后，刺络拔罐配合外贴摩骨膏治疗腰椎骨质增生症比单纯的外贴摩骨膏或单纯刺络拔罐有更加明显的治疗效果。

表1-2　经过5次治疗后各组患者的疗效比较

分组	例数	治愈（例）	显效（例）	有效（例）	无效（例）	χ^2	P
观察组	100	33	19	27	21	—	—
对照1组	100	18	17	25	40	10.5	0.015*
对照2组	100	15	16	21	48	18.3	0.000*

*与观察组比较，$P < 0.05$。

2. 经过10次治疗后各组患者的治疗效果

各组患者经10次治疗后，经卡方检验，发现观察组和对照组1、2相比差异均具有显著性（表1-3），对照1组和对照2组相比差异无显著性（$\chi^2 = 0.9$，$P = 0.833$），同时计算有效率，观察组为93%，对照1组为69%，对照2组为64%。由此说明了经过10次治疗后，刺络拔罐配合外贴摩骨膏治疗腰椎骨质增生症比单纯的外贴摩骨膏或单纯刺络拔罐的疗效更显著。

表1-3　经过10次治疗后各组患者的疗效比较

组别	例数	治愈（例）	显效（例）	有效（例）	无效（例）	χ^2	P
观察组	100	57	26	10	7	—	—
对照1组	100	43	19	7	31	18.4	0.000**
对照2组	100	37	19	8	36	25.2	0.000**

**与观察组比较，$P < 0.001$。

（三）讨论

腰椎骨质增生的形成是由于人到中年后，关节软骨变性，加上骨关节面长期磨损，亦可由于关节受外伤、慢性劳损及受寒湿所侵而发病。祖国医学则认为此病是由于督脉阳气不振或肾精亏损、命门火衰，风寒湿邪乘虚内袭，邪结瘀凝，致营卫气血不和，经脉闭塞不通，筋骨肌肉组织失去气血温煦濡养而导致骨质增生。同时骨质增生区及邻近组织，因长期受压刺激而出现循环障碍，组织处于慢性缺血缺氧状态，导致局部充血、渗出、水肿及无菌性炎症，临床表现为反复腰痛或下肢麻木痛及活动受限等症状。

取穴方面重视督脉及华佗夹脊穴的应用。督脉行于脊里，入络于脑，主一身之阳气，为"阳脉之海"。《灵枢·经脉》中督脉之别"入贯膂"和《素问·骨空论》所谓"挟脊抵腰中入循膂属肾"，揭示了督脉与腰背有密切关系。夹脊一名首见于《素问·刺疟》："十二疟者……又刺项以下夹脊者必已。"针刺夹脊穴可调理膀胱经与督脉经气，达到通络止痛的作用。膀胱经背俞穴在治疗腰痛方面亦有较理想的效果，因督脉背部腧穴和膀胱经背俞穴都在同一平面上，其经气相互贯通，其主治腰背疼痛作用也相类似。

根据"骨病外治"的理论，采用刺络拔罐配合外贴自制摩骨膏治疗腰椎骨质增生症。关于刺络拔罐的止痛机制，现代医学认为，局部组织在伤害性刺激作用下释放出某些致痛物质，而刺络拔罐可直接把富含致痛物质的痰湿、瘀血吸出，同时刺络拔罐形成的负压促使新鲜血液流向病灶处，稀释了致痛物质的浓度，改善了局部的血液循环，消除炎性水肿。同时以益肾壮骨，兼以祛风、寒、湿，蠲痰瘀为组方原则，选用某些中药通过现代制药工艺制成外用药膏，直接贴于发生骨质增生的椎骨部位及相关穴位，使局部药物浓度升高，药物直接透入病灶发生作用，加之相关穴位刺激消除疼痛、酸胀、麻木、僵硬等症状。通过刺络拔罐先疏通经络、祛瘀生新，加贴药膏通过药物直接透入病灶发生作用，能迅速达到止痛作用，发挥了针、罐、药三者的共同作用，治疗效果稳定可靠、使用方便、无副作用、疗程短、花钱少，易被患者接受，在治疗骨质增生方面具有良好的前景。

八、循经透刺合热敏灸治疗腰椎管狭窄症的临床经验

腰椎管狭窄症是引起腰腿痛的常见疾病，多见于中老年人，严重影响中老年人的生活质量，因此愈来愈引起人们的关注。本病属于中医学"腰腿痛""痹证"等范畴，其病因病机以肾虚为本，肾虚不固，邪阻经络，阻遏气血运行，以致腰腿筋脉痹阻而发疼痛。笔者采用循经透刺合热敏灸治疗腰椎管狭窄症，疗效显著。

（一）资料及方法

1. 一般资料

选取 2014 年 9 月至 2015 年 7 月期间我院针灸门诊腰椎管狭窄症患者 200 例，其中，男 111 例，女 89 例。患者年龄 40～69 岁，病程最长 15 年，最短 1 年。将符合纳入标准的 200 例患者随机分为观察组（即循经透刺合热敏灸组）和对照组（药物组），每组各 100 例。

2. 病例选择

1）诊断标准。参照 2007 年《中华中医药学会骨伤分会第四届第二次学术大会论文汇编》：①有腰腿痛病史。②腰痛和间歇性跛行症状，腰痛在前屈时减轻，在后伸时加重，腿痛多为双侧，可交替出现，站立和行走时出现腰腿痛或麻木无力，疼痛

和跛行逐渐加重，休息后好转；严重者可引起尿频或排尿困难。③主要体征是由于马尾神经受压所表现出的多神经节段受损症状。主要有下肢、臀部、会阴部感觉减退，下肢肌萎缩，肌力降低、腱反射减弱或消失。④CT、核磁共振和脊髓造影可明确诊断。

2) 纳入标准。年龄在 40～69 岁，符合诊断标准且依从性好，能按医嘱坚持治疗者。

3) 排除标准。①排除椎体发育畸形、椎体肿瘤、腰椎结核、风湿等疾病引起的腰痛。②合并严重的肝肾疾病、血液病、肿瘤、呼吸系统疾病、心脑血管疾患、自身免疫性疾病患者或极度神经衰弱者等。③妊娠或哺乳期妇女。④背部局部有较大面积皮肤破损者。⑤因各种情况自动放弃或不能配合治疗、观察、检查的患者。

3. 治疗方法

1) 观察组。操作方法如下：

（1）循经透刺。采用长针（直径为 0.22～0.40 mm，长度为 75～200 mm）沿患者患侧腰背部和下肢足太阳膀胱经或足少阳胆经循行路线透刺，透刺得气后加电留针 30 min。取穴：三焦俞、肾俞、气海俞、大肠俞、胞肓、秩边。足少阳经型加患侧环跳、风市、阳陵泉、阳交；足太阳经型加患侧承扶、殷门、承筋、承山。患者俯卧位，舒适体位，暴露腰臀部及下肢，穴位常规消毒，用长针从三焦俞开始透刺。医者右手持针，与皮肤成 30°角进针，行于皮下，沿足太阳膀胱经循行路线沿皮下透刺，待针尖到大肠俞位置后停止进针，施以小幅度捻转手法 1 min，以出现经络传感为佳。同样的方法从胞肓深部斜刺透向秩边，环跳透至风市，阳陵泉透至阳交，承扶透至殷门，承筋透至承山。透刺得气后，留针 30 min。

（2）热敏灸。留针期间，取清艾条在腰背部及下肢热敏化高发区寻找热敏穴实施灸疗，初始多在易出现热敏现象的足太阳膀胱经、足少阳胆经、督脉等经脉上，如背俞穴、承扶、委中、委阳、环跳、阳陵泉、昆仑、至阳、阿是穴等穴或皮下有硬结、条索状物处等部位行灸疗。施灸操作时按下述 4 个步骤分别进行回旋、雀啄、往返、温和灸。具体为：先行回旋灸 2 min 温热局部气血，继以雀啄灸 2 min 加强敏化，循经往返灸 2 min 激发经气，再施以温和灸发动感传、开通经络。当某穴位出现透热、扩热、传热、局部不热（或微热）远部热、表面不热（或微热）深部热或其他非热感（如酸、胀、压、重等）等感传时，此即是所谓的热敏化穴，探查出所有的热敏穴后，选择 1～3 个最敏感穴位予以灸疗至感传消失、皮肤灼热为止，完成 1 次治疗。施灸时间因人而异，一般从数分钟至 1 h 不等。治疗 1 次/天，以 10 次为 1 个疗程，休息 5 天后进行下个疗程，共治疗 2 个疗程后评定疗效，随访 3 个月。

2) 对照组。口服双氯芬酸钠缓释胶囊（每粒 50 mg，每次 1 粒，1 天 2 次）及甲钴胺片（每片 0.5 mg，每次 1 片，1 天 3 次），连续服用 10 天为 1 个疗程。疗程间隔5 天，连续治疗 2 个疗程，随访 3 个月。

4. 观察指标及疗效评定

分别在治疗前、1 个疗程结束时、2 个疗程结束时及疗程结束后 3 个月采用 Oswestry 功能障碍指数问卷表（ODI）对患者进行评价，评价内容包括疼痛的强度、生活自理、提物、步行、坐位、站立、干扰睡眠、性生活、社会生活、旅游等 10 个方面的情况。医生对每个项目进行评分，分数越高表明功能障碍越严重，依据得分评价患者的改善率。

5. 统计学方法

资料运用 SPSS 18.0 软件进行分析。计数资料用 χ^2 检验；计量资料用均数 ± 标准差（$\bar{x} \pm s$）表示，采用 t 检验等。

（二）结果

两组比较，治疗前两组评分无明显差异（$P > 0.05$）。治疗 1 个疗程后、治疗 2 个疗程后、随访 3 个月后，治疗组评分均低于对照组，功能障碍改善明显，显著改善患者症状及生活质量，疗效优于口服药物组，两组比较，差异有统计学意义（$P < 0.05$）。见表 1 - 4。

表 1 - 4　两组腰椎管狭窄症患者治疗前后各时间点 ODI 评分比较（$\bar{x} \pm s$）

项目	治疗前		治疗 1 个疗程后		治疗 2 个疗程后		随访 3 个月后	
	循经透刺合热敏灸组	药物组	循经透刺合热敏灸组	药物组	循经透刺合热敏灸组	药物组	循经透刺合热敏灸组	药物组
总分	46.2 ± 4.0	45.0 ± 4.5	26.0 ± 2.3	37.0 ± 3.4	24.0 ± 3.8	28.0 ± 5.1	23.9 ± 3.4	29.0 ± 4.9
疼痛的强度	4.6 ± 0.3	4.5 ± 0.4	3.5 ± 0.4	3.7 ± 0.6	1.5 ± 0.4	2.5 ± 0.4	1.7 ± 0.6	2.7 ± 0.5
生活自理	4.5 ± 0.3	4.3 ± 0.2	2.5 ± 0.3	3.5 ± 0.4	1.7 ± 0.6	2.5 ± 0.2	1.5 ± 0.6	2.5 ± 0.3
提物	4.5 ± 0.4	4.5 ± 0.4	3.5 ± 0.3	3.5 ± 0.3	2.5 ± 0.3	2.5 ± 0.3	2.3 ± 0.2	2.5 ± 0.4
步行	4.5 ± 0.3	4.5 ± 0.3	3.5 ± 0.3	3.5 ± 0.4	2.5 ± 0.4	2.7 ± 0.6	2.5 ± 0.4	2.8 ± 0.7
坐位	4.6 ± 0.3	4.5 ± 0.4	3.4 ± 0.3	3.7 ± 0.5	2.5 ± 0.4	2.8 ± 0.4	2.3 ± 0.1	2.6 ± 0.4
站立	4.5 ± 0.3	4.6 ± 0.5	2.5 ± 0.3	3.5 ± 0.3	1.8 ± 0.5	2.8 ± 0.6	1.9 ± 0.6	2.8 ± 0.5
干扰睡眠	4.8 ± 0.3	4.8 ± 0.4	3.6 ± 0.4	3.2 ± 0.1	2.5 ± 0.4	2.7 ± 0.4	2.2 ± 0.1	2.8 ± 0.6
性生活	4.8 ± 0.6	4.7 ± 0.6	4.3 ± 0.1	4.2 ± 0.1	3.2 ± 0.1	3.7 ± 0.5	3.3 ± 0.2	3.8 ± 0.7
社会生活	4.5 ± 0.3	4.4 ± 0.3	3.5 ± 0.3	3.7 ± 0.4	2.5 ± 0.3	2.9 ± 0.8	2.6 ± 0.4	3.2 ± 0.1
旅游	4.9 ± 0.8	4.9 ± 0.8	4.5 ± 0.3	4.5 ± 0.4	3.5 ± 0.4	3.7 ± 0.6	3.6 ± 0.5	3.9 ± 0.7

注：两组治疗前比较，$P > 0.05$，治疗组与药物组同时间点比较，$P < 0.05$。

（三）讨论

透刺法属于针灸技术中的刺法学范畴，和传统针刺法相比，透刺法具有取穴少、针感强、易操作、疗效显著等优势，通过操作技法的科学选择，能够更好地激发经络、腧穴之功用。透刺的根本目的是"直达病所"，包括针达病所和气达病所两个方面。腰椎管狭窄症患者往往有反复腰痛病史，病程长，《灵枢·终始》中指出："久病者，邪气入深。刺此病者，深内而久留之。"

透刺法强调了经络传感在针灸治疗中的作用。通过透刺，一方面可以增大病变局部的感应强度，增大刺激量，实现近部治疗作用；另一方面通过本经与本经、本经与表里经、本经与邻近经脉等不同穴位组合实施透刺，增加刺激量，增强针感，能更好地调节本经经气或本经与表里经、本经与邻近经脉之间的气血运行，实现远部治疗作用。如《灵枢·九针十二原》所训："刺之要，气至而有效，效之信，若风之吹去，明乎若见苍天，刺之道毕矣。"又如《针灸大成》所说的"有病道远者必先使气直达病所"，认为经络传感可以更好地调节经气的气血运行，从而疏通经络。

艾灸产生温热效应能增强细胞的吞噬能力，改善血液循环，降低神经兴奋性，消除神经的炎症。热敏灸则是陈日新教授基于疾病状态下腧穴发生热敏变化创立的新灸法，强调经气感传在针灸治疗疾病中的重要性。热敏灸感是人体经气激发与运行的表现，是人体内源性调节功能被激活的标志，因此热敏灸通过以艾热刺激热敏穴，能激发经络感传，调理和促进脏腑经络气血，从而达到治病祛邪的作用。

循经透刺合热敏灸能显著改善患者症状及生活质量，疗效优于口服药物。循经透刺合热敏灸治疗腰椎管狭窄症疗效显著，值得推广。

理 论 心 悟

第一节　浅谈中医学"天人相应观"

"天人相应观"是中医理论体系的重要内容，人类生活在自然界中，使自身的生理活动与自然界变化相适应，与自然界保持动态平衡，称之为"生气通天""人与天地相参"。中医学用阴阳消长来反映自然界和人体生命活动变化规律。近年来，对"宇宙节律""生物钟""气象医学"的研究已有相当发展，"天人相应观"也日益受到人们重视。下面从生理、病理、治疗、养生、哲学基础等方面来浅述中医学"天人相应观"。

一、"天人相应观"的生理观

自然界四时气候的变化、昼夜更替、日月运动、地理环境差异等因素对人体生理活动产生巨大的影响，但人体能不断通过自我调节而与自然界保持同步节律，维持正常的生理活动。

自然界有春温、夏热、秋凉、冬寒四时之不同，人体的气血阴阳亦随之而有节律性改变，正如《素问·八正神明论》曰："天温日明，则人血淖液而卫气浮，故血易泻，气易行；天寒日阴，则人血凝泣而卫气沉……是以因天时而调血气也。"《灵枢·五癃津液别》也指出："春夏阳气发泄，气血趋于体表，皮肤松弛，疏泄多汗；秋冬阳气收藏，气血趋向于里，皮肤致密，少汗多尿。"正常脉象随四时亦有"春应中规，夏应中矩，秋应中衡，冬应中权"（《素问·脉要精微论》）之别。

昼夜阴阳变化，人体亦应之。如《素问·生气通天论》指出"故阳气者，一日而主外，平旦人气生，日中而阳气隆，日西阳气已虚，气门乃闭"，说明代表人体重要生理功能的阳气有着昼夜盛衰的变化。现代医学研究证明，人体的体温、脉搏、呼吸、血液、尿液、细胞代谢以及神经、内分泌活动等，均有昼夜周期性的变化。

日月运动也影响着人体生理活动。《灵枢·痈疽》篇指出："经脉流行不止，与天周度，与地合纪。"《素问·八正神明论》也说："月始生，则血气始精，卫气始行；月郭满，则血气实，肌肉坚；月郭空，则肌肉减，经络虚，卫气去，形独居，是以因天时而调血气也。"有人通过对 414 名女性进行观察，发现月朔前及月球处于近地点附近时，月经来潮和在潮人数均较少；而上弦前后，月经来潮和在潮人数均较多。

地理环境在一定程度上也影响着人体生理机能。如江南多湿热，人体腠理多疏松；北方多燥寒，人体腠理多致密，因此当人们远离故乡，环境突然改变时，初期多会不太适应，但经一段时间后就会逐渐适应。这就是一个"生气通天"的过程。

二、"天人相应观"的病理观

自然界既存在着有利于人类生存的条件，也存在损害人类健康的因素。如六淫、疫气等，可直接影响体内阴阳平衡，导致疾病发生。昼夜变化、地理环境差异，对人体疾病也有着直接或间接的影响。

"四时之气，更伤五脏"（《素问·生气通天论》），"乘秋则肺先受邪，乘春则肝先受之，乘夏则心先受之，乘至阴则脾先受之，乘冬则肾先受之"（《素问·咳论》）。可见脏腑病变与四时阴阳有密切的对应关系。四时中每一季节都有其气候特点，发病也因之而异。如春季气候温和则多温病，夏季气候炎热则多暑病，秋季气候干燥则多燥病，冬季气候寒冷则多伤寒。某些慢性宿疾，如痹证、哮喘等，往往在气候骤变或季节变换的时候发作或加剧。

昼夜变化对疾病的影响，一般是白天病情较轻，夜晚病情较重。《灵枢·顺气一日分为四时》篇指出"夫百病者，多以旦慧、昼安、夕加、夜甚"，并指出这是由于机体内"正气防卫机能昼夜的不同所致"。陕西中医药研究院等 8 个单位在调查 331 例病例时发现，病情加重的时辰最高为戌时，最低为丑时；病情缓解的时辰最高为巳时，最低为丑时。这与《灵枢》记载的规律正好相符。临床上，我们也可发现，肺结核患者其发热、盗汗等全身症状多在夜晚加重；心源性哮喘、心力衰竭等也多发生于半夜。

地理环境差异对疾病也有影响。《素问·异法方宜论》就论述了东、西、南、北、中五方之人，由于地域、气候、生活习惯的差异，常患的疾病亦有不同。某些地方性疾病更是和地理环境密切相关。

三、"天人相应观"的治疗观

由于疾病的发生与外界环境密切相关，因此，我们治疗疾病时就应该"必先岁气，无伐天和"（《素问·五常政大论》），做到因时制宜，因地制宜，这是中医学在"天人相应观"指导下建立起来的治疗原则。

"因时制宜"在临床上主要有两方面意义：一为"四时药法"，二为针灸子午流注配穴。

"四时药法"要求我们用药时要考虑春夏秋冬四季不同气候特点及一日间旦、昼、夕、夜四时对药物的敏感性的不同。根据四季气候变化，我们用药时要有所忌宜。忌者如《素问·六元正纪大论》中"用寒远寒，用热远热"，这告诉我们用药要考虑当时气候条件。宜者如《素问·四气调神大论》中"春夏养阳，秋冬养阴"，提示我们在治疗某些正气虚弱的疾病时，可通过借助四时正气和人体四时生理变化之势施治用药，达到扶助正气、祛除病邪之目的。现临床上常用的三伏天穴位贴药治疗哮喘和过敏性鼻炎，就是这一理论的灵活运用。在服药方面，古代中医对时间因素是非常讲究的，如张仲景的《伤寒论》对六经病服药时间有明确规定。有人对此进行了探讨，认为它是建立在"天人相应观"阴阳消长的基础上。他们通过临床实践证明，按照六经病解时间服药可获得良好疗效。近代药理学研究证明，许多药物的效力与毒性作用都具有昼夜规律。如心脏病患者早上 4 时用洋地黄疗效比平时高 40 倍；糖尿病患者早上用胰岛素最敏感，研究认为其原因是肝药酶有昼夜规律，药物的吸收、排泄反应也有昼夜不同的效果。

针灸子午流注配穴是在"天人相应"理论结合人体气血周流灌注情况而创立的，以时间为条件的一种古典针法。它按照人体十二经脉营卫气血运行"如环无端"，随着时间不同，在十二经五输穴上出现气血盛衰开阖的变化——开时气血旺盛，阖时气血衰退而建立的。近年来，有人做过经络穴位电位值测定，发现在早晨、中午、傍晚和半夜四个不同时间里，所测得的每条经络有关穴位的电位不同，这为"子午流注"提供了有力证据。临床实践也证明子午流注按时配穴比一般配穴疗效更好。

"因地制宜"是根据不同地理气候特点及生活习惯考虑治疗方法和用药的一种原则。在《素问·异法方宜论》中提出，东、西、南、北、中五方之人由于不同的自然环境及生活条件，形成了生理上不同特点，因此，治疗方法亦各异。《素问·异法方宜论》指出"东方之域……其病皆为痈疡，其治宜砭石""西方者……其病生于内，其治宜毒药""北方者……脏寒生满病，其治宜灸焫""南方者……其病挛痹，其治宜微针""中央者……其病多痿厥寒热，其治宜导引按跷"。在用药上，更要考虑地理环境，如西北高原地区，其病多燥寒，治宜润；东南地区，其病多湿热，治宜化。同是感冒，在北方多为风寒型，习惯用麻、桂之类且剂量重；南方多为风热型，多用银翘、桑菊之类，即使是风寒感冒，麻、桂用量也较轻。

四、"天人相应观"的养生观

人生活在自然界中，总是尽可能积极地、主动地适应自然，和自然做斗争，从而提高健康水平，减少疾病的发生。中医很重视"未病先防"，在"天人相应观"指导下，建立了"顺时适势，外避邪气，调节形神，内保真气"的养生观。《素问·四气调神大论》从春温、夏热、秋凉、冬寒四时气候的变化特点，论述了人体顺从四时的养生方法："春三月……夜卧早起，广步于庭；被发缓形，以使志生""夏三月……夜卧早起，无厌于日，使志无怒""秋三月……早卧早起，与鸡俱生，使志安宁""冬三月……早卧晚起，必待日光，使志若伏若匿"；还强调了形体调节与精神意志调摄的统一，内环境与外环境的统一。在《素问·上古天真论》中又提出"虚邪贼风，避之有时""法于阴阳，和于术数，食欲有节，起居有常，不妄劳作"的养生方法，认为一个人必须食饮有节制，作息有规律，劳逸相结合，并重视通过气功、导引等调摄精气，保持体内真气充足，阴阳平衡，这样才能形神皆旺，"尽其天年，度百岁乃去"。

五、"天人相应观"的哲学观

"天人相应观"是在我国古代哲学思想影响下形成的。春秋战国时期，"诸子蜂起，百家争鸣"，出现了朴素的唯物观和自发的辩证法思想。《黄帝内经》吸取了其中的精华，把阴阳五行学说、精气学说等朴素唯物主义哲学思想引进了医学领域，以之进行医学研究和整理医学理论，确立了中医理论体系，为中医学奠定了基础，其中"气一元论"的精气学说，认为物质性的"气"是世界的本原，宇宙充满气，万物乃由气所化生，人体亦是由精气聚合而成。"气一元论"是中医自然观的核心，亦是"天人相应观"的基础，由于人与天地具有共同的物质基础——"气"，故都受同一规律支配，表现出人与天地变化相应。应该指出的是，中医学的"天人相应观"与孟子"天人相通说"、董仲舒"天人合一说"有着本质的区别，前者是唯物主义的自然观，后者则是唯心主义的宿命论。

从现代辩证唯物主义哲学观来看，中医学"天人相应观"符合万物普遍联系的观点。辩证唯物主义认为：物质世界是有机联系的统一整体，因此，宇宙间任何事物都不能孤立地存在，总是和它周围的事物相互联系，相互依赖，相互制约，相互作用的。把自然界作为一个大系统，人体作为一个小系统，人体生活在大自然中，因此自然界的活动必然直接或间接影响人体活动，而人体则通过自身系统的调节功能，与自然界保持动态平衡。

六、小结

人类生活在自然界并能调节自己的生理活动使之与自然界的变化相适应，与自然界保持动态平衡，称之为"天人相应"。中医学"天人相应观"有着广泛的内容和意义。本文以《黄帝内经》为依据，结合现代"生物钟""气象医学"的一些认识，讨论了四时气候变化、昼夜更替、日月运动、地理环境差异对人体的影响，"天人相应"治疗观——"因时制宜""因地制宜"，以及"天人相应"养生观——"顺时适势，外避邪气；调节形神，内保真气"。最后还探讨了"天人相应观"的哲学基础是古代哲学"气一元论"，也符合现代辩证唯物主义哲学的普遍联系的观点。

第二节　《金匮要略》论治胸痹的三个首创

《金匮要略》为东汉张仲景所著，是我国现存最早的一部研究杂病的专书。其中，《金匮要略·胸痹心痛短气病脉证治第九》阐述了胸痹的病机纲要、发病特点及证治方药，提出了对后世医家关于治疗胸痹很有影响的 3 个首创。

一、首次明确提出胸痹病机

关于胸痹心痛的病机，虽然早在《黄帝内经》中就有记载，如《素问·痹论》曰"心痹者，脉不通"，但并无专篇论述其病机。直到《金匮要略·胸痹心痛短气病脉证治第九》提出"夫脉当取太过与不及，阳微阴弦，即胸痹而痛，所以然者，责其极虚也。今阳虚知在上焦，所以胸痹心痛者，以其阴弦故也"。首次明确提出"阳微阴弦"是形成胸痹的主要病机。"阳微阴弦"是本条原文的主要精神概括，其一是指脉象，其二是言病机。脉之寸都属阳，候胸中之病；尺部属阴，候下焦邪实。"阳微"即寸口脉沉而细，乃上焦阳气不足，胸阳不振；"阴弦"即尺脉弦紧，为下焦邪实有余，阴寒太盛，水饮内停。故胸痹心痛的病机为上焦阳虚，胸阳不振，下焦痰浊水饮之阴邪之气乘虚而侵及胸阳之位，以致痰浊壅塞，胸阳不通而出现胸痹心痛，揭示胸痹本虚标实的病变实质。

《金匮要略·胸痹心痛短气病脉证治第九》原文中提出胸痹、心痛、短气三个病症，而实际上是论胸痹和心痛二证，短气只是胸痹的一个兼证。胸痹是以胸膈间痞塞满闷、胸部疼痛为主；心痛是心窝部、上腹部的疼痛。胸痹、心痛常可互见于临床。胸痹之名，涉及病位、病机两个方面。胸痹之"胸"，指胸膺部，为胸中之病，心肺同居胸中，此言病位；"痹"者，闭也，是闭塞不通之意，为胸阳不振，阴邪阻痹，不通则痛，此言病机。《金匮要略》原文的第3、4、5、6条所说的胸满、喘息咳唾等证，为肺失宣降所致。肺病及心脉，则可见胸痛彻背等心病表现，此与西医的肺源性心脏病颇为类似。其对心痛的论述，与西医的心绞痛、心肌梗死、冠心病的症状相似，如《金匮要略》原文第4条"胸痹不得卧，心痛彻背者，栝蒌薤白半夏汤主之"；第9条"心痛彻背，背痛彻心，乌头赤石脂丸主之"，与心绞痛、心肌梗死前兆非常相似。第10条"心伤者，其人劳倦……心中痛"，说明了劳累是心痛发生的诱因。短气病，见于《金匮要略·胸痹心痛短气病脉证治第九》第2条："平人无寒热，短气不足以息者，实也。"此处"平人"指平时貌似无病之人，突然发生胸中满闷，短气，甚至呼吸困难，既无表证，又无"阳微阴弦"的虚象，可能是痰浊、瘀血、宿食等有形之实邪，阻碍了胸中气机的升降，故曰"实也"。此颇似不典型心绞痛。

二、首次提出具体证治方药

（一）宣痹通阳法

《灵枢·五味》载"心病者，宜食麦、羊肉、杏、薤"，这是文献中关于胸痹用药的最早记载。《金匮要略》在继承《黄帝内经》"温通用薤法"的基础上创立了通阳法。在《金匮要略》中，张仲景以三薤白汤为主方，以通阳散结、豁痰化饮，其主药是瓜蒌（古作"栝蒌"）、薤白、桂枝。《金匮要略》原文第3条："胸痹之病，喘息咳唾，胸背痛，短气，寸口脉沉而迟，关上小紧数，栝蒌薤白白酒汤主之。"本条胸痹是由于胸阳不振，痰浊上乘，肺气失其肃降和阳虚邪闭，气机不通所致，故用通阳散结，豁痰下气法。方中薤白、白酒都是辛温通阳的药，栝蒌开胸化痰以宣痹。本方是治一般上焦阳虚，下焦阴盛胸痹证的主方。第4条："胸痹不得卧，心痛彻背者，栝蒌薤白半夏汤主之。"此条是胸痹痹阻重证，而痹阻之因在于痰饮壅盛，故用辛温通阳，逐饮降逆法，在上方基础上再加半夏除痰降逆，降逆亦可间接地扶助心阳。第5条："胸痹，心中痞气，气结在胸，胸满，胁下逆抢心，枳实薤白桂枝汤主之。"本条胸痹是胸阳不振,停痰蓄饮所致,故用通阳开结,泄满降逆法。方中桂枝,薤白通阳宣痹,枳实消痞除满,厚朴宽中下气,栝蒌开胸中痰结。

仲景通阳法的另一特点是,其辛温通阳,宣畅气机时不掺杂阴柔滋敛,助长阴邪之品,可见《伤寒论·太阳篇》桂枝汤证"胸满者,桂枝去芍药汤主之""惊狂,卧起不安者,桂枝去芍药加蜀漆牡蛎龙骨救逆汤主之"。尤怡说:"其桂枝去芍药加蜀漆者,盖欲甘辛急复心阳,而不许酸味更盖其阳气也。"《金匮要略》中所载通阳诸方主要以阳药为主,亦可见一斑。

(二)化痰逐饮法

《黄帝内经》虽把痰饮列作胸痹心痛的病因,如《素问·至真要大论》载"民病饮积心痛",但直到《金匮要略》才正式创造化痰逐饮方药。《金匮要略·胸痹》篇第4条载:"胸痹,不得卧,心痛彻背者,栝蒌薤白半夏汤主之。"本条病机为胸阳不振,痰浊壅盛。胸痹的主证原是喘息咳唾、胸背痛、短气,而此条所言不能平卧是喘息咳唾、短气进一步加重的结果;心痛彻背是胸背痛进一步加重的结果。因为不仅有上焦阳虚,下焦阴盛,而且还有饮邪痰浊在内为患,是心气壅塞,肺气不降所致。故用栝蒌薤白半夏汤,即在栝蒌薤白白酒汤的基础上,加半夏以逐其痰饮,降其逆气。《金匮要略·胸痹》篇第6条载:"胸痹,胸中气塞,短气,茯苓杏仁甘草汤主之。"此为胸痹的轻证,病机为饮邪为患,阻塞胸膈所致。水饮停留胸膈,偏重于饮邪犯肺,以短气为主,故用茯苓杏仁甘草汤以宣肺化饮。方中杏仁利肺气,茯苓、甘草化痰饮。《金匮要略·胸痹》篇第8条载:"心中痞,诸逆心悬痛,桂枝生姜枳实汤主之。"这种心痛是由于痰饮、外邪等因素形成,因此,治疗上也应以除饮散邪、泄痞祛寒为宜。方中桂枝、生姜辛以散邪、温以祛寒、化痰逐饮;枳实开结下气,以消痞满。

(三)温阳益气法

《素问》提出"虚者补之""损者益之",也提出"肾病者……虚则胸中痛"的病机观点,强调了虚在胸痹心痛中的发病地位,但并无方药记载。《金匮要略》始载"胸痹心痛"补益之方药,《金匮要略·胸痹心痛短气病脉证治第九》第5条"胸痹心中痞气,气结在胸,胸满、胁下逆抢心,枳实薤白桂枝汤主之,人参汤亦主之",这里的"人参汤"即理中汤,用于胸痹中焦阳气亏虚,阴寒邪气上逆,寒凝气滞,痹阻胸阳所致病症,病势较缓,尚可兼见四肢不温,倦怠乏力、少气懒言、语言低微、大便溏泄、舌质淡、脉沉弱而迟等症。宜缓则治本,虚则补之,当温中益气、扶助中阳。方中人参、白术、炙甘草补中益气,干姜温中助阳。第7、9条所载的"薏苡附子汤""乌头赤石脂丸"方,以壮心肾阳气,开创了温阳先河。张仲景还提出益心气常用炙甘草、人参,养心阴常选麦冬、生地黄、阿胶等补益药物,对后世影响颇大,开创"益气养阴"法之先河。

三、首次从情志因素论治胸痹心痛

胸痹心痛的发病与情志因素关系密切,早在《黄帝内经》《难经》中就有零星记载。《灵枢·口问篇》曰："故悲哀忧愁则心动，心动则五脏六腑皆摇……"《难经·四十九难》曰："有正经自病，有五邪所伤，何以别之？然：经言忧愁思虑则伤心……"但没有给出具体的方药。

《金匮要略·胸痹心痛短气病脉证治第九》载："胸痹，胸中气塞，短气，茯苓杏仁甘草汤主之，橘枳姜汤亦主之。"其中的"橘皮""枳实"均是理气解郁之上品，可见仲景是理气解郁法开创者。后世多受其启发，《太平圣惠方》广泛使用理气解郁法，其大量治疗胸痹心痛方中均有青皮、枳壳、木香、陈皮、柴胡之品。例如，"胸痹疼痛痰逆，心膈不利"方用栝蒌、薤白、枳实、半夏、生姜等理气解郁宣痹药。《圣济总录》收藏宋及以前治疗胸痹心痛秘方验方，其中许多以理气解郁为主，如香桂丸，以丁香、枳壳、槟榔、厚朴理气。情志致胸痹心痛，有致实者如《证治汇补》曰"气郁痰火，忧恚则发，心膈大痛，次走胸背"，也有致虚者如《太平圣惠方》载"夫思虑烦多则损心，心虚故邪乘之"。

沈金鳌《杂病源流犀烛·心痛源流》曰："七情除喜之气能散于外，余皆令肝郁而心痛。"可见胸痹与情志刺激以及肝脏之间的密切关系。长期的情绪失调、七情过极，尤其是郁怒不节，易致肝失疏泄，因此在胸痹心痛病的治疗中注意肝气条达，于益气活血之中不忘疏肝理气。

临床上所见胸痹心痛患者，多由所欲不遂、精神紧张、家庭不和等精神因素诱发。随着现代社会生活方式的改变和生活节奏的加快，其患者群日趋年轻化，且与情志失调密切相关。从情志因素来指导治疗，调理和预防胸痹心痛，有重要的意义。

第三节　浅谈整体观念在针灸临床的应用

整体观念是中医学两大基本特点之一，它有两方面的含义：其一，人体是一个有机的整体；其二，人体与外界环境是密切相关的整体。下面浅谈整体观念在针灸临床的应用。

一、"人体整体观"指导针灸选穴

中医学认为人体是一个有机的整体，各脏腑、器官、组织在生理上相互联系，病理上相互影响。人体某一局部的机能失常，可影响到全身的机能，而全身的机能失调，也可表现为局部病症。因此，在针灸临床治疗疾病时，应善于把握局部与整体的关系，重视整体治疗。即不但要在患病部位局部选穴治疗，还要在患病部位以外的区域选穴进行治疗，避免头痛医头，脚痛医脚的片面性。针灸临床选穴时常采用的"上病下取，下病上取""以左治右，以右治左""阳病治阴，阴病治阳""从阴引阳，从阳引阴"等方法，就是"人体整体观"指导针灸选穴的具体应用。

（一）上病下取，下病上取

《素问·五常政大论》云："气反者，病在上取之下；病在下取之上；病在中傍取之。""上病下取"即病变部位在上而从下施治，"下病上取"即病变部位在下而从上施治。这是在整体观念的指导下，根据人体上下内外通过经络的联络贯通及气机升降的相互影响等认识而确定的治则。故凡阳气上逆的可取下部的腧穴以引导在上的阳气下行，如临床上肝阳上亢型眩晕可取太冲、行间以泻肝火平气逆，是"上病下取"；相反，若气虚血亏或中气下陷，如子宫下垂、脱肛等病可艾灸百会、大椎等上部腧穴，乃"下病上取"。在这治则的启示下，临床应用更广泛的是根据病灶采取上下配穴的方法。如胃火牙痛取颊车、地仓配内庭；巅顶痛取百会配太冲。有些病症在运用局部治疗效果不好时，选取远部穴位，常能收到意想不到的效果，如取条口透承山治疗肩关节周围炎，取大陵治疗足跟痛，取涌泉治巅顶头痛。

（二）以左治右，以右治左

《素问·阴阳应象大论》曰："故善用针者……以右治左，以左治右。""以左治右"意指取左边的腧穴可以治疗右边的病症，"以右治左"即取右边的腧穴可以治疗左边的病症。人体经络气血左右相互贯通，当病邪侵犯人体时，可引起经络气血内外左右相倾移，或左盛右虚，或右盛左虚，采取交叉取穴可调整左右气血的偏盛偏衰和调整机体两侧的经络平衡。临床常用的巨刺法和缪刺法就是一种左病取右、右病取左的左右交叉取穴施治的方法，但二者在适应证和方法上有所区别。缪刺刺其络，主治"邪客于络"，未传入经脉，九候之脉没有出现病态；取穴以四肢末端井穴为主，视其络脉出其血以泻其邪气。巨刺刺其经，主治"邪客于经"，用于经脉阻滞，气血不通而引起的肢体疼痛与活动障碍，如骨、关节及软组织疼痛、神经痛以及偏瘫等病症。巨刺法临床应用很广泛，如取右侧阳池穴治疗左侧踝关节软组织扭伤；取健侧阴陵泉透阳陵泉或健侧养老透内关治疗肩关节周围炎。对于中风后遗症、面瘫患者，针取健侧腧穴，更易激发经气，疏通两侧肢体的经脉，使气血调和。

（三）阳病治阴，阴病治阳；从阳引阴，从阴引阳

《素问·阴阳应象大论》曰"审其阴阳，以别柔刚，阳病治阴，阴病治阳，定其血气，各守其乡""故善用针者，从阴引阳，从阳引阴……"。按八纲辨证，病有阴阳、虚实、寒热、表里的不同证型，而以阴阳为总纲。《黄帝内经》从阴阳胜复的变化，指出阴胜则阳病、阳胜则阴病、阳盛则热、阴盛则寒的病理。如当机体出现阴虚不能潜阳而阳亢时，则应育阴以潜阳。如阴虚火旺型失眠，在泻神门的同时，应补三阴交、太溪以滋阴降火，镇心安神，此乃"阳病治阴"。又如阳虚不能制阴而致阴盛时，当壮阳以制阴。再如脾肾阳虚型水肿，应补脾俞、肾俞，艾灸气海温阳利水以消肿，这是"阴病治阳"。

"从阳引阴"是指病在阴，可从阳分中引出阴分的病邪。临床上根据五脏的不同疾患，取背部相应的五脏俞穴以调整经气而引邪外出。例如，心绞痛取心俞或厥阴俞，肾绞痛取肾俞，肝病取肝俞，等等。"从阴引阳"即病在阳，可以从阴分中引出阳分的病邪。例如，六腑的疾患可取胸腹部相应的募穴，如胃痛取中脘，大肠疾病取

天枢，等等。由于阴阳是相互依存，相互为根的，因此治疗上在治阴治阳的同时，还须治阳顾阴，治阴顾阳。临床在治疗慢性疾病时，尤其应该从整体出发，以阴阳互根的观点为基础进行配穴施治，这样才能调整阴阳偏颇的局势而达到"阴平阳秘"的目的。

二、"天人相应观"指导针灸方法

中医学强调"天人相应"的整体观，即人与自然环境的统一。天时对生命活动具有节律性的影响，生命活动对天时变化又具有适应能力，二者协调统一，是维持人体健康的重要机制，体现天道与人体生命活动的相类、相通和统一。

（一）四时针法

四时针法最早出现于《黄帝内经》，指人体在自然环境中，四时气候变化对人体施以不同影响产生不同疾病，针刺时宜因时选择刺法，注意浅深轻重。

《灵枢·四时气》指出："四时之气，各有所在，灸刺之道，得气穴为定，故春取经、血脉、分肉之间……夏取盛经孙络……秋取经腧……冬取井荥……"《灵枢·终始》曰："春气在毫毛，夏气在皮肤，秋气在分肉，冬气在筋骨，刺此病者各以时为齐。"这说明由于四时之气的影响，人体气血运行变化之故，有病在经络、脏腑、气血之不同和在皮、肉、筋骨等的差异，因此宜区分病性病候，因时选择刺法。

针刺的深浅以四时为据，"春夏刺浅，秋冬刺深"。《难经·七十难》释曰："春夏者，阳气在上，人气亦在上，故当浅取之，秋冬者，阳气在下，人气亦在下，故当深取之。"这是以阳气在人体深浅层次生理活动变化不同为立足点的，如春夏皮肤肌肉病变较多，秋冬筋骨关节病变加重。对皮肤病变，临床常采用皮下毛刺、病灶周围浅刺或梅花针叩刺；而对筋骨关节病变，则刺至经筋，乃至关节深处。

四时针法充分运用"天人相应"观，强调人与自然的统一，对后世产生深远影响，并发展成为按日按时开穴，这种治疗疾病依据时间、节令、月相、地理之异采取不同的治疗方法具有广阔前景，特别是对疑难病症的处理更具有思维上的灵活性，治疗上的独特性等特色。

（二）天灸疗法

天灸疗法是根据"内病外治"的原则，用某些中草药贴于相应的穴位上，通过经络、穴位的作用而达到灸治效果。因其按季节、节气、日时贴药，故又称"按时贴药疗法"。

临床上常用的"三伏天灸""三九天灸"，就是根据"冬病夏治，夏病冬治"的原理，在三伏天、三九天进行穴位贴药，是药物发泡疗法与时间医学相结合的方法。一年中阴阳消长的极点莫过于三伏、三九，其分别是四时阳气、阴气最盛的时刻。根据"天人相应"的原理，在人体腠理疏松开泄、荣卫通达、便于药物吸收的夏季，采用天灸疗法能扶助正气、祛除机体内伏寒邪，起到"缓治其本""不治已病治未病"的目的。"三九天"人体阳气潜藏在内，卫表之阳气不足，此时使用温阳药物外贴皮肤可使卫表之阳气充足，从而提高抗病力；亦可弥补机体在夏季与环境抗衡和抵御病邪时所损耗的物质和能量，是"三伏天"天灸的补充。

天灸疗法临床多用于哮喘、过敏性鼻炎、慢性支气管炎、体虚易感冒、脾胃虚寒性疾病等。

第四节 十四经脉的循行及主治概要

十四经脉是经络系统的主体，现根据《灵枢·经脉》的有关内容，归纳总结十四经脉循行（含各经脉的体表路线、体内联系）及各经腧穴的主治概要，掌握这些内容对于指导针灸临床治疗具有十分重要的意义。

一、手太阴肺经

（1）体表路线：起于胸前壁外上方（中府穴），沿上肢内侧前缘下行，止于拇指桡侧端（少商穴）。

（2）体内联系：属肺，络大肠，并与胃、气管、咽喉有联系。

（3）主治概要：本经腧穴主治咳、喘、咯血、咽喉痛等肺系疾病，以及经脉循行部位的其他病症。

二、手阳明大肠经

（1）体表路线：起于食指桡侧端（商阳穴），沿上肢外侧前缘上行，经肩峰、颈部、面颊，于人中穴交叉，止于对侧鼻翼旁（迎香穴）。

（2）体内联系：属大肠，络肺，并与胃、口腔、下齿、鼻有联系。

（3）主治概要：本经腧穴主治头面、五官、咽喉、热病，以及经脉循行部位的其他病症。

三、足阳明胃经

（1）体表路线：起于眼眶下缘（承泣穴），先行于面、耳前面至前额角，后从面至缺盆向下，经胸、腹第二侧线，再沿下肢外侧前缘下行，止于足第2趾外侧端（厉兑穴）。

（2）体内联系：属胃，络脾，并与大肠、小肠、鼻、咽喉、口腔、上齿、乳房有联系。

（3）主治概要：本经腧穴主治胃肠病和头面、目、鼻、口齿病和神志病，以及经脉循行部位的其他病症。

四、足太阴脾经

（1）体表路线：起于足大趾内侧端（隐白穴），沿足内侧、小腿内侧胫骨后缘及大腿内侧前缘上行，经腹部、胸部第三侧线，止于腋下第6肋间（大包穴）。

（2）体内联系：属脾，络胃，并与心、舌、咽喉（食管）有联系。

（3）主治概要：本经腧穴主治脾胃病、妇科病、前阴病和经脉循行部位的其他病症。

五、手少阴心经

（1）体表路线：起于腋窝下（极泉穴），沿上肢内侧后缘下行，止于小指桡侧端（少冲穴）。

（2）体内联系：属心，络小肠，并与肺、咽喉（食管）、目有联系。

（3）主治概要：本经腧穴主治心、胸、神志病，以及经脉循行部位的其他病症。

六、手太阳小肠经

（1）体表路线：起于小指尺侧端（少泽穴），沿上肢外侧后缘上行，绕肩胛，经颈、面部，止于耳前（听宫穴）。

（2）体内联系：属小肠，络心，并与胃、咽喉（食管）、耳、鼻、目内外眦有联系。

（3）主治概要：本经腧穴主治头、项、耳、目、咽喉病和热病、神志病，以及经脉循行部位的其他病症。

七、足太阳膀胱经

（1）体表路线：起于目内眦（睛明穴），上额到头顶，向下到枕部，行背腰第一、二侧线和下肢外侧后缘，止于小趾外侧端（至阴穴）。

（2）体内联系：属膀胱，络肾，并与脑、体内的其他脏腑及眼、鼻有联系。

（3）主治概要：本经腧穴主治头、项目、背、腰、下肢部病症，以及脏腑、神志病，以及经脉循行部位的其他病症。

八、足少阴肾经

（1）体表路线：起于足心（涌泉穴），绕过内踝后上方，沿下肢内侧后缘上行，经腹、胸第一侧线，止于锁骨下缘（俞府穴）。

（2）体内联系：属肾，络膀胱，并与肝、肺、心、咽喉、舌有联系。

（3）主治概要：本经腧穴主治妇科病、前阴病和肾脏病，以及与肾有关的肺、心、肝、脑病及咽喉、舌等经脉循行经过部位的其他病症。

九、手厥阴心包经

（1）体表路线：起于乳头外侧（天池穴），沿上肢内侧中间下行，止于中指尖端（中冲穴）。

（2）体内联系：属心包，络三焦，并与心、肺有联系。

（3）主治概要：本经腧穴主治心、心包、胸、胃、神志病，以及经脉循行部位的其他病症。

十、手少阳三焦经

（1）体表路线：起于无名指尺侧端（关冲穴），沿上肢外侧中间上行，经肩、颈部，从耳后直上经耳上角到耳前，止于眉梢（丝竹空穴）。

（2）体内联系：属三焦，络心包，并与耳、眼有联系。

（3）主治概要：本经腧穴主治侧头、耳、胸胁、咽喉病和热病，以及经脉循行部位的其他病症。

十一、足少阳胆经

（1）体表路线：起于目外眦（瞳子髎穴），从耳前上至颞部，经耳后到颈项部，下行于胸腹侧面至髋关节，再沿下肢外侧中线下行，经外踝前下方，止于足第4趾外侧端（足窍阴穴）。

（2）体内联系：属胆，络肝，并与眼、耳、咽喉有联系。

（3）主治概要：本经腧穴主治侧头、目、耳、咽喉病和神志病、热病，以及经脉循行部位的其他病症。

十二、足厥阴肝经

（1）体表路线：起于足大趾外侧端（大敦穴），从足背经内踝前面，沿胫骨内侧面上行，经大腿内侧中间上至阴部，到达小腹，止于胁肋部（期门穴）。

（2）体内联系：属肝，络胆，并与肺、胃、咽喉、眼、外生殖器有联系。

（3）主治概要：本经腧穴主治肝病、妇科病、前阴病和经脉循行部位的其他病症。

十三、任脉

（1）体表路线：起于会阴部（会阴穴），沿腹、胸正中线上行，经颈部，到达下唇内，止于颏唇沟（承浆穴）。

（2）体内联系：与胞宫、外阴、咽喉、口唇、眼有联系。

（3）主治概要：本经腧穴主治少腹、脐腹、胃脘、胸、颈、咽喉、头面等局部病症和相应内脏病症，部分腧穴有强壮作用或可治疗神志病。

十四、督脉

（1）体表路线：起于尾骶部（长强穴），沿脊柱（腰、背、项正中）上行，至头顶正中，沿前额下行至鼻柱，经"人中穴"，止于上唇内（龈交穴）。

（2）体内联系：与脑、脊髓、肾、胞宫、外阴、鼻、口、唇、眼有联系。

（3）主治概要：本经腧穴主治神志病、热病，以及经脉循行所过的腰骶、背、头颈的局部病症及相应的内脏器官病。

十二经脉与脏腑器官联络见表 2-1。

表 2-1　十二经脉与脏腑器官联络

经脉名称	联系的脏腑	联络的器官
手太阴肺经	肺、大肠、胃	气管、咽喉
手阳明大肠经	大肠、肺、胃	口腔、下齿、鼻
足阳明胃经	胃、脾、大肠、小肠	鼻、咽喉、口腔、上齿、乳房
足太阴脾经	脾、胃、心	舌、咽喉（食管）
手少阴心经	心、小肠、肺	咽喉（食管）、目
手太阳小肠经	小肠、心、胃	咽喉（食管）、耳、鼻、目
足太阳膀胱经	膀胱、肾	脑、目、鼻
足少阴肾经	肾、膀胱、肝、肺、心	咽喉、舌
手厥阴心包经	心包、三焦、心、肺	—
手少阳三焦经	三焦、心包	耳、目
足少阳胆经	胆、肝	目、耳、咽喉
足厥阴肝经	肝、胆、肺、胃	咽喉、目、外生殖器

第五节　经络辨证及其临床应用

经络辨证是以经络学说为指导，根据经络的分布规律、与脏腑器官的联系特点、功能特性和经络异常反映，辨别经络病变的部位和性质，为制订相应的治疗方案提供临床依据。

一、经络辨证的方法

经络辨证有两个层次。第一层次：在经还是在络？第二层次：在何经何络？

经络辨证要注意三点：一是熟悉每一经脉的主要循行部位，以及所联络的相关器官；二是掌握每一经脉与内脏的络属关系；三是对各条经脉所络属内脏的生理和病理特征能熟练地掌握。

（一）辨经

十二经脉病理表现有三个特点：一是经脉受邪，经气不利，出现的病症多与其循行部位有关，如足太阳膀胱经受邪，可见项背、腰脊、腘窝、足跟等处疼痛。二是脏腑病候与经脉所属部位的症状相兼，如手太阴肺经病症可见咳喘气逆、胸满、臑臂内侧前缘疼痛等。三是一经受邪可影响其他经脉，表现多经合病的症状，如脾经有病可见脘部疼痛，食后作呕等胃经病症；足厥阴肝经受病出现的胸胁满、呕逆、飧泄、癃闭等多经病症。

十二经病症有一定规律可循，掌握其规律和特点，可以帮助我们推求出病因病机与病名，更好地指导临床。辨经的方法主要有病候辨经、病位辨经、诊察归经。

1. 病候辨经

经络内属于脏腑，外络于肢节，将人体脏腑组织器官联结成一个有机的整体。在生理上互相协调，在病理状态下相互影响。因此，当人体遭受致病因素侵袭，脏腑经气失调而出现病变时，其临床表现可能是某一脏腑经络，或多脏腑经络的病候。为便于辨证，现据《灵枢·经脉》记述的病候，摘要介绍十四经脉病症。

（1）手太阴肺经病症：症见咳嗽，气喘，肺胀满（胸闷不舒），锁骨上窝、肩背、上肢内侧前缘痛。气盛证见咽喉肿痛，肩背痛；气虚则出现肩背部寒冷，气短和呼吸急促等。

（2）手阳明大肠经病症：症见齿痛，颈肿，咽喉痛，鼻流清涕或出血，眼睛发黄，口干，肩前和手臂外侧前缘痛，食指活动障碍等。气盛本经循行所过处出现灼热而肿胀；气虚则寒冷而震颤。

（3）足阳明胃经病症：症见面色黯淡，精神沉郁，甚至出现癫狂、惊悸等；或见口眼㖞斜，口唇发疹，咽痛，颈肿，腹水，经脉循行部位疼痛等。气盛则胸腹部灼热，食欲亢进，尿黄；气虚则胃脘部胀满，恶寒，呕吐。胃寒则食欲减退或胃脘胀痛等。

（4）足太阴脾经病症：症见胃脘痛，腹胀，嗳气，大便稀，身体困倦，进食困难，食后则易呕吐；或见舌根转动不灵或痛，黄疸，水肿。大腿和膝内侧肿胀、发凉，足大趾活动障碍等。

（5）手少阴心经病症：症见心痛，胸胁痛，眼睛发黄，咽干，上肢内侧后缘痛，恶寒，或手掌热而痛等。

（6）手太阳小肠经病症：症见耳聋，咽喉痛，颊部肿胀，眼睛发黄，或肩、臂、肘外侧后缘痛等。

（7）足太阳膀胱经病症：症见自觉后头顶部有气上冲而致，甚至感到眼球似脱出，项痛似拔，背、腰痛似折，大腿后侧、腘窝、小腿紧束而痛；或见眼睛发黄，鼻流清涕或出血，痔疮，癫狂等。

（8）足少阴肾经病症：症见饥饿而不欲食，面色黯滞似黑色，咳嗽时唾液有血，气喘促，心惊，眼花，口灼热，舌干燥，咽肿；或见黄疸，腹泻，经脉循行部位痛或痿软无力。

（9）手厥阴心包经病症：症见心悸、心烦、心痛，面赤，眼睛发黄，手掌热，臂肘伸屈不利和胸胁胀满；或见精神失常，喜笑不休等。

（10）手少阳三焦经病症：症见耳鸣、耳聋，眼外角痛，咽喉肿痛，耳后、肩及上肢经脉循行部位疼痛等。

（11）足少阳胆经病症：症见口苦，易叹气，面色无光泽，恶寒发热，出汗，偏头痛，眼外角、下颊痛，经脉循行的锁骨上窝、胸胁、髋、膝、小腿至外踝前疼痛，足第四趾活动障碍等。

（12）足厥阴肝经病症：症见腰强直而痛，不能俯仰，疝气、少腹肿，遗尿或尿闭；或见面色黯淡，咽干，胸闷痛，呃逆及经脉循行部位的其他病症。

（13）任脉病症：男性患者可有各种疝气；女性患者可有赤白带和月经不调等。

（14）督脉病症：症见脊柱强痛，角弓反张等。

2. 病位辨经

病位辨经是指依病变部位而辨别病属何经。经络系统遍布全身内外上下，不论是内在的脏腑还是外在的肢节，都有不同的经络通过，因此，对于有明确和固定部位的病症，都可以根据患病部位有哪条或哪几条经络通过而辨其与何经相关，治疗时就可取其相关经脉的腧穴。

十二经脉均有专属的循行分布途径，不论是脏腑或经络受病，均可出现相应的病态反应。例如，头痛是一种症状表现，可发生于局部病变或是整体疾患的并发症。因此，除了根据发病部位而辨明病属何经，还要结合病候，进一步通过四诊、八纲，审证求因，明确诊断。如痛在前额眉棱骨处，多与阳明经有关；如痛在项区，多与太阳经有关；如痛在顶部，并见眩晕、心烦善怒，面红目赤、胸胁痛、舌质红、脉弦等症，从经络循布来看，足厥阴"上出额与督脉会于巅"，可知头痛与肝经有关，再从脏腑病机分析，肝经布胁肋，连目系，肝气郁结故胸胁痛、目赤，肝阳上扰则头眩而痛，心神受扰则心烦善怒、脉弦为肝阳亢盛之象。通过脏腑经络辨证，可确定此头痛只是肝阳上亢的一个证候，治疗上以平肝为主（泻刺太冲、肝俞以平肝，配风池以息上扰之风阳），肝阳得潜则头痛可愈。但如头顶眩痛，症见面色淡白、眼花、耳鸣、善惊、舌质淡、脉细数而无力，究其病机，可知病由肝血不足、血虚生风而致，治应益肾养血，要针灸并施才能奏效。

3. 诊察归经

（1）经脉望诊。主要是通过观察经脉循行部位在色泽、润燥及组织形态学等方面所表现出来的一系列病理变化来分析是属于何经的病变。如上肢内侧前缘出现红线（皮下出血线）即归于肺经；下肢内侧后缘出现脱毛归于肾经，提示泌尿生殖系统病变。

（2）经穴触诊。可以在一定的经络循行部位或有关腧穴上进行触扪、按压，寻找和体验各种阳性反应，从而判断病在何经。

（3）循经按压。可用拇指指腹沿着经脉循行路线轻轻滑动，进行爪切、扪按，或用拇、食二指沿经轻轻撮捏，以探索肌肤浅层的异常反应。循经按压所得的异常反应，可有循经疼痛（酸痛、抽痛、压痛）、敏感、麻木、寒凉、灼热或肿块、结节、条索状反应物等。阳性反应物在何经，即可判定何经的病变。

（4）穴位按压。穴位按压所得的异常反应有压痛、敏感、麻木、迟钝、舒适或皮下组织隆起、结节、松软、凹陷等，且多在特定穴部位出现。

（二）辨络

1．络脉望诊

通过观察浮络的颜色，可以推断出疾病的寒热虚实。《灵枢·经脉》说："凡诊络脉，脉色青则寒且痛，赤则有热。胃中寒，手鱼之络多青矣。"就是这种检查方法的描述。

2．络病的特点

络病泛指以络脉为主要病位，以络脉功能或结构失常为主要病机的一类疾病。从络脉与经脉的关系而言，二者基本上是属于一体的，所不同的是经深络浅、经直络横。外邪侵袭机体多由浅入深，先络脉而后经脉，这就决定了络脉病症具有表浅性、区域性的特点，较少有全身性证候。这些局部病症又往往是经脉病症的组成部分。因此，络脉病症与经脉病症之间既有一定的区别，又有十分密切的联系。

3．络病的基本病理

络脉瘀阻是络脉病症最基本的病理变化。瘀血既可留滞于络脉之中，也可泛溢于络脉之外。可见络脉怒张或脉管下陷、局部红肿青紫、皮下出血，或五官九窍及内脏出血等。

4．络病的治疗

络脉病症表浅，一般也从表论治。络病的治疗以局部选穴为主，一般只针不灸，泻法。《素问·调经论》曰："病在血，调之络。"《灵枢·官针》曰："络刺者，刺小络之血脉也。"在现代针灸疗法中，三棱针点刺出血，皮肤针叩刺、挑刺疗法和刺血拔罐等就是直接刺激络脉或络脉的分布区（即孙络、浮络之所在）以清除病邪的治疗手段，也是"宛陈则除之"这一治疗原则的具体实施。

二、经络辨证的临床应用

（一）面瘫的经络辨证及针灸选穴

面瘫是以口眼向一侧歪斜为主要症状的一种疾病，故又称"口眼歪斜""口僻""歪嘴风"等。本病可发生于任何年龄，无明显的季节性。多列在"中风"门下。

1．从循行于病变部位的经络辨证

面瘫部位为手、足阳明经分布区，故治疗多取手、足阳明经穴；同时与手太阳经、手少阳经、足厥阴经等相关。现结合《灵枢·经脉》篇的原文进行分析。

（1）面瘫与手、足阳明经脉关系密切。

"大肠手阳明之脉……其支者，从缺盆上颈，贯颊，入下齿中，还出挟口，交人中，左之右，右之左，上挟鼻孔。"

【针灸选穴】迎香、合谷。

"胃足阳明之脉，起于鼻之交頞中，旁约太阳之脉，下循鼻外，入上齿中，还出挟口环唇，下交承浆，却循颐后下廉，出大迎，循颊车，上耳前，过客主人，循发际，至额颅。"

【针灸选穴】四白、地仓、颊车、头维。

（2）面瘫与手太阳经脉有关。

"小肠手太阳之脉……从缺盆循颈上颊，至目锐眦……别颊，上䪼，抵鼻，至目内眦，斜络于颧。"

【针灸选穴】颧髎、听宫。

（3）面瘫与手、足少阳经脉有关。

"三焦手少阳之脉……上项，系耳后，直上出耳角，以屈下颊至䪼……从耳后入耳中，出走耳前，过客主人，前交颊，至目锐眦。"

【针灸选穴】翳风。

"胆足少阳之脉，起于目锐眦，上抵头角，下耳后……其支者……别锐眦，下大迎，合于手少阳，抵于䪼，下加颊车。"

【针灸选穴】阳白、风池。

（4）面瘫与足厥阴经脉有关。

"肝足厥阴之脉……其支者从目系，下颊里，环唇内。"

【针灸选穴】太冲。

2. 从经络的病候分析

面瘫所相关的经脉对应的脏腑有胃、肠、肝、胆等。外邪可以由经络内传脏腑，脏腑病邪也可外窜经络。因此，面瘫发病不仅与外感有关，亦有内伤的因素。

（1）素体脾胃虚弱，或饮食晕车等损伤脾胃，致气血不足，导致外邪乘虚而入，先侵经络后内传脏腑。本病外邪容易内传胃府（苔乃胃气熏蒸所成，若舌不知味知邪已传胃府）。

【针灸选穴】合治内腑：足三里。

（2）许多面瘫发病前皆有生气史——肝胆郁火外窜经络。

【针灸选穴】太冲、阳陵泉。

（二）腰痛的经络辨证及针灸选穴

腰痛是腰部因感受外邪，或肾虚并劳伤，或跌仆闪挫，而引起气血运行不畅，脉络绌急，失于濡养所致的以腰脊一侧或两侧疼痛为主要症状的一类病症。腰为肾之府，乃肾之精气所溉之域。肾与膀胱相表里，足太阳经过之。此外，任、督、冲、带诸脉，亦布其间，故腰痛病变与肾脏及诸经脉有关。

1. 从循行于病变部位的经络辨证

腰部上连脊膂，下连尾尻，中为脊柱，全身有三条经脉经过腰部，分别是足太阳、足少阳和督脉。李东垣在《东垣试效方》中强调："治之（腰痛）者，当审其何经所过分野，循其空穴而刺之。"治疗腰痛常用这三条经脉穴位，这和它们的循行特点有很大的关系。

（1）腰痛与足太阳经关系密切。

《灵枢·经脉》曰："膀胱足太阳之脉……挟脊抵腰中，入循膂，络肾，属膀胱。"足太阳经循行过腰并主腰脊疼痛,"腰似折,髀不可以屈,腘如结,踹如裂"记载了足太阳膀胱经的病候,历代医家治疗腰痛时多将此经作为首选。

【针灸选穴】肾俞、大肠俞、秩边、委中、承山、昆仑。

(2)腰痛与督脉关系密切。

《素问·骨空论》曰:"督脉者,起于少腹,以下骨中央……其循阴器,合篡间,绕篡后,别绕臀……还出别下项,循肩髆内。挟脊抵腰中,入循膂络肾。"临床上腰脊疼痛(正中痛为主)必选督脉穴位。

【针灸选穴】腰俞、命门、腰阳关、人中。

(3)腰痛与足少阳经有关。

足少阳循行并不过腰,而行于腰侧。从其治疗规律来看,一般腰痛连腿,或痛在腰侧而牵引少腹或胁下者选用足少阳经穴较多。这似乎与现代神经节段性支配理论不谋而合,该理论认为:某一穴位主治病症的范围主要取决于与该穴有关的脊髓节段支配范围。足少阳经常用的环跳、阳陵泉均位于神经干的投影点或附近,应与此有关。

【针灸选穴】环跳、阳陵泉。

2.从经络的病候分析

腰为肾之府,乃肾之精气所溉之域。肾与膀胱相表里,足太阳经属膀胱络肾。因此腰痛与肾脏最为密切。特别是内伤腰痛的主要发病机理多为肾的精气亏虚,腰府失其濡养温煦。故常取足少阴肾经穴位。

【针灸选穴】太溪、复溜。

(三)刺络理论的临床应用

1.刺络放血

中医认为"痛则不通",如果气血运行失常,发生气滞血瘀,经络壅滞、闭塞不通,就会发生疼痛。《灵枢·杂病》说:"腰脊强,取足太阳腘中之血络。"《灵枢·经脉》:"故诸刺络脉者,必刺其结上,其血者虽无结,急取之,以泻其邪而出其血。"《素问》有"刺解脉,在郄中结络如黍米,刺之血射以黑,见赤血而已"的记载。临床上,如委中刺络放血,对于气滞血瘀之腰痛,能迅速缓解疼痛,往往收到"立杆见影"的效果。

【针灸选穴】足太阳经之委中穴、督脉之龈交穴放血。

2.交经缪刺法

交经缪刺法也是常用的刺络方法。正如《针灸大成》所说:"缪刺者,刺络脉也。右痛而刺左,左痛而刺右,此乃交经缪刺之理也。"即右侧有病痛刺左侧,左侧有病痛刺右侧的交叉刺法,多取井穴或呈现郁血的浮络,用毫针浅刺或三棱针点刺出血,临床以治疗各种疼痛证为主。

【针灸选穴】井穴或郁血的浮络。

第六节　脏腑辨证在针灸临床的应用

脏腑辨证是根据脏腑的生理功能和病理特点，辨别脏腑病位及脏腑阴阳、气血、虚实、寒热等变化，为治疗提供依据的辨证方法。它是临床各科辨证的基础，为辨证体系中的重要组成部分。脏腑辨证可用来指导针灸临床治疗，确定针灸治法及选用穴位。如治疗五脏病时，多取相应经脉的原穴，同时配合俞穴、募穴；治疗六腑病变多取募穴和下合穴。这些都是根据脏腑辨证理论指导针灸临床的实例。笔者现结合多年的临床经验，就具体应用进行阐述。

一、辨别何脏何腑的病变（定位）

根据各脏腑的生理功能和病理特点，结合患者的临床症状和体征，辨别确定为何脏何腑的病变。

各脏腑病变主要定位症状和体征：

（1）心（心包）病：心悸，心烦，易惊，失眠，多梦，健忘，神昏，谵语，癫狂，心前区痛，脉律不齐，出汗，口舌生疮，舌动不灵等。

临床上心包受邪所出现的病症与心脏是一致的，且多表现为神志方面的异常。

（2）肝病：情志抑郁，善太息，易怒，胁肋胀痛，眩晕，耳鸣，耳聋，目赤肿痛，视物不清，月经不调，抽搐，痉挛，震颤，麻木，小腹及阴囊牵引疼痛等。

（3）脾病：脘腹痞闷，厌食呕恶，口淡无味，腹泻，浮肿，白带多，肌肉萎缩，内脏下垂等。

（4）肺病：鼻塞，流涕，咳嗽，咯痰，咯血，胸部闷痛，失音，浮肿等。

（5）肾病：腰痛，腰膝酸软，遗精，阳痿，早泄，性欲异常，早衰，牙齿松动，毛发稀少，生长发育迟缓，智力迟钝，男子精少不育，女子闭经不孕，小便困难或淋漓不尽，夜间多尿，呼多吸少，五更泄泻，耳鸣，耳聋等。

（6）小肠病：小腹胀痛，腹泻，小便短赤，排尿涩痛，尿血等。

（7）胆病：胁肋疼痛，口苦，黄疸等。

（8）胃病：胃脘疼痛，口渴，消谷善饥，呃逆，呕吐，嗳气，嗳腐吞酸，牙龈肿痛等。

（9）大肠病：小腹疼痛，腹泻，便秘等。

（10）膀胱病：尿频，尿急，尿痛，尿血，遗尿等。

（11）三焦病：肌肤肿胀，腹满，小便不利或遗尿，气逆喘促等。

二、各脏腑病症型的针灸治法、取穴及刺灸方法（辨证论治）

根据脏腑阴阳、气血、虚实、寒热等变化进行具体辨证分型，指导针灸临床治疗，确定针灸治法及选用穴位等。

（一）心（心包）病症治

1. 心气（阳）不足

主症：心悸、易惊，气短气喘，舌淡白苔薄，脉微弱。

治法：补心气、益心阳、调和气血。

取穴：以手少阴心经的通里、郄门、神门，手厥阴经心包经的间使、内关，相应背俞穴（心俞、厥阴俞）和募穴（巨阙、膻中）为主。

刺灸法：针灸并用，施以补法。

2. 心血（阴）不足

主症：心悸心烦，少寐，多梦，健忘，舌红少苔，脉细数。

治法：益心血、补心阴、宁心安神。

取穴：以手少阴心经、手厥阴心包经穴和相应的俞、募穴为主，取穴同心气（阳）不足病症，并加太溪、三阴交、脾俞、膈俞等。

刺灸法：针刺用补法，不灸。

3. 心火上炎

主症：心烦，口舌生疮，咽痛口苦，尿赤少，吐血，衄血，舌红苔黄，脉数。

治法：泻热降火、清心除烦。

取穴：以手少阴心经、手厥阴经心包经穴位为主，如阴郄、大陵、内关、郄门等，尤常用手少阴、手厥阴经的荥穴（少府、劳宫）或足少阴经穴（太溪、照海）。

刺灸法：针刺用泻法，不灸。

4. 痰火蒙蔽

主症：神昏谵语，癫狂不寐，舌红苔黄，脉滑或洪数。

治法：豁痰开窍、镇惊宁神。

取穴：以手少阴、手厥阴经穴和督脉穴为主，如神门、少冲、中冲、内关、大陵、间使、人中、大椎及十二井穴。

刺灸法：针刺用泻法或三棱针点刺放血，不灸。

5. 心脉痹阻

主症：心悸，心痛，胸闷，口唇青紫，舌紫暗有瘀斑，脉涩或结代。

治法：活血化瘀、通络止痛。

取穴：以手少阴、手厥阴经穴和有关俞、募穴为主，如神门、阴郄、内关、郄门、心俞、厥阴俞、巨阙、膻中、膈俞。

刺灸法：针刺用泻法，可灸。

（二）肝病症治

1．肝气郁结

主症：胁肋疼痛，走窜不定，情志抑郁，胸闷气逆，舌苔薄黄，脉弦。

治法：疏肝理气。

取穴：以足厥阴肝经穴为主，如太冲、行间、蠡沟、期门；配章门、内关、阳陵泉等。

刺灸法：针刺用泻法，不灸。

2．肝火亢盛

主症：头目胀痛，目眩，目赤，心烦不寐，舌红苔黄，脉弦。

治法：清肝泻火。

取穴：以足厥阴、足少阴经穴和相应背俞穴为主，如太冲、行间、太溪、涌泉、肝俞、侠溪、印堂、太阳等。

刺灸法：针刺用泻法，不灸，或用三棱针点刺出血。

3．肝风内动

主症：猝然昏倒，抽搐，角弓反张，口㖞，半身不遂，语言謇涩，舌红，脉弦。

治法：镇肝熄风。

取穴：以足厥阴经和督脉穴为主，如太冲、行间、水沟、百会、大椎、合谷、后溪等。

刺灸法：针刺用泻法，不灸，或用三棱针放血。

4．肝阴（血）虚证

主症：头目昏眩，目干，雀目，耳鸣，肢体麻木，舌淡少苔，脉弦细。

治法：滋补肝肾，或补养肝血。

取穴：以足三阴经穴和有关背俞穴为主，如太冲、曲泉、太溪、照海、三阴交、血海、肝俞、肾俞。

刺灸法：只针不灸，针用补法。

5．寒滞肝脉

主症：少腹胀满，引睾而痛，睾丸肿胀下坠，阴囊冷缩，苔白滑，脉沉弦。

治法：温经散寒。

取穴：以足厥阴经穴为主，如太冲、行间、大敦、急脉；配合关元、归来、三阴交、阳陵泉等。

刺灸法：针灸并用，泻法。

（三）脾病症

1．脾气虚证

主症：食少纳呆，腹胀，便溏，面色萎黄或苍白，舌淡苔白，脉细弱。

治法：补脾益气。

取穴：以足太阴、足阳明经穴和相应背俞穴为主，如太白、三阴交、足三里、丰隆、脾俞、胃俞等。气虚下陷加气海、关元、百会；气不摄血加隐白、血海、膈俞。

刺灸法：针刺用补法，加灸。

2．脾阳虚证

主症：腹满便溏，肢冷，浮肿，舌淡苔白，脉沉迟无力。

治法：温运脾阳。

取穴：以足太阴、足阳明经穴和有关背俞穴为主，如太白、三阴交、足三里、丰隆、关元、脾俞、胃俞、肾俞等。

刺灸法：针刺用补法，重灸。

3．脾虚挟湿证

主症：腹胀腹痛，面黄，脘闷，纳呆，大便泄泻，舌苔厚腻，脉濡缓。

治法：健脾除湿。

取穴：以足太阴、足阳明经穴为主，如太白、公孙、三阴交、阴陵泉、足三里、丰隆等。

刺灸法：针刺用泻法，加灸。

（四）肺病症治

1．肺气不足

主症：咳嗽气短，痰液清稀，自汗，声音低微，舌淡，脉细。

治法：补益肺气，辅以健脾益气（培土生金）。

取穴：以手太阴、足太阴、足少阴、任脉经穴及相应背俞穴为主，如太渊、三阴交、足三里、太溪、膻中、气海、关元、肺俞、脾俞、肾俞等。

刺灸法：针刺宜用补法，或加灸法。

2．肺阴亏损

主症：干咳少痰，咯血，潮热，盗汗，颧红，声音嘶哑，舌红少苔，脉细数。

治法：滋养肺肾之阴。

取穴：以手太阴经、足少阴经穴和相应背俞穴为主，如太渊、中府、孔最、尺泽、列缺、鱼际、照海、肺俞、肾俞、膏肓等。

刺灸法：针刺宜用补法，不灸。

3．风寒束肺

主症：恶寒发热，头痛骨酸，无汗，咳嗽痰稀，苔薄白，脉浮紧。

治法：祛风散寒，宣肺解表。

取穴：以手太阴、手阳明经及足太阳经穴为主，如中府、太渊、列缺、合谷、曲池、风门、肺俞等。

刺灸法：针用泻法，体虚者平补平泻，寒邪重者加灸。

4．邪热壅肺

主症：咳嗽痰粘，气喘，胸闷胸痛，身热口渴，鼻衄喉痹，舌红苔黄，脉数。

治法：清肺泻热。

取穴：以手太阴和手阳明经穴为主，如中府、尺泽、鱼际、少商、合谷、曲池、外关、大椎、内庭等。

刺灸法：针刺用泻法，或用三棱针放血，禁灸。

5. 痰浊阻肺

主症：咳嗽气喘，喉鸣，痰多色白而粘，不得安卧，苔腻，脉滑。

治法：宣肺降逆，除湿化痰。

取穴：以手太阴经、足太阴经、足阳明经穴和相应背俞穴为主，如中府、太渊、尺泽、列缺、太白、三阴交、丰隆、足三里、肺俞、脾俞等。

刺灸法：针刺用泻法并可加灸。

（五）肾病症治

1. 肾阴虚证

主症：头晕，目眩，耳鸣，咽干，失眠，健忘，遗精，腰酸，舌红少苔，脉细数。

治法：滋阴益肾。

取穴：以足少阴经穴和有关背俞穴为主，如太溪、照海、涌泉、复溜、交信、肾俞、关元、三阴交、次髎等穴。

刺灸法：针刺用补法，不灸。

2. 肾阳虚证

主症：阳痿早泄，溲多遗溺，腰酸，畏寒肢冷，舌淡苔白，脉沉迟。

治法：温肾壮阳。

取穴：以足少阴经、任脉及有关背俞穴为主，如太溪、复溜、气海、关元、肾俞、命门、三阴交、足三里等穴。

刺灸法：针刺用补法，重灸。

（六）小肠病症治

1. 小肠虚寒证

主症：肠鸣泄泻，小便短少，腹痛喜按，舌淡苔白脉迟。

治法：温肠散寒、理气止痛。

取穴：以足阳明胃经穴（小肠下合于足阳明）和有关俞、募穴为主，如足三里、下巨虚、天枢、中脘、关元、脾俞、胃俞、小肠俞。

刺灸法：针刺用补法，加灸。

2. 小肠实热证

主症：小便赤热，涩痛，心烦口渴，口舌生疮，尿血，舌尖红，脉数。

治法：清热降火，通利小便。

取穴：以手、足少阴经穴为主，如通里、少府、阴郄、太溪、照海、涌泉、三阴交、下巨虚、关元。

刺灸法：针刺用泻法，不灸。

（七）胆病症治

1. 胆火亢盛证

主症：偏头痛，耳鸣，耳聋，口苦咽干，胁肋疼痛，舌红，脉弦数。

治法：清泄肝胆。

取穴：以足少阳经、足厥阴经穴为主，如风池、日月、丘墟、阳陵泉、足临泣、侠溪、行间、太冲、期门、外关。

刺灸法：针刺用泻法，不灸。

2. 胆气虚证

主症：胆怯，易惊善恐，失眠，舌苔白滑，脉细弱。

治法：益胆安神。

取穴：以本经背俞穴及手少阴经穴为主，如胆俞、日月、神门、内关。

刺灸法：可针灸并用。

（八）胃病症治

1. 胃阴不足证

主症：胃脘隐痛，干呕呃逆，饥不欲食，尿少便干，舌红少苔，脉细数。

治法：养胃生津。

取穴：以手、足阳明经穴及胃的募穴为主，如合谷、梁门、足三里、内关、公孙、中脘等。

刺灸法：针刺用补法，不灸。

2. 食滞胃脘证

主症：脘腹胀满，疼痛拒按，嗳腐吞酸或兼腹泻，舌苔厚腻，脉滑。

治法：导滞和胃。

取穴：以足阳明经穴及胃的募穴为主，如中脘、梁门、足三里、内关、公孙、内庭等。

刺灸法：只针不灸，用泻法。

3. 胃寒证

主症：胃脘冷痛，喜暖，呕吐清水，舌苔白滑，脉沉迟或弦紧。

治法：温胃除寒。

取穴：以足阳明、足太阴经穴及相应的俞、募穴为主，如梁门、足三里、公孙、三阴交、脾俞、胃俞、中脘等穴。

刺灸法：针刺用平补平泻法，多灸。

4. 胃热证

主症：胃脘灼痛，消谷善饥，口渴饮冷，口臭，便秘，舌红苔黄，脉滑数。

治法：清泄胃热。

取穴：以手、足阳明经穴为主，如合谷、曲池、内庭、足三里、支沟、大陵、中脘等穴。

刺灸法：针刺用泻法，不灸。

（九）大肠病症治

1. 大肠实证

主症：腹痛拒按，便秘或里急后重，苔厚腻，脉沉实。

治法：消积导滞，通调腑气。

取穴：以足阳明经穴为主，如天枢、大横、足三里、上巨虚、内关、中脘等穴。

刺灸法：针刺用泻法，不灸。

2．大肠寒证

主症：腹痛，肠鸣，泄泻，苔白腻，脉沉迟。

治法：温里散寒。

取穴：以足阳明经穴为主，如中脘、天枢、足三里、上巨虚、大肠俞等穴。

刺灸法：针灸并施，泻法。

3．大肠湿热证

主症：腹痛，便溏，色黄味臭，肛门灼热，里急后重，下痢脓血，苔黄腻，脉滑数。

治法：清热燥湿，理肠导滞。

取穴：以手、足阳明经穴为主，如中脘、天枢、足三里、上巨虚、合谷、曲池等穴。

刺灸法：针刺用泻法，不灸。

4．大肠虚证

主症：大便失禁，脱肛，腹痛隐隐，舌淡苔白滑，脉细弱无力。

治法：补气升阳，止泄固脱。

取穴：以足阳明经、任脉、督脉经穴及相应背俞穴为主，如气海、关元、中脘、百会、长强、足三里、脾俞、胃俞、大肠俞等穴。

刺灸法：针刺用补法，重灸。

（十）膀胱病症治

1．膀胱虚寒证

主症：小便频数，遗尿或小便不利，水肿，舌淡苔润，脉沉细。

治法：温阳化气，振奋膀胱。

取穴：以任脉及足太阳经穴为主，如中极、关元、气海、肾俞、膀胱俞、太溪、三阴交等穴。

刺灸法：针刺用补法，多灸。

2．膀胱湿热证

主症：小便短涩，混浊，尿闭或尿脓血砂石，茎中热痛，少腹胀，舌红苔黄腻，脉数。

治法：清热利湿，通调下焦。

取穴：以任脉、足太阳、足太阴经穴为主，如中极、关元、委中、委阳、肾俞、膀胱俞、三焦俞、阴陵泉、三阴交等穴。

刺灸法：针刺用泻法，不灸。

（十一）三焦病症治

1．三焦虚寒证

主症：肌肤肿胀，腹胀，小便不利或遗尿，苔白滑，脉沉细。

治法：温通三焦，促进气化。

取穴：以任脉穴和有关背俞穴为主，如气海、关元、中脘、太溪、三阴交、三焦俞、肾俞、足三里等穴。

刺灸法：可针灸并用，针用补法。

2．三焦实热证

主症：身热，气逆，肌肤肿胀，尿闭，便结，舌红苔黄，脉滑数。

治法：通利三焦，化湿行水。

取穴：以任脉、手少阳经穴为主，如中脘、中极、水分、石门、阳池、支沟、阴陵泉、委阳、三阴交等穴。

刺灸法：针刺用泻法，不灸。

第七节　特定穴及其临床应用

特定穴是指十四经脉中具有特殊治疗作用的穴位。由于其分布区域和主治功能的不同，故有不同的名称和含义。常用的特定穴有躯干部的俞穴、募穴，四肢部的五输穴、下合穴、原穴、络穴、郄穴，以及各经之间的八会穴、八脉交会穴和交会穴等共十类。

一、五输穴

（一）概念

五输穴是指十二经在肘膝关节以下的井、荥、输、经、合五个腧穴的总称。共60个穴。

《灵枢·九针十二原》说："所出为井，所溜为荥，所注为输，所行为经，所入为合。"五输穴从四肢末端向肘、膝方向分布排列；脉气运行由浅入深，由远而近，由小到大。

（二）临床应用

1．按五输穴主病特点选用

井穴："病在脏者取之井""井主心下满"。井穴位于四肢末端，为阴阳交会处，善调逆乱之阴阳。多用于急救。

荥穴："荥主身热"，多用于热病（外经、内脏）。

输穴："输主体重节痛"，多用于外经病（经筋、皮部、官窍），治关节肌肉痹痛和五脏病（以输代原）。

经穴："经主喘咳寒热"，多用于外经病，内脏病之喘咳寒热。

合穴："合主气逆而泄"，多用脏腑病之气逆、泄泻。

2．按五行生克关系选用

《难经·六十九难》补母泻子法。运用这种方法，应首先辨别病在何经、何脏（腑），病的性质属虚、属实，然后结合五输穴配属五行，按五行生克关系，根据"虚则补其母，实则泻其子"的原则取穴治疗，并施以相应的补泻手法，用以治疗脏腑疾患。具体运用时有本经取穴和异经取穴两种。

二、原穴

（一）概念

原穴是指脏腑原气留止的腧穴。共 12 个穴。

原穴均分布在腕、踝关节附近，其中阴经六脏"以输为原"，阳经六腑另设原穴，排列在各经输穴的后面。

（二）临床应用

1．诊断

将原穴所出现的各种反应作为诊断依据，从而判断脏腑的疾病。正如《灵枢·九针十二原》所曰："五脏有疾也，应出十二原，而原各有所出。明知其原，睹其应，而知五脏之害矣。"

2．治疗

原穴治疗相应内脏的病变。《灵枢·九针十二原》载"凡此十二原者，主治五脏六腑之有疾者也""十二原出于四关，四关主治五脏"。原穴的主治特点在于既可补虚，又可泻实，因针刺原穴可使三焦之气通达，从而发挥卫护正气，抵御外邪的作用。

三、络穴

（一）概念

十五络脉从经脉分出处各有 1 个腧穴，称之为络穴，共有 15 个。

十二经络穴位于四肢肘膝关节以下；任脉络穴，在上腹部；督脉络穴，在尾骶部；脾之大络，在胸胁部。十二经络穴沟通表里两经；任、督络穴及脾之大络沟通躯干前、后、侧部。

（二）临床应用

1．治本络脉病

支正治"节弛肘废"，通里治"实则支膈，虚则不能言"。临床上络病凡因气逆血络的实证，皆可用刺络出血之法泻之。

2．治表里两经之病症

列缺既治肺病之咳喘又可治齿痛、头项痛；光明既治胆经之胁肋痛又治目视不明。

3．原络配穴使用

根据脏腑阴阳表里先后病，以先病经原穴与后病经络穴相配合。例如，肺经与大肠经病，可取太渊配偏历或合谷配列缺，即表里两经原络穴交叉配伍应用。

四、郄穴

（一）概念

郄穴是指十二经脉和奇经八脉中阴、阳维脉，阴、阳跷脉经气深聚的部位。郄穴共 16 个，分布大多在肘膝以下部位，只有足阳明郄穴在膝上。

（二）临床应用

1．诊断

脏腑疾患在相应郄穴上反应，如胃脘部急性疼痛梁丘、中脘常有压痛；胆病外丘、胆俞有压痛；心悸、心痛郄门、神堂有压痛。

2．治疗

用于治疗本经循行部位及所属脏腑的急性病症，如急性疼痛、出血证。一般阳经郄穴多治痛证，阴经郄穴多治出血证。具体应用如下：

孔最：主治咳逆、吐血、唾血、咽痛、痔疾、肺炎喘息等。

郄门：主治冠心病、心悸、咳血、肋膜炎等。

阴郄：主治心痛、吐血、冠心病、心悸、盗汗等。

温溜：主治面肿、牙痛、喉痛、口舌肿痛等。

会宗：主治耳聋耳鸣、胁痛等。

养老：主治视物不明、疗疮痈肿等。

地机：主治痛经、胸腹胀痛、小便不通等。

中都：主治崩漏、疝痛、少腹急痛等。

水泉：主治心胸闷痛、足跟肿痛等。

梁丘：主治急性胃痛、胃痉挛、乳房肿痛等。

外丘：主治偏头痛、头项强痛、胸胁胀痛等。

金门：主治小儿惊风、癫痫、耳聋等。

筑宾：主治精神病、癫痫、小儿疝疾、疝气等。

阳交：主治惊狂、足痿无力、面肿等。

交信：主治崩漏、睾丸肿痛、月经不调等。

跗阳：主治腿痛、足跟痛等。

五、俞穴和募穴

（一）概念

俞穴、募穴常总称为俞募穴。俞穴是脏腑经气输注于背部的腧穴，各脏腑均有 1 个，共 12 个。募穴是脏腑经气结聚于胸腹部的腧穴，各脏腑也均有 1 个，共 12 个。

俞穴位于背腰部，故又称背俞穴；募穴位于胸腹部，故又称腹募穴。俞募穴既是脏腑和经络气血转输和聚会之枢纽，又是内脏与体表病气出入之处所。因为二者均与某一脏腑在生理功能、病理变化方面有密切联系，其主治作用具有相同之处，临床应用时又多同时配合使用，所以多同时出现。

（二）临床应用

1. 诊断

诊募察俞，协助诊断相关脏腑病，如脾胃虚弱，脾俞、胃俞可见松弛、凹陷；肾结核，肾俞压痛；胃癌，胃俞条索状反应物。

2. 治疗相应脏腑病

（1）背俞治脏病，腹募治腑病。《素问·阴阳应象大论》"从阴引阳，从阳引阴""阴病治阳，阳病治阴"，如肝病取肝俞，胃病取中脘。

（2）俞募配穴。属前后配穴法，为《黄帝内经》十二刺法中的"偶刺"，如肺病，肺俞配中府；膀胱病，膀胱俞配中极。

（3）背俞治五官五体病，如鼻、皮肤病取肺俞，目、筋病取肝俞，耳病取肾俞。

六、八会穴

（一）概念

八会穴是指脏、腑、气、血、筋、脉、骨、髓所聚会的 8 个腧穴。

（二）临床应用

1. 治疗相应病变

凡属脏、腑、气、血、筋、脉、骨、髓的病变，均可取其经气聚会的会穴。

（1）脉会太渊。太渊是脉之会穴，又是肺经的原穴。肺朝百脉，寸口脉为脉之大会，而太渊穴位于寸口脉附近，故凡属脉络之症多取太渊，如无脉症、全身脉络胀痛、静脉炎等症。

（2）髓会绝骨。绝骨是髓之会穴，在胆经上。《灵枢·经脉篇》认为，胆是主骨所生病，肾主骨，骨生髓，故对于肾气不足，髓海空虚，腰酸腿软，精神不振，或肾虚遗精阳痿，足跟痛等症，临床经常选用，均有一定效果。

（3）筋会阳陵泉。阳陵泉是筋之会，又是胆经的合穴。肝主筋，肝与胆合，肝胆相为表里，故胆经穴多用来治肝经之病。筋会阳陵泉，为治全身筋脉之重点穴，对肢体的拘挛抽搐、疼痛、瘫痪、痿痹等症，有一定效果。

（4）骨会大杼。大杼穴是骨之会穴，肾与膀胱相表里，肾主骨。大杼虽然居于膀胱经脉之上，但又是骨的精气聚会部位，因此，用大杼治疗有关骨质的疾病，如颈椎骨质增生、腰椎骨质增生、周身关节疼痛等症。

（5）气会膻中。膻中位于任脉之上，是气的会穴，故又称膻中为上气海。膻中有调气作用，对于气实气闭者，可以行气、降气；对气虚气短者，可以补气、益气。又可用于心脏病、胸痛、胸闷、乳少、喘息等症。

（6）血会膈俞。膈俞在膀胱经脉上，位于心俞之下、肝俞之上（心主血，肝藏血），有很好的调血作用，血虚者可以用膈俞补血；血瘀者可以用膈俞行血化瘀；血液妄行者可以用膈俞止血（如咯血、吐血、衄血）。

（7）腑会中脘。中脘是六腑之会穴，在任脉线上，又是胃经募穴。胃是水谷之海，生化之源。对胃经导致的疾病，如胃部疼痛、呕吐、消化不良、大便泄泻、痢疾等病症，均有一定效果。

（8）脏会章门。章门是肝经之腧穴，脾经募穴，五脏之会穴。脾主中州，散精四脏。当见肝木亢盛，而出现胁痛、腹胀，或因脾虚导致大便泄泻、消化不良，以及肾虚出现腰部酸痛等症，均可取章门穴治疗。

2. 郄会配穴

郄穴与八会穴配合应用，如急性胃痛取梁丘、中脘，咳逆气急取孔最、膻中，心痛取郄门、膻中。

七、八脉交会穴

（一）概念

八脉交会穴是指奇经八脉之气通向十二经脉的 8 个腧穴。其中，脾经的公孙通冲脉，心包经的内关通阴维脉，胆经的足临泣通带脉，三焦经的外关通阳维脉，小肠经的后溪通督脉，膀胱经的申脉通阳跷脉，肺经的列缺通任脉，肾经的照海通阴跷脉。

（二）临床应用

1. 单用：治相通奇经病

督脉病、腰脊强痛取后溪；冲脉病、胸腹气逆取公孙。

2. 手足两穴配合治两脉相合部位病（上下呼应）

（1）公孙配内关。公孙属于脾经，主土；内关属于心包经，主火。火土相生，二穴同用，对脾胃虚弱、心胸疼痛、满闷、眩晕、呕吐等里证症状有较好的效果。

（2）足临泣配外关。足临泣属木，外关属火。木火相生，二穴同用，对偏头痛、目外眦、耳、颊、颈、肩，以及下肢所见疼痛、麻木及外感症状等有效。

（3）后溪配申脉。二穴同属太阳经，可以治疗头项、目内眦、肩背疼痛、麻木以及角弓反张等症。

（4）列缺配照海。列缺属于肺经，主金；照海属于肾经，主水。二穴合用，金水相生，对于肺肾阴虚所造成的慢性咽喉肿痛、咳嗽、口渴咽干以及癫痫等症均可取用。

八、下合穴

（一）概念

下合穴是指六腑之气下合于足三阳经的 6 个腧穴。其中，胃合于足三里，大肠合于上巨虚，小肠合于下巨虚，膀胱合于委中，三焦合于委阳，胆合于阳陵泉。从分布看，胃、胆、膀胱的下合穴位于本经，大肠下合穴位于胃经，三焦下合穴位于膀胱经。

（二）临床应用

治疗相应的六腑病变，正如《灵枢·邪气脏腑病形篇》所言"合治内腑"。例如，大肠经的下合穴"上巨虚"，治疗肠痈、肠炎、痢疾；胃经的合穴"足三里"，治疗胃痛、消化不良或食欲异常等胃腑病；小肠经的下合穴"下巨虚"，治疗腹泻、便秘、痢疾；膀胱经的下合穴"委中"治疗腹胀、小便不利；三焦经的下合穴"委阳"，主治癃闭、少腹控睾而痛；胆经的下合穴"阳陵泉"，主治恶心呕吐、胁痛、便秘等。

九、交会穴

（一）概念

交会穴是指两经或数经相交会合的腧穴。据统计，全身有交会穴近百个。交会穴所在的主要经脉，称为"本经"，其他通过交会穴的经脉称为"交会经"。

（二）临床应用

交会穴不但能治疗本经的病症，同时还能治疗与其相交会经脉的病症。如下腹部的关元和中极两穴，两穴是任脉上的腧穴，而这两穴又与足三阴经会合，因此，除可治任脉所主的"男子内结七疝，女子带下瘕聚"证外，还可治疗肝、肾、脾三经之症。又如三阴交属足太阴脾经的穴位，又为足三阴的交会穴，因此既主治脾经本经病，又主治与之交会的足少阴、足厥阴经病。大椎为督脉和手足六阳经之交会穴，故其既主治督脉本经病，又主治与之交会的手足六阳经的全身病症。

由于经脉的这种互相交错，互通经气的特性，故临床上有些病症施用缪刺或巨刺时，可以左病取右，右病取左，在无病的健侧施治，也同样收到良好的效果。

特定穴归纳见表 2-2 至表 2-5。

表 2-2　特定穴归纳（1）

经　脉	五输穴					原穴	络穴	郄穴
	井穴	荥穴	输穴	经穴	合穴			
手太阴肺经	少商	鱼际	太渊	经渠	尺泽	太渊	列缺	孔最
手阳明大肠经	商阳	二间	三间	阳溪	曲池	合谷	偏历	温溜
足阳明胃经	厉兑	内庭	陷谷	解溪	足三里	冲阳	丰隆	梁丘
足太阴脾经	隐白	大都	太白	商丘	阴陵泉	太白	公孙	地机
手少阴心经	少冲	少府	神门	灵道	少海	神门	通里	阴郄
手太阳小肠经	少泽	前谷	后溪	阳谷	小海	腕骨	支正	养老
足太阳膀胱经	至阴	足通谷	束骨	昆仑	委中	京骨	飞扬	金门
足少阴肾经	涌泉	然谷	太溪	复溜	阴谷	太溪	大钟	水泉
手厥阴心包经	中冲	劳宫	大陵	间使	曲泽	大陵	内关	郄门

经脉	五输穴					原穴	络穴	郄穴
	井穴	荥穴	输穴	经穴	合穴			
手少阳三焦经	关冲	液门	中渚	支沟	天井	阳池	外关	会宗
足少阳胆经	足窍阴	侠溪	足临泣	阳辅	阳陵泉	丘墟	光明	外丘
足厥阴肝经	大敦	行间	太冲	中封	曲泉	太冲	蠡沟	中都
督脉	—	—	—	—	—	—	长强	—
任脉	—	—	—	—	—	—	鸠尾	—
阴跷脉	—	—	—	—	—	—	—	交信（肾经）
阳跷脉	—	—	—	—	—	—	—	跗阳（膀胱经）
阴维脉	—	—	—	—	—	—	—	筑宾（肾经）
阳维脉	—	—	—	—	—	—	—	阳交（胆经）

表2-3　特定穴归纳（2）

脏腑	背俞穴	募穴	下合穴
肺	肺俞	中府	—
大肠	大肠俞	天枢（胃经）	上巨虚（胃经）
胃	胃俞	中脘（任脉）	足三里
脾	脾俞	章门（肝经）	—
心	心俞	巨阙（任脉）	—
小肠	小肠俞	关元（任脉）	下巨虚（胃经）
膀胱	膀胱俞	中极（任脉）	委中
肾	肾俞	京门（胆经）	—
心包	厥阴俞	膻中（任脉）	—
三焦	三焦俞	石门（任脉）	委阳（膀胱经）
胆	胆俞	日月	阳陵泉
肝	肝俞	章门	—

表2-4　特定穴归纳（3）

八会穴	穴位	八会穴	穴位
脏	章门（肝经）	筋	阳陵泉（胆经）
腑	中脘（任脉）	脉	太渊（肺经）
气	膻中（任脉）	骨	大杼（膀胱经）
血	膈俞（膀胱经）	髓	绝骨（胆经）

表 2−5 特定穴归纳 (4)

八脉交会穴	经属	通八脉	会合部位
公孙	足太阴经	冲脉	胃、心、胸
内关	手厥阴经	阴维脉	
外关	手少阳经	阳维脉	目外眦、颊、颈、耳后、肩
足临泣	足少阳经	带脉	
后溪	手太阳经	督脉	目内眦、项、耳、肩背
申脉	足太阳经	阳跷脉	
列缺	手太阴经	任脉	胸、肺、膈、喉咙
照海	足少阴经	阴跷脉	

第八节 得气浅释

"得气"一词首见于《黄帝内经》。《素问·离合真邪论》曰:"吸则内针,无令气忤,静以久留,无令邪布;吸则转针,以得气为故。"《灵枢·小针解》曰:"空中之机清静以微者,针以得气,密意守气勿失也。"针灸临床非常强调得气感,因为它是针灸作用发挥的首要条件。

一、得气与针感的含义

得气一般是指将针刺入腧穴后所产生的经气感应,这种针下的感应,现代称之为针感。但得气是否就是针感?严格来说二者之间有一定的区别。从临床上看,针感有患者感觉与医生感觉两方面的指征。患者的感觉,是指受术者针刺部位的感觉,主要有痛、胀、酸、麻、重、凉、热、触电感、蚁行感等,以及这些感觉的循经上下传导。医生的感觉,是指施术者的针下体会,《标幽赋》对此做了极为精辟的论述:"轻滑慢而未来,沉涩紧而已至……气之至也,如鱼吞钩饵之沉浮;气未至也,如闲处幽堂之深邃。"也就是说,在逐渐向里捻针的时候,突然感到用同样捻针的力量有捻不动或旋转速度减慢的情况。在这两方面的指征中,以医生的感觉为主。若是医生手下有了沉滞感而患者并没有说(其中也可能有人没有明显的得气感觉的),也认为是得气。

针下感觉只是得气的表现形式之一,得气的含义更为广泛。临床上除强调两种感觉外,也不能忽视一些现象,如有些患者针刺后会出现局部或沿经脉循行部位的汗出、红晕、汗毛竖立、红线、白线、皮丘带等现象，甚至有人研究时发现对侧经脉的感觉异常，这些感应也属于得气范畴之一，可视为得气的形态学上的改变。从《黄帝内经》上看，得气也非仅指针刺时所取得的针感，它还包括针刺施行补泻手法"调气"后的"气至"。如《素问·离合真邪论》所云补法"以气至为故"，《灵枢·邪客》云"邪得淫泆，真气得居"，更是从邪去正至的关键上来论述得气。因此，得气的含义更为广泛。如果单纯从得气感上诠解，针感只是得气的表现形式之一，当然它是得气最重要的表现形式，也是判断是否得气的重要标志。

二、得气是治疗效果体现的前提

《灵枢·九针十二原》载："刺之而气不至，无问其数；刺之而气至，乃去之，勿复针。""刺之要，气至而有效，效之信，若风之吹云，明乎若见苍天。"《标幽赋》引申其义为："气速至而速效，气迟至而不治。"气至即为得气之意，它包含两层含义：一是针刺后出现针下感觉，为针刺过程的初期阶段；二是邪气已去正气来复，为针刺过程的后期阶段。这两方面的作用，一是体现了针刺对机体的直观反应，二是体现了针刺作用的效应表现。要取得后者的效果，必须有前者作用，目前临床所言针刺作用的取得应使"气至病所"即为是言，结合下面两段文字更能体会到这一点。《医学入门》云："如针下沉紧胀满者，为气已至……如针下轻浮虚滑者，气犹未至。"《金针赋》载："病势既退，针气微松，病未退者，针气始根，推之不动，转之不移，此为邪气吸拔其针，乃真气未至，不可出之。"

三、得气是施行补手法的基础

《灵枢·刺节真邪》言："用针之类，在于调气。"调气可以理解为针刺的补虚泻实作用，即用适当的手法调节针下感应，以达到调整人体机能的虚实，使之趋于平衡的目的，即《素问·宝命全形论》所言"刺虚者须其实，刺实者须其虚"。然而这种调整作用是建立在针刺得气的基础上的。因此，《针灸大成》云"哮吼气来为补泻，气不至时莫急施"。

针刺补虚泻实时，除了观察病情的虚实，还应细心体会针下感觉以辨别气血往来、正邪盛衰的细微变化，用来指导手法的进一步运用，即所谓针下辨气。《灵枢·终始》云"邪气来也紧而疾，谷气来也徐而和"，就是针下两种气感的具体描述。一般来说，针下沉重、涩滞、紧实，患者自觉针感强烈并有来去突然、匆促的感觉者，多为邪气偏盛，宜泻之；谷气即正气，正气在经脉中运行称为经气。若针下轻浮、虚松，患者针感慢迟或无者，为正气虚而未至，可留针候气而补之。针刺时针体自动向腧穴深入（"吸针"现象）为寒证，当灸之或深刺而久留；而针体如自动向腧穴外部移动（"顶针"现象），为热证，可浅刺而疾出；等等。可见得气既是针刺取效的重要因素，又反映了人体的某种机能状态，没有得气，就没有补泻。

四、影响针刺得气的因素

（一）病情与体质因素

针刺得气的获取有赖于机体经气的盛衰。一般来说，阳气亢盛体质较强者多敏感，易于得气；阴盛阳衰体虚者多迟钝，得气较慢；新病、实证、正气较旺者易于得气；久病、虚证、正气不足者经气不易激发，难以得气，甚至无得气反应。临床实践证明，在针刺危重患者时，术者针下如插豆腐，极难得气。

（二）取穴不准

腧穴是人体脏腑经络之气注于体表的部位，为经气之汇集处，"神气之所游行出入也"，《灵枢·邪气脏腑病形》云"中气穴，则针游于巷"。在腧穴上针刺，可以激发经气，以调和阴阳。如果腧穴定位不准确，或者进针深度、角度不当，均会影响经气的激发，针下不易得气。

（三）环境因素

《素问·八正神明论》说："是故天温日明，则人血淖液而卫气浮，故血易泻气易行；天寒日阴，则人血凝泣而卫气沉……是以因天时调血气也。"这说明了天时与气血运行的关系：若气候温暖，则气血在外，易于得气；若气候寒冷，则气血入里，针刺不易得气。同时，针刺时环境的好坏也可以对得气产生影响。临床诊疗时环境安静，患者体位舒适、放松、自然，空气清新，针刺容易得气；反之，诊疗环境噪乱，干扰较多，患者采用强迫、不适的体位，针刺就不易得气。

五、促使得气的方法

（一）补益正气法

《灵枢·终始》云："男内女外，坚拒勿出，谨守勿内，是谓得气。"也就是通过内外分开，精气不流失，才有得气的基础。对正气虚弱的患者，可加服补益药物以使正气渐复，或在其强身保健的腧穴上加强补益手法，或采用温针法、艾灸法等温经行气，使经络气血通畅，让机体达到"阴平阳秘"的状态。

（二）纠偏法

针刺不得气，如果因取穴不准或针刺入腧穴的角度、方向、深度和强度不适等因素所致，应加以纠正。腧穴是脏腑、经络之气输注于体表的特定部位，刺中腧穴是得气的前提条件。针刺得气既要取穴准确，更要熟练掌握正确的针刺手法。

（三）留针候气

即将针留置穴内，以待气至。《素问·离合真邪论》言"静以久留，以气至为故，如待所贵，不知日暮，其气以至，适而自护。"若久留不至，可结合应用提插、捻转以及各种辅助手法。

（四）熨灸催气

熨法指将温热物体（如炒盐、炒药、热水袋）用布包裹后，贴敷穴位、经脉，或上下来回移动，以促使针下得气。或加以温灸，常用回旋悬灸法，用艾条熏灸针穴四周，并配合行针，使针下得气。这两种方法常用于虚证、寒证。

（五）循弹催气

经气未至，用循弹等辅助手法积极催动经气，以达到气至病所的目的。如《金针赋》所言："气不至者，以手摄循，以爪切掐，以针摇动，进捻搓弹，直待气至。"《神应经》则指出："用右手大指及食指持针，细细动摇，进退搓捻其针，如手颤之状，谓之催气。"

综上所述，得气作为针刺治病获效的关键，它既有病者客观征象的反应，又有医者主观意识的体验。针刺必须得气，才可言针刺的作用。

第九节　《黄帝内经》"多针刺法"的作用及临床应用

多针刺法，是指在施术部位采用2支以上的毫针刺入，施以一定的手法以治疗疾病的刺法。由于多针刺法在施术部位刺入的针数较多，刺激量较大，改善了局部的血液循环与组织营养，促进了针刺感应的扩散与传导，起到了行气活血，疏通经络，扶正祛邪的作用，因此，效果较一般刺法显著。《黄帝内经》中的"多针刺法"主要有傍针刺、齐刺、扬刺、赞刺等。

一、"多针刺法"的作用

（一）疏缓筋脉，逐寒除痹

《灵枢·官针》曰："凡刺有十二节，以应十二经……四曰齐刺，齐刺者，直入一，傍入二，以治寒气小深者。或曰三刺，三刺者，治痹气小深者也……十一曰傍针刺，傍针刺者，直刺傍刺各一，以治留痹久居者也。"

齐刺、傍针刺皆是治痹的多针刺法，齐刺重在痹的范围小，病位深，傍针刺重在痹之久留。齐刺、傍针刺治痹，其痹或深或久，当属筋肉系统之疾，即针灸学中的经筋病。经筋是十二经脉之气结聚于筋肉关节的体系，是十二经脉的外周连属部分，其分布与十二经脉的体表通路基本一致，行于体表，结聚于关节、骨骼部，《素问·痿论》曰："宗筋主束骨而利机关也。"经筋的主要作用是约束骨骼，利于关节屈伸活动，以保持人体正常的运动功能。相应部位的经气痹阻不通，则会导致经筋为病。经筋病，尤以经筋结聚处的疼痛或粘连结滞，影响关节的正常屈伸运动，关节附近经筋结与聚的部位，其病位深范围较集中，尤其是寒气凝滞久者，单针刺激难以中的，不易奏效。

《灵枢·官针》曰："凡刺有五，以应五藏……四曰合谷刺，合谷刺者，左右鸡足，针于分肉之间，以取肌痹，此脾之应也。"隋《黄帝内经太素》言"合谷刺"为"合刺"，关于合刺，杨上善在注文中解曰："刺身左右分肉之间，痏如鸡足之迹，以合分肉间之气，故曰合刺也。"瘢，原指瘢痕，针灸中指针刺所留的针眼。如《灵枢·终始》："一方实，深取之，稀按其瘢，以极出其邪气；一方虚，浅刺之，以养其脉，疾按其瘢，无使邪气得入。"张介宾注曰："瘢，针瘢也。"由此可见，留下针眼形如鸡足之合谷刺者，可谓多针刺也，可用于肌肉较为丰厚的部位施术以治肌痹，如落枕、腰扭伤等引起的某部位的肌肉酸痛或某肌群的肌肉痉挛、麻痹。当然，一针多向刺的说法也有其自身的道理，刺肌痹，"无伤卫"，是本着少刺皮毛的原则，通过针体在肌层内运动手法，以达到治疗之目的。

（二）通经接气，止痛起废

取穴进针后，产生针感，手法控制针感，可使针感沿一定的方向传导，针感传递到一定的位置会出现传导阻滞。这时，在同一条经脉上相近的位置选择几个穴位刺入，运行针体使其联结，可以加强针感的传导作用，此为接经法。

《灵枢·厥病》曰："厥头痛，贞贞头重而痛，泻头上五行，行五，先取手少阴，后取足少阴。"五行，指头部分布着的五条经脉线路，中行督脉，其旁左右二行各为足太阳膀胱经，又旁左右二行各为足少阳胆经。行五，即上述五行，每行在头部各有五个穴位。《黄帝内经》中"行五"原指头部五条经脉循行线上的具体腧穴，五五计二十五个穴位，但在临床的具体应用上，由于头痛的具体位置、范围大小不等，因此，在针刺治疗上也就不必拘泥于有固定位置的经穴上，而是沿经脉，短距离地均匀地截取针刺刺激点。后世医家，如功派的代表人物张子和常以此法医病。

今人接经法，有于针感终点稍前方针刺，不计是否有具体穴位；也有人多在关节附近运针通气；还有人在患肢的经脉循行线上短距离均匀地截取穴位，如小儿麻痹症，采用排针法刺治，就是在经脉的循行线上密集排列针灸针，在运针时，由此及彼，依次地运动针体，以促使经气由近及远地串通下去，抑或采用电排针的方法，排针、电排针治疗小儿麻痹症有较好的疗效。

（三）调营固卫，扶正祛邪

《灵枢·官针》十二节刺中还有："……五曰扬刺，扬刺者，正内一，傍内四，而浮之，以治寒气之博大者也……十二曰赞刺，赞刺者，直入直出，数发针而浅之出血，是谓治痈肿也。"《灵枢·官针》曰："豹文刺者，左右前后针之，中脉为故，以取经络之血者，此心之应也。"

上述之法，其刺治皆宜于人体表浅部及其血脉方面的有关病变，体表在经络系统中属于皮部，皮部是十二经脉功能活动反映于体表的部位。《素问·皮部论》曰："凡十二经络脉者，皮之部也。"这说明皮部也是络脉之气散在的所在。皮部位居人体最外层，是机体的卫外屏障，皮部自身为病，卫外功能失调，会邪传于内，则会出现毛窍闭塞，皮表麻痹，或毒邪袭表产生疹、癣、痈疮、肿毒等疾患。

二、"多针刺法"的临床应用

（一）傍针刺

《灵枢·官针》曰："傍针刺者，直刺、傍刺各一，以治留痹久居者也。"这种针法是先直刺一针，再在近傍斜向加刺一针。正傍配合而刺，故称"傍针刺"。该法多用于压痛明显且固定不移，久久不愈的病症。

临床上如肱骨外上髁炎、肱骨内上髁炎、桡骨茎突狭窄性腱鞘炎等，可采用此法治疗。若得气后加用温针，能加强局部压痛处的通经活络作用，疗效更佳。又如，治疗皮层性呃逆采用攒竹穴傍针刺疗效显著，具体刺法是：先从眉头攒竹穴部位进针，针尖达到眉中眶上裂，左手拇指按压针尖，使针身紧贴眼眶，右手持针捻转 36 次，为一度手法；再从阳白穴进一针，使针尖向下到眉中眶上裂，与第一针尖相遇，左手拇指压按针尖，使针尖紧贴眶上裂，右手持针捻转 36 次，为一度手法。一般二针各行二度手法后出针。再如，对慢性腰腿痛，取环跳穴，直刺一针，傍开 0.5 寸处斜刺一针，两针尖会于一处，深 3 寸许，施小幅度捻转提插，针感可上传腰部，下达足外侧，立获显效。对脑血管意外所致的偏瘫，可取肩髃、曲池、环跳、足三里，用傍针刺法，疗效优于其他刺法。

（二）齐刺

《灵枢·官针》载："齐刺者，直入一，傍入二，以治寒气小深者。或曰三刺，三刺者，治痹气小深者也。"这种针法是正中先刺一针，傍边再刺二针，三针齐用，故名齐刺。齐刺三针集合，又称三刺，适用于治疗病变范围较小而部位较深的痹痛等症。

临床上常用治肩周炎、肱三头肌长头肌腱炎、冈上肌炎、坐骨神经痛、臀上皮神经损伤等痛点小而固定者。操作时宜找准痛点，直刺入一针，捻转提针，得气后留针，再从两旁向病所各刺入一针，得气后留针 30 min。如肩周炎，病程较长，肩关节向前后活动障碍明显，肩关节前后有明显压痛，其压痛点或在经穴上（肩贞、肩内陵、臑俞、天宗），或在经穴附近及其他位置，说明肩关节部、肩胛部肌肉层之间有粘连，故治宜疏缓筋脉，以解除粘连。因此，其压痛点上就可施以齐刺之法，垂直刺一针，旁各刺一针，共三针刺之。同时，在手法上也可以上下提插，以减轻局部组织的粘连。类同于此的还有颈、腰椎病、腰突症、梨状肌损伤，颈、腰骶部深层肌肉的损伤等，其原发灶范围不大，病位较深，可用齐刺法治疗。

临床应用时，既可一穴三针，又可临近三穴相配，如取督脉经穴和夹脊穴、足太阳经背部穴相配；任脉经穴和腹部肾经穴或胃经穴相配。亦可同经一穴为主上下相近穴相配，如寒湿腰痛取命门与十四夹脊，心绞痛取至阳与第七夹脊，心律失常取神道与第五夹脊，哮喘病取大椎穴与定喘穴齐刺后加拔火罐，可立即缓解症状。

（三）扬刺

《灵枢·官针》载："扬刺者，正内一，傍内四，而浮之，以治寒气之博大者也。"这种针法是在穴位正中先刺一针，然后在上下左右各浅刺一针，刺的部位较为分散，故称扬刺。本法适宜于肌表的酸痛、麻木，寒气浅而面积较大的痹症，如股外侧皮神经炎。扬刺是一种类似梅花状的刺法，针刺时正内一针刺入较深，傍四针可较浅，扬刺无出血，但务必使每根针下都得气。

临床上治疗腱鞘囊肿，可在囊肿的上下左右各平刺一针，再从囊肿隆起中央直刺一针至囊底。治慢性前列腺炎、尿潴留可先针中极，再以中极为中心四周各距 0.5 寸刺一针，得气后持续捻转数分钟，多能一次见效。治头项强痛、恶寒发热、咳嗽哮喘，先针大椎穴，次针崇骨、陶道，再针定喘。治胃脘疼痛、呕吐呃逆、纳呆泻痢，先针中脘，次针上脘、建里，再针梁门。

（四）赞刺、豹文刺

《灵枢·官针》载："赞刺者，直入直出，数发针而浅之，出血，是谓治痈肿也。""豹文刺者，左右前后针之，中脉为故，以取经络之血者，此心之应也。"二者都是应用三棱针刺络出血的治疗方法。从《黄帝内经》文字看，赞刺重在浅出血，而能和卫调营，豹文刺强调中脉，重在排毒除苑。但在临床的具体应用上，此二者宜互参。散刺、梅花形刺要看病灶的形态而定，少量浅出血，量稍大的中脉出血，要看毒邪的程度，因此，二者应相互补充为用。赞刺、豹文刺可运用于蛇丹、丹毒、疮疖痈肿、多形红斑等疾患。今人治疗皮部带状疱疹的围刺，可谓受前人启发而又有新发展的多针刺法，此法非扬刺，亦非赞刺、豹文刺，不拘其病灶的形态，在病灶周围密麻排以毫针，以围拢病区，围刺的范围随着治疗后病区的缩小而缩小，以至治愈。

第十节　针灸配穴处方

针灸配穴处方是在分析病因病机、明确辨证立法的基础上，选择适当的腧穴和刺灸、补泻方法组合而成的，是针灸治病的关键步骤。

针灸配穴处方必须在中医学基本理论和针灸治疗原则的指导下，根据经脉的循行分布、交叉交会和腧穴的分布、功能及特异性，结合疾病涉及的脏腑、病情的标本缓急进行严密组合。做到有法有方、配穴精炼、酌情加减、灵活多变。从临床实际情况出发，择优选用一种或多种配穴方法组成处方。

《针灸精义》载："不知穴之配合，犹如癫马乱跑，不独不能治病，且有使病机变生他种危险之状态。"临床上，如果配穴恰当，取穴准确，疗效就会提高；如果配穴无章，取穴不准，效果就差，甚至会产生副作用。

一、选穴原则

针灸选穴原则主要有局部选穴、邻近选穴、远端选穴、辨证选穴、随症选穴。

（一）局部选穴

局部选穴就是围绕受病肢体、脏腑、组织、器官的局部取穴，是根据每一个腧穴都能治疗局部病症这一作用而制定的一种基本选穴方法，体现"腧穴所在，主治所在"的治疗规律。所谓局部，也并非单指病灶周围或"以痛为腧"，而是指与脏腑病位相应的局部穴位。

局部选穴多用于治疗病变部位比较明确，比较局限的病症以及某些器质性病变。例如，头痛选百会或太阳，鼻塞选素髎或迎香，面瘫选颊车或地仓，脱肛选会阴或长强，等等。又如，胃痛可取中脘、下脘，肺部疾患如咳喘可取天突、膻中，心痛可取巨阙、膻中，等等。

对于针感不明显的患者，从加强局部的刺激作用来看，局部选穴更加适宜。例如，临床上对各种关节疼痛、痿证以及扭伤、皮肤病、腱鞘囊肿、甲状腺肿大等在局部选穴，用围刺法施针，其疗效就比较理想。

（二）邻近选穴

邻近选穴就是在距离病变部位比较接近的范围内选穴。例如，目疾、耳病取风池，牙痛取太阳或上关，鼻病取上星或通天，痔疮取次髎或秩边，等等。

临床上的前后对应取穴也属于邻近选穴，即身前有病在身后选穴，或身后有病在身前选穴。例如，舌强不语取风府或哑门，胃脘疼痛取至阳或胃俞，前阴有疾取次髎或肾俞，肩背疼痛取中府，脊柱强痛取人中。也可取对应的阿是穴。方法是先在胸腹（或腰背）部探明阳性反应点，然后向腰背（或胸腹）部划一水平弧线，在与阳性反应点相对处定穴，前后各斜刺一针，此法多用于治疗胸腹部或腰背部疼痛性病症。

（三）远端取穴

远端取穴是指选取距离病痛较远处部位的腧穴，一般在病变部位所属和相关的经络上的腧穴。这一选穴原则是根据腧穴具有远治作用的特点提出来的，体现"经脉所通，主治所及"的治疗规律，是针灸处方选穴的基本方法。

远端取穴适用于在四肢肘、膝关节以下选穴，用于治疗头面、五官、躯干、内脏病症。在针灸临床上应用十分广泛。如大家熟悉的《四总穴歌》"肚腹三里留，腰背委中求，头项寻列缺，面口合谷收"就是远端取穴的典范。

（四）辨证选穴

辨证选穴是根据疾病的证候特点，分析病因、病机，针对不同的病因、病机、证型而选取不同的穴位。

临床上有许多病症，如发热、昏厥、虚脱、失眠、健忘、多梦、贫血、月经不调等，均属于全身性病症，因无法辨位，不能应用上述部位选穴的方法。此时，就必须根据病症的性质进行辨证分析，将病症归属于某一脏腑或经脉，然后按经选穴。例如，肾阴不足导致的虚热选肾俞、太溪，心肾不交导致的失眠选心俞、肾俞、三阴交、太溪。

（五）随症选穴

随症选穴是针对疾病的个别突出的症状而选取穴位。这种随症选穴法都是长期临床经验的结晶，疗效较高，又称为"经验选穴"。例如，发热选大椎或曲池，痰多选丰隆或中脘，贫血选膈俞或足三里，恶心呕吐选中脘或内关等均是。

二、配穴方法

配穴是在选穴的基础上，将具有类似作用的 2 个或 2 个以上的腧穴进行组合配伍，其目的在于加强腧穴之间的协同作用，相辅相成，提高疗效。

针灸临证配穴一定要从整体出发，结合患者的具体情况，全面考虑，主要有按部配穴和按经配穴两大类。

（一）按部配穴

1．前后配穴法

前后配穴法又称"腹背阴阳配穴法"，是以躯体前后部位所在腧穴相互配伍的方法，《黄帝内经》称其为"偶刺"。例如，胃脘疼痛：前取中脘、梁门，后配胃俞、筋缩；咳嗽、气喘：前取天突、膻中，后配肺俞、定喘；中风失语：前取廉泉、承浆，后配风府、哑门。此外，"俞募配穴法"也属此类。

2．左右配穴法

由于十二经脉的循行是左右对称的，有的还具有左右交叉的特点，故左右配穴法既可以左右交叉取（左病取右或右病取左），也可以左右对称取（左右同取）。

正如《素问·阴阳应象大论》提出"以右治左，以左治右"的配穴方法。《灵枢·官针》中的"巨刺""缪刺"与本法相类似，故又称"交经缪刺法"。

十二经脉在人体呈左右对称分布，保持着相对的平衡。在病理情况下，如果一侧虚而不足，另一侧就显得实而有余；反之，如果一侧实而有余，另一侧就显得虚而不足。这就可以用左右配穴来补虚泻实。

左右配穴法对于治疗头痛、牙痛、风湿痹痛、扭伤以及面瘫、半身不遂等病症常有独到之处。疼痛发作针对侧，痿证后期刺健侧，以调节左右气血，促使经络平衡。

左右交叉配穴多用于治疗头面疾患。左侧面瘫取同侧地仓、颊车，配右侧合谷、手三里；右侧偏头痛取同侧太阳、头维，配左侧外关、足临泣。

左右对称配穴多用于治疗内脏疾患。胃痛取双侧梁门、足三里，咳喘取双侧肺俞、膏肓等。

3．上下配穴

将腰以上或上肢腧穴和腰以下或下肢腧穴配合应用。例如，风火牙痛——合谷、内庭；胃痛呕吐——内关、足三里；子宫脱垂——百会、关元；头项强痛——大椎、昆仑。此外，"八脉交会穴"配伍，如内关配公孙，外关配足临泣，后溪配申脉，列缺配照海等，也属于本法的具体应用。

（二）按经配穴

1．本经配穴

本经配穴是指当某一脏腑、经脉发生病变而未涉及其他脏腑、经脉时，遵循"不盛不虚，以经取之"的治疗原则，选取本经脉的腧穴配伍成方。例如，肺病咳嗽，以手太阴肺经中府、列缺、太渊、尺泽相配；少阳头痛，以足少阳经率谷、风池、足临泣、足窍阴相配。

2．表里经配穴

表里经配穴法是以脏腑、经脉的阴阳表里关系为依据的配穴方法。这是根据

《素问·阴阳应象大论》"从阴引阳，从阳引阴"理论制定的。具体方法是某一脏腑、经脉有病，除选取本经脉的腧穴以外，同时配以表里经有关腧穴。

如：心绞痛以手厥阴心包经内关配手少阳三焦经外关（可采取透穴形式）；肝病以足厥阴肝经期门、太冲配足少阳胆经阳陵泉；胃痛以足阳明胃经梁门、足三里配足太阴脾经公孙；遗尿以足太阳膀胱经委中、肾俞配足少阴肾经太溪；等等。《灵枢·五邪》载"邪在肾则病骨痛……取之涌泉、昆仑"，也是病邪在肾以足少阴经和足太阳经腧穴配伍应用的实例。

3. 子母经配穴法

子母经配穴法是参照脏腑及十二经脉的五行属性，根据"虚则补其母，实则泻其子"的治疗原则制定的配穴方法。

如：虚劳咳嗽，症见体弱羸瘦者，除取手太阴肺经腧穴及肺的背俞穴外，根据土生金、虚则补其母经的原理，另配以足太阴脾经、足阳明胃经腧穴及背俞穴，如血海、三阴交、足三里、脾俞、胃俞以培土生金；肝阳上亢引起的头晕、头痛、目赤肿痛等，除取足厥阴肝经太冲、行间穴外，根据木生火、实则泻其子经的治疗原理，另配手少阴心经或手厥阴心包经腧穴，如神门、少冲、少府、内关，以泻火平肝。

4. 交会经配穴法

交会经配穴法即按经脉的交叉、交会情况来配穴。某一病变部位有数条经脉交会或某一病症与数条交会经脉有关，都可按此法配穴。

如：前额部和偏头部位有足阳明胃经与足少阳胆经交会，那偏正头痛可取分属二经的头维、阳白、率谷、内庭、足临泣；髋枢部有足太阳、足少阳经交会，故髋枢部疼痛可取两经的交会穴环跳配分属二经的秩边、承扶、居髎、阳陵泉；泌尿、生殖系疾患和妇科病多与任脉、足三阴经病理变化相关，故常取任脉的关元、中极配足三阴经交会穴三阴交治之。

三、处方组成的其他要点

（一）选择合适的刺灸方法

针所不为，灸之所宜。针刺与艾灸虽然同属于外治法，但它们的作用不尽相同，临床上应有所区别。例如，实热证一般只针不灸，虚寒证就应少针多灸。因此，针灸临床上必须根据具体病症酌情施术，选择用针、用灸，或针灸并用，决定用多针少灸或少针多灸，方能取得应有的疗效。

（二）针刺深浅不同，治疗作用有别

针刺深浅与处方作用的发挥有着密切的联系。针刺深浅不同，产生的疗效就会有显著差别。《素问·刺要论》载："病有浮沉，刺有浅深。"《灵枢·官针》载："疾浅针深，内伤良肉……疾深针浅，病气不泻。"针灸临床按方施术，要因人、因病、因时、因针刺部位的不同而灵活掌握针刺的深浅。

（三）补泻手法不同，治疗效果有异

补泻是针灸施治的基本法则，在同一个腧穴中，如果补泻手法不同，其治疗作用

完全相反。例如，补合谷、泻三阴交有行气活血、通络化瘀之效，用以治疗气滞血瘀之经闭、痛经，并有堕胎作用；泻合谷、补三阴交则有调理气血、固经养胎之效，用以治疗月经过多、崩漏，且有保胎作用。汗证，先补合谷，次泻复溜，可以发汗；先泻合谷，次补复溜，则可以止汗。

（四）知常达变，随症增减腧穴

一个处方中的腧穴增加或减少，不仅关系到治疗效果，而且还会改变处方的主治。一般来说，处方中的主穴是基本不变的，随着病情的变化而加减腧穴。实证哮喘以膻中、列缺、肺俞、尺泽为基本方，若是风寒太盛，便减去尺泽，增加风门；若属痰热，则减去列缺，增加丰隆；若是哮喘急性发作，则减去肺俞，增加孔最。

（五）把握治疗时间

把握治疗时间，也是针灸处方的重要因素。主要有选择适宜的治疗时间、掌握好留针施灸时间、制订疗程时间和间歇时间、预测总体治疗时间等方面。

1．治疗时间

选择适宜的治疗时间对某些病症能够更好地发挥治疗作用，提高疗效。例如，失眠症，上午治疗就不如下午或晚间治疗效果好，尤其是睡前 $1 \sim 2$ h 为最佳。月经不调和痛经则应该在月经来潮之前 $3 \sim 5$ 天开始治疗，直到月经干净为止。女子不孕最好能在排卵期前后连续针灸。女性患者，若非月经方面的病症，经期理当停针。

2．留针时间

留针时间也是针灸处方中的重要内容。一般病症以留针 $20 \sim 30$ min 为宜。在留针时间内，每隔 $5 \sim 10$ min 行针 1 次，谓之"动留针"。对于不容易配合针刺的婴幼儿及肢体痉挛性疾病的患者，不适合留针，可略施行针手法后旋即出针，防止发生弯针、断针事故。对于一些急性痛症，如急性阑尾炎、急性胆绞痛、肾绞痛等，则需要长久留针，少则 $1 \sim 2$ h，多则 10 h 以上。

3．间歇时间

一般慢性病症可每日或隔日治疗 1 次。对于一些需要尽早控制的疾病，如急性传染病、剧烈疼痛等，则需要每日 2 次或每隔 $5 \sim 6$ h 针灸 1 次，不可间隔太长时间，否则不利于积累疗效。每个疗程之间应休息 $3 \sim 5$ 天，然后再继续下一个疗程。如此可以避免因连续刺激机体产生的耐针性，使兴奋性降低而影响疗效。

针灸间隔时间有时还需要根据不同针灸方法而定。如埋针疗法、埋线疗法、针挑疗法和刺络出血较多者，可 1 周左右治疗 1 次。

4．总体治疗时间

凡急性、简单的病症，如昏厥、急性扭伤、落枕、牙痛等，治疗时间较短，少则 1 次，多则 $3 \sim 5$ 次，即获痊愈。而慢性病、疑难病和肢体功能障碍性疾病，如肥胖症、男性不育、女子不孕、中风偏瘫、截瘫等，治疗时间较长，少则数月，多则数年。

有些疾病，在已经治愈后为了巩固疗效、防止复发，也还需要续治 $3 \sim 5$ 次。对于左右经络失衡引起的病症，如面瘫、中风偏瘫、足内翻或足外翻等，经过治疗，一旦达到了相对平衡，就应该收效即止，"已静勿动"。切不可贪效而多加治疗，以免

"矫枉过正"，导致新的左右经络失衡。对于极少数疑难奇症的治疗，如果一时难以做出判断，不妨先试治 5 ～ 10 次，以观后效，再做预测。

第十一节　针灸临床治疗的"三八"规律

在针灸临床治疗中，如何组织最有效的处方，是我们需要认真对待的问题。正如《灵枢·禁服》说："夫约方者，犹约囊也，囊满而弗约，则输泄，方成弗约，则神与弗俱。"这里有两层意思：一是指针刺前选用最恰当的处方；二是在针刺过程中适当变换处方，以求得最好疗效，然后守方治疗。现代临床发现，针灸处方的使用一般不超过 7 天。因此，扎针时恰当选用穴位，组成最佳处方，连续用针 7 ～ 10 天为 1 个疗程，然后换方。否则，2 个疗程之间就得停歇一段时间，一般为 7 天左右，目的是免除耐针性。因此，选穴组方十分重要，弄得不好就会产生耐针性从而降低疗效。

在针灸临床治疗时，我们提出针灸处方的"三八"规律。一是选穴配方一般不超过 8 个；二是同一处方使用一般不超过 8 天；三是针灸 1 个疗程一般为 8 天（次）左右。

一、选穴配方一般不超过 8 个

这是指取穴要求精炼。选穴配方，应力争少而精，不应繁杂。必要的取用，不必要的不用。一针能治愈最为理想。用穴多少要随病情而定，应分标本缓急，不要因为症状复杂，病情严重，所有之症同时都要治疗，如此反而会使作用分散，因此，应抓住主要症状先治，其他一些兼症可随之消除。总之，用穴宜精不宜多，每次用穴，一般疾病以不超过 8 穴为宜，对于急症、缓症以及特殊情况可灵活掌握。假如盲目乱针，就有导致病情恶化的可能。例如，三叉神经痛，在患处乱刺，会使疼痛加剧。另外，对左右穴的筛选，取双穴还是取单穴，取健侧或患侧，皆应准确恰当，方为有效。在病情复杂的情况下，出现多经病变，或同一症状而不同经病，一定要仔细进行经络检查与辨证，为选穴配方提出依据，精准地选穴。

二、同一处方使用一般不超过 8 天

这主要是为了避免经络腧穴疲劳现象。经络腧穴疲劳现象是指在针灸临床过程中由于过多重复使用同一部位的穴位，或者反复使用过重的手法、过强的电针等致经络疲惫而出现针感迟钝、得气困难甚至出现气逆、病情加重等异常反应，或多种因素引起的经络气血过度耗伤，经络气血不足，导致经络腧穴功能减弱。主要表现为：一些单纯的疾病虽经针灸治疗，但病势不减；虽然某些疾病经治疗后病情好转，但进一步治疗则疗效不显，反而加重；等等。若只涉及个别穴、单一经脉，则称之为局部经络

腧穴疲劳现象；若涉及整个经络系统，则称之为整体经络腧穴疲劳现象。

是否出现经络腧穴疲劳，可从以下五点进行判断：①患者大多有经多方针灸医师行针刺治疗，久治难愈，甚则越治病情越重的经历；②针感失常，或数刺乃知，或刺之而气不至，或针刺后症状不减，反而加重；③初期治疗效果理想，但后期治疗无明显进步；④采用强电针刺激，或多种治疗手段，病情不见起色；⑤正气虚，对疾病的易感性强。

导致经络腧穴疲劳的原因，分为外源性和内源性两类。外源性最为常见，多为医者的"失治、误治、用针不慎"所致，或刺激量过大，同一腧穴连续刺激时间过长；或浅深失当，或手法不精。值得特别注意的是，有时由于经济利益的驱使，不适当地过度使用综合疗法，如艾灸、耳压、按摩、拔罐、穴位注射、埋线、敷贴等，也是导致经络腧穴疲劳的常见原因。内源性一般为患者自身障碍所致，不知保养是最主要的原因，此种人一旦发病，甚难调治。

临床上一般要求同一穴位连续针刺不超过 8 天，因此，一些慢性病每个疗程的用穴应当辨证取穴，宜循经选局部及远端穴及配伍头针、背俞穴，分几组穴位，轮流交替针刺，如此可以避免因连续刺激机体产生的耐针性，使兴奋性降低而影响疗效。

三、针灸一个疗程一般为 8 天（次）左右

为避免和纠正经络腧穴的疲劳现象，我们要依病情合理制订疗程，每次治疗之间和每个疗程之间一定要有充分的休息。

临床上一般急性疾病、剧烈疼痛等，需要每日 2 次或每隔 5～6 h 针灸 1 次，不可间隔太长时间，否则不利于积累疗效。凡急性、简单的病症，如昏厥、急性扭伤、落枕、牙痛等，治疗时间较短，少则 1 次，多则 3～5 次，即获痊愈，中病即止，一般不强求疗程。但慢性病、疑难病和肢体功能障碍性疾病，如肥胖症、男性不育、女子不孕、中风偏瘫、截瘫等，治疗时间较长，可每日或隔日治疗 1 次，一般 8 天（次）为 1 个疗程。每个疗程之间应休息 5～7 天，然后再继续下一个疗程。

临床上医患求愈心切，常出现针刺治疗过频或不间断地治疗，这对疾病的恢复无益，如一些顽固性面瘫患者，经常属于治疗过度，此时要暂停一切面部针刺治疗，或仅给予双侧对称按摩，力度以舒适为度。经过疗程间的休息反而发现恢复比前好，可见有时休息比针刺更重要。

第十二节　如何提高针灸临床疗效

针灸临床疗效的提高，概括起来主要体现在两个方面：一是针灸治疗的治愈率和有效率提高；二是临床治疗上疗程的缩短。提高针灸临床疗效的因素，一般来说主要

有辨证因素、精神因素、穴位因素、针刺得气状况、针刺手法和把握针灸治疗时机等。临床上如能有效地掌握控制这些因素，就可提高针灸临床疗效。

一、辨证因素

辨证施治是指导针灸临床的总则，八纲辨证、脏腑辨证，尤其是经络辨证，皆是不容忽视的。只有辨证施治，方可提高疗效。临床上针灸取穴配方要符合治疗"法则"。治疗"法则"的确立，离不开辨证施治的理论指导。因此，正确地运用辨证施治是针灸治病的关键。

辨证的过程中，首先要解决辨证与辨病的关系。辨病即是对疾病的辨析，以确定疾病的诊断为目的，从而为治疗提供依据；辨证是对证候的辨析，以确定证候的原因、性质和病位为目的，从而根据证来确立治法，据法处方以治疗疾病。辨病与辨证都是以患者的临床表现为依据，区别在于一为确诊疾病，一为确立证候。要提高中医的临床诊治水平，必须走辨病与辨证相结合的诊治思路，即通常所说的"先辨病，再辨证""以辨病为先，以辨证为主"的临床诊治原则。例如，虽系腰痛，有因肾虚而致，有因外伤或风寒湿与其他病所引起。若诊断不清，就提不出有效的具体治法，仅取"委中"疗效不能满意。又如，胃脘痛一般选取中脘、足三里、内关三穴。当痛及少腹与胸胁时，属肝郁犯胃所致，即要选配肝经的太冲穴位；若出现胀满、纳呆、消化不良时，属脾胃虚寒所致，则要选配脾经的公孙穴位。

二、精神因素

这里指医患双方的精神状态，正如《灵枢》提到的"治神"。医患双方均保持良好精神状态，是提高针灸疗效的又一因素。

（一）患者方面

首先，患者治疗前要安定精神，无大怒、无大劳、无大饥、无大渴等。其次，患者要高度信任医生，对针灸治疗充满信心。临床上会碰到这样的情况，中风瘫痪患者神志清醒且对针灸治疗充满信心，扎第1次针时，患者竟能在瘫痪后第1次举起病侧上肢。笔者认为这并非完全是针灸的作用，可能也与患者对医者的高度信任从而唤起了自身潜意识有关。临床观察中发现对那些气郁导致的疼痛等病症，在对症治疗中加一些太冲、阳陵泉等疏肝解郁的腧穴，往往能提高疗效。再次，患者治疗后亦当静养，不要有大的精神波动和形体劳作。

（二）医生方面

首先，针刺时要求医生"守神"，做到"毋闻人声，以收其精，必一其神，令志在针"，说简单点就是排除一切干扰，平心静气，专心致志地行针治病。作为医者要集中精神、全神贯注、手如握虎，属意病者。其次，在针灸过程中还要注意语言诱导，进行心理治疗。

三、取穴准确

取穴准确包含两方面意思：一是选穴精准，二是取穴位置准确。

（一）选穴精准

选穴配方，应力争少而精，不应繁杂。必要的取用，不必要的不用。一针能治愈最为理想。一般疾病以8穴以下为宜。但对疑难病有时用穴增多，这是因病情而决定。假如盲目乱针，就有导致病情恶化的可能。例如，三叉神经痛，在患处乱刺，会使疼痛加剧。另外，对左右穴的筛选，取双穴还是取单穴，取健侧或患侧，皆应准确恰当，方为有效。在病情复杂的情况下，出现多经病变，或同一症状而不同经病，一定要仔细进行经络检查与辨证，为选穴配方提出依据，精准地选穴。临床上针对病症结合穴位的特性来选穴，例如，足三里、关元等穴只用于补虚，十宣、井穴等只用于泻实；有些穴擅于温阳，有些穴只是退热。针梁丘穴治疗急性胃痛，灸大敦、隐白治崩漏等。另外，有些穴还有较大特异性，如至阴矫正胎位、内关治疗心率异常等。

（二）取穴位置准确

取穴不准，未得其真，或偏离经络，恐难获预期针感和效果。未刺中穴位，哪怕选穴配方再妙，手法再纯熟，也无济于事。例如，取养老穴时，不转手向胸，很难取准穴位。背部俞穴，若不认真数、摸椎骨也找不准，凭肉眼观察容易有误。因此，一定要掌握经络的循行和经穴的部位，以及一些经穴的特殊取穴方法，这是针灸医生的基本功。

四、针刺得气因素

针刺时患者针处有酸麻重胀感，甚或感觉前述之感向远端放射，医者手下有沉重紧涩的感觉，即为得气。针灸主要通过调理气血达到扶正祛邪目的，故曰"用针之类，在于调气""气至而有效"。循经感传、气至病所是较强的得气现象。若出现该情况，疗效将佳。因此，有效地调节针感是提高疗效的重要一环。若针下不得气，需要查明原因。若属取穴不准，要及时纠正针刺方向、角度与深度。若属病者体质或病情的缘故，可用手循经点按，以催气至。临床上遇到体质十分虚弱，得气感很差或不得气的患者，如果先给以一定的补养药，待其正气稍盛，此时再针刺就比较容易得气，针灸的疗效也随之提高。

五、刺灸方法因素

在诸多决定和影响针灸疗效的因素中，刺灸方法是起主导作用的因素之一。

（1）针对患者的病情和具体情况选择合适的刺灸方法。所谓"针所不为，灸之所宜"。针刺与艾灸虽然同属于外治法，但它们的作用不尽相同，临床上应有所区别。例如，实热证一般只针不灸，虚寒证就应少针多灸。因此，针灸临床上必须根据具体病症酌情施术，选择用针、用灸，或针灸并用，决定用多针少灸或少针多灸，方能取得应有的疗效。

（2）明确具体的操作方法。补泻是针灸施治的基本法则，在同一个腧穴中，如果补泻手法不同，其治疗作用完全相反。例如，补合谷、泻三阴交有行气活血、通络化瘀之效，用以治疗气滞血瘀之经闭、痛经，并有堕胎作用；泻合谷、补三阴交则有调理气血、固经养胎之效，用以治疗月经过多、崩漏，且有保胎作用。要施以正确的补泻手法，才能调整阴阳、气血、经络虚实，使之平衡，达到治病的目的。若手法不明，补泻不清，难取良效。

（3）针刺深浅不同，产生的疗效会有显著差别。《素问·刺要论》曰："病有浮沉，刺有浅深。"《灵枢·官针》曰："疾浅针深，内伤良肉……疾深针浅，病气不泻。"针灸临床按方施术，要因人、因病、因时、因针刺部位的不同而灵活掌握针刺的深浅。

总之，掌握适当的刺灸术式和刺灸量，不可草率从事，也不可机械盲目地使用一些无用的手法，才能取得较好疗效。

六、把握针灸治疗时机

治疗时机是提高针灸疗效的重要方面。把握针灸时机，主要有选择适宜的治疗时间、制定疗程时间和间歇时间等。

选择适宜的治疗时间对有些病症能够更好地发挥治疗作用，提高疗效。例如，失眠症，上午治疗就不如下午或晚间治疗效果好，尤其是睡前 1～2 h 为最佳。月经不调和痛经则应该在月经来潮之前 3～5 天开始治疗，直到月经干净为止。女性不孕症，在排卵期前后几天连续针灸等。对于许多疾病，延误治疗时机，会加大针灸治疗的难度。又如周围性面神经瘫痪，有人认为早期针刺可能加重病情，因此，主张过了急性期再予治疗。但我们通过临床观察，认为应该刚得面瘫就予治疗，只是早期应以远道取穴为主，局部穴位应该浅刺轻刺，及早治疗能明显缩短病程。对于脑血管意外也是如此，即使病情尚不稳定，也可给予针刺治疗，但此时应谨慎操作，刺激量不宜过大。如果发病以后很长时间才予治疗，效果往往不太理想。

一般慢性病症可每日或隔日治疗 1 次。对于一些需要尽早控制的疾病，如急性传染病、剧烈疼痛等，则需要每日 2 次或每隔 6～8 h 针灸 1 次，不可间隔太长时间，否则不利于积累疗效。每个疗程之间应休息 3～5 天，然后再继续下一个疗程。如此可以避免因连续刺激机体产生的耐针性，使兴奋性降低而影响疗效。

第十三节　《四总穴歌》的理论依据及临床应用

《四总穴歌》曰："肚腹三里留，腰背委中求；头项寻列缺，面口合谷收。"初录于明代针灸家徐凤编著的《针灸大全》，以后《类经图翼》《针灸大成》等都相继载入。

这首简单的歌诀表达了宝贵的经验和深刻的道理。四个穴位分散在下肢和上肢，对头面躯干部病痛起着远道主治作用。足三里属足阳明经，主治肚腹部病痛；委中属足太阳经，主治腰背痛；列缺属手太阴肺经，与手阳明经相络，主治头项痛；合谷属手阳明大肠经，主治面口病痛。

一、足三里

"肚腹三里留"简要地指出足三里穴对胃肠系统疾患的重要治疗作用。足三里穴属足阳明胃经，为胃之下合穴，又是全身强壮穴之一，它的主要治疗作用为调胃肠、降气逆而治疗各种"肚腹"疾病。

《灵枢·邪气脏腑病形》说："胃病者，腹嗔胀，胃脘当心而痛，上支两胁，膈咽不通，食饮不下，取之三里也。"《灵枢·五邪》载："……补三里以温胃中""邪在脾胃，则病肌肉痛。阳气有余，阴气不足，则热中善饥；阳气不足，阴气有余，则寒中、肠鸣、腹痛；阴阳俱有余，若俱不足，则有寒有热，皆调于三里。"这说明只要病在脾胃，无论是阳气有余，表现为消谷善饥的热证，或是阴气有余，表现为肠鸣泄泻的寒证，或是阴阳错杂的或寒或热证，都可以取足三里调治。近代临床上多用于消化不良、急性胃肠炎、胃下垂、溃疡病、菌痢、急性单纯性阑尾炎。

《灵枢·四时气》说："邪在胆，逆在胃，胆液泄则口苦，胃气逆则呕苦，故曰呕胆，取三里以下胃气逆。"由此可知本穴还适用于胆道病症。

二、委中

"腰背委中求"是指凡腰背病症，都可取委中治疗。委中穴，位于人体的腘横纹的中点。委中穴又叫"腘中""郄中""血郄"，属于足太阳膀胱经的"下合穴"，具有舒筋通络，散瘀活血，清热解毒的作用。《灵枢·经脉篇》："膀胱足太阳之脉，起于目内眦，上额，交巅。其支者：从巅至耳上角。其直者：从巅入络脑，还出别下项，循肩髆，挟脊抵腰中，入循膂，络肾，属膀胱。其支者：从腰中，下挟脊，贯臀，入腘中。其支者：从髆内左右别下贯胛，挟脊内，过髀枢，循髀外后廉下合腘中——以下贯踹内，出外踝之后，循京骨至小指外侧。"由此可见，膀胱经在人体的走行是从头至足，其中直行经脉夹行脊柱的两侧，直达腰部。"经脉所过，主治所及"的循经取穴规律，决定了委中治疗腰痛等病症的功能。正如《素问·刺腰痛》篇曰"足太阳脉令人腰痛，引项脊尻背如重状，刺其郄中太阳正经出血"；《席弘赋》云"委中专治腰间痛"；《灵光赋》也云"五般腰痛委中安"。

临床上急性腰扭伤的患者，首先选择的穴位就是委中穴。中医理论认为急性腰扭伤等腰背部疾病大多因为局部气血阻滞不通所致，故疏通气血，恢复腰背部气血运行通畅最为重要，选用委中用浅刺出血法，或可加拔火罐，此法对急性腰扭伤有显著疗效，而单刺法则效果不大。肾与膀胱相表里，腰为肾之府，肾虚腰府失养的腰痛，取膀胱经委中亦有效。但是，委中穴虽然作为治疗腰痛之主穴，临床上亦应随证采用适当的配穴及补泻手法才能取得良好的治疗效果。

三、列缺

"头项寻列缺"是指本穴有疏风和络的功能，善治头项诸疾。马丹阳《天星十二穴治杂病歌》所说的"列缺腕侧上，次指手交叉。善疗偏头患，遍身风痹麻，痰涎频壅上，口噤不开牙"，即指出它的主要治疗作用。可是这些病症，从手太阴肺经的循行来看，并没有上行至头项等处，那应当如何解释呢？这要从表里关系去理解。手太阴肺经与手阳明大肠经表里相合。肺经有一条支脉从手腕后分出，由列缺穴直下走向食指与手阳明大肠经相衔接，而手阳明大肠经的循行从手走头，上达颈项、口齿。

一方面，列缺因为是络穴，联络着表里二经，因此，能治疗头项部病症；另一方面，还可以联系肺的生理、病理来考虑。肺主一身之皮毛，与卫表有着密切的关系，当人体感受外邪时，便会出现发热、咳嗽、头项强痛等症，这就是风寒外邪初犯肌表所出现的表证。选用列缺，可以起到疏风、解表、宣肺、通络的作用，头项强痛等症可随之消失。关于列缺治疗表证，早在《甲乙经》中就有记载："热病，先手臂瘼瘲、唇口聚、鼻张、目下汗出……列缺主之。"唇口、鼻、目下等部位同属于阳明经分布，同样是出于表里相合的关系。可见络穴的主治，由本经而扩及表里经，故列缺的主治范围颇为广泛。"头项寻列缺"就是对这种"表里同治"作用的概括，但我们不能因此而忽视其对本经络病症如"喉痹、咳、上气、喘、掌中热"（《甲乙经》）等症的主治作用。

四、合谷

"面口合谷收"是指合谷穴的治疗范围以头面、五官部的病症为重点。合谷穴属手阳明大肠经，因其位于手部，取穴方便，针刺感应能弱能强，适应证又广泛，因此在临床上最为常用。

《玉龙歌》说："头面纵有诸样症，一针合谷效通神。"《针灸甲乙经》载："唇吻不收，聋，耳中不通，齿龈痛，合谷主之。"《铜人》载："合谷治目视不明，头痛，齿龈痛，喉痹，痿痹，面肿，唇吻不收，暗不能言，口噤不开。"所述病症，其部位多在头面五官。《杂病穴法歌》也说："头面耳目口鼻病，曲池、合谷为之主。"这说明，合谷穴治疗头面五官疾患，具有突出的功效。

合谷穴为什么能主治"面口"呢？主要是由于经络的到达。手阳明大肠经的分布，从手走头，上达颈部、面颊、下齿及鼻部，再加络脉和经筋，其联系范围更广。"面口"是概指其经络所通到的部位，也是其治疗作用所到达的部位。《灵枢·杂病》说："齿痛……恶清饮，取手阳明……聋而痛者，取手阳明……颃痛，刺手阳明。"《灵枢·经脉》载手阳明的主病有齿痛、颈肿、口干、鼻衄、喉痹等，说明其经络通路和主病是一致的。因为合谷是该经的原穴，所以对这些病症，有突出的治疗作用。

第三章

特 色 疗 法

第一节　酒 醋 疗 法

酒醋疗法是用中药、酒、醋，经加热并配合红外线灯照射药物，通过局部温热刺激，使局部血管扩张，促进血液循环，从而使药物得到更好的吸收，改善局部组织的病变，并调整机体的功能的一种外敷疗法。

一、适应证

酒醋疗法具有祛风散寒、温通经络、活血化瘀、消肿止痛的作用。临床用于风湿性关节炎、类风湿性关节炎、肩周炎、腰肌劳损、扭挫伤、神经痛、痛经等。

二、禁忌证

（1）皮肤对该药物过敏者、局部皮肤病损处禁用。
（2）结核病、发热、心衰患者、癌症患者、年老体弱者、孕妇慎用。
（3）急性软组织损伤 24 h 内禁止热敷。

三、器械

（1）自制的酒醋散（组方：防风 3 000 g、荆芥 3 000 g、细辛 600 g、麻黄 600 g、川椒 600 g、桂枝 600 g、制川乌 2 000 g、制草乌 2 000 g，以上药味共研末装好备用）。另配乳香、没药、米酒、米醋。
（2）根据病位选择大小适中的布袋。
（3）蒸锅或微波炉、红外线灯等。

四、操作方法

使用时根据患处面积大小取适量制好的药散放在盆里，先把一定量的乳香、没药打碎加水先煮，待其煮沸及稍微溶解后把液体连渣倒进盆里的药散中，并配以少许的白酒、酸醋，把药散调成糊状，加热后把药物放在大小合适的纱布上，再覆盖在患者患部，使药物接触皮肤，加用红外线照射在药物上，以维持一定热度，热度以患者能忍受为度。每次热敷 30 min，每日 1 次。7 次为 1 个疗程。

五、作用机理

酒醋散所选药物具有疏风发表、祛湿散寒、温通经络、行气活血、解痉止痛等功效，而酒能活血散瘀、疏经活络，醋能消坚破结、散瘀止痛。酒醋疗法之温热作用可使治疗部位血管扩张，皮肤充血，中药弥散于皮肤内，共起温热祛寒、活血止痛等作用，故可促进渗出液的吸收，有消炎消肿的治疗作用，能降低肌肉和神经的兴奋性，有镇痛解痉之效。

六、注意事项

（1）红外线灯照射药物时，宜适当调整高度，热度以患者能忍受为度，避免烫伤患者。

（2）不宜在头面部使用。

七、临床应用举隅

酒醋疗法治疗腰痛的临床应用举隅如下。

1. 临床资料

120 例腰痛患者均为门诊患者，其中男 56 例，女 64 例；年龄最小 16 岁，最大 78 岁；病程最短 2 天，最长 6 年；病因属外伤或扭挫伤 43 例，感受风寒或湿热邪 35 例，过度劳累 21 例，身体素虚腰痛反复发作 16 例，其他原因 5 例。

2. 治疗方法

药用川乌、草乌、桂枝、细辛、防风、川椒、乳香、没药、白酒、酸醋。先将川乌、草乌、桂枝、细辛、防风、川椒按等量配伍加工成散剂配用。

使用时根据患处面积大小取适量制好的药散放在盆里，先把一定量的乳香、没药打碎加水先煮，待其溶解后把液体倒进盆里的药散中，并配以少许的白酒、酸醋，把药散调成糊状，加热后把药物放在大小合适的纱布上，再覆盖在患者腰部，使药物接触皮肤，加用红外线照射在药物上，以维持一定热度，热度以患者能忍受为度。每次热敷 30 min，每日 1 次。一般以连续治疗 7 天为 1 个疗程，未愈者休息 3 天后进行第 2 个疗程。

3. 疗效标准

痊愈：腰痛症状消失，活动自如，查体无阳性体征。

显效：腰痛症状明显减轻，功能活动基本正常，查体无明显阳性体征。

好转：腰痛有不同程度减轻，功能活动轻度受限，查体尚有阳性体征。

无效：症状、体征无改善。

4. 治疗结果

采用此法治疗 1 ～ 2 个疗程后，120 例患者中痊愈 68 例，占 56.7%；显效 27 例，占 22.5%；好转 21 例，占 17.5%；无效 4 例，占 3.3%。总有效率为 96.7%。

5. 典型病例

张某，男，36 岁，于 1999 年 3 月 16 日初诊。腰部反复发作疼痛 1 年，加重 5 天。现病史：患者 1 年前因用力不当损伤腰部，后每遇天气变化或过度劳累则腰痛复发。5 天前由于工作过度疲劳，出现腰部疼痛，弯腰、下蹲、走路等活动受限。检查：两侧腰肌拘紧，约当第四、五腰椎旁压痛明显，腰部前屈不能超过 70°，下蹲困难。舌淡红苔薄白，脉弦细。中医诊断为腰痛。采用酒醋疗法治疗 5 次后痊愈。

6．体会

腰痛的发生有因感受寒湿或湿热，有因劳累或外伤，有因肝脾肾亏损。腰痛的病变部位在肾和经络，各种原因导致腰部经络阻滞，"不通则痛"。酒醋疗法所用药物川乌、草乌祛湿散寒止痛；桂枝、防风、细辛、川椒温通经络，解痉止痛；乳香、没药活血化瘀、通络止痛；配以白酒、酸醋，其中酒性辛甘大热、气味芳香，能升能散，宣行药势，活血通络，能增强药物作用；醋性味酸苦微温，具有收敛解毒，散瘀止痛的功效，用之不仅能助酒之散瘀止痛，且可防酒之燥火太过。加红外线灯照射，局部起温热刺激，使局部血管扩张，促进血液循环，使药物得到更好吸收，从而改善局部组织的病理改变，并调整机体功能。

第二节　中药封包疗法

中药封包疗法是将加热好的中药药包置于身体的患病部位或身体的某一特定位置（穴位）上，通过药包的热蒸气使局部的毛细血管扩张、血液循环加速，利用其温热效应达到行气活血、温经祛寒、通络止痛作用的一种外治方法。

一、适应证

颈椎病、落枕、肩周炎、腰椎间盘突出症、腰肌劳损、骨关节炎、胃痛、腹胀、痛经、滑囊炎、肋软骨炎、狭窄性腱鞘炎、强直性脊柱炎、尿潴留等。

二、禁忌证

（1）皮肤对该药物过敏者、局部皮肤病损处禁用。

（2）妊娠期禁用，哺乳期、经期妇女慎用。

（3）不明肿块、出血倾向慎用。

（4）急性软组织损伤 24 h 内禁止热敷。

三、器械

（1）根据疾病辨证选药。

（2）根据病位选择大小适中的布袋。布袋有特大（15 cm×15 cm）、大（10 cm×10 cm）、中（5 cm×5 cm）、小（小于 5 cm×5 cm）4 种型号。

（3）蒸锅或微波炉。

四、操作方法

（1）将备好的药物稍打碎，装入适中的棉布袋内，扎好袋口。

（2）将药袋置于蒸锅或微波炉中加热至 50 ℃ 左右。

（3）敷药初，先轻提药袋，使其间断接触皮肤，至温度适宜时将药袋热敷患处。

（4）每日 1 ～ 2 次，每次 10 ～ 20 min，可重复加热使用，用后晾干。

五、作用机理

选用具有活血化瘀、温经通络、散寒通痹作用的药物，通过将药物放进布袋加热后，在人体局部或一定穴位，适时来回移动或者回旋运转、停留，利用温热之力使体表毛孔扩张打开，从而使药物渗透入经络、血脉以发挥活血化瘀、舒筋通络、祛风除湿、消肿止痛、强筋壮骨、行气止痛等作用。

六、注意事项

（1）若患者身体上有皮肤损伤、炎症、过敏或者用药后出现红疹、瘙痒、水泡等现象，应暂停使用。

（2）注意观察，避免皮肤烫伤。

七、临床应用举隅

（一）颈肩腰腿痛
颈肩腰腿痛包括颈椎病、落枕、肩周炎、腰椎间盘突出症、腰肌劳损、坐骨神经痛、骨关节炎等疾病。

1. 药物

菟丝子、决明子、吴茱萸、莱菔子、白芥子、补骨脂、桃仁等。

2. 操作

取舒适体位，取药袋在阿是穴（痛处）热敷。每日 1 次或多次，每次 10 ～ 20 min。

（二）软组织损伤
属于中医"筋伤"范畴。筋伤初期（伤后 2 ～ 3 天）：疼痛剧烈，局部瘀肿，肢体功能障碍；中期（伤后 4 ～ 14 天）：疼痛渐减、肿胀渐消，瘀斑转为青紫色，功能部分恢复；后期（伤后 2 周）：疼痛、肿胀均不明显，瘀斑色黄，功能基本恢复。

1. 分期用药

（1）初、中期用药：炒黄荆子、炒紫荆皮各 8 份，当归、赤芍、木瓜、丹参、羌活、独活、白芷、姜黄、花粉、防己、防风、马钱子、怀牛膝各 2 份，连翘、川芎、秦艽、甘草各 1 份。

（2）后期用药：海桐皮、透骨草、乳香、没药各 2 份，当归 1.5 份，川椒 3 份，川芎、红花、威灵仙、白芷、防风、甘草各 1 份。

2. 操作

取舒适体位，取药袋在损伤局部热敷，每日 1 次。注意：损伤后 24 h 内宜冷敷治疗，不宜按摩和热敷。

（三）胃痛

多见于急慢性胃炎、消化性溃疡、胃神经官能症、胃黏膜脱垂等。

1. 辨证选药

（1）寒凝气滞：胃痛剧烈，感寒饮冷而发或加重，得温痛减。

药物：粗盐、吴茱萸、葱头、韭菜、生姜。

（2）脾胃虚寒：胃痛隐隐，喜温按，泛吐清水，纳少。

药物：草乌、干姜各6份，赤芍、白芷、南星各2份，肉桂1份。也可用吴茱萸、干姜等。

2. 操作

每日1次或多次在上腹部热敷。中药封包对虚、寒型胃痛效果较好，但对其他类型的胃脘疼痛，须结合内服药物调治。

（四）痛经

行经前后或月经期出现下腹部疼痛、坠胀，伴有腰酸或其他不适，症状严重影响生活质量。

1. 辨证用药

（1）气滞血瘀：经前1～2日或经期小腹坠胀痛、拒按，或伴胸胁乳房作胀，或经量少、行而不畅，色紫暗有块，经行痛减，经净痛消。

药物：五灵脂、当归、桃仁、红花各3份，川芎、牡丹皮、赤芍、乌药、枳壳各2份，延胡索、香附各1份。也可用生姜、葱头、吴茱萸、蚕沙。

（2）寒凝血滞：经前数日或经期小腹冷痛，甚则绞痛、刺痛，按之痛甚，得热痛减。

药物：当归3份、川芎、赤芍、桂枝各2份，细辛、吴茱萸各1份。

2. 操作

取舒适体位，取药袋在小腹部或腰骶部热敷。每日1次，每次10～20 min。

第三节　中药熏蒸疗法

中药熏蒸疗法是根据中医辨证论治的原则，依据疾病治疗的需要，选配一定的中药组成熏蒸方剂，将中药煎液趁热在皮肤或患处进行熏蒸、熏洗，借助药力和热力通过皮肤而作用于机体，从而达到疏通经络、调和气血、解毒化瘀、扶正祛邪等功效的一种中医传统外治法。

一、适应证

内科：神经衰弱、腹胀、消化不良、慢性肠炎、重症肌无力、面神经麻痹、流行性感冒等。

骨伤科：类风湿性关节炎、风湿性关节炎、腰椎间盘突出症、颈椎病、落枕、颈部软组织扭伤、肩关节周围炎、慢性腰肌劳损、骨性关节炎、各种骨折、关节脱位的康复期等。

妇科：闭经、月经不调、带下病、慢性盆腔炎、输卵管炎、痛经、乳腺炎等。

五官科：角膜炎、虹膜睫状体炎、过敏性鼻炎、鼻窦炎、龋齿疼痛等。

皮肤科：痤疮、慢性荨麻疹、湿疹等。

儿科：小儿感冒初期、小儿麻痹症初期、消化不良等。

二、禁忌证

重症高血压、重症贫血、高热、结核病、大失血、精神病、某些传染病（如肝炎、性病等）、皮肤破溃、心血管疾病代偿功能障碍、青光眼、严重肝肾疾病、孕妇及经期妇女等禁用。

三、器械

（一）中药熏蒸床或煎药煲

具体内容略。

（二）药物的选择

1. 根据不同部位选用祛风散寒除湿药物

（1）上肢及颈肩疾病用药：羌活、葛根、防风、秦艽、伸筋草、透骨草、白芷等。

（2）下肢疾病用药：独活、桑寄生、五加皮、牛膝、海桐皮、木瓜、薏苡仁等。

（3）腰部疾病用药：千年健、鹿衔草、杜仲、续断、牛膝、桑寄生、狗脊等。

2. 寒湿痹疼痛明显者选用温热散寒药物

用药：川乌、草乌、附子、桂枝、细辛、麻黄等。

3. 各种痹症都可加用活血化瘀药物

用药：川芎、红花、丹参、延胡索、刘寄奴、苏木、姜黄等。

4. 多采用辛味药物以增加药物的渗透力

用药：羌活、独活、防风、五加皮、透骨草、徐长卿、冰片等。

5. 善用藤类药物

用药：青风藤、海风藤、络石藤、雷公藤、鸡血藤等。

6. 对久病疼痛明显者可伍用虫类药物

用药：全蝎、蜈蚣、地龙、土鳖虫、露蜂房、白花蛇、蝉蜕等。

四、操作方法

将选择好的中药装入纱布袋中，加上适量的自来水，放入中药熏蒸床或煎药煲煎煮成熏洗药液。

一般中药熏洗可分为全身熏洗及局部熏洗两大类，临床中多运用局部患处熏洗。治疗前先对患者进行充分的评估及解释，选取舒适体位，暴露熏洗部位，将熏洗药液倒入熏洗桶，使药液蒸汽熏蒸患处 5 ～ 10 min。待药液温度降至 38 ～ 45 ℃时，将患处浸泡于药液中，后可反复以药液淋浴，治疗过程需 20 ～ 30 min。

中药熏蒸床则调节蒸汽温度到 50 ～ 55 ℃，以患者感觉温热，不烫伤皮肤为度。

五、作用机理

以中医理论为基础，以脏腑经络学说为依据（脏腑体表相关理论、经络运行学说），体表给药，达到内治法同样的治疗目的。本法具有温热和中药的双重作用。温热可疏松腠理，发汗祛邪，缓解痉挛，疏通经脉；中药大多辛香浓烈，有祛风除湿、温经散寒、通经活络、活血止痛功效。

六、注意事项

（1）患者过饱、过饥、过劳及妇女妊娠及月经期间均不宜熏蒸治疗。

（2）局部熏蒸要注意温度，不可过烫，蒸汽温度保持 50 ～ 55 ℃，以防烫伤皮肤。

（3）严寒季节要注意保暖，尤其是局部熏蒸者，应在患处盖上毛巾，防止受凉感冒。

（4）熏蒸结束后应适当休息，适当饮水，待精神恢复后再离开治疗室。

（5）熏蒸器具和物品要注意清洁、消毒。

七、临床应用举隅

1．膝痹（膝关节骨性关节炎）

以膝关节疼痛、关节肿大及活动障碍为主症，若伴有恶风寒、得热则舒、脉浮紧，辨证属于风寒湿痹者，可取桂枝 10 g、独活 15 g、艾叶 15 g、伸筋草 15 g、路路通 15 g、威灵仙 15 g、鸡血藤 20 g、木瓜 15 g 共煎，去渣取液 1 L 左右，再加温水 2 L 倒入熏洗桶中双足浸浴，可酌加少许酒、醋，诸药合用，内病外治，共奏祛风散寒，化湿通痹之功。

2．四肢关节病

可选用羌活 20 g、独活 20 g、防风 15 g、桂枝 15 g、细辛 10 g、川芎 20 g、海风藤 30 g、徐长卿 30 g、姜黄 20 g、苏木 20 g、冰片 1 g。

3．颈肩腰背病

可选用羌活 20 g、独活 20 g、桂枝 15 g、川乌 20 g、草乌 20 g、姜黄 20 g、千年健 30 g、杜仲 20 g、续断 20 g、牛膝 20 g、冰片 1 g。

第四节 刮痧疗法

刮痧疗法是应用边缘钝滑的器具，如牛角刮板、瓷匙等物，在患者体表一定部位反复刮动，使局部皮下出现瘀斑的一种疗法。

一、适应证

临床上主要用于中暑、感冒夹湿、痹证、陈旧性损伤、湿热肿痛、痛证、急性肠胃炎。

二、禁忌证

（1）严重心脑血管疾病、肝肾功能不全、全身浮肿、极度虚弱或消瘦者。

（2）有出血倾向的疾病，如严重贫血、血小板减少症、白血病、过敏性紫癜症等。

（3）局部皮肤溃疡、损伤处禁用。

（4）精神分裂、抽搐等不配合进行刮痧者。

（5）醉酒、过饥、过饱、过度疲劳者。

三、器械

治疗盘、刮具（牛角刮板、瓷匙等），治疗碗内盛少量清水或药液，必要时备浴巾、屏风等。

四、操作方法

1）根据病情，确定刮痧部位。常用部位有头颈部、背部、胸部及四肢。

2）检查刮具边缘是否光滑、有无缺损，以免划破皮肤。

3）手持刮具，蘸水或药液，在选定的部位，从上至下刮擦皮肤，要向单一方向，不宜来回刮。用力要均匀，禁用暴力。

4）刮痧部位及顺序。总原则：先头面后手足，先胸腹后背腰，先上肢后下肢。由上向下，由内向外。

（1）项背部。后项发际下至骶部脊柱的两侧，由上往下顺刮，背部肋间，由内往外斜刮。

（2）肩颈部。颈部后外侧至肩峰，由内上往外下斜刮。颈前部气管两侧，由上往下顺刮。

（3）胸腹部。天突至歧骨、剑突至脐上，均由上往下顺刮。胸胁部肋间，由内往外斜刮。

（4）肘窝。由上往下顺刮。

5）刮动数次后，当刮具干涩时，需及时蘸湿再刮，直至皮下呈现红色或紫红色为度，一般每个部位刮20次左右。

6）刮治过程中，随时询问患者有无不适，观察病情及局部皮肤颜色变化，及时调节手法力度。

五、作用机理

刮痧疗法具有清热开窍、宣通透泄、发散解表、辟浊解痧、祛瘀活血的作用。能恢复和提高经络对机体的调控功能；宣通气血、活血化瘀、改善微循环；排毒解毒、促进新陈代谢；增加机体免疫功能。

六、注意事项

（1）刮痧部位的清洁或消毒。

（2）治疗刮痧时应避风和注意保暖。

（3）每次治疗时刮拭时间不可过长，严格掌握每次刮痧只治疗1种病症的原则。2次治疗刮痧应间隔3～7天。

（4）治疗刮痧后饮热水1杯。

（5）刮痧后洗浴的时间。一般治疗刮痧约3 h后，即可洗浴。

七、临床应用举隅

（一）临床治疗中暑案例

李某，男，31岁，农民。于2010年7月20初诊。

家属代诉：患者平素健康，今日因在烈日曝晒下锄地，为了赶活，午后才返家。回家后倒在床上，面色紫红，身热如焚，头痛烦躁，恶心呕吐，家人迅速送来医院求诊。检查血压116/74 mmHg，体温38 ℃，脉搏94次/分，呼吸25次/分，患者两手抱头，呕吐频繁，膝腱反射减弱，舌红，脉洪数。

诊断：中暑。

治疗：先把患者置通风阴凉处，解开衣襟，选印堂穴、太阳穴、华佗夹脊、肘、膝窝部，用75%酒精局部消毒，取汤匙蘸麻油，先轻后重，从上向下顺刮。约10 min，紫红斑点暴露，再消毒，用三棱针点刺，并用双手挤捏，迫使毒血外出。顿时自觉症状减轻，饮水未吐。半小时后进食，3 h后自行回家。

（二）项痹病（颈椎病）

主要刮拭头部、颈肩部和上肢。

1. 头部：患者取坐位

采用梳刮法，从前额发际处及双侧太阳穴处向后发际处做有规律的单向刮拭，使头部放松。注意重点刮拭太阳、百会、风池穴。

2．颈肩部：患者取坐位

（1）颈部正中。用直线刮法轻刮颈部正中督脉循行区域，从风府穴向下刮过大椎穴下至陶道穴，刮 10 ～ 20 次为宜；身体瘦、颈椎棘突明显突出者，宜用刮痧板的边角由上向下依次点压按揉每一个椎间隙 3 ～ 5 次，以局部有酸胀感为度。

（2）颈部脊柱两侧。用直线刮法重刮颈部脊柱两侧膀胱经循行区域，从天柱穴向下刮至风门穴，每侧刮 20 ～ 30 次为宜；风门穴可采用按压法、按揉法。

（3）颈部外侧。用轻刮法、弧形刮法刮拭颈部左右两侧胆经循行区域，从风池过肩井并延长至肩髃，每侧刮 20 ～ 30 次为宜；肩井穴可采用按压法、按揉法。

3．上肢

刮拭沿大肠经循行区域，由肩上的肩髃向下刮过曲池至合谷，每侧刮 10 ～ 20 次，在肩髃、曲池穴位处可稍加力重刮，其他部位轻手法相连，合谷穴宜用刮板棱角点压按揉 3 ～ 5 次。

［附］撮（捏）痧疗法

撮痧疗法又叫挟痧疗法或抓痧疗法，是在患者一定部位或穴位上，拧起一个橄榄状的充血点，以治疗疾病的一种方法。

一、适应证

主要用于治疗痧证。如急性胃炎、肠炎、中暑、流行性感冒、伤风等，都可属于痧证范畴。

二、操作方法

（一）撮痧选用的穴位

根据民间治疗的经验，选穴多在前额、前后颈部、胸部、背部、腹部。

（1）头部。印堂、太阳双，共 3 处。

（2）颈部。前颈取廉泉、天突、廉泉与天突连线之中点及中点左右旁开 1 寸处，共 5 处。后颈取大椎、大椎直上后发际处、大椎与后发际连线之中点及中点左右各旁开 1 寸处，共 5 处。前后颈共取 10 处。

（3）胸部。从璇玑起，分别向左右每隔 1 寸取 1 点，共取 7 处。

（4）腹部。下脘、石门、天枢双，共 4 处。

（5）肩部。肩井双。

（6）背部。陶道分别向左右每隔 1 寸取 1 点，共取 7 点。

（7）腰部。命门。

取穴时只要大体无差即可，民间治疗取穴并不十分准确，只要在上述范围内施行手法，即可取得疗效。撮抓的穴位数目和次数，可视病情而定。

（二）撮痧的手法

1. 基本手法

术者将手指用清水湿润，五指屈曲，用食、中指的第二指节对准撮痧穴位（部位），把皮肤与肌肉挟起，然后松开，这样一挟一放，反复进行5～6次，直至被挟处形成橄榄状之紫红色充血斑为度。

2. 具体操作

术者以两拇指自两眉间开始沿正中线往上推至前发际，然后分别向左右外侧分抹至太阳穴，绕过耳后至两侧后发际，并用手指勾点风池穴，抓两侧肩板筋，以促使患者清醒，再沿背部督脉和足太阳经从上向下抓至腰板筋为止。胸部则从胸骨上的华盖穴撮起，然后沿左右第二肋间隙，一左一右地对称撮，一般撮出5～7道痧痕即可。上肢从腋前开始，先抓手三阳经这一侧，后再抓手三阴经的另一侧，最后分别拔伸双手五指，掐虎口。

三、注意事项

（1）手法的轻重、抓撮穴位的多少、每穴抓撮的次数，要视患者的年龄、体质、疾病性质、疾病轻重等具体情况而定。儿童与年老体弱者，手法宜轻，撮穴宜少；体质壮实者，手法宜重，撮穴宜多。

（2）局部痈肿、疮疡、皮肤溃烂或损伤，不要抓撮。

（3）在用此法治疗的同时，可配合药物、针灸、推拿、擦涂等疗法，以求尽快治愈疾病。

第五节　刺络放血疗法

刺络放血疗法是根据患者的病情，运用特制的针具刺破人体的一定穴位或浅表的血络，放出少量血液或淋巴液，以治疗疾病的外治方法。也称为刺络、刺血络。

一、适应证

临床用于治疗昏厥、高热、中风闭证、急性咽喉肿痛、中暑、丹毒、痈疮、顽癣、扭挫伤、痔疾、目赤红肿、疳积、血管神经性头痛、肩周炎、胃痛、颈椎病、失眠、支气管哮喘等。

二、禁忌证

大病体弱、明显贫血、孕妇和有自发性出血倾向者慎用。重度下肢静脉曲张者禁用。

三、器械

三棱针、一次性注射器、消毒棉签、碘酊或 75% 乙醇棉球。

四、操作方法

（一）点刺法

点刺腧穴出血或挤出少量液体的方法。针刺前在点刺穴位的上下用手指向点刺处推按，使血液积聚于点刺部位，常规消毒后，左手拇、食指固定点刺部位，右手持针直刺 2～3 mm，快进快出，点刺后采用反复交替挤压和舒张针孔的方法，使出血数滴，或挤出液体少许，右手用干棉球将血液或液体及时擦去。为了刺出一定量的血液或液体，点刺穴位的深度不宜太浅。多用于指趾末端、面部、耳部的穴位，如井穴、十宣、印堂、攒竹、耳尖、扁桃体、四缝等穴位。

（二）刺络法

先用橡皮管结扎在针刺部位的上端（近心端），使相应的静脉进一步显现，局部消毒后，左手拇指按压在被刺部位的下端，右手持三棱针对准瘀曲的静脉向心斜刺，迅速出针，针刺深度以针尖"中营"为度，让血液自然流出，松开橡皮管，待出血停止后，以无菌干棉球按压针孔，并以 75% 酒精棉球清理创口周围的血液。本法出血量较大，一次治疗可出血几十毫升，多用于肘窝、腘窝部的静脉。

（三）散刺法

此法是在病变局部及其周围进行连续点刺以治疗疾病的方法。局部消毒后，根据病变部位的大小，可连续垂直点刺 10～20 针或 20 针以上，由病变外缘环行向中心点刺，促使瘀热、水肿、脓液得以排除。

（四）挑刺法

用左手按压施术部位两侧，或捏起皮肤，使皮肤固定，右手持针迅速刺入皮肤 1～2 mm，随即将针身倾斜挑破皮肤，使之出少量血液或少量黏液。也可再刺入约 5 mm 深，将针身倾斜并使针尖轻轻挑起，挑断皮下部分纤维组织，然后出针，覆盖敷料。

五、作用机理

刺络放血有开窍泻热、通经活络、调和气血、消肿止痛的功效，能改变经络中气血运行不畅的病理变化，从而达到调整脏腑气血功能的作用。近年来的研究表明，放血疗法直接把富含致痛物质的血液放出，同时形成负压促使新鲜血液向病灶流动，稀释了致病物质的浓度，改善了局部微循环障碍状态。

六、注意事项

（1）对于放血量较大患者，术前做好解释工作。

（2）由于创面较大，因此必须无菌操作，以防感染。

（3）操作手法要稳、准、快，一针见血。

（4）若穴位和血络不吻合，施术时宁失其穴，勿失其络。

（5）点刺穴位不宜太浅，深刺血络要深浅适宜，以针尖中营为度。

（6）为了提高疗效，应保证出血量，出针后可立即加用拔罐。

（7）点刺、散刺法可1次/日或隔日，挑刺、泻血法宜5～7日1次。

（8）避开动脉血管，若误伤动脉出现血肿，以无菌干棉球按压局部止血。

（9）治疗过程中，患者体位要舒适，慎防晕针。

七、临床应用举隅

（一）中暑

选用曲泽、委中、太阳。对于曲泽、委中，操作时采用点刺静脉法，每穴放血10 mL，也可加用拔罐法以助泻热。在点刺双侧太阳时，使每穴出血2～5 mL。

（二）咽喉肿痛

选取双侧少商。采用点刺穴位法，使每穴出血10～20滴。

（三）陈旧性软组织损伤

选取局部阿是穴。操作时采用散刺法连续10～20针，并加火罐拔吸，出血10～20 mL。

（四）腰肌劳损

选取委中。操作时点刺委中穴位或其附近血络，并加拔火罐，使每侧出血10～20 mL。

（五）目赤肿痛

选取太阳、耳尖。点刺双侧太阳，每穴出血2～5 mL。在点刺耳尖时，每穴应挤出血液10～20滴。

（六）偏头痛

选穴以太阳为主穴，加耳尖或率谷。若前额痛加攒竹或印堂；若后头痛加委中或大椎；若巅顶痛加百会。操作：点刺双侧太阳，每穴出血2～5 mL，若出血量小，可加用拔罐。在点刺耳尖或率谷时，每穴应挤出血液10～20滴。在点刺双侧攒竹或印堂时，每穴挤出血液8～10滴。在点刺委中时，若委中附近出现瘀曲的小络脉，可按照宁失其穴，勿失其络的原则，直接点刺血络，并可加用拔罐，以利出血从而提高疗效，不必拘泥于点刺穴位，每处可出血5～10 mL，在点刺大椎时，点刺后应立即用大号玻璃罐拔吸，以利出血2～5 mL。在点刺百会时，也以挤出血液10～20滴为宜。

第六节 针挑疗法

针挑疗法又称挑治，是用特殊针具，在机体一定腧穴或部位挑断皮下白色纤维组织，以治疗疾病的一种方法。

一、适应证

血管神经性头痛、肩周炎、慢性喉炎、脑血栓形成而引起的偏瘫、颈椎综合征、支气管哮喘、胃脘痛、腹痛、胸胁痛、腰痛、落枕、坐骨神经痛、痔疮、疳积、急性结膜炎、痤疮、淋巴结核、失眠等多种疾病。

二、禁忌证

孕妇和严重心脏病、有出血倾向的患者慎用或不用。

三、器械

三棱针、圆利针、大号注射针头，亦可用普通缝衣针。消毒用品、酒精棉球、碘酒和碘酒棉球、敷料、胶布等。

四、操作方法

（一）选穴

1.固定针挑点

选择经穴（以背俞、夹脊穴为主）作定点挑治，或以脊髓神经节段分布选点挑刺。

2.非固定针挑点

可"以痛为腧"寻找痛点挑治；或选反应点挑刺，如颗粒点、敏感点。

（二）操作方法

患者取适当体位。根据病情选择挑点，常规消毒皮肤，用2%普鲁卡因0.1～0.5 mL做皮丘局麻（亦可不用麻药）。

用粗针或特制挑治针，在皮丘中心点以15°角刺入皮内，挑起皮肤0.2～0.3 cm，然后根据需要施以牵拉、震动、弹拨等手法，刺激强度依病情与体质而定。挑破皮肤后，将皮内的白色纤维挑断。亦可在施行手法后即将针退出，不再挑断皮肤与白色纤维（面部与暴露部位尤其如此）。一般不出血或略微出血。挑完后，局部涂碘酊，盖以无菌小纱布，胶布固定。1～2天后除去敷料。

每次可挑2～4点，每周1～2次。下次挑治时宜避开原挑点。

五、作用机理

针挑疗法是基于"宛陈则除之"法则，以通为用，以通为调理，在人体皮部经脉针治点上挑治，挑断皮下纤维组织样物或适当地放一点血，具有通经活络、活血化瘀、止痛消肿的作用。不仅可以疏通经气，还可清除瘀滞，使气血流通，清除、代谢有害物质，以保证经气流畅无阻，脏腑四肢百骸得以滋润而功能盛旺，疾病乃除。

六、注意事项

（1）严格进行无菌操作。
（2）挑治后 3 ～ 5 天内不要用水洗治疗部位，以防感染。
（3）忌食辛辣刺激性食物。

七、临床应用举隅

1. 腰痛

取点：阿是穴。寒湿者加腰阳关，湿热者加委中，肾虚者加肾俞、命门，闪挫瘀凝者加上唇系带结节。每次 1 ～ 4 点。

操作：急性者用挑点法或挑罐法；慢性者用挑筋法，挑筋后加火罐和温灸；凡病位上下流窜者，先挑其头（势头），再挑其尾（根固处），以挫其势。

疗程：急性及症状明显者，每日 1 次，直至疼痛缓解；慢性及病位较广泛者，每日 2 ～ 4 点，或间隔 2 ～ 4 日 1 次，10 次为 1 个疗程。

2. 颈椎病

取点：在颈肩背部找到皮肤花样斑为挑治点。每次取 3 ～ 4 个点。

操作：常规消毒后，先用针挑破皮肤，再挑断肌纤维，此时可有轻微出血，用无菌纱布擦净。

疗程：每隔 4 天挑治 1 次，7 天为 1 个疗程。

3. 麦粒肿

取点：在患者患眼对侧的肩胛区内，可找到粟粒大、高出皮肤、淡红色、压之不褪色的小皮疹点。

操作：左挑右，右挑左。可用粗针挑破疹点，挑出白色纤维样丝状物数十条，但很少出血。

一般挑后 1 日即可痊愈。

4. 疳积（针挑四缝穴）

（1）选用已消毒好的三棱针或一次性注射针头。
（2）洗净患儿手掌，术者先用2%碘酊涂擦，稍干后再用75%酒精将患儿掌面第2、3、4、5 指腹侧第一、二指间关节横纹处由中心向外周擦拭消毒。
（3）用消毒三棱针挑刺上述横纹中心，对准挑点，快速地向中心方向斜刺一分深度，稍提摇，术者以左手在第一指节腹面向针尖方向按准，随即出针，针口可见少许黏黄液体（也有清稀液体渗出，量多），用指挤压，使液尽出，见血为度，再用消毒干棉球拭去。患儿两手8指均一一挑刺，血出则用干棉球压之，嘱患儿（或家长帮助）捏紧双拳，以压迫止血。

（4）疳积重者，刺出全是稠质黏液，轻者黏液夹血，未成疳者无黏液而见血。隔日或隔2、3日针挑1次，一般针挑3～6次，黏液渐少，直至无黏液，仅见血为止。

第七节　火针疗法

火针疗法，是用一种特制的针具，经加热烧红后采用一定的手法刺入到人体腧穴或患处的一种针灸治疗方法。

一、适应证

常用于颈肩腰腿痛，关节痛，以及带状疱疹、湿疹、白癜风、银屑病、瘰疬、痰核等临床常见病和难治性疾病的治疗。

二、禁忌证

（1）精神过于紧张的患者，饥饿、劳累及醉酒者。
（2）孕妇及年老体弱者。
（3）严重的心脏病、恶性肿瘤、出血性疾病。
（4）糖尿病患者根据病情禁用或慎用。

三、器械

火针作为一种特殊针具，其制作的材料不同于一般毫针，根据临床需要分为粗、中粗、细三类。细火针适用于面部、四肢等皮肉浅薄部位；中粗火针在四肢、躯干、所有压痛点和病灶周围均可应用；粗火针主要用于针刺淋巴结核、乳痈、腱鞘囊肿、皮肤病变等病灶部位。

四、操作方法

（一）操作步骤

操作步骤包括消毒、烧针、进针、行针、留针、出针。

确定好穴位或针刺部位以后，以75%酒精局部消毒，以点燃的酒精灯或止血钳夹持的95%酒精棉球为火源，左手将火源移近针刺的穴位或部位，右手以握笔式持针，将针尖针体伸入火焰的外层，根据针刺深度，确定针体烧红的长度。将针烧至通红呈现白热状态后，迅速准确地将针刺入穴位，并迅速将针拔出，这一过程不超过1 s。一般情况下不留针，特殊情况需留针时，可以配合行针手法。出针后需要用干棉球按压针孔片刻。

"红、准、快"是操作的关键，其中，"准"是核心，"红"和"快"是保证。准，一是定穴或寻找反应点要准，二是进针要准，针要准确无误地刺在所定的穴位上。红，是指烧针时针体一定烧至通红，趁着针体通红呈现白热状态时，迅速将针刺入穴位或部位。快，是指进针要快，一般将烧红的针离开火焰，到针体刺入穴位，这一连串的动作在瞬间完成，只有这样，才能减少患者痛苦或使患者无痛苦。

火针的进针角度以直刺为多，对于疣、赘生物等可采用斜刺法。进针深度由针刺部位、疾病、体质等多因素决定。胸背部一般不超过 3 mm，四肢可刺入超过 10 mm。

（二）刺法

可分为经穴刺法、痛点刺法、密刺法、围刺法、散刺法等。

1．经穴刺法

根据临床表现辨证选穴，在经穴上施以火针。本法主要适用于内科疾病，针具以细火针、中粗火针为主。进针的深浅较毫针要浅一些。

2．痛点刺法（点刺法）

根据临床症状、辨证归经，在经络上选择一定的穴位，或在病灶部位寻找最明显的压痛点，在该点上施以点刺。本法适用于各种肌肉、关节、神经痛，针具以中粗火针为主。进针的深度较经穴刺法可以适当深一些。

3．密刺法

密刺法是一种使用中粗火针密集地刺激病灶局部的刺法。密集程度取决于病变的轻重，病情重趋于密，每针相隔 1 cm；病情轻趋于疏，每针相隔 1.5 cm。主要适用于增生性、角化性皮肤疾病，如神经性皮炎等。针刺深浅要适度，一般以火针针尖透过皮肤病变组织而又刚接触到正常组织的深度为宜。

4．围刺法

围刺法是围绕病灶周围行针刺的一种刺法。其进针点多选择在病灶与正常组织交界之处，主要适用于皮肤科、外科疾患，以中粗火针为宜，进针的间隔距离以 1.0 ～1.5 cm 为宜。针刺的深浅应视病灶深浅而定。有时可直接刺络脉出血，以祛除瘀滞，可促进局部红肿消退。

5．散刺法

散刺法是以火针疏散地刺在病灶部位上的一种刺法，多用于治疗麻木、瘙痒、拘挛和痛证。一般每隔 1.5 cm 刺 1 针。针具最好选用细火针，刺激以较浅为宜。

五、作用机理

火针具有温补阳气、去腐生新、散寒除湿、祛风止痒、散结消肿、舒筋缓急、清热解毒的功效。火针疗法的治病机理在于温热，即借火之力刺激穴位或局部，鼓舞正气，调节脏腑，激发经气，温通经脉，活血行气，从而达到调和气血、开门祛邪的作用。

六、注意事项

（1）操作时注意避开大血管、内脏以及重要的器官。

（2）防止烧伤或火灾等意外事故。

（3）体质虚弱的患者，应采取卧位。

（4）火针刺后应注意保护针孔，局部呈现红晕或红肿，应避免洗浴；局部发痒，不宜搔抓，以防感染。饮食上亦应注意避免生冷、腥膻、辛辣、酒等食物。

七、临床应用举隅

（一）肩凝症（肩关节周围炎）

本病多因外伤劳损，筋脉失养；或肝肾阴虚，气血不足，不能濡养筋骨；或外感风寒湿邪，脉络拘急所致。主要表现为肩部疼痛和功能障碍，肩关节周围有广泛的压痛，并可向颈部及肘部放射，外展功能明显受限。

取穴：取局部阿是穴、条口。行火针点刺。

操作：选取局部疼痛点，以中粗火针加热烧红后局部点刺不留针；疼痛面积较大者，可予局部多针点刺。条口以细火针直刺，深度约为 40 mm，不留针。隔日 1 次，5 次为 1 个疗程。

（二）腰痛病（腰部扭伤、腰椎间盘突出症、腰背肌筋膜炎）

腰痛病是以自觉一侧或两侧腰部疼痛为主症的一类病症，多因感受外邪、跌仆损伤或劳欲过度等引起，表现为腰部重痛、酸麻、活动障碍，或见痛连臀腿，或因咳嗽、喷嚏等使疼痛加剧。

取穴：以腰部督脉和膀胱经穴为主。取穴为肾俞、大肠俞、委中和局部阿是穴。

操作：患者取俯卧位，背腰部皮肤充分暴露，以中粗火针快刺，深度约为 20 mm，局部阿是穴可以重复点刺，每次深度 6～10 mm。每周 2～3 次，5 次为 1 个疗程。

（三）腕筋结（腱鞘囊肿）

本病是发生在腕关节背侧或掌侧腱鞘附近的囊性肿物，囊内为白色胶状液体，多为慢性劳损、外伤所致。其临床表现为在手腕背部有半球形或棱形包块，直径多大于 1 cm，表面光滑不与皮肤相连，基底固定，质地为橡皮样或有囊性感，局部酸胀不适，握物时或可有痛感。

取穴：局部阿是穴。

操作：局部消毒，以中粗火针快刺，以囊肿最高处为中心，点刺肿胀隆起处 3 点，或向囊肿中心围刺。出针后，从针孔处挤出胶状物，再敷以干棉球予以包扎。

（四）蛇串疮（带状疱疹）

带状疱疹是以成簇水疱沿身体一侧呈带状分布，且以疼痛剧烈为特征的皮肤病，春秋季节多发，多因肝脾内蕴湿热、兼感邪毒所致。其前驱症状可表现为患部灼热、疼痛等，而皮肤出现簇集成群、累累如串珠的红斑、水疱，伴发剧烈的疼痛。多发生在腰胁部，又可见于头面、下肢等处，可伴有全身症状。日久不愈，经脉气血瘀滞，局部可遗留程度不等的疼痛。

取穴：局部阿是穴。

操作：局部消毒，以中粗火针点刺疱疹的头、中、尾部，不留针，深度6～10 mm，用火罐以祛除瘀滞。较大水疱可用火针点破，使液体流出，复以干棉球擦拭。对有全身症状者，可结合其他针、药治法。

第八节　三伏（三九）天灸疗法

三伏（三九）天灸疗法是在特定的时间对特定的穴位贴敷药物，通过药物对穴位的刺激达到调节气血阴阳、扶正祛邪功效，从而治疗某些疾病的一种外治方法。"三九天灸"是对"三伏天灸"的巩固和补充，夏养三伏，冬补三九，二者配合疗效相得益彰。

一、适应证

主要用于治疗过敏性鼻炎、支气管哮喘、慢性支气管炎、虚人感冒；虚寒性胃痛、慢性虚寒性泄泻；颈肩腰腿痛、痛经、风寒湿痹等病症。

二、禁忌证

（1）合并严重心脑血管疾病、肝肾功能不全及严重糖尿病患者，肿瘤患者。

（2）发热。

（3）1岁以下幼儿、孕妇。

（4）过敏体质患者，尤其对外贴胶布或药物过敏患者慎用。

三、器械

天灸散（选用白芥子、细辛、甘遂、延胡索、麻黄等药物按一定比例共研细末）、姜汁（新鲜老生姜去皮后，用机绞碎，再用纱布包裹过滤绞汁）、蜂蜜、胶布。

四、操作方法

（一）时间选择

"三伏天"为农历一年中最热的时期，约七月中旬至八月中旬，分初、中、末三伏。夏至后第三个庚日起为初伏，第四个庚日为中伏，立秋后第一个庚日为末伏。"三伏天"人体阳气旺盛，腠理疏松开泄，药物易于吸收，是人体养阳的最佳时刻。

传统中医学认为，"春夏养阳，秋冬养阴"，故有"冬病夏治"之说，即对于冬季易复发的疾病，如老年性慢性支气管炎、哮喘、咳嗽等，在夏季三伏天在相关经络的穴位上进行药物穴位贴敷，可以通过调整经络的功能，提高机体的抗病能力，达到消除病因、内病外治，从而达到标本兼治的目的。

"三九天"是指一九、二九、三九，具体日期是冬至为一九天，冬至后第九日为二九天，冬至后第十八日为三九天。三九天是一年中最冷的时候，是万物闭藏的季节，也是万物为来年春天的复苏、成长积累能量的时候，因此，中医认为冬至养生至关重要，所谓"三九补一冬，来年病无踪"。"三九天"人体阳气敛藏，气血不畅，皮肤干燥，毛孔闭塞，此时用天灸疗法贴敷穴位，能温阳益气，温肺逐痰、健脾补肾，祛风散寒，通经活络。

（二）穴位选择

以脏腑经络学说为基础，辨证选穴，穴位选取重在少而精。一般强调：

（1）根据病症选择具有治疗作用的穴位。

（2）阿是穴。

（3）经验选穴。

（三）操作方法

把天灸散、姜汁、蜂蜜按照一定比例调和，平摊在塑料板上，切割并制成1 cm ×1 cm × 1 cm大小的药饼，药饼质地干湿适中，每块药饼用5 cm² 的圆形或方型胶布贴于相应的穴位上，穴位一般每次以6～8个为宜。患者采用适当的体位，暴露背部或腹部，要求皮肤干燥不湿润。背部穴位一般取双侧，将药物贴于穴位上，每次1组穴位，通常2～3组穴位交替使用。

贴药时间：成人一般以2 h为宜。小孩时间酌减，以皮肤感觉和耐受程度为观察指标，避免灼伤皮肤。

疗程：三伏天灸每10天1次，共3～5次（即初伏、中伏、末伏各1次，或者在此基础上增加伏前预热、伏后加强；若中伏和末伏相差20天，则可在此期间增加中伏加强），一般3年为1个疗程。三九天灸每9天灸1次，共3～5次（即自冬至日后每9天分别为"一九""二九""三九"；或在冬至日前九天为"引九"、增加"四九"）。

五、作用机理

（1）"三伏天灸""三九天灸"是药物发泡疗法与时间医学相结合的方法。一年中阴阳消长的极点莫过于三伏、三九，其分别是四时阳气、阴气最盛的时刻，故亦是养阳、养阴的最佳时刻。三伏天人体阳气旺盛，此时是使用温阳药物驱逐寒邪的最佳时期；三九天人体阳气潜藏在内，卫表之阳气不足，此时使用温阳药物外贴皮肤可使卫表之阳气充足，从而提高抗病力。

（2）通过发泡性药物对局部的强烈刺激，能促进气血运行，从而达到活血化瘀、消肿散结的作用。

（3）通过发泡药物产生的灼热感起到温经散寒、祛风除湿、通痹止痛的作用。

（4）药物本身具有治疗及引经的作用。

六、注意事项

（1）贴药时皮肤应保持干燥，贴药后不宜剧烈活动，以免出汗致药膏脱落。

（2）贴药后局部皮肤可能红肿，无明显不适可不予以处理。

（3）贴药后若出现瘙痒、灼热、刺痛等症状而难以忍受，应随即移去膏药，避免搔抓致皮肤破损。

（4）若局部皮肤出现水泡，应穿着柔软衣服，或外覆盖纱布，避免摩擦水泡，防止破溃，待其自然吸收。若水泡溃破应保护创面，可涂搽红霉素软膏、金霉素软膏防止感染。

（5）若出现全身皮肤过敏现象或伴有发热，应及时到医院诊治。

（6）贴药当日戒酒、海鲜、牛肉、芋头、花生等易致化脓食物，并避免进食生冷、辛辣食品及进行冷水浴。

（7）贴药时间。贴药时间根据个人的耐受度而定，成年人以 2 h 为宜，14 岁以下儿童贴药时间不宜超过 45 min，年龄越小则贴药时间应越短，一般不少于20 min。贴药时间过长易致局部皮肤出现水泡。

七、临床应用举隅

（一）天灸治疗哮喘、慢性支气管炎

1. 药物选择

以清代《张氏医通》治哮喘方为基础，将白芥子、细辛、甘遂、延胡索、麻黄按一定比例共研细末（80 目），新鲜老生姜去皮后，用机绞碎，再用纱布包裹过滤绞汁，用密闭容器保存在 4 ～ 8 ℃低温下，用时倒出。把药末、姜汁、蜂蜜按照一定比例调和，并制成1 cm×1 cm×1 cm 大小的药饼，药饼质地干湿适中，并准备5 cm² 胶布以待将药饼固定于穴位上。

2. 取穴

选用膀胱经背部穴位及任脉穴位来治疗，分3 组穴位交替使用：①肺俞、胃俞、志室、膻中；②脾俞、风门、膏肓、天突；③肾俞、定喘、心俞、中脘。

3. 操作

（1）患者背对医生，采用坐位或站位，暴露背部，要求背部皮肤干燥不湿润；汗液多时可用手绢或卫生纸擦拭干爽。

（2）背部穴位均取双侧。1 次1 组，3 组交替使用。将药物贴于穴位上，每10 天（或9 天）贴1 次。

（3）每次贴药0.5 ～ 2.0 h。

（二）天灸治疗虚寒胃痛、慢性泄泻

具体选穴：①脾俞、胃俞、足三里、天枢、气海；②中脘、关元、命门、脊中、

三阴交；③建里、上脘、水分、腰阳关、足三里。

上述穴位交替使用。

（三）天灸治疗肾虚腰痛

具体选穴：肾俞、命门、腰夹脊穴、关元、三阴交。

第九节　隔五子散灸

隔物灸也叫间接灸、间隔灸，是利用药物等材料将艾炷和穴位皮肤隔开施灸的一种操作技术。用自制五子散隔物灸，借间隔物的药力和艾炷的特性发挥协同作用，以取得更佳效果。

一、适应证

颈椎病、腰椎病、关节疼痛；风寒感冒、血瘀头痛；虚寒性的各类疾病；改善亚健康，延缓衰老等。

二、禁忌证

糖尿病或其他疾病等引起感觉功能减退、皮肤愈合能力差者忌用。

三、器械

（1）艾炷制备。取纯净艾绒做成圆锥形状艾炷。

（2）五子散制备。五子散由紫苏子、白芥子、菟丝子、莱菔子、补骨脂 5 种种子类中药组成，因此叫作五子散。按一定配方比例称取药物，共研细末，一般要求过 200 目筛，装瓶密封备用。

（3）火机、线香、镊子、不锈钢盘。

四、操作方法

1. 选穴

以经穴为主，亦可用阿是穴；可只取单穴，亦可多穴同用。

2. 操作

通常以米酒和蜂蜜调和五子散，再用特制的模子压成药饼，厚约 0.4 cm，直径约 2 cm，中间用针刺孔。也可制成厚约 0.4 cm 的长条状药柱。

方法一：将制好的药饼放在腧穴及压痛点上，上置艾炷，然后点燃，每穴灸 5 ～ 7 壮。灸时每壮燃至患者有明显热灼感后，即可更换，不必等待艾炷燃尽。壮数多少据症情而定。

方法二：选取痛点或者背腰部的夹脊穴、督脉经穴，用适当大小的药饼或药柱敷于痛处或经穴，上盖 1 层纱布，并贴上胶布，再固定熏灸器，艾条火头对准药饼熏灸。灸毕，要求达到灸部皮肤微微发红，应避免过分烫灼而起水泡。若五子饼被艾炷烧焦，可以更换后再灸直至穴区皮肤出现红晕。

五、作用机理

借间隔物五子散的药力和艾炷的特性发挥协同作用，从而起到祛风散寒、化痰散结、行气活血、温经通络、补益肝肾、强筋壮骨的功效。

六、注意事项

隔物灸操作过程中应注意勤动勤看，以防起泡或烧伤。

七、临床应用举隅

1. 肱骨外上髁炎

取穴：阿是穴（压痛点）。

用法：将五子散药饼置于肱骨外上髁压痛最显著处，上放艾炷施灸，每次 30 min，以局部皮肤出现红晕为宜。另配合针刺：取患侧列缺、手三里、曲池和阿是穴，施以捻转手法。病程 2 个月以上者，可对阿是穴进行远点透刺，并行提插手法。留针20 min，留针期间行针 2 次。针刺与药饼灸每隔 1 日交替进行，每 6 日为 1 疗程，共治疗 2 个疗程。

2. 足跟痛

取穴：阿是穴（压痛点）。

用法：取患侧压痛点，双侧疼痛者取双侧压痛点。将五子散药饼置于所选穴区，在药饼上安放自制的艾灸盒。艾灸 40 min，取下灸盒，加胶布敷贴药饼，并嘱患者数小时后取之，每日艾灸 1 次，10 次为 1 疗程，一般须连续治疗 2 个疗程。

3. 老年骨质疏松症

取穴：分四组。①大椎、大杼、肝俞；②中脘、膻中、足三里；③脾俞、肾俞、命门；④神阙、关元。

用法：双侧取穴，每穴放一药饼，饼上置以艾炷，隔日艾灸 1 次，每次 1 组穴，每穴施灸 5 壮，20 次为 1 个疗程。

4. 腰痛

取穴：肾俞、大肠俞、命门、腰阳关、阿是穴（压痛点）。

用法：用七、1. 中的方法时，上穴均取。灸治时取俯卧位，放松衣带。将药饼放在腧穴及压痛点上，上置艾炷，同时点燃，每穴灸 5 ~ 7 壮。灸时每壮燃至患者有明显热灼感后，即可更换，不必等待艾炷燃尽。灸毕，要求达到灸部皮肤微微发红，应避免过分烫灼而起水泡。

用七、2. 中的方法时，仅取痛点或者督脉、夹脊部位，将药饼敷于其上方，加盖 1 层纱布，并贴上胶布。再固定熏灸器，艾条火头对准药饼熏灸，每次 40 min。每日 1 次，10 次为 1 个疗程，疗程间隔 2 ～ 3 日。一般治疗 1 ～ 3 个疗程。

5. 项痹

取穴：风池、颈夹脊、大椎、肩井、阿是穴。

用法：患者取坐位，头稍低，于风池、颈夹脊、大椎、肩井（双侧均取）上各放一配制好的药饼后，以艾条雀啄灸各穴位至皮肤红润为止，10 次为 1 疗程。也可取俯卧位，将药饼放在俞穴及压痛点上，上置艾炷，同时点燃，每穴灸 5 ～ 7 壮。

6. 抗衰老

取穴：分 2 组。①大椎、肾俞、脾俞；②膻中、中脘、神阙、关元、足三里。

用法：每次选 1 组，双侧均取。艾炷置于药饼上点燃，每穴灸 3 壮，隔日灸 1 组，每周 3 次，2 组穴位交替，24 次为 1 个疗程。

第十节　督灸疗法

督灸疗法是用艾绒放置药物在督脉的脊柱段上烧灼温熨，借灸火的温和热力以及药物的作用，通过经络的传导，温通气血，扶正祛邪，达到治疗疾病和预防保健作用的一种外治方法。

一、适应证

临床用于督脉诸证和慢性、虚寒性疾病，如痹证（类风湿性关节炎、风湿性关节炎、强直性脊柱炎等）、颈腰痛（颈椎病、腰椎间盘突出症、腰肌劳损等）、咳喘（慢性支气管炎、支气管哮喘、肺气肿等）、慢性胃肠疾病、产后恶寒等。

二、禁忌证

高热、孕妇、高度体质过敏者、高血压、糖尿病、代偿不全的心脏病患者、疼痛局部皮肤有破损者、有出血倾向或损伤后出血不止者禁用。

三、器械

万花油、桑皮纸、生姜泥、药粉、艾绒、火机、线香、镊子、不锈钢盘。

四、操作方法

令患者裸背俯卧于床上，取督脉大椎至腰俞的脊柱部位。常规消毒后在治疗部位涂抹万花油，均匀敷于督灸药粉，之后在其上覆盖桑皮纸，在桑皮纸上铺生姜泥如梯状，在姜泥上面放置三角锥形艾炷，然后点燃 3 个点，连续灸治 3 次后把姜泥和艾灰去除。若患者感觉太热轻轻提起桑皮纸，以灸疗后局部皮肤红润而不起泡为度。做完后用湿热毛巾把治疗部位擦干净。

督灸疗法每周治疗 1 次，4 次为 1 个疗程。

五、作用机理

督灸是将经络、腧穴、药物、艾灸综合作用融为一体，直对病所充分发挥益肾通督、温肾壮阳、穿骨透肌、行气破瘀、通痹止痛的功效，从而达到治疗疾病的目的。督、任、冲一源三岐，督脉为阳脉之海，因此督脉可沟通全身经络。督灸作用于督脉上，通过督灸的综合作用激发、协调诸经，从而发挥经络运行气血、平衡阴阳、抗御病邪、调整虚实的功效，达到防病保健的目的。

六、注意事项

（1）督灸后若患处皮肤有过敏反应，应暂停使用，防止感染，待过敏现象消失后可继续使用。

（2）治疗完当天饮食宜清淡，忌食肥甘厚腻之品。

（3）忌食海鲜、酒水、香菜、辣椒等发物。

（4）注意保暖，忌食冷饮、吹空调、吹风扇等。

七、督灸治疗强直性脊柱炎临床应用举隅

强直性脊柱炎（ankylosing spondylitis，AS）是一种以骶髂和中轴关节慢性炎症为主的、原因不明的自身免疫性疾病，与 HLA-B27 呈强关联，主要表现为腰背疼痛，活动受限、晨僵，此外还可影响到外周关节，如肩、髋、膝、踝等，严重者可造成畸形和残废。本病国内发病率约为 0.3%，多发生于 10～40 岁，但发病高峰为 20～30 岁的青壮年男性。督灸在治疗强直性脊柱炎中取得了良好的疗效，展现了中医学的独特魅力。

1. 灸前准备

灸前准备工作为：①调配督灸粉。根据中医的辨证论治，调配合适的中药研粉，每人 3 g。②将干净新鲜的姜压碎成泥备用。③制作艾炷。把艾绒做成三角锥形，高度不超过 3 cm。④准备无菌消毒棉质治疗巾、75% 酒精、无菌棉球、桑皮纸。

2. 施灸程序

施灸程序为：①室内温度维持在 25 ℃并且保持空气流通，提前准备好防护措施，保证患者的隐私，接下来安排患者裸背俯卧于床上，用 75% 酒精棉球消毒患者背部皮肤后涂万花油；②将自制督灸药粉均匀敷于大椎穴至腰俞穴的督脉段以及两侧夹脊穴部位，上铺桑皮纸，纸上均匀铺 2 cm 厚姜末；③将治疗巾覆盖两侧暴露皮肤；④姜末上放置艾炷点燃、连灸 3 壮；若患者感觉太热，轻轻提起桑皮纸，以灸疗后局部皮肤红润而不起泡为度；⑤取下姜末、督灸粉、用温热棉球轻擦干净皮肤，观察皮肤情况，嘱患者注意休息保暖、喝热汤、禁忌房事，每次治疗 1 h。

3. 作用机理探讨

AS 的发生与 HLA-B27 有很大的相关性，病程较长且起病隐匿，严重影响患者生活质量。本病属于中医"痹症"（"肾痹""骨痹"）范畴，其病因为肾虚及外感风寒湿邪共同作用。正如《素问·素问生气通天论》云"阳气者，精则养神，柔则养筋。开阖不得，寒气从之，乃生大偻"；《难经·二十九难》云"督之为病，脊强而厥"。AS 表现的关节症状病变与《素问·骨空论》中记载的督脉循行所过之处有相关性，病变的部位主要是在腰骶脊背，基本病机为肾虚督空或肾虚督滞。督脉贯穿脊背正中，入络脑，统一身之阳气，阳气不足，气血不行，血凝脉中，出现僵硬疼痛。

督灸可直接作用于发病部位，使治疗直达病所。此法充分发挥了经络、腧穴、药物、艾灸等多种因素的综合优势，具有益肾通督、温阳散寒、壮骨透肌、破瘀散结、通痹止痛的功效，直接对病变部位整体调整。临床试验证明督灸能平衡自身免疫功能，下调 HLA-B27 基因的异常表达，升高丘脑内 β－内啡肽的含量，降低骨破坏，控制炎性指标，改善脊柱畸形，达到治疗疾病的目的。

本病病重根深，缠绵难愈，常反复发作，致残率高，只有有耐心、有恒心坚持治疗，才能取得较理想的疗效。

第十一节　耳压疗法

耳压疗法是指用丸状物贴压耳穴以防治疾病的一种方法。

一、适应证

（1）各种疼痛性病症：头痛、神经性疼痛、内脏痛和各种外伤性疼痛等。

（2）炎症性疾病：牙周炎、中耳炎、咽喉炎、面神经炎、风湿性关节炎等。

（3）功能紊乱性疾病：眩晕、心律不齐、高血压、多汗症、神经衰弱、月经不调、遗尿等。

（4）过敏与变态反应性疾病：过敏性鼻炎、哮喘、过敏性结肠炎、荨麻疹等。

（5）内分泌代谢紊乱性疾病：甲状腺功能亢进或低下、糖尿病、肥胖症、更年期综合征等。

二、禁忌证

（1）耳廓局部有炎症、冻疮或表面皮肤有溃破时禁用。

（2）过度饥饿、疲劳、精神高度紧张者禁用。

（3）年老体弱、有严重器质性疾病者及孕妇禁用。

三、药物及器械

磁珠、菜籽、王不留行籽、小块胶布、75%酒精棉球、止血钳或镊子。

四、操作方法

（一）选穴及定穴

1. 选穴

按疾病相应部位选穴，按循经辨证选穴，按脏腑辨证选穴，按现代医学理论选穴，按临床经验选穴。

2. 定穴

（1）观察法：拇、食指往后上方拉住耳轮。由上至下、从内到外，分区观察，在相应病变区有无变形、变色、结节、充血、丘疹、凹陷、脱屑、水泡等阳性反应。

（2）按压法：取耳廓相应部位，用探针轻轻按压，寻找压痛点，询问患者感觉，选压痛最明显点为治疗点。

（二）消毒

在选用耳穴部位用75%酒精棉球进行擦拭消毒。

（三）压籽

一手固定耳廓，另一手压贴。将王不留行籽粘附在 0.6 cm × 0.6 cm 大小的胶布中央，用镊子或止血钳夹住贴敷于耳穴上，并给予适当按压，使耳廓有发热、胀痛感。双侧耳穴轮流使用，每 2～3 日更换 1 次。留置期间嘱患者用手反复按压以刺激局部穴位，每次 1～2 min，每天 2～3 次。

（四）按压手法

用拇指、食指尖或指腹相对置于贴有王不留行籽的耳穴的耳廓正面和背面，也可用食指尖或指腹置于贴有王不留行籽的耳穴的耳廓正面，垂直施压，包括强刺激按压法和弱刺激按压法。

（1）强刺激按压法。垂直按压耳穴上的药丸，至患者出现沉、重、胀、痛感，每穴按压 1 min 左右，如有必要，每穴重复操作 2～3 遍，每天 3～5 次。本法适于实证、年轻力壮者，对内脏痉挛性痛、躯体疼痛及急性炎症有较好的镇痛消炎作用。

（2）弱刺激按压法。一压一松地垂直按压耳穴上的药丸，以感到胀、酸、轻微刺痛为度，每次压 3 s，停 3 s。每次每穴按压 2 min 左右，每天 3～5 次。本法是一种弱刺激手法，不宜用力过重，适用于各种虚证、久病体弱，年老体衰及耳穴敏感者。

（五）起籽

消毒皮肤，检查起籽数量。

五、作用机理

耳与脏腑、经络关系密切，通过耳穴刺激疏通经络，推动、驱散病灶中郁滞的气血和病气，调节脏腑气血功能，促进机体的阴阳平衡，以达到治疗疾病目的。

六、注意事项

（1）耳廓暴露在外且血液循环较差，皮肤受损感染后易波及软骨，严重者可致软骨炎症，故治疗前必须严格消毒。

（2）年老体弱者宜卧位，用弱刺激按压法。

（3）每侧耳廓每次贴籽穴位 10 个以下。

（4）湿热天气耳穴压丸留置时间不宜过长，宜每 1 ～ 2 天换 1 次。

（5）对普通胶布过敏者改用脱敏胶布。

七、临床常见疾病耳压疗法选穴临床应用举隅

（1）不寐：取神门、心、交感、皮质下、枕、脑干、神经衰弱点（垂前）。

（2）感冒：取肺、内鼻、下屏尖。

（3）中暑：取心、枕、皮质下。

（4）咳嗽：取肺、气管、神门、枕、平喘。

（5）哮喘：取肺、气管、肾上腺、平喘、交感、内分泌。

（6）呃逆：取耳中、胃、交感、皮质下、肝。

（7）颈椎病：取颈椎、神门、肾、皮质下；配穴取枕、肩、心、交感、内分泌、肾上腺。

（8）肩周炎：取肩、锁骨、肝、神门。

（9）坐骨神经痛：取坐骨神经、臀、神门、肾、膀胱。

（10）扭挫伤：取神门、皮质下、相应点。

（11）胆石症：取胰胆、肝、十二指肠、交感、内分泌。

（12）尿石症：取肾、膀胱、输尿管、交感、神门。

（13）痤疮：取面颊、肺、胃、大肠、内分泌。

（14）痛经：取内生殖器、内分泌、交感、缘中、肝。

（15）月经不调：取内生殖器、肾、内分泌、缘中。

（16）风疹：取风溪、肺、大肠、耳中。

（17）输液反应：取下屏尖、皮质下、风溪。

第十二节　捏　脊　疗　法

捏脊疗法是连续捏拿小儿脊柱部肌肤，刺激人体督脉及两侧膀胱经腧穴以防治疾病的一种治疗方法，常用于治疗小儿"疳积"之类病症，故又称"捏积疗法"，属于

小儿推拿术的一种。

一、适应证

临床常用于治疗小儿疳积、消化不良、厌食、腹泻、呕吐、便秘、咳喘、夜啼等症。此外，也可作为保健按摩的方法之一。

二、禁忌证

脊柱部皮肤破损，或患有疖肿、皮肤病者，不可使用本疗法。伴有高热、心脏病或有出血倾向者慎用。

三、器械

必要时准备姜水、薄荷水、婴儿按摩油等。

四、操作方法

两手沿脊柱两旁，由下而上连续地挟提肌肤，边捏边向前推进，自尾骶部开始，一直捏到项枕部为止（一般捏到大椎穴）。在捏脊的过程中，用力拎起肌肤，称为"提法"。每捏三次提一下，称"捏三提一法"。

捏脊的具体操作方式有两种：

（1）用拇指指腹与食指、中指指腹对合，挟持肌肤，拇指在后，食指、中指在前，然后食指、中指向后捻动，拇指向前推动，边捏边向项枕部推移。

（2）手握空拳，拇指指腹与屈曲的食指桡侧部对合，挟持肌肤，拇指在前，食指在后，然后拇指向后捻动，食指向前推动，边捏边向项枕部推移。

上述 2 种方法可根据术者的习惯和使用方便而选用。

一般每天或隔天捏脊 1 次，6 次为 1 个疗程。慢性疾病在 1 个疗程后可休息 1 周，再进行第 2 个疗程。

五、作用机理

捏脊主要作用于督脉和足太阳膀胱经。由于督脉总督诸阳，背部足太阳膀胱第一侧线分布区又为脏腑背俞穴所在，"迫藏近背"，与脏腑密切相关，因此，捏脊疗法能振奋阳气、调整脏腑功能及增强机体抗病能力，在健脾和胃方面的功效尤为突出。捏脊还有疏通经络、促进气血运行等作用。

六、注意事项

（1）本疗法一般在空腹时进行，饭后不宜立即捏拿，需休息 2 h 后再进行。

（2）施术时室内温度要适中，手法宜轻柔。

（3）体质较差的小儿每日次数不宜过多，每次时间也不宜太长，以 3 ~ 5 min 为宜。

（4）在应用此法时，可配合刺四缝、开四关、药物、针刺、敷脐等疗法，以提高疗效。

七、临床应用举隅——捏脊和摩腹手法治疗小儿积滞症

积滞症是指小儿内伤乳食，停聚中焦，积而不化，气滞不行所致病症。本病一年四季均可发生，尤以夏秋季节暑湿当令之时易发，以婴幼儿多见。笔者自 1998 年以来，采用捏脊、摩腹手法治疗本病 160 例，收到较好疗效，现报告如下。

（一）一般资料

本组 160 例均为门诊患儿，临床表现以食欲不振为主，部分病儿伴有腹胀、腹泻或见便秘、呕吐，病程长者可伴有面色萎黄，烦躁不安，夜间哭闹，严重者伴营养不良。其中男 94 例，女 66 例；年龄最小的 8 个月，最大的 10 岁，以 4～8 岁为多，占 54%；病程最短的 3 天，最长的 3 个月，以 1～30 天为多。

（二）治疗方法

1. 捏脊疗法

在适宜的温度下进行，让患儿俯卧在家长的大腿上，适当固定头部和下肢，暴露脊背（6 岁以上可采取俯卧位），术者站在患儿的正后方或侧后方呈半弯腰的状态，先在其背部由上而下轻轻按摩 2～3 遍，使其肌肉松弛，气血流通。然后两手呈半握拳状，以食指二、三节抵在小儿的尾骨处，向上推起皮肤，再以大拇指捏起，两手交替沿脊柱两侧自长强穴向上到大椎穴为止。如此反复操作 5～8 遍，采用捏三提一法（每捏 3 下需将背部皮肤向上提 1 次），最后用两拇指分别揉按脾俞、胃俞穴各 3～5 次。

2. 摩腹疗法

小儿取仰卧位，暴露脘腹部皮肤。医者立其一侧，以掌部或四指指腹着力，沿中脘→天枢→关元→天枢→中脘做环形摩动，视具体病情采用顺时针方向摩腹或逆时针方向摩腹，做到摩的速度快于移动的速度，即"紧摩慢移"，穴位区摩的时间稍长一点，摩至腹壁微红或腹部透热为度。

以上 2 种方法每天 1 次、连续 7 天为 1 个疗程，间隔 5 天再开始第 2 个疗程。

（三）治疗结果

疗效评定标准：①痊愈。食欲恢复正常，腹胀、腹泻、呕吐等临床症状消失。②好转。食欲增强，腹胀、腹泻、呕吐等临床症状明显改善。③无效。食欲及临床症状无变化。

经 1～2 个疗程治疗后，160 例患儿中，痊愈 107 例，占 67%；好转 45 例，占 28%；无效 8 例，占 5%。总有效率达 95%。

（四）典型病例

患儿，林某，男，6 岁，食欲不振 1 月余，食则饱胀，腹满喜按，面色萎黄，头发干枯，乏力，小便短赤，大便溏薄，时夹有食物残渣，睡眠差，时常哭闹，舌质淡，苔白腻，曾服中西药治疗，效果欠佳。于 1999 年 3 月 25 日来我院就诊，诊断为积滞（脾虚夹积）。采用捏脊、摩腹治疗，1 个疗程后患儿面色渐红润，食欲好转，

情绪安静，睡眠质量提高，大便每日 1 次，质软成形。休息 5 天后经第 2 个疗程治疗后病告痊愈。3 个月后回访，未复发。

（五）体会

小儿易患积滞症系因脏腑娇嫩，脾常不足，加之平常饮食不节，喂养不当，脾胃不和，受纳、运化失职所致。

捏脊疗法是小儿推拿中的一种疗法，是通过对督脉和膀胱经的捏拿，达到调整阴阳、疏通经络、调和气血、恢复脏腑功能的目的。其中足太阳膀胱经背部的循行线上分布有背俞穴，与五脏六腑关系密切，因此"捏脊"能统治脏腑，补益气血。尤其是重点揉捏脾俞、胃俞起到健脾益胃之功效。现代医学证明，捏脊能促进胃蛋白酶的分泌，加强胃肠蠕动，加速血循环，以增强机体自身抗病能力。

摩腹疗法能健脾和胃，助消化、增强食欲。顺时针摩腹沿胃肠蠕动方向，可促进胃肠蠕动，有利于胃肠积滞的消除；逆时针摩腹为逆肠胃蠕动方向，可促进胃肠对其营养物质的重新吸收，故对营养不良，体质虚弱有较好的补益作用。

施行捏脊、摩腹手法时要注意小儿体质强弱，年龄大小，手法宜轻柔深透，做到"重而不极，轻而不浮"。本方法操作简便，兼有治病、强身健体之功效，易为患儿及家长接受，值得推广。

第十三节　磁圆梅针疗法

磁圆梅针疗法，是指用特制的具有强磁性的圆梅针叩刺经络腧穴以达到治病健身的一种针刺疗法。

一、适应证

神经性疼痛、软组织损伤、跌打所致血瘀肿痛、肩周炎、静脉曲张、静脉炎、神经性皮炎、近视、耳鸣耳聋、小儿遗尿、小儿腹泻、急慢性胃肠炎、泄泻等。对风湿、类风湿性关节炎、肱骨外（内）上髁炎、神经衰弱、眩晕、脱肛、子宫脱垂亦有疗效。

二、禁忌证

体质极度衰弱、高烧、急性传染病者，严重的心、肺、肝及血液疾病者，皮肤溃破、出血者，孕妇的下腹部，以及副作用严重者禁用。

三、器械

磁圆梅针是一种新的针灸治疗工具，由山西省针灸研究所针灸前辈师怀堂教授历经多年研制发明，它结合了磁疗和圆针、梅花针的特点。针头一端状如绿豆大圆粒形，名曰"磁圆针"，另一端形如梅花针头形，名曰"磁梅花针"，两端针尖嵌有高磁块，总称"磁圆梅针"。

四、操作方法

（一）基本手法

手臂悬空，右肘屈曲为90°，以腕部运动形成主要的叩击力量，同时运用中指、无名指、小指的撬力。腕力与指力二者巧妙配合，灵活"弹刺"。

（二）刺激强度

一般可分为轻、中、重3种刺激强度。①轻刺激：局部皮肤无明显改变，叩刺时仅有振动感。②中刺激：叩击至皮肤潮红，第2天皮下有黄青色斑点。③重刺激：叩时皮下痛感明显，叩后皮下出现黄青色斑点，随即转为青紫色斑点。

（三）临床常用叩刺方法

（1）经脉叩刺法，即单纯叩刺经脉。可视病情叩刺一条或数条经脉，也可叩刺一条或数条经脉中之一段或几段。

（2）穴位叩刺法，即单纯叩刺腧穴。一般来说主穴可重叩或多叩，配穴则轻叩或少叩。

（3）局部叩刺法，即是叩刺患部或患部周围（如皮肤病等）。

每个穴位一般以叩击5～20下为准，频率的快慢、手法的轻重，要看穴位处肌肉肥厚和肌肉薄瘦来定。

五、作用机理

磁圆梅针综合圆针、梅花针与磁疗作用于一体具有疏通经络、活血化瘀、调整气机止痛功效。

科学实验已证明，磁性物质及磁场对生物分子、细胞、器官及整体的各个层次均显示出不同的影响。磁疗就是运用人体内部这种生物磁效应来调整和恢复人体内部各种不平衡状态来达到治疗目的。圆针和梅花针更是取气于皮肤之表，认为人体体表与内脏相关，五脏六腑有疾，就必然通过经络传导至体表穴位。《素问·皮部论》说："凡十二经脉者，皮之部也。是故百病之始生，必先于皮毛。"这正是磁圆针的局部叩刺达到扶正祛邪治病的理论根据。

六、注意事项

（1）针具严防摔、碰、撞，勿受高温、高压，以保护磁块。针头部分勿着水生锈，要保持干燥。

（2）在用磁圆针叩击时，一定要垂直叩，以免因受力方向改变影响疗效，或使局部皮肤损伤。

（3）因站立位治疗，加之捶击疼痛，有部分患者可能出现晕针现象，按晕针常规处理即可。

七、临床应用举隅

（一）磁圆梅针治疗带状疱疹后遗神经痛

先采用局部叩刺法以轻中度手法叩刺患部皮肤，反复叩刺3～5遍，叩至皮肤发红为度。再根据西医神经解剖定位，确定支配痛区的神经节段，取其患侧夹脊穴行轻中度手法叩刺，每穴10～20下。发于面颊部者，取第2至第4颈椎夹脊穴；发于胸背部者，取第4至第11胸椎夹脊穴；发于腰腹部者，取第10胸椎至第2腰椎夹脊穴；发于上肢者，取第5颈椎至第2胸椎夹脊穴；发于下肢者，取第1至第5腰椎夹脊穴。连续治疗7天为1个疗程。

［典型病例］

李××，女，62岁，退休工人。2013年2月21日初诊。

病史：右侧胸背部刺痛20天。患者于20天前突发右侧胸背部皮肤灼热刺痛，继而疱疹如珠串，经我院皮肤科诊断为带状疱疹。经服药及外用药物治疗半个月，现局部疱疹已结痂脱落，但仍见右侧胸背部灼热刺痛，尤以夜间为甚，难以入睡，每天须服消炎止痛药，方能缓解。胃纳差，小便色黄。

查：表情痛苦，右侧胸背部有落痂痕迹，皮肤潮红，局部刺痛拒按，舌边尖红、苔薄黄，脉弦细数。

诊断：带状疱疹后遗神经痛。

治疗：用磁圆梅针叩刺局部阿是穴、第4至第11胸椎夹脊穴，以轻中度手法叩刺，反复叩刺3～5遍，叩至皮肤发红为度。1个疗程后疼痛全部消失，皮肤感觉正常。

（二）磁圆梅针治疗颈源性眩晕

主穴：颈部夹脊穴、阿是穴。配穴：督脉神庭穴至大椎穴为第一线，膀胱经通天穴至大杼穴为第二线。轻叩以上主穴、配穴3～5遍，以局部皮肤潮红为度。

（三）磁圆梅针治疗偏头痛

选穴颈夹脊、太阳、率谷、角孙、风池及阿是穴，用中等力叩刺，以患者能忍受为度，时间为15 min。

（四）磁圆梅针治疗神经衰弱

（1）叩击头部督脉、太阳、少阳经，反复叩刺3～5遍，叩至皮肤出现红晕为度。

（2）叩击背俞穴、夹脊穴，肘以下手厥阴心包经，手少阴心经，有肾亏表现者，叩击膝以下足少阴经，叩至皮肤出现红晕为佳。

嘱患者适当调整生活、工作规律，以减少其过度脑力劳动，缓解其紧张情绪。还要进行较长时间的巩固治疗，不能认为诸症均除，即可终止治疗，一般以延续治疗5～10次为宜。磁圆梅针对本病有较好疗效，能调理元神、安神健脾、宁心镇静。

（五）磁圆梅针治疗颞颌关节功能紊乱综合征

中医认为本病为该关节周围筋脉受外邪侵袭，脉络阻滞，开合失司，关节不利，以致"不通则痛"。

选穴：耳和髎、上关、下关；太阳、颧髎等穴。轻叩至皮肤潮红为度，每日1次。

嘱患者平素在上述穴位进行指压按摩，以促进血运，促使颞颌关节功能恢复。

第十四节　磁　疗　法

磁疗法是运用磁场作用于人体的经络穴位来治疗疾病的一种方法。它具有镇静、止痛、消肿、消炎、降压等作用。

一、适应证

各种急慢性疼痛性疾患、关节炎、扭挫伤、颈椎病、肩周炎、肱骨外上髁炎、滑囊炎、腱鞘炎、胆结石、肾结石、乳腺增生病、前列腺炎、高血压、支气管炎、哮喘、慢性肠炎、小儿消化不良、遗尿、神经衰弱、痛经、过敏性鼻炎、咽炎、带状疱疹、神经性皮炎等。

二、禁忌证

白细胞总数在 $4 \times 10^9\,L^{-1}$ 以下者，体质极度衰弱、高烧、急性传染病者，严重的心、肺、肝及血液疾病者，皮肤溃破、出血者，孕妇的下腹部，以及副作用严重者禁用。

三、器械

磁体：根据形状不同，磁体分为磁片、磁珠。其中，磁片多用于贴敷，磁珠多用于耳穴。磁疗临床上使用的是磁片，它分大、中、小3种规格。

四、操作方法

（一）取穴原则
取穴原则为辨证取穴、循经取穴，结合局部腧穴和阿是穴。

（二）操作
1. 静磁疗法
将磁片或磁珠贴敷在穴位表面，产生恒定的磁场。用胶布或伤湿止痛膏将直径5～20 cm，厚3～4 mm的磁铁片，直接敷贴在穴位或痛点土，或用磁珠贴敷于耳穴。

常用的直接贴敷法有：①单块贴敷法，即只使用 1 块磁铁片，将其极面对治疗部位，用于局部浅表病。②双块对置贴敷法。将 2 块磁铁片的异名极面，以相对的方向贴敷到治疗穴位上，如内关和外关，内膝眼和外膝眼等，可使磁力线充分穿过治疗部位。③双块并贴法。将 2 块磁片并列在一起的贴敷方法，适应于发病部位较大的部位，操作时可以同名极排列，亦可以异名极排列。④耳穴贴敷法。将直径 1 ～ 3 mm 的磁珠贴敷在耳穴上，一般每次只贴一耳，每次贴 3 ～ 5 个穴。

贴敷法可以连续贴 5 ～ 7 日，休息 1 ～ 2 日再贴。

2．磁电疗法

将磁片一面贴于所选穴位，另一面与 G6805 型电疗机导线接通，再用胶布固定，通电 20 ～ 30 min，先用连续波，后用疏密波，每天 1 次，7 次为 1 个疗程。

五、作用机理

穴位、磁性、脉冲电流等协同作用，能改善组织营养，促进血液循环，消除炎性水肿，并能提高痛阈，从而起到消炎、消肿、镇痛作用。

六、注意事项

（1）若磁疗后出现头晕、恶心、心悸、乏力、低烧等，停止磁疗。

（2）夏季贴敷磁片时，可在皮肤和贴片之间放一层隔垫物，以免汗液浸渍使磁片生锈。

（3）磁片不要接近手表，以免手表被磁化。

七、临床应用举隅——磁电法治疗急性关节扭挫伤

急性关节扭挫伤是由于受到外来因素致关节局部皮肤、皮下组织、肌肉、肌腱、韧带、关节囊等软组织机能或结构受到损害的一种疾病，属中医学"伤筋"范畴。笔者近 5 年来用磁电法治疗急性关节扭伤 98 例（下称治疗组），取得较满意疗效，并设刺络拔罐以对照（下称对照组）。现进行总结。

（一）临床资料

1．一般资料

治疗组 98 例，其中男 56 例，女 42 例；年龄 16 ～ 62 岁；病程最短为 1 天，最长为 7 天。发病部位肩关节 8 例，肘关节 12 例，腕关节 26 例，膝关节 15 例，踝关节 37 例。

对照组 46 例，其中男 29 例，女 17 例；年龄 18 ～ 64 岁；病程最短为 2 天，最长为 6 天。发病部位肩关节 5 例，肘关节 6 例，腕关节 12 例，膝关节 7 例，踝关节 16 例。

2．诊断标准

诊断标准：①有明显的外伤史或扭伤史；②损伤部位局部疼痛、肿胀、皮下瘀

血；③患部压痛明显，功能活动障碍；④排除骨折、关节脱位，无肌腱、韧带断裂，无神经损伤。

（二）治疗方法

1. 治疗组

（1）取穴。以患部阿是穴为主，配合局部经穴：肩部取肩髃、肩髎、肩贞，肘部取曲池、小海、天井，膝部取膝眼、梁丘、阳陵泉，踝部取昆仑、太溪、丘墟。

（2）材料。选用稀土—钴永磁合金，磁片直径为 10～15 mm，厚度为 2 mm，磁场强度在 0.10～0.15 T。

（3）操作。将磁片一面贴于所选穴位，另一面与 G6805 型电疗机导线接通，再用胶布固定，通电 20～30 min，先用连续波，后用疏密波，每天 1 次，7 次为 1 个疗程。

2. 对照组

刺络拔罐法：采用梅花针重叩至局部微出血，加拔火罐。隔天 1 次，5 次为 1 个疗程。

（三）治疗效果

1. 疗效标准

痊愈：疼痛、肿胀完全消失，活动恢复正常；显效：疼痛、肿胀明显减轻，活动基本恢复正常；好转：较治疗前疼痛、肿胀有所减轻，活动功能部分恢复；无效：治疗 1 个疗程，症状及体征无改善。

2. 治疗结果

两组分别统计 1 个疗程后的治疗效果，见表 3-1。

表 3-1　两组疗效比较

组别	例数	痊愈	显效	好转	无效	有效率
治疗组	98	72 例（73.46%）	11 例（11.23%）	14 例（14.28%）	1 例（1.03%）	98.97%
对照组	46	23 例（50.00%）	8 例（17.39%）	14 例（30.43%）	1 例（2.18%）	97.82%

从表 3-1 中可看出，治疗组的痊愈率明显高于对照组（$P < 0.05$），而总有效率差异无显著意义（$P > 0.05$）。

（四）典型病例

丘某，男，25 岁，中学教师，1997 年 5 月 10 日初诊。

主诉：右踝关节扭伤肿痛 2 天。打篮球时不慎扭伤右踝关节致局部肿胀、疼痛，行走困难。

检查：右踝关节外侧肿胀明显，外踝前下方压痛明显，踝关节内翻活动时疼痛加剧。踝关节 X 线片排除骨折。

诊断：右踝关节软组织扭伤。

治疗：取阿是穴，患肢太溪、昆仑、丘墟，用磁电法，共治疗 7 次，肿胀、疼痛完全消失，活动恢复正常。

（五）体会

急性关节扭挫伤中医称"伤筋"，多因外力损伤、劳动时用力过猛、运动时扭伤等引起筋脉及关节损伤，气血壅滞局部，从而出现肿胀疼痛、关节活动障碍等临床表现。

选取病变局部阿是穴和经穴，用磁电法治疗，具有穴位、磁性、脉冲电流等协同作用，能改善组织营养，促进血液循环，消除炎性水肿，并能提高痛阈，从而达到消炎、消肿、镇痛作用。

本法具有不痛、无损伤、安全、疗效显著等优点，因此患者乐于接受，尤其适用于畏惧针灸者。

第十五节　穴位注射疗法

穴位注射疗法是将小剂量中西药物注入穴位内以治疗疾病的一种治疗技术。本技术通过药物在穴位的吸收过程中产生对穴位的刺激，利用药物与腧穴的双重作用来达到治疗疾病的目的。

一、适应证

（1）运动系统疾病：颈椎病、肩周炎、关节炎、腰肌劳损、关节扭伤等。

（2）神经精神系统疾病：面神经麻痹、三叉神经痛、坐骨神经痛、多发性神经炎、癫痫、神经衰弱等。

（3）消化系统疾病：腹泻、胃下垂、胃肠神经官能症等。

（4）呼吸系统疾病：急慢性支气管炎、上呼吸道感染、支气管哮喘等。

（5）皮肤疾病：荨麻疹、痤疮、神经性皮炎等。

（6）妇科疾病：痛经、月经过少、月经不定期等。

（7）五官科疾病：过敏性鼻炎、耳鸣等。

二、禁忌证

（1）严重心肾功能不全、诊断尚不清的意识障碍患者。

（2）体质过分虚弱或有晕针史的患者不进行穴位注射。

（3）穴位局部感染或有较严重皮肤病者局部穴位不用。

（4）对某种药物过敏者，禁用该药。

三、器械

1. 常用器具

根据使用药物的剂量大小及针刺的穴位选用不同型号的一次性无菌注射器和针头。

2. 常用药物

根据临床需要通常使用以下药物：①中药制剂，如复方当归注射液、丹参注射液等中药注射液；②维生素制剂，如维生素 B1、维生素 B6、维生素 B12 注射液等；③其他制剂，如甲钴胺注射液、生理盐水、盐酸利多卡因注射液等。多数供肌内注射用的药物可考虑进行小剂量穴位注射。

四、操作方法

1. 选药

根据疾病的情况选取有治疗作用的药物。

2. 体位

选择患者舒适、术者便于操作的治疗体位。

3. 选穴

根据针灸选穴原则选取穴位，如辨证循经选穴，选取阳性反应点。

4. 操作

根据所选穴位及用药量的不同选择合适的注射器和针头。局部皮肤常规消毒后，用无痛快速进针法将针刺入皮下组织，然后缓慢推进或上下提插，探得酸胀等"得气"感应后，回抽一下，如无回血，即可将药物推入。若患者感到触电感及放射感，表示刺中神经，应退针少许再推药。

5. 注射角度与深度

根据穴位所在部位与病变的不同要求，决定针刺角度及深度。同一穴位可从不同的角度刺入。也可按病情需要决定注射深浅度，如三叉神经痛于面部有触痛点，可在皮内注射成"皮丘"；腰肌劳损多在深部，注射时宜适当深刺。

6. 药物剂量

穴位注射的用药剂量决定于注射部位及药物的性质和浓度。头面部和耳穴等处用药量较小，每个穴位 1 次注入药量为 0.1～0.5 mL，四肢及腰背部肌肉丰厚处用药量较大，每个穴位 1 次注入药量为 1～5 mL；刺激性较小的药物，如葡萄糖、生理盐水等用量较大，如软组织劳损时，局部注射葡萄糖液可用 10～20 mL 以上，而刺激性较大的药物（如乙醇）以及特异性药物（如阿托品、抗生素）一般用量较小，即所谓小剂量穴位注射，每次用量多为常规用量的 1/10～1/3。中药注射液的常用量为 1～2 mL。

7. 疗程

每日或隔日注射 1 次，反应强烈者亦可每隔 2～3 日 1 次，穴位可左右交替使用。疗程根据病情确定，一般 5 ～ 10 次为 1 个疗程，疗程之间宜间隔 5 ～ 7 天。

五、作用机理

通过药物在穴位的吸收过程中产生对穴位的刺激，利用药物与腧穴的双重作用来达到治疗疾病的目的。

六、注意事项

（1）治疗前应对患者说明治疗特点和注射后的正常反应，以消除患者顾虑。

（2）药物使用前应注意药物的有效期，并注意检查药液有无沉淀变质等情况，如已变质即应停止使用。

（3）熟悉药物的性能、药理作用、使用剂量、配伍禁忌、不良反应和过敏反应等。

（4）严格遵守无菌操作，防止感染。

（5）切勿将药物注入关节腔、脊髓腔和血管内。注射时如回抽有血，必须避开血管后再注射。在神经干旁注射时，必须避开神经干，或浅刺以不达神经干所在的深度。

（6）颈项、胸背部注射时，不宜过深，防止刺伤内脏。

（7）儿童、老人注射部位不宜过多，用药剂量可酌情减少，以免晕针。孕妇的下腹、腰骶部和三阴交、合谷等孕妇禁针穴位，一般不宜进行穴位注射。

（8）下腹部腧穴进行穴位注射前，应先令患者排尿以免刺伤膀胱。需要多次注射时，穴位应轮流使用，一般每穴连续注射不超过 2 ～ 3 次。

（9）注射药物时如果发生剧痛或其他不良反应，应立即停注并注意观察病情变化。

七、临床应用举隅——穴位注射治疗荨麻疹

荨麻疹，祖国医学称之为"瘾疹""风疹"，是一种常见的过敏性皮肤病。急性者一般 2 周即可停止发作，慢性者则病程延长，可常年反复发作，严重影响患者的工作、生活。笔者近 3 年来，运用穴位注射治疗本病，取得了较好疗效。

（一）一般资料

52 例中，男 24 例，女 32 例；年龄最小 5 岁，最大 62 岁；病程最短 2 天，最长 15 年；在 1 周以内 6 例，8 天 ～ 1 个月 19 例，1 个月 ～ 1 年 17 例，1 年以上 14 例。患者均经中西药物治疗，未见明显效果而进行穴位注射治疗。

（二）治疗方法

1. 取穴

曲池、血海、三阴交、膈俞。

2. 药物

5% 当归注射液、0.5 mg 维生素 B12 注射液、维丁胶性钙注射液。

3．操作

选用 5 mL 一次性注射器，将以上药液各 1 支吸入摇均，穴位局部常规消毒，在穴位上刺入 1 寸左右，针下有针感时，回抽无血，方可注入药液。每次取其中 2 对穴位，每穴各注入 1 mL 药液。体质虚弱者，轻刺激，缓慢推注药液；体质强者，可重刺激，稍快推注药液。

（三）疗效观察

1．疗效标准

痊愈：皮疹消退，瘙痒感消失，停治半年后不再复发；显效：皮疹基本消退，瘙痒感明显减轻，停治后偶有复发；好转：皮疹大部分消退，瘙痒感减轻，停治后再发次数减少；无效：皮疹发生的频度与治疗前后无变化。

2．治疗结果

本组病例：统计 1 个疗程后的结果。56 例中，痊愈 30 例，占 53.6%；显效 21 例，占 37.5%；好转 3 例，占 5.4%；无效 2 例，占 3.5%。总体有效率为 96.5%。

（四）典型病例

王某，女，34 岁，本院护士。1997 年 3 月 16 日初诊。

主诉：全身皮肤瘙痒反复发作，伴起风团块 20 天。

现病史：患者 20 天前因吃鱼致全身性皮肤发作性瘙痒、潮红，起大片状风团，以躯干部为甚，受风寒时则瘙痒加剧。曾静滴葡萄糖酸钙、抗纤溶药物，口服马来酸氯苯那敏（扑尔敏）及中药等，治疗效果欠佳。舌淡，苔黄腻，脉弦滑。

诊断：荨麻疹。

治疗：以调和营血、清热除湿、祛风止痒，用当归注射液、维生素 B12 注射液、维丁胶性钙注射液各 1 支，穴注曲池、血海，经 3 次治疗后，皮疹消退，瘙痒消失。半年后随访一直未再复发。

（五）体会

荨麻疹属中医"风疹"范畴，本病多由腠理不固，风邪侵袭，遏于肌肤而成或因体质因素不耐鱼虾荤腥等食物导致胃肠积热发于肌表而发疹，治疗以祛风止痒，调和营血、清热除湿。

曲池属手阳明大肠经穴，阳明为多气多血之经，且与手太阴肺经相表里，而肺主肌表、皮毛，故曲池能祛风清热、调和营血，为治疗本病的有效穴；血海、三阴交同属足太阴脾经，脾能生血、统血、主肌肉，故二穴能清血分之热，散瘀导滞；膈俞为八会穴之"血会"，中医有"治风先治血，血行风自灭"的理论，故临床上取血海、三阴交、膈俞能养血活血、祛风止痒。配合当归注射液、维生素 B12 注射液、维丁胶性钙注射液等药物穴位注射可同时发挥穴位和药物的效应，起协同作用，故能收到较满意疗效。

第十六节　穴位埋线疗法

穴位埋线疗法是指用针具将医用羊肠线或者可吸收性外科缝线植入相应腧穴或特定部位，利用线体对腧穴的长期持续刺激作用，提高腧穴的兴奋性和传导性，激发经气，调节气血和机体有关脏腑器官功能，以达到疏通经络、调和气血、扶正祛邪、平衡阴阳的目的，从而对机体产生良性、双向调节作用。

一、适应证

（1）心身疾病及亚健康状态（肥胖、失眠、自主神经功能失调症、神经性厌食、神经性呕吐、便秘、腹泻、免疫力低下、神经性头痛、腰膝酸软、疲劳综合征等）。

（2）内科疾病：咳嗽、支气管炎、支气管哮喘、慢性胃炎、胃与十二指肠溃疡、单纯性肥胖等。

（3）神经、精神科疾病：面瘫、偏头痛、癔症、膈肌痉挛、癫痫等。

（4）皮肤科疾病：痤疮、荨麻疹、湿疹、黄褐斑等。

（5）妇科疾病：痛经、闭经、盆腔炎、月经不调、乳腺病等。

（6）五官科疾病：鼻炎、耳鸣等。

（7）其他：颈肩腰腿痛、肩周炎、面肌痉挛等。

二、禁忌证

（1）皮肤局部有感染或溃疡处不宜埋线。

（2）发烧、肺结核活动期、骨结核、急性心脑血管疾患、瘢痕体质、意识不清、身体极度衰弱者不宜埋线。

（3）妇女妊娠期和有出血倾向性疾病者应慎重使用。

（4）月经期一般不作埋线（亦可视具体情况而定）。

（5）精神紧张、过度疲劳、过度饥饿不宜埋线。

（6）对线体过敏者。

三、器械

7号注射针针头、可吸收性外科缝线、碘酒、棉签。

四、操作方法

1. 体位
选择患者舒适、术者便于操作的治疗体位。

2．选穴

根据针灸选穴原则选取穴位，如辨证循经选穴，选取阳性反应点。

3．操作

将可吸收性外科缝线裁剪成0.5～1.0 cm置于75%酒精浸泡消毒备用。常规消毒局部皮肤，镊取1条可吸收性外科缝线，放置在7号注射针针头的前端，留1/3～1/2线体在针头外面，左手拇食指绷紧或捏起穴位皮肤，右手持针，刺入至所需的深度，将可吸收性外科缝线埋植在穴位，注意线体不可外露。

4．针刺角度与深度

根据穴位所在部位与病变的不同要求，决定针刺角度及深度。同一穴位可从不同的角度刺入，也可按病情需要决定刺入深浅度。

五、作用机理

穴位埋线疗法是一种集多种疗法、多种效应于一体的复合性治疗方法。一次埋线的过程可包含穴位封闭效应、针刺效应、刺血效应、机体组织损伤的自修复后作用、埋针效应及组织疗法效应等多种功效。

六、注意事项

（1）埋线处24 h内勿接触水，保持干燥，2天内勿游泳，1周内勿在埋线局部进行拔罐或者按摩。

（2）少数患者可有全身反应，表现为埋线后4～24 h内体温上升，一般在37～38 ℃，局部无感染现象，持续2～3天后体温可恢复正常。

（3）因个人体质差异有别，不同患者对线的吸收时间不同。对于吸收较慢的患者，皮下可出现硬块、结节等，可自行消散。

（4）埋线后某些穴位局部会有"酸、麻、胀、痛"的感觉均为正常现象，3日左右自行消失；个别穴位有小肿块，是线体在皮下形成的小包裹对穴位的刺激，勿自行处理，如若局部出现血肿可先予以冷敷止血，再行热敷消瘀。

七、临床应用举隅

1．胃肠病
主穴：中脘、天枢、足三里、脾俞、大肠俞。

2．单纯性肥胖
主穴：中脘、上脘、天枢、带脉、脾俞、丰隆。

3．失眠
主穴：百会、大椎、三阴交、脾俞、心俞。

4．支气管哮喘
主穴：肺俞、脾俞、肾俞、定喘、丰隆、鱼际。

5．痛经

主穴：脾俞、次髎、三阴交、中极、足三里。

6．过敏性鼻炎

主穴：大椎、肺俞、脾俞、迎香、足三里。

7．荨麻疹

主穴：肺俞、膈俞、足三里、血海、曲池。

专 题 论 述

第一节　针灸治疗痛证

痛证是致病因素作用于人体，使机体发生病理改变，从而产生以疼痛为主症的一种病症，是针灸适应证之一。针灸镇痛在我国具有悠久历史。针灸治疗痛证，是在整体观念的指导下，根据患者的不同病情、体质、年龄、生活环境等，进行全面分析、综合诊断及辨证施治。

一、痛证的病因

（一）外感六淫

风邪、寒邪、暑邪、湿邪、燥邪、火邪这六淫外邪，都可在一定条件下侵害人体，使经络受损，经气运行受阻，从而产生疼痛。

（1）风邪。风邪伤人常可引起疼痛。如外感风邪可见恶风、恶寒、鼻塞、流涕等症状，并常伴有头痛、项背强痛、骨节酸痛。《素问·骨空论》云："风从外入，令人振寒汗出，头痛身重恶寒。"指出风邪袭表可出现疼痛症状。又如行痹，其症状疼痛表现为痛无定处，是由风邪夹杂寒湿侵入筋脉、关节所致。故龚廷贤在《增补万病回春卷上·诸气》中指出："风伤气者为疼痛。"

（2）寒邪。寒性收引，可使脉络蜷缩绌急，经络受损，经气运行受阻而发生疼痛。《素问·痹论》云："痛者，寒气多也，有寒故痛也。"《素问·举痛论》云："寒气客于脉外则脉寒，脉寒则缩蜷，缩蜷则脉绌急，绌急则外引小络，故卒然而痛。"如临床上常见的胃脘痛，大多是由寒邪直入中焦导致的胃肠气机阻滞而引起。再如，少腹痛引睾丸之疝气痛，是寒邪客于肝经之脉所致。

（3）暑邪。暑有阴暑、阳暑之分，夏天伤暑的患者首先引起头痛，混蒙不清的感觉。如张介宾在《景岳全书卷十五杂证谟·暑证》中说："阴暑者……病为发热，头痛，无汗，恶寒，身形拘急，肢体酸疼。""阳暑者……病为头痛烦躁，肌体大热，大渴大汗，脉浮气喘、或无气以动。"

（4）湿邪。湿邪其性重浊，易阻遏气机，致经络阻滞不通则痛。李东垣的《脾胃论·饮食劳倦所伤始为热中论》云："如身有疼痛者，湿。"《素问·痹论》指出："风寒湿三气杂至，合而为痹也……湿气胜者为着痹。"湿邪致痛多呈重痛，如湿邪侵犯筋骨关节所成的湿痹，其主症表现为肢体关节重着疼痛。

（5）燥邪。外感燥邪，除见口鼻干燥、咳嗽、少痰或无痰等症外，还可并有咽痛、头痛、胸痛等症状，石寿棠在《医原·望病须察神气论》中记载："燥者，或肌肤刺痛，手不可扪，或项背强痛……"

（6）火邪。《素问·阴阳应象大论》说："热伤气，气伤痛，形伤肿。"刘完素在

《素问玄机原病式》中提出："人近火气者，微热则痒，热甚则痛。"临床外感热邪客于上焦，出现咽喉肿痛；火热大盛可发为疮疡肿痛。

（二）内伤七情

内伤七情属精神情志的致病因素，包括喜、怒、忧、思、悲、恐、惊等7种异常情志变化。强烈或持久的情志刺激，可使脏腑功能紊乱，进而导致经气运行不畅产生疼痛。七情致痛直接作用于气机和相应内脏，使脏腑气血功能失调，引起疼痛的病理表现。例如，喜笑不休可出现胸痛和上腹痛；大怒生气后常引起头胀痛、胸胁满痛；肝郁侮脾还可伴脘腹胀痛；再有思虑日久可表现纳食减少，脘腹胀痛；悲伤哀泣者可出现胸闷胸痛；常受惊吓者，日久可出现腰痛酸软。

（三）饮食致病

饮食过量，暴饮暴食，造成食滞中焦，则可出现胃脘疼痛。饮食失宜，过食生冷，寒伤中阳，则可出现脘腹冷痛；饮食不洁，腐败食物聚于胃肠之中可致腹痛，甚者吐泻并作。

（四）劳倦致病

过劳则气血精微消耗，容易导致虚性疼痛的发生。例如，李杲在《内外伤辨惑论》中提出了体劳致疼痛："乘天气大热之时，在于路途中劳役得之，或在田野间劳形得之，更或有身体薄弱，食少劳役过甚；又有修善常斋之人，胃气久虚，因而劳役得之者……亦身疼痛。"又如，房劳过度是内伤性腰痛的主要原因，刘纯在《玉机微义》腰痛门中提出："有房室劳伤、肾虚腰痛者，是阳气虚弱、不能运动故也。"

（五）外伤虫咬

创伤、跌打损伤、持重努伤和烧伤及虫兽咬伤几乎都以疼痛为主要表现，它们直接作用于人体的肌肤或筋骨，造成损伤性疼痛。《圣济总录·伤折门》提出："若因伤折，内动经络，血行之道不得宣通，瘀积不散，则为肿为痛。"

（六）痰瘀内阻

人体"精""血""津""液"等液态物质都是靠气来推动的，气的运行不畅就会产生精血津液的病变，如水湿、痰饮、瘀血等，成为阻滞脏腑、经络、关节、肢体之病理产物，阻碍经络气血运行，产生各种痛证。正如《丹溪心法》指出："肥人肢节痛，多是风湿与痰饮流注经络而痛。"

二、痛证的病机

痛证的基本病机主要归为"不通则痛"及"不荣则痛"两种，通常认为是气血不通及气血不荣引发了疼痛。

（一）"不通则痛"

主要指各种实邪阻滞导致脏腑经络气机运行不畅而致的疼痛，一般归为"不通则痛"。中医理论认为："不通"是指气血运行的障碍，指气血受到某种因素的影响，产生郁滞、冲逆和瘀结等病变，因此形成脏腑、经络等局部疼痛，包括运行不畅和瘀滞不行。不通是导致疼痛的最终原因，是各种疼痛的病理变化基础，所有致病因素都是通过引发机体发生"不通"的病理变化而导致疼痛的出现。

（1）外感六淫导致气血运行障碍。属阳的风、热、火、暑等邪气侵入人体，鼓动气血运行，使之产生逆乱或壅塞，于某处阻滞而不行，或者运行不畅，故形成气血运行障碍的病理变化。属阴的寒和湿邪则不同，寒伤阳气，寒主收引，其性凝滞，故寒邪入侵，既能使气血运行的动力受损，气血运行无力，又能使脉道蜷缩拘急，脉道不利，两方面的共同作用导致气血运行障碍而发生疼痛。湿邪其性黏滞，阻遏气机。湿邪侵入，轻则使脉道涩滞不爽，脉道变窄，重则阻塞脉道，使气血不得通过。故湿邪致痛是由于脉道的通利受影响，使气血运行障碍而造成的。燥邪致痛一方面是由于燥伤肺，肺气虚则气血运行动力不足，另一方面是由于燥伤阴，使脉道失以濡润而不滑利，二者共同导致气血运行的阻滞。

（2）内伤七情导致脏腑功能紊乱，进而导致经气运行不畅而发生疼痛。情志的异常变化伤及脏腑，主要是影响脏腑的气机，使气机升降失常，气血运行障碍。心为"精神之所主"，精神刺激首先作用于心。《灵枢·口问》云："心者，五脏六腑之主也……故悲哀愁忧则心动。"心主血脉，良性的情绪反应可以促进心的功能，若情绪变化过激或过久，则损伤心气，使心主血脉功能减弱，从而影响气血正常运行而发生疼痛。当发怒情绪反应过于强烈时，肝气郁滞不疏，气机不畅，导致气血运行滞涩，导致疼痛的发生。思虑过度，则致脾气郁结，运化失职，湿邪内停，湿阻脉道，气血运行不利，而导致脘腹疼痛。惊恐伤肾，致肾气虚，肾间动气不足则推动气血运行的原动力亦不足，而使气血运行障碍，故时常出现腰腿酸痛疲乏无力。

（3）饮食过饱，则食积内停，阻于中焦，影响脾胃气机升降，造成气机阻滞，同时过饱则压迫脉道，使血行受阻，故可胃肠疼痛；饮食不洁，湿热内生，湿阻脉道、热迫气血，气血逆乱，从而造成气血壅塞不行，不通则痛。

（4）外伤致痛是直接伤及经络，致经脉气机不畅，或血瘀脉外，或停滞脉中，发为疼痛。

（二）"不荣则痛"

"不荣则痛"，是指由于气血阴阳不足，人体脏腑经脉、器官孔窍、四肢百骸失于濡润温养而引起的疼痛。人体经络气血的正常运行，有赖于阳的温煦、阴的滋润、气的推动、血的濡养，气血阴阳亏虚，脏腑经络筋脉失养，则不荣而痛。正如《素问·举痛论》所说："脉泣则血虚，血虚则痛。"又如《金匮翼》云："精气不足，则经脉虚而痛。""不荣则痛"具有起病慢，其势缓，喜温喜按，时有缓止，饥饿或劳累后加重，病程长等特点，且多为空痛、冷痛、隐痛或绵绵作痛。这是慢性疼痛、虚性疼痛的常见表现，临床多见于年老体弱患者。

（1）气虚而痛。《灵枢·阴阳二十五人》提出"血气皆少则喜转筋，踵下痛"。气是人体生命活动的物质基础，气虚推动无力，经脉失养，脉络蜷缩，气的运行受阻，遂不通则痛。

（2）血虚而痛。张景岳《质疑录·论肝无补法》认为："肝血不足，则为筋挛，为角弓，为抽搐，为爪枯，为目眩，为头痛，为胁肋痛，为少腹痛，为疝痛诸证，凡此皆肝血不荣也。" 血虚脉空，失之濡养则脏腑经脉蜷缩绌急，脉络不利，气机不畅，发为疼痛。

（3）阴虚而痛。《金匮翼·胁痛统论篇》提出："阴虚则脉绌急。"阴液不足，虚风内动，经脉拘挛则产生掣痛。

（4）阳虚而痛。《金匮要略》提出："虚劳腰疼，少腹拘急，小便不利者，八味肾气丸主之。"阳气不足，阴必偏盛，阴盛则内寒，寒性收引，致脉络蜷缩绌急，脏腑经脉气机不畅而产生疼痛。

因此，气血阴阳诸虚皆可导致脏腑经脉失养，经脉蜷缩绌急，气机不畅而发为疼痛。正如吴澄在《不居集·诸痛》中指出："虚劳之人，精不化气，气不化精，先天之真元不足则周身之道路不通，阻碍气血不能营养经络而为痛也。"

三、痛证的辨证

痛证的辨证应首先辨别疼痛的虚实。一般新病暴痛，痛势较剧，持续不解，痛而拒按者，多属实证；久病痛缓，痛势较轻，时痛时止，痛而喜按者，多属虚证。

其次分辨疼痛的性质，一般分为胀痛、刺痛、绞痛、隐痛、冷痛、灼痛、重痛、走窜痛、固定痛、掣痛、空痛。胀痛多为气滞，刺痛多为血瘀，绞痛多为有形实邪闭阻或寒邪凝滞所致，隐痛多属虚证，冷痛多为寒凝或阳虚所致，灼痛多属热证，重痛多属湿盛表现，走窜痛多为气滞或风湿痹病，固定痛多属血瘀或寒湿痹病，掣痛多为经脉失养或阻滞不通所致，多与肝病有关，空痛多属气血精髓亏虚的表现。

一般痛证多属于局部，在辨证时需从整体出发，因此患者的胖瘦、平素的饮食起居及发病的昼轻夜重和昼重夜轻等均在考虑之内。同时也必须结合兼证，如头痛的昏沉和眩晕，胃脘痛或腹痛呕吐，泄泻和便秘。痛证是一个自觉症状，只有结合四诊，全面考虑，才能确诊。

四、针灸治疗痛证的探讨

针灸治疗痛证有较好的疗效，对不同的痛证要采用不同的经穴与配方，施以不同的针灸方法。大凡针刺补法和艾灸有扶正的作用；针刺泻法和放血有祛邪的作用。

（一）针灸治疗痛证的原则

《灵枢·九针十二原》曰："欲以微针通其经脉，调其血气，营其逆顺出入之会。"这说明针灸具有通经络、调气血的作用，适用于因经脉壅滞、气血不通的痛证。《灵枢·经脉》言："盛则泻之，虚则补之，热则疾之，寒则留之，陷下则灸之。"《灵枢·九针十二原》曰："凡用针者，虚则实之，满则泄之，宛陈则除之，邪胜则虚之。"指出实证用泻法，虚证用补法，热证用速刺法，寒证用留针法，阳虚内陷用灸法，瘀血证用泻血法。正确运用补虚泻实的原则，能更好地发挥针灸的治疗痛证的效果。

1. 虚则实之

疼痛属虚者当采用补法治疗。

2. 满则泻之

疼痛属实者行泻法治疗。对血瘀不通，经络瘀滞、壅盛所致之疼痛，当行"宛陈则除之"之泻血法治疗。

3. 不盛不虚，以经取之

对虚实不甚明显的疼痛，当取有关经脉协调经络之不和以治疗。

（二）针灸治疗痛证常用的选穴方法

目前，针刺镇痛临床选穴方法主要按中医脏腑经络理论选穴，包括循经取穴、辨证取穴、特定穴取穴和"以痛为腧"的痛点取穴。

1. 循经取穴

"经脉所过，主治所及"，因此，常选取疼痛局部及循行所过经脉上的相关腧穴，称为循经取穴。循经取穴被多数人认为是治痛效果最好的一种方法，这既是根据经络有运行气血、通调阴阳的生理功能，也是根据经络具有沟通人体表里内外的联系功能。主要有两种方法。

（1）辨症定经法。临床上只有把疾病的属经搞清楚，才能选穴准确，激发失调的经气，才能收到明显的治痛效果。如果不明经络，不知病位，就不能取得迅速、显著的治痛效果。例如，腰部扭伤，若疼痛部位在脊柱，同时在督脉经穴上出现压痛，这表明督脉的经气不畅，针刺龈交出血，可以疏通经气，立见功效；如果扭伤后压痛不在督脉经穴上，而在脊柱两侧的部位，病在足太阳经而不在督脉，针刺委中效果才好。又如落枕颈痛的患者，凡项强不能左右回顾的，病在少阳经，刺中渚、绝骨而有效；凡项强不能前后俯仰的，病在督脉，刺风府、承浆而有效。这些都表明了辨症定经、循经取穴的重要意义。治疗内脏疾病的疼痛，也要根据经络所到达的区域来选取穴位。一般说来，足三里治以胃脘为主的疼痛，阳陵泉治以胆囊区为主的疼痛，上巨虚治以脐两侧为主的疼痛，下巨虚治以脐中心为主的疼痛，委中治以膀胱区为主的疼痛，若窜动无常，痛无定处，取委阳效果最好。

（2）远近配穴法。近部取穴主要是取疼痛局部的穴位，例如，膝痛取犊鼻、血海、梁丘、足三里，肩痛取肩髃、肩井、肩贞。远部取穴则根据经脉循行路线取痛处远端穴位，例如，头项痛取列缺，胸胁痛取阳陵泉，腹痛取足三里，腰痛取委中，等等。远近配穴是指近部取穴和远部取穴相互配合应用，如牙痛可近取颊车、下关等，远取合谷，内庭等；又如，偏头痛可局部取率谷、太阳、风池、角孙等，远端取外关、阳陵泉等；后头疼痛常局部选取络却、玉枕、风府、风池等，远取昆仑、后溪等。至于近取为主还是远取为主，则要结合具体临床实际。若为急性疼痛，局部（近取）治疗有时非但不能去瘀滞，反会使之加重，唯用疏散之法，行气活血为宜，以远端循经取穴（远取）为主，采用强刺激针法，使气至病所，则常获佳效。若为慢性疼痛，主要是局部气血涩滞，络脉瘀阻所致，故应以局部取穴为主，配合远端循经取穴，疏通经络。

2. 辨证取穴

中医历来注重辨证论治，治病求本，针灸也不例外。疼痛在临床上往往是某一疾病的症状表现，应结合病因、病性等来选穴配方，故需辨证取穴。辨证取穴主要是根据患者疾病的临床表现辨别病因或运用脏腑辨证及经络辨证选取相关穴位。主要有三种方法。

（1）辨别病因取穴法。古代很多针灸处方在选穴治疗痛证时兼顾其病因。例如，《玉龙歌》有"偏正头风有二般，有无痰饮细推观，若然痰饮风池刺"，痰浊头痛可见于脾失健运，痰浊中阻，方中泻足少阳经之风池乃用其平肝熄风、降逆风痰之功效。另有"二间治牙疼"，牙痛实证见于阳明郁热或风邪外袭，二间为手阳明大肠经荥穴，荥主身热，故方用二间以泻阳明实热。

（2）辨别疼痛性质取穴法。胀痛，多因气滞、积滞，针气海、膻中、肝俞。刺痛，多因瘀血，可刺与灸膈俞、曲池、血海等穴。腹中急痛，多因寒冷所致，可灸关元、肾俞、足三里、中脘等穴。隐痛和绵绵作痛，多因虚寒，刺灸中脘、关元、脾俞。时痛时止，属气分和虫积，针天枢、血海。

（3）运用脏腑辨证取穴法。一般临床上常见的胃脘疼痛多取足三里、内关、中脘，例如，胃痛辨证为肝气犯胃，或胸胁胀痛均可取太冲以疏肝、泻肝。目赤肿痛则常取行间、侠溪，胆道疾病选用胆俞等。

3．特定穴取穴

（1）原络穴。取病痛所属经络的原穴、络穴治疗。原穴是脏腑原气所留止之处，对治疗脏腑的病痛有较好疗效。如胸痛伴心中烦乱，取心包经原穴大陵配劳宫；胆绞痛取胆经原穴丘墟配阳陵泉。络穴具有联络表里两经的作用，不仅能治疗本经病痛，也能治疗其相表里之经的病痛，如脾经的络穴公孙，不仅主治脾病，也能治疗胃痛；肺经的络穴列缺，不仅能治咳喘，又能治齿痛、头项痛等疾患。《灵枢·九针十二原》载"五脏六腑之有疾者，皆取其原也"。《标幽赋》有"经络滞，而求原别交会之道""住痛移疼，取相交相贯之经"，意指经络壅滞，不通则痛，治疗各种痛证可用原穴、络穴、交会穴。原络同用，即可达到同时治疗整条经脉及局部经络的效果，整体与局部相结合，可使痛止。

（2）郄穴。郄穴用于治疗本经循行部位及所属脏腑的痛证。例如，颈项痛取外丘，胃脘疼痛取梁丘。

（3）五输穴。五输穴在全身腧穴中占有极其重要的位置，临床应用十分广泛，其中输穴对痛证的治疗尤为有效。《难经·六十八难》载"俞主体重节痛"，文中"俞"即五输穴中的输穴，说明输穴多用于治疗肢节酸痛。

（4）背俞穴。背俞穴是脏腑之精气在背部深聚之处，常用于治疗相应内脏的痛证。《素问·长刺节论》曰："迫藏刺背，背俞也。"《灸法秘传·痹症》载："倘三气痹痛，灸环跳，兼灸脾俞、肾俞。足痹不仁，灸腰俞。"

4．痛点取穴

此法从《黄帝内经》中"以痛为腧"和"在分肉间痛而刺之"等刺法演变而来。《针灸聚英·肘后歌》说："打仆损伤破伤风，先于痛处下针攻。"这些都是提倡应用压痛点治疗痛证的先例。临床上应用压痛点治疗击仆、扭伤、痹证等疼痛，在病灶部位针灸，均有较好的效果。

（三）针灸治疗痛证常用的刺灸方法

根据疼痛的病因、病机、性质、部位及兼证，运用四诊、八纲进行辨证施治，选用适当的刺灸方法。

1．补虚与泻实

补虚，就是扶助正气；泻实，就是祛除邪气。实性痛证用泻法治疗，应用偏泻性能的穴位或配合刺络放血疗法以祛邪外出；针灸泻实可达到祛邪理气、行气通经之效果，多用于一些急性痛证。虚性痛证用补法治疗，常配合背腧穴及原穴或配合艾灸任脉的神阙、关元、气海等方法以补益元气；针灸补虚可达益气补血，滋阴温阳之效果，多用于慢性痛证。

2．清热与温寒

根据"热则疾之，寒则留之"的治疗原则，热性痛证用速刺法或泻法，寒性痛证用留针法、温法或火针。

3．通法

在"不通则痛"的理论指导下，一般认为"通则不痛"，故有"痛随利减"的说法，"利"即通的意思。针灸能行气行血，起到通的作用。通法适用于因寒、热、经络气血运行不畅、气机阻滞等所致的痛证。具体运用有疏通经气法、温通经络法、刺络放血法等。

（四）针灸治痛的取效关键

"得气"是针灸治痛取效的关键，不论选取何种穴位和采用何种方法，也不论依照何种原则取穴，必须产生一定的"得气"感才能有效。历代医家强调针刺必须"得气"，因此"得气"已成为古代医学家在针灸临床中的一个施术标准，现在针刺必须"得气"也已成为临床上公认的治疗原则。"得气"是指针刺穴位所产生的经气感应。"得气"与针刺疗效的关系密切，"得气"与否以及"得气"的迟速，不仅直接关系针刺治疗的效果，而且可以借此窥测疾病的预后。《灵枢·九针十二原》的"刺之而气不至，无问其数；刺之而气至，乃去之……刺之要，气至而有效"，就充分说明了"得气"与否的重要意义。临床上一般是"得气"迅速时，疗效就好；"得气"缓慢时，效果就差；若不"得气"，就可能无效果。

针灸感传是治痛取效的前提，尤其"气至病所"是保证疗效的关键。临床实践证明，针刺后所产生的不同感应，如果任其自行存在，或朝任意方向盲目传导，就不能达到"气至速效"的目的，只有使针感沿着一定方向，通过一定距离到病痛部位后，才能收到针下痛止的效果，因此，务必要控制感传，使它按照要求进入病痛区域，这就要注意研究针刺手法上的功夫。针感传导的好坏，与针刺的深度和方向有一定的关系。刺激过浅，针仅刺入皮肤，一般出现痛感；刺入浅筋膜层，也只出现轻胀感。要使感传进入病所，就必须刺入一定深度，并酌施以捻转、提插。尤其是四肢部位的内关、郄门、三阳络这些镇痛作用较好的穴位，一定要把针刺到深部肌层的有效深度。至于针刺方向，通常将针尖斜向病所，才能控制感传的方向。感传大多数是呈

"双向性"传导，但针刺治痛的目的是只让针感传向病痛区域，这就需要采用按截封闭的方法，使它呈单向传导。具体操作是用大拇指按压在不让感觉传导方向的部位，用力要强，以截住经气。例如，针刺合谷穴治疗牙痛，需要针感向上传导，就用大拇指按压住合谷穴的下方，以阻滞针感下行，使它只向头面部上传。一部分患者的感应仅在局部，不向远处放散，需要用手指沿着经络循行路线揉按、叩击、爪切，以帮助经气运行，引起得气，趋向病所。在针感不易跨过的关节部位，还可以运用"通经接气法"，即在感传终止的部位上再刺一针，促使针感再往前走，如仍未传至病所，可再刺一处，直到针感到达病所为止。

（五）针灸治痛机理的中医理论分析

1. 针刺作用于经络气血以治痛

针刺疗法直接作用的部位是腧穴，而腧穴是经络气血输注的部位。《黄帝内经》认为针刺调节经络气血是针刺治病的基本作用之一，针刺治痛的原理亦与此有关。疼痛的产生与经络气血的滞、乱、实、虚等病变有关，针刺腧穴的作用，使失调的经络气血恢复到正常生理状态，从而可达治痛目的。如《素问·三部九候论篇》曰："经病者治其经，孙络病者治其孙络血，血病身有痛者治其经络。"即说明此意。

2. 针刺治痛的作用与心神有关

疼痛是一种感觉机能，按照中医的理论，感觉属于"神"的活动，由心所主宰。《灵枢·本神》篇中说"所以任物者谓之心"，说明一切感觉都是心感受到刺激传导后而发生反应的。心主血脉，当气血运行发生障碍时，心必然会有所感受，使神的功能失调而产生疼痛。如《素问·至真要大论篇》曰："诸痛痒疮，皆属于心。"《素问·五常政大论篇》曰："其发痛，其脏心。"王冰曰："痛由心所生。"经络气血是神的物质基础，神虽藏于心，但其作用却同时充布、寄舍于经络气血之中。经络气血的病变，若影响了心神的有关"痛痒由之而觉"的功能，则可以疼痛的形式表现于外，否则，便可能表现为非疼痛性症状。

针刺经络穴位在以调节经络气血来治痛的同时，实际上亦调节了神的物质基础。针刺可以通过影响经络穴位中"游行出入"的"神气"而影响心神，由此促进疼痛病变的消除。正如《素问·至真要大论》所云："心燥则痛甚，心寂则痛微。"针灸对痛觉反应的抑制，不单是缓解症状，解除痛苦，它也可以通过刺激唤醒心的功能，直接影响病理变化，将血液灌注于脉道，帮助改善气血的运行，保持经络脏腑的正常活动，把疼痛的病理过程引向良性循环。可见针灸可以通过"以移其神"使"神归其室"来达到"住痛移疼"的目的。临床上采用安神宁心、通调血脉的方法治疗疼痛，可以大大提高疗效。

五、《黄帝内经》对疼痛的认识

（一）疼痛的命名与分类

1. 疼痛的命名

《黄帝内经》根据疼痛的部位与表现形式，以及对疼痛病因、病性的认识而对其冠以相应的名称。例如，头痛、心痛、胁痛等，是按疼痛产生的部位命名的；又如腰脊控睾而痛、膝膑肿痛等，是按病位并结合发病状态命名的；再如真心痛、厥心痛、阳迎头痛等，是按病位并结合病因病性命名的。

2. 疼痛的分类

从不同的角度，可将《黄帝内经》所论的疼痛区别为不同的类别。从病位的角度可将其区分为脏腑痛、躯体痛、五官痛等；从病因的角度可将其区分为外感疼痛、内伤疼痛等；从病性的角度可将其区分为寒、热、虚、实诸类。

（二）疼痛的诊断

1. 对疼痛的望诊

面部与人体各部有对应的位置，根据面部病色出现的部位可辨别痛之所在或痛发于何经，如《灵枢·五色》曰："男子色在于面王，为小腹痛……"《灵枢·论疾诊尺》曰："诊目痛，赤脉从上下者，太阳病……"根据面部色泽之散搏可辨别疼痛与否，如《灵枢·五色》曰："散为痛，搏为聚。"视诊脉络之色亦可辨别疼痛，如《素问·皮部论篇》曰："其色多青则痛。"《素问·举痛论篇》曰："青黑为痛。"

2. 对疼痛的切诊

《黄帝内经》运用切脉诊断疼痛，列举了种种脉象与各种疼痛的关系，如《灵枢·邪客》曰："其脉……大以涩者，为痛痹。"《黄帝内经》还认为通过按诊形体可辨别疼痛的轻重、属性或预后等。

（三）针刺治痛的选穴处方

1. 选穴处方的原则

因疼痛病情之异，《黄帝内经》针刺治痛的选穴处方亦随之不同。若从经络与解剖部位的不同角度归纳，可将其区分为两大类。

1）从经络区分选穴。

（1）本经选穴法。疼痛发于某经，即于该经选穴处方施治。如《灵枢·经脉》曰："手心主之别，名曰内关。去腕二寸，出于两筋之间……实则心痛……取之两筋间也。"

（2）表里经选穴法。对于某些疼痛，根据脏腑经脉的阴阳表里关系，选取相表里之经的腧穴治疗。如《灵枢·五邪》曰："邪在肾，则病骨痛阴痹……取之涌泉、昆仑……"包括表里单经独用及表里两经配合选穴处方。

（3）同名经选穴法。根据手三阳与足三阳，手三阴与足三阴六组阴阳经脉同名并相连的关系选取相关的同名经腧穴，对某些疼痛进行治疗。如《灵枢·厥病》曰："头半寒痛先取手少阳、阳明，后取足少阳、阳明。"

（4）奇经选穴法。若疼痛与奇经有关，则于奇经选穴处方施治。如《灵枢·刺节真邪》曰："阳气大逆……其咳上气穷诎胸痛者……取之廉泉……取廉泉者，血变而止。"指出气逆胸痛取任脉穴廉泉治之法。

（5）多经选穴法。疼痛病变涉及多经，或病变虽未涉及多经，但针刺多经腧穴可治疗该病者，可同时或先后选取多经腧穴治疗。如《灵枢·热病》曰："热病先肤痛……取之皮，以第一针，五十九……索皮于肺……"所谓"五十九"，即是多经选穴之例。

2）从部位区分选穴。

（1）远近选穴法。对于痛症，近部选穴是应用最为广泛的；或可在疼痛之远隔部选穴处方以施治。如《灵枢·经筋》"治在燔针劫刺，以知为数，以痛为输。"《灵枢·周痹》也载"众痹……，各在其处……刺此者，痛虽已止，必刺其处，勿令复起"。其中"以痛为输""必刺其处"均说明取病变局部腧穴治疗。又如《灵枢·邪气脏腑病形》说："胃病者，腹膜胀，胃脘当心而痛，上支两胁，膈咽不通，食饮不下，取之三里也。"胃脘痛取下肢的足三里属远部选穴。

（2）上下选穴法。对某些疼痛于机体的上部或下部选穴处方以施治。如《灵枢·寒热病》曰："头目苦痛取之，在项中两筋间。"即头目疼痛可取足太阳膀胱经项部的玉枕穴治疗，属上部选穴法。《灵枢·终始》篇"病在上者下取之，病在下者高取之，病在头者取之足，病在腰者取之胭"，即属下部选穴法。

（3）前后选穴法。对某些疼痛选取身体前面或后面的腧穴进行治疗。如《灵枢·杂病》曰："腹痛，刺脐左右动脉……"即属前部选穴处方法。《灵枢·官针》云："偶刺者，以手直心若背，直痛所，一刺前，一刺后，以治心痹。"

（4）左右选穴法。对某些疼痛于人体之左侧或右侧选穴处方而施治。《素问·阴阳应象大论》言"善用针者，从阴引阳，从阳引阴，以右治左，以左治右"。"以左治右，以右治左"即《黄帝内经》所谓"缪刺""巨刺"之法也。《黄帝内经》中多处记载其用于疼痛治疗，如《素问·调经论》曰："身形有痛，九候莫病，则缪刺之；痛在于左而右脉病者，巨刺之。"《灵枢·厥病》曰："厥头痛……取头面左右动脉。"

上述各选穴处方法既有各自的特点，相互之间又具有交叉的联系。

2．选穴处方的变化特点

（1）处方的大小。处方依疼痛病情之异而有大方、小方之别，最基本者体现为取单穴和取多穴。如《灵枢·邪气脏腑病形》曰："胃病者，胃脘当心而痛……取之三里也。"此即单穴处方之例。《灵枢·厥病》曰："厥头痛，面若肿起而烦心，取之足阳明、太阴。"此即多穴处方之例。

（2）取穴的先后。根据疼痛病情的需要而决定取穴的先后。如《灵枢·厥病》曰："厥头痛，项先痛，腰脊为应，先取天柱，后取足太阳。"

（3）随证加穴。某些疼痛先取某穴施治不愈，则增加腧穴再刺之。如《灵枢·杂病》曰："心痛引背不得息，刺足少阴不已，取手少阳。"

（四）针刺治痛针具的选择及施术法

1．针具的选择

《黄帝内经》注重各种针具在治痛方面的不同作用，主要列举了镵针、铍针、锋针、员利针、毫针、长针、大针等针具在治痛方面的运用。如《灵枢·官针》曰："病痹气痛而不去者，取以毫针。"即是毫针治痛之例。

2．施术法

《黄帝内经》对疼痛的治疗，列举了深刺、劫刺、焠刺、刺血、偶刺、报刺、缪刺、巨刺等独特的刺法。如《灵枢·终始》曰："病痛者阴也，痛而以手按之不得者阴也，深刺之。"即深刺治痛之例。《灵枢·厥病》曰："厥头痛，头脉痛，心悲善泣，视头动脉反盛者，刺尽去血，后调足厥阴。"最早记载了放血治疗头痛的方法。

（五）针刺治痛的具体应用

《黄帝内经》对疼痛的针刺治疗可分为两类，一类是对以疼痛为主症的"痛证"的治疗，另一类是对一些病症中伴有的疼痛症状的治疗。

1．头痛

头痛包括太阳头痛、阳明头痛、少阳头痛、太阴头痛、少阴头痛、厥阴头痛、头半寒痛、风从外入头痛、热病脑痛、疟疾头痛、癫疾头痛等。

（1）以六经分类为基础，根据头痛的部位及兼症，视其病因、病性而按经选穴施治。如《灵枢·寒热病篇》载："足太阳有通项入于脑者，正属目本，名曰眼系，头目苦痛取之，在项中两筋间。"此处系阳热之邪逆于阳经所引起的头痛，并提出取用膀胱经的玉枕穴（项中两筋间）治疗头目疼痛。《灵枢·厥病》曰："厥头痛，头痛甚，耳前后脉涌有热，泻出其血，后取足少阳。""厥头痛，项先痛，腰脊为应，先取天柱，后取足太阳。""厥头痛，意善忘，按之不得，取头面左右动脉，后取足太阴"。

（2）对各有关病症中兼挟的头痛症状，则以治疗有关病本为主。如《灵枢·癫狂》曰："癫疾始生……头重痛……取手太阳、阳明、太阴……"即为针对癫疾所致头痛取有关经脉，针对病本而治以止头痛的例子。

2．心痛

包括真心痛、肾心痛、胃心痛、脾心痛、肝心痛、肺心痛、热病心痛等数种。

（1）心痛与手厥阴心包经关系最为密切。《灵枢·经脉篇》载："手心主之别，名曰内关，去腕二寸，出于两筋之间，循经以上，系于心包，络心系，实则心痛，虚则头强。"

（2）心痛与五脏皆有关，针刺治疗心痛涉及五脏与多经，临床上视不同病情而分脏分经论治。如《灵枢·杂病》曰："心痛引腰脊，欲呕，取足少阴。"指出肾邪上逆致心痛取肾经穴治疗之法。又如《灵枢·厥病篇》所云："厥心痛，痛如以锥针刺其心，心痛甚者，脾心痛也，取之然谷、太溪。"指出因脾失健运而其气循脉攻逆于心所导致的心痛，治疗上选然谷、太溪导泻肾邪以化湿，温经化气以驱寒止痛。

3．胸痛

胸痛主要与心肺病变有关，或由他脏影响心肺所致。其治在辨其证属何经的基础上，或循经邻近及局部取穴，或循经远取有关腧穴。其法既重视治其病之本，又注意泻血通经而治其病之标。如《素问·脏气法时论篇》曰："心病者，胸中痛……取其经，少阴太阳，舌下血者。"即属心病胸痛循经取穴治疗的例子。

4．胁痛

《黄帝内经》论述了肝病胁痛、邪客于足少阳之络胁痛、心病胁痛、脉络季胁引少腹而痛胀、热病胁痛、痹证胁痛等之证治。

（1）重视肝胆二经与其病变的关系，选穴处方以取肝胆二经为多。如《素问·脏气法时论篇》曰："肝病者，两胁下痛……取其经，厥阴与少阳。"指出肝病胁痛则取肝胆两经之穴治疗。

（2）对各有关脏腑病变所致之胁痛，重视其发病的原因而选有关脏腑所属之经选穴针治。《灵枢·五邪篇》曰："邪在肝，则两胁中痛，寒中，恶血在内，胻善瘈，节时肿。取之行间以引胁下，补三里以温胃中，取血脉以散恶血；取耳间青脉，以去其瘈。"在针刺治疗的时候，取行间穴，以疏肝解郁，再取胃经的足三里穴以健脾温中。如果血络瘀阻者，取耳后青脉以疏筋脉挛急而去关节之抽掣。又如《素问·脏气法时论》曰："心病者，胸中痛，胁支满，胁下痛，膺背肩甲间痛，两臂内痛。虚则胸腹大，胁下与腰相引而痛。取其经少阴、太阳，舌下血者。其病变，刺郄中血者。"论述了手少阴心经与手太阳小肠的病变导致胁痛，在针灸治疗时，可以取手少阴心经与手太阳小肠经的腧穴进行治疗，而又因心经上挟咽，心又开窍于舌，因此在治疗上刺舌下出血，以泻其实邪，而若病情有变化，与初起不同，则可取手少阴心经的阴郄穴，亦有认为是足太阳膀胱经的委中穴刺血泻热。

5．腹痛

腹痛之病，涉及脾、胃、大肠、小肠、膀胱、三焦、肝、肾、任脉等脏腑经络。

（1）六腑病变所致之腹痛多伴有关各腑的功能失常，多从"合治内腑"的原则，选取有关下合穴治疗。如《灵枢·邪气脏腑病形》曰："大肠病者，肠中切痛……取巨虚上廉"。即属此例。

（2）对肝、肾、脾病所致之腹痛，或同取表里经治之，或取用有关合穴治之。如《素问·脏气法时论篇》曰："肾病者……虚则……大腹小腹痛……取其经，少阴太阳血者。"则系此类之例。《灵枢·杂病篇》云："腹痛，刺脐左右动脉，已刺按之，立已；不已，刺气街，已刺按之，立已。"用足阳明胃经的气冲穴，平冲逆之气、疏调肠胃而止腹痛。

（3）用五行相胜法治疗内脏疼痛。《素问·脉要精微论》载："以其胜治之愈也。"正如《素问·至真要大论》曰"厥阴之胜，胃脘当心而痛"，提示胃脘痛治疗不必专责以脾胃，可用己所不胜者治疗，即从肝论治之。

6．腰痛

腰痛可与诸经病变相关，在脏腑方面，腰痛又多责之于肾。《黄帝内经》论述了足太阳脉、少阳、阳明、足少阴、厥阴之脉等经络病变令人腰痛与邪在肾腰痛、腰痛不可以转摇，以及小肠病、疟疾、脾热病、肾热病所致腰痛的辨证论治，对各种腰痛的体征、轻重程度和相兼症状都进行了详细介绍。

（1）根据经络辨证而循经取穴，且对每一腰痛症皆举出了具体针刺之处。如《素问·刺腰痛篇》曰："足太阳脉令人腰痛，引项脊尻背如重状，刺其郄中。"此即足太阳腰痛取本经穴治疗之例。

（2）根据病邪不同辨证取穴。如《灵枢·杂病篇》载："腰痛，痛上寒，取足太阳阳明。痛上热，取足厥阴。不可以俯仰，取足少阳。中热而喘，取足少阴、腘中血络。"指出对于因寒邪侵袭而引发的腰痛，治疗时应当选取相应阳经的腧穴，以达到祛除阳分之阴邪的目的，因此，要选取足太阳膀胱经及足阳明胃经的腧穴进行针刺；若寒邪进而入里，郁久化热，则根据经脉的传变规律，取足厥阴肝经的腧穴进行治疗；若因外邪侵袭，导致足太阳膀胱经经脉气血瘀阻不通，造成俯仰不利的症状，则应采用足太阳膀胱经本经上的腧穴治疗；又因足少阴肾经之脉贯肝膈而入肺中，所以除腰痛的症状外，还兼见"中热而喘"的症状，此时取足少阴肾经腧穴以泄热邪，并取委中穴放血以泄血中之热。

7．四肢痛

（1）四肢痛系邪气客于局部经络所致者，取穴重在从局部病变考虑，令其经络通，邪气去则疼痛可解。如《素问·缪刺论篇》曰："邪客于手少阳之络，令人……臂外廉痛，手不及头，刺手中指次指爪甲上，去端如韭叶各一痏……"

（2）四肢痛系某脏病变循经影响四肢所致者，则主要针对有关脏病取穴施治，四肢痛可随脏病除而解。如《素问·脏气法时论篇》载"心病者…两臂内痛……取其经，少阴太阳，舌下血者"，即属此类。

8．颈项肩背脊身痛

（1）疼痛为邪气客于某部经络所致，多循经取穴施治。如《素问·骨空论》云："大风颈项痛，刺风府，风府在上椎。"风邪伤于卫分，导致卫气不畅，故颈项痛，在针刺治疗时，当取风府穴，祛风通络而止痛。又如《灵枢·杂病篇》云："项痛不可俯仰，刺足太阳，不可以顾，刺手太阳也。"项部是手足太阳经脉走行之处，外邪侵袭后可导致颈痛不可俯仰，因此在临床上常取足太阳经的天柱、昆仑，手太阳的后溪治疗本病。此外，《素问·缪刺论篇》载："邪客于足太阳之络，令人头项肩痛，刺足小指爪甲上，与肉交者，各一痏，立已。不已，刺外踝下三痏，左取右，右取左，如食顷已。"风寒外邪侵袭足太阳经脉，导致头项肩部气滞血瘀而致疼痛，先针至阴穴，不愈再刺金门穴，在治疗上提出了左病取右、右病取左的缪刺法，以通络止痛。

（2）疼痛为有关脏病所及，则视相关之脏，取其本经或两表里之经刺治。如《素问·脏气法时论篇》曰："肺病者，肩背痛……取其经，太阴……血者。"

9．皮肤肌肉脉筋骨痛

邪气客于五脏，常可导致与各脏相应皮、肉、脉、筋、骨疼痛。此五者受病所之疼痛，又常与各有关脏相关。

（1）据五脏与皮、肉、脉、筋、骨相应的关系，取用有关脏所属经脉之穴刺之。如《灵枢·五邪》曰："邪在脾胃，则病肌肉痛……调于三里。"说明脾胃病致肌肉痛取足三里穴调理脾胃以治之。

（2）从病变局部着手选穴刺治。如《素问·调经论篇》曰："其病所在，随而调之。病在脉，调之血……"又如《素问·长刺节论篇》载"病在肌肤，肌肤尽痛……刺大分小分"，属痛于肌肉刺之法。

10. 五官颜面痛

《黄帝内经》论述了部分目痛、耳痛、齘痛、齿痛、颅痛之证治。对此类疼痛强调按经脉辨证取穴施治。如《灵枢·热病》曰："目中赤痛，从内眦始，取之阴跷。"《素问·缪刺论篇》曰："邪客于足阳跷之脉，令人目痛从内眦始，刺外踝之下半寸所各二痏……"同为目痛从内眦始，病变之经不同，其治则异，或选用阴跷脉的照海穴，或选用阳跷脉的申脉穴。

六、古代针灸歌赋中治疗痛证的常用腧穴

（一）头痛

1. 头痛

（1）头痛验穴。常用腧穴为强间、丰隆；丝竹空；攒竹、头维。

"强间、丰隆之际，头痛难禁。"（《百症赋》）

"丝竹疗头疼不忍。"（《通玄指要赋》）

"攒竹、头维，治目痛、头痛。"（《玉龙赋》）

（2）头风头痛。常用腧穴为申脉、金门；风池。

"头风头痛，刺申脉与金门。"（《标幽赋》）

"头风头痛灸风池。"（《胜玉歌》）

（3）伤寒头痛。常用腧穴为外关。

"伤寒在表并头痛，外关泻动自然安。"（《拦江赋》）

（4）头痛眩晕。常用腧穴为百会。

"头痛眩晕百会好。"（《胜玉歌》）

（5）头项强痛。常用腧穴为承浆、风府；后溪。

"头项强痛难回顾，牙疼并作一般看，先向承浆明补泻，后针风府即时安。"（《玉龙歌》）

"头项痛，拟后溪以安然。"（《通玄指要赋》）

（6）眉间疼痛。常用腧穴为攒竹、头维。

"眉间疼痛苦难当，攒竹沿皮刺不妨，若是眼昏皆可治，更针头维即安康。"（《玉龙歌》）

2. 偏正头痛

（1）常用腧穴为列缺、太渊。

"列缺头痛及偏正，重泻太渊无不应。"（《席弘赋》）

"偏正头痛左右针，列缺太渊不用补。"（《杂病穴法歌》）

（2）常用腧穴为丝竹空、率谷。

"偏正头风痛难医，丝竹金针亦可施，沿皮向后透率谷，一针两穴世间稀。"（《玉龙歌》）

（3）常用腧穴为风池、合谷。

"偏正头风有两般，有无痰饮细推观，若然痰饮风池刺，倘无痰饮合谷安。"（《玉龙歌》）

（4）常用腧穴为悬颅、颔厌。

"悬颅、颔厌之中，偏头痛止。"（《百症赋》）

3. 巅顶头痛

常用腧穴为涌泉。

"顶心头痛眼不开，涌泉下针定安泰。"（《肘后歌》）

（二）腰痛

1. 腰痛

常用腧穴为委中、环跳、昆仑、中空（注：中空穴为经外奇穴，位置在第五腰椎棘突下左右各旁开3.5寸处）。

"委中专治腰间痛。"（《席弘赋》）

"五般腰痛委中安。"（《灵光赋》）

"腰背疼，在委中而已矣。"（《通玄指要赋》）

"腰痛环跳委中神，若连背痛昆仑武。"（《杂病穴法歌》）

"腰痛中空穴最奇。"（《胜玉歌》）

2. 腰部挫闪痛

常用腧穴为人中、委中。

"强痛脊背泻人中，挫闪腰酸亦可攻，更有委中之一穴，腰间诸疾任君攻。"（《玉龙歌》）

"人中、委中，除腰脊痛闪之难制。"（《玉龙赋》）

3. 肾虚腰痛

常用腧穴为肾俞；带脉、关元（多灸）。

"肾弱腰痛不可当，施为行止甚非常，若知肾俞二穴处，艾火频加体自康。"（《玉龙歌》）

"带脉关元多灸，肾败堪攻。"（《玉龙赋》）

4. 气滞腰痛

常用腧穴为横骨、大都。

"气滞腰痛不能立，横骨大都宜救急。"（《席弘赋》）

5. 背连腰痛

常用腧穴为白环、委中。

"背连腰痛，白环、委中曾经。"（《百症赋》）

6. 腰连足痛

常用腧穴为环跳、行间、风市。

"腰连脚痛怎生医，环跳行间与风市。"（《杂病穴法歌》）

7．肩背腰腿疾

常用腧穴为申脉（阳跷）、外关（阳维）、后溪（督脉）、足临泣（带脉）。

"阳跷、阳维并督、带，主肩背腰腿在表之病。"（《标幽赋》）

（三）肩背痛

1．肩痛、肩红肿痛

常用腧穴为肩井、肩髃。

"肩井除两臂难任。"（《通玄指要赋》）

"肩端红肿痛难当，寒湿相争气血狂，若向肩髃明补泻，管君多灸自安康。"（《玉龙歌》）

2．肩背痛

常用腧穴为手三里、中渚；背缝（为经外奇穴，位置在背部肩端骨下，直腋缝尖）、五枢。

"肩背患，责肘前之三里。"（《通玄指要赋》）

"久患伤寒肩背疼，但针中渚得其宜。"（《席弘赋》）

"肩背风气连臂疼，背缝二穴用针明，五枢亦治腰间痛，得穴方知疾顿轻。"（《玉龙歌》）

3．肩痛连脐

常用腧穴为手三里。

"肩上痛连脐不休，手中三里便须求，下针麻重即须泻，得气之时不用留。"（《席弘赋》）

4．肩背风劳

常用腧穴为肾俞、三间。

"更有三间肾俞妙，善除肩背消风劳。"（《席弘赋》）

（四）上肢痛

1．两臂麻痛

常用腧穴为少海、手三里、肩井。

"且如两臂顽麻，少海就傍于三里。"（《百症赋》）

"急疼两臂气攻胸，肩井分明穴可攻。此穴原来真气聚，补多泻少应其中。"（《玉龙歌》）

"肩井除臂痛如拿。"（《玉龙赋》）

"臂疼背痛针三里。"（《胜玉歌》）

2．手臂红肿

常用腧穴为中渚、液门。

"手臂红肿，中渚、液门要辨。"（《玉龙赋》）

"手臂红肿连腕疼，液门穴内用针明，更将一穴名中渚，多泻中间疾自轻。"（《玉龙歌》）

3. 肘痛（肘挛痛、肘痛筋紧）

常用腧穴为尺泽、曲池、太渊。

"五般肘痛寻尺泽，太渊针后却收功。"（《席弘赋》）

"尺泽去肘疼筋紧。"（《通玄指要赋》）

"肘挛痛兮，尺泽合于曲池。"（《玉龙赋》）

"但见两肘之拘挛，仗曲池而平扫。"（《通玄指要赋》）

"两肘拘挛筋骨连，艰难动作欠安然，只将曲池针泻动，尺泽兼行见圣传。"（《玉龙歌》）

4. 腕中无力、腕痛难移

常用腧穴为腕骨。

"腕骨疗手腕之难移。"（《玉龙赋》）

"腕中无力痛艰难，握物难移体不安，腕骨一针虽见效，莫将补泻等闲看。"（《玉龙歌》）

5. 手连肩脊痛

常用腧穴为合谷、太冲。

"手连肩脊痛难忍，合谷针时要太冲。"（《席弘赋》）

"手指连肩相引疼，合谷太冲能救苦。"（《杂病穴法歌》）

6. 手不如意、五指不伸

常用腧穴为曲池、尺泽、合谷、中渚。

"曲池两手不如意，合谷下针宜仔细。"（《席弘赋》）

"筋急不开手难伸，尺泽从来要认真，头面纵有诸样症，一针合谷效通神。"（《玉龙歌》）

"五指不伸中渚取。"（《灵光赋》）

7. 两手酸痛

常用腧穴为肩髃、曲池、合谷。

"两手酸痛难执物，曲池合谷并肩髃。"（《胜玉歌》）

8. 心痛手颤

常用腧穴为少海、阴市。

"心痛手颤针少海。"（《灵光赋》）

"心痛手颤少海间，若要除根觅阴市。"（《席弘赋》）

9. 体重节痛

常用腧穴为输穴（指五输穴中的"输"穴）。

"体重节痛而俞居。"（《标幽赋》）

10. 四肢懈惰

常用腧穴为照海。

"四肢之懈惰，凭照海以清除。"（《通玄指要赋》）

（五）下肢痛

1．膝腿无力（腿脚乏力）、行步艰难

常用腧穴为环跳、风市、阴市；太冲、三里、中封；悬钟、条口。

"腿股转酸难移步，妙穴说与后人知，环跳风市与阴市，泻却金针病自除。"（《胜玉歌》）

"膝腿无力身立难，原因风湿致伤残，倘知二市穴能灸，步履悠然渐自安。"（《玉龙歌》）

"风市、阴市，驱腿脚之乏力。"（《玉龙赋》）

"行步艰难疾转加，太冲二穴效堪攻，更针三里中封穴，去病如同用手抓。"（《玉龙歌》）

"且如行步难移，太冲最奇。"（《通玄指要赋》）

"两足难移先悬钟，条口后针能步履。"（《杂病穴法歌》）

2．髀痛

常用腧穴为肩井。

"髀疼要针肩井穴。"（《胜玉歌》）

3．髋骨腿疼

常用腧穴为三里、复溜；髋骨穴（为经外奇穴，位置在大腿前面下部，当胃经梁丘穴两旁各1.5寸处）、膝眼、膝关；后溪、环跳。

"髋骨腿疼三里泻，复溜气滞便离腰。"（《席弘赋》）

"髋骨能医两腿疼，膝头红肿不能行，必针膝眼膝关穴，功效须臾病不生。"（《玉龙歌》）

"髋骨将脚痛以祛残。"（《通玄指要赋》）

"腿脚重疼，针髋骨、膝关、膝眼。"（《玉龙赋》）

"后溪环跳，腿疼刺而即轻。"（《百症赋》）

4．膝股痛、两足拘挛

常用腧穴为阴市。

"股膝疼，阴市能医。"（《通玄指要赋》）

"两足拘挛觅阴市。"（《灵光赋》）

5．腿股风、腿风湿痛

常用腧穴为居髎、委中、环跳。

"环跳能治腿股风，居髎二穴认真攻，委中毒血更出尽，愈见医科神圣功。"（《玉龙歌》）

"腿风湿痛，居髎兼环跳与委中。"（《玉龙赋》）

6．脚痛连胁

常用腧穴为环跳、阳陵泉。

"脚连胁腋痛难当，环跳阳陵泉内杵。"（《杂病穴法歌》）

第四章　专题论述

7．膝痛、膝肿、鹤膝风

常用腧穴为犊鼻、膝眼、足三里、阳陵泉、阴陵泉、三阴交、行间。

"犊鼻治疗风邪疼。"（《灵光赋》）

"膝盖红肿鹤膝风，阳陵二穴亦堪攻，阴陵针透尤收效，红肿全消见异功。"（《玉龙歌》）

"阴陵、阳陵，除膝肿之难熬。"（《玉龙赋》）

"脚痛膝肿针三里，悬钟二陵三阴交，更向太冲须引气，指头麻木自轻飘。"（《席弘赋》）

"脚膝诸痛羡行间，三里申脉金门侈。"（《杂病穴法歌》）

"最是阳陵泉一穴，膝间疼痛用针烧。"（《席弘赋》）

"两膝无端肿如斗，膝眼三里艾当施。"（《胜玉歌》）

"行间可治膝肿痛。"（《胜玉歌》）

8．两足酸麻

常用腧穴为太溪、仆参、内庭。

"两足酸麻补太溪，仆参内庭盘跟楚。"（《杂病穴法歌》）

9．足背痛

常用腧穴为商丘、丘墟、解溪。

"脚背痛时商丘刺。"（《胜玉歌》）

"脚背疼起丘墟穴，斜针出血即时轻，解溪再与商丘识，补泻行针要辨明。"（《玉龙歌》）

"商丘、解溪、丘墟，脚痛堪追。"（《玉龙赋》）

10．足肿

常用腧穴为太溪、昆仑、申脉。

"太溪、昆仑、申脉，最疗足肿之迍。"（《玉龙赋》）

11．足跟痛、踝跟骨痛

常用腧穴为仆参、昆仑、绝骨、丘墟。

"后跟痛在仆参求。"（《灵光赋》）

"踝跟骨痛灸昆仑，更有绝骨共丘墟。"（《胜玉歌》）

12．转筋

常用腧穴为承山、然谷；金门、丘墟；鱼腹、昆仑。

"两股转筋承山刺。"（《胜玉歌》）

"筋转而痛，泻承山而在早。"（《通玄指要赋》）

"脚若转筋眼发花，然谷承山法自古。"（《杂病穴法歌》）

"转筋兮，金门、丘墟来医。"（《百症赋》）

"转筋目眩针鱼腹，承山昆仑立便消。"（《席弘赋》）

（六）牙痛

常用腧穴为耳门、丝竹空；颊车；承浆；二间；吕细（一般认为是太溪穴）。

专题论述

165

"耳门、丝竹空，住牙痛于顷刻。"（《百症赋》）

"颊车可针牙齿愈。"（《灵光赋》）

"承浆泻牙痛而即移。"（《百症赋》）

"牙痛阵阵苦相煎，穴在二间要得传。"《玉龙歌》

"牙齿痛，吕细堪治。"（《通玄指要赋》）

（七）胁痛

1．胁肋疼痛

常用腧穴为气户、华盖；支沟（飞虎）；阳陵泉。

"久知胁肋疼痛，气户、华盖有灵。"（《百症赋》）

"胁疼肋痛针飞虎。"（《标幽赋》）

"若是胁疼并闭结，支沟奇妙效非常。"（《玉龙歌》）

"胁痛只须阳陵泉。"（《杂病穴法歌》）

"胁下肋边者，刺阳陵而即止。"（《通玄指要赋》）

2．胁下积聚

常用腧穴为章门、不容、期门。

"胸胁支满何疗，章门、不容细寻。"（《百症赋》）

"伤寒痞结胁积痛，宜用期门见深功。"（《肘后歌》）

（八）腹痛

1．腹痛

常用腧穴为公孙、内关；大陵、外关。

"肚痛须是公孙妙，内关相应必然瘳。"（《席弘赋》）

"腹中疼痛亦难当，大陵外关可消详。"（《玉龙歌》）

2．脐腹痛

常用腧穴为阴交、涌泉；阴谷。

"小肠气撮痛连脐，速泻阴交莫在迟，良久涌泉针取气，此中玄妙少人知。"（《席弘赋》）

"连脐腹痛，泻足少阴之水。"（《通玄指要赋》）

七、针灸治疗痛证的理论学习心得

（一）试论"通法"治疗实性痛证

痛证是致病因素作用于人体，使机体发生病理改变，从而产生以疼痛为主症的一种病症，是针灸适应证之一。针灸治疗痛证，只有根据患者不同的病因病机，进行辨证施治，才能取得较好的疗效。临床上运用"通法"治疗实性痛证疗效显著。

1．实性痛证的病因病机

痛证的基本病机主要归为"不通则痛"及"不荣则痛"，其中"不通则痛"是由各种实邪阻滞导致脏腑经络气机运行不畅而致的疼痛，一般归为实性痛证。

1）实性痛证常见的病因。

（1）六淫外加。包括风寒暑湿燥热等邪气皆能使经络受损，经气运行受阻而发生疼痛，其中寒邪是引起疼痛最常见的原因。

（2）情志内伤。强烈或持久的情志刺激，可使脏腑功能紊乱，进而导致经气运行不畅产生疼痛。

（3）外伤。《圣济总录·伤折门》提出："若因伤折，内动经络，血行之道不得宣通，瘀积不散，则为肿为痛。"

（4）痰瘀内阻。人体"精""血""津""液"等液态物质都是靠气来推动的，气的运行不畅就会产生精血津液的病变，如水湿、痰饮、瘀血等，成为阻滞脏腑、经络、关节、肢体之病理产物，阻碍经络气血运行，产生各种痛证。

（5）五脏气血上逆。《素问·方盛衰论篇》提出："气上不下，头痛巅疾。"人身经脉流行，气血环转，如环无端，若六淫外加，或痰瘀内阻，或情志不畅，气机郁结，血运不调，脏腑经络气机不畅，不循常道，攻窜脏腑、经络，则痛证四起。

2）实性痛证的病机。

气血运行障碍是疼痛的病理基础，疼痛是气血运行障碍的外在表现，二者是现象与本质的关系。中医理论认为，"不通"是指气血运行的障碍，指气血受到某种因素的影响，产生郁滞、冲逆和瘀结等病变，因此形成脏腑、经络等局部疼痛。"不通"是导致疼痛的最终原因，是各种疼痛的病理变化基础，所有致病因素都是通过引起机体发生"不通"的病理变化而导致疼痛的出现。

2. 通法治疗实性痛证的针灸临床应用

通法是根据实性痛证的基本病机是气血运行的障碍，即"不通则痛"，在此理论指导下确立的治疗原则。一般认为"通则不痛"，故有"痛随利减"的说法，"利"即通的意思。通法适用于因寒、热、经络气血运行不畅、气机阻滞等所致的痛证。具体运用有以下方法。

1）疏通经气法。疏通经气法是将毫针刺入皮下，通过一定的刺法及手法和一定的刺激量以疏通经络气血，调整脏腑机能的一种针刺方法。此法适应证广，疗效好，见效快，痛苦轻微，老少均可接受。适用于外感六淫、情志内郁或痰、湿、食积、瘀血等阻滞，影响到气的流通，形成局部或全身的气机不畅或阻滞出现的痛证。

《灵枢·九针十二原》曰："欲以微针通其经脉，调其血气，营其逆顺出入之会。"这说明毫针具有通经脉，调气血的作用，适用于因经脉壅滞，气血不通的痛证。例如，外感风邪，导致的营卫不和，针刺风池、曲池、外关等穴，可以疏散风邪，使营卫调和，气血畅行；肝气郁结所致的胸胁疼痛，针刺阳陵泉、支沟可疏解肝郁，调理气机；饮食不节，食积内停所致的脘腹胀痛，针刺中脘、内关、足三里能够疏理气机，缓解疼痛。又如，取合谷、太冲开四关，行气止痛，临床用于肝气郁结而致痛者。

疏通经气法操作时一定要重视穴位的"得气"，正如《灵枢·九针十二原》的"刺之而气不至，无问其数；刺之而气至，乃去之……刺之要，气至而有效"。"得气"是毫针治痛取效的前提，尤其"气至病所"是保证疗效的关键。临床实践证明，针刺后只有使针感沿着一定方向，通过一定距离到达病痛部位后，才能收到针下痛止的效应。因此，务必要控制感传，使它按着要求进入病痛区域，这就要注意研究针刺手法上的功夫。为了让针感传向病痛区域，这就需要采用按截封闭的方法，使它呈单向传导。具体操作是用大拇指按压在不让感觉传导方向的部位，用力要强，以截住经气。在针感不易跨过的关节部位，还可以运用"通经接气法"，即在感传终止的部位上再刺一针，促使针感再往前走，如仍未传至病所，可再刺一处，直到针感上达病所为止。

2）温通经络法。温通经络法是以火针和艾灸或温针施于穴位或一定部位，借火力和温热刺激，温阳祛寒，疏通气血以治愈疾病的一种治疗方法。一般病势急者多用火针，病势缓者多用艾灸或温针。

因为血得寒则凝涩，得温则易行，所以治疗寒凝血瘀痛证，宜用火针或艾灸法以温通。《灵枢·官针》明确指出"焠刺者，刺燔针则取痹也"，是将针烧红后刺入体表的一种方法。《灵枢·经筋》治筋痹"燔针劫刺，以知为数，以痛为腧"。火针疗法的治病机理在于借"火"之力刺激穴位或局部，集毫针激发经气，艾灸温阳散寒的功效于一身，具有温经散寒、祛风化湿、活血通络、扶正祛邪的作用。温热可以助阳，人体阳气充盛则温煦有常，卫外固密，鼓舞气血运行，从而达到调和气血、驱邪外出的作用。在临床操作中，火针的操作关键是"红"（针体烧至通红）、"准"（定穴及进针要准）、"快"（操作动作要快）。例如，临床上常见的痛痹，为感受寒邪引起，用火针点刺局部穴位或痛点可以火针之热力助体内阳气驱散寒邪，寒去则经络舒缓，气血运行流畅，疼痛自止。又如胃脘痛，大多是由寒邪直入中焦引起的胃肠气机阻滞而引起，当施艾灸以温中散寒的治疗，其痛缓解。

3）刺络放血法。刺络放血法是针刺病变经脉的络脉、井穴或疼痛部位的络脉出血，治疗实性、热性痛证，有清泻血中之热的作用。

刺络放血疗法早在《黄帝内经》中就有了比较详细的论述，如《素问·三部九候论》中提出："经病者，治其经，孙络病者治其孙络血，血病身有痛者治其经络。"又在《素问·血气形志篇》中提出"凡治病必先去其血"，因此，就有"病在脉，调之血；病在血，调之络"的治则。《灵枢·九针十二原》中说："凡用针者，虚则实之，满则泄之，宛陈则除之，邪胜则虚之。"《灵枢·小针解》中也有："宛陈则除之者，去血脉也。"宛陈即指经脉中的瘀血。"宛陈则除之"的治疗原则就是指刺络放血疗法。《灵枢·脉度篇》曰："盛而血者疾诛之。"即说络脉若有瘀血滞留，应赶快放其瘀血。《灵枢·寿夭刚柔篇》："久痹不去身者，视其血络，尽出其血。"例如，临床上常可见到，腰部扭伤后，疼痛部位在脊柱，同时在督脉经穴上出现压痛，这表明督脉的经气不畅，针刺龈交出血，可以疏通经气，立见功效。如果扭伤后压痛在脊柱两侧的部位，表明足太阳经经气不畅，委中刺络放血就能立止疼痛。

痛证是针灸科临床常见病，针灸治疗痛证具有明显的疗效。根据痛证的辨证采用不同的刺灸方法可明显提高疗效。笔者认为实性痛证是临床最常见的痛证，其基本病机是气血运行障碍，即"不通则痛"。因此，确定针灸治疗原则以"通"为主，"通"

即通利的意思，临床具体应用有疏通经气法、温通经络法、刺络放血法，能迅速达到"痛随利减""通则不痛"的目的。

（二）对穴治痛

对穴治痛，是指两个穴位相配同时使用，具有较好的治痛作用，而把两个穴位单独使用，治痛作用不强，或者没有治痛作用。在治疗上，运用好对穴能产生事半功倍的效果。笔者在学习继承古今医家针灸对穴的基础上，结合临床实践体会，初步总结了一些针灸对穴治疗痛症的方法，用于临证，每获良效，现进行介绍。

1. 合谷—太冲

功用：二穴相配具有镇痛、镇静、镇痉，疏肝利胆的作用。

治痛范围：①胆囊炎、胆石症的患者在急性发作时，特别是结石梗阻，腹痛剧作时，针刺本穴对后可使胆管扩张，奥狄括约肌的痉挛现象消失，疼痛很快可以缓解。②高血压患者肝阳上亢引起的头痛，尤以巅顶痛为好，针刺本对穴，可以平肝潜阳，降压止痛。

按语：合谷为手阳明大肠经腧穴、原穴，具有调和气血、通经活络、通降肠胃、镇静安神之功。太冲为足厥阴肝经之腧穴、原穴，具有通经活络、舒肝理气、平肝息风、清热利湿之效。太冲、合谷伍用，名曰"四关穴"，可以行气血以通经行瘀止痛，开关节以搜风通络理痹。

2. 内关—足三里

功用：二穴相配具有健脾和胃、宽胸理气、降逆止呕、宁心安神的作用。

治痛范围：①急性胃肠炎患者，腹痛剧作，上吐下泻，针本对穴后，可和胃降逆。②慢性胃脘痛的患者，如胃与十二指肠球部溃疡、胃痉挛的患者，针后可使痉挛现象消失。③心绞痛的患者，冠心病心绞痛或心前区刺痛的患者，针后可以改善心肌的缺氧和缺血。

按语：内关为手厥阴心包经腧穴、络穴，又是八脉交会穴通阴维脉，有宽胸理气、和胃降逆、行气止痛、宁心安神之功。足三里为足阳明胃经腧穴，为胃经合穴、下合穴，有健脾和胃、化积导滞、行气止痛、调和气血、通经活络之功效。

3. 梁丘—公孙

功用：二穴相配具有解痉止痛、健脾和胃的作用。

治痛范围：①溃疡病患者，其中，以胃溃疡的效果更佳。它可以减少胃酸的分泌，促使溃疡的愈合。②冲任不调腹痛的患者。针刺本对穴可以调理冲任，缓解和消除疼痛。

按语：梁丘为胃经的郄穴，郄穴是经脉之气深居之处，治痛作用最强。公孙为足太阴脾经的腧穴、络穴，又为八脉交会穴之一，通于冲脉，它的别出分支，入腹络于胃肠。因此，对于实证的胃肠道疼痛的患者，取此对穴更为适宜。

4. 支沟—阳陵泉

功用：二穴相配具有疏肝理气、清除肝胆之湿热、通调腑气的作用。

治痛范围：①慢性胆囊炎和胆石症的患者右上腹和胁肋部疼痛，针刺本对穴后，可以清除肝胆之湿热，疏通气机，消炎止痛。②四肢痹痛，凡由于三焦气机阻滞，风湿之邪入络，痹阻经络，发为关节和肌肉疼痛者均可。

按语：支沟为三焦之腧穴，可疏通三焦气机，通调腑气。阳陵泉为胆经之合穴，又是八会穴之一的筋会，可疏肝利胆，通调少阳，清泄肝胆湿热，特别对胆道疾病，有其特殊之功。

5. 外关—悬钟

功用：二穴相配具有疏通三焦之郁热、泻肝胆之火、通调经络之气的作用。

治痛范围：①外感头痛。以风热头痛为主，兼有发热者更为适合，有解表泄热之功。②胆囊炎患者有低热现象者，针刺本对穴后，可以清泄肝胆之郁热。③上、下肢游走不定的风湿痹痛患者。

按语：外关为手少阳三焦经之络穴，又是八脉交会穴之一，通于阳维脉，有清热解表之功。悬钟为足少阳胆经的腧穴，又是八会穴之一的髓会，主要为清泄肝胆之郁火，通调肝胆之气机，对胆囊和胆管均有特殊的作用。

6. 气海—三阴交

功用：二穴相配具有通调下焦气机，调理冲任，补肾涩精的作用。

治痛范围：①慢性盆腔炎出现的腹痛。②急性尿路感染的尿频、尿急、尿痛。③气滞血瘀引起的痛经，以经前痛为好。前二者针本对穴后，可以清理下焦湿热，消除炎症；后者可以行气除瘀，活血通络。

按语：气海为任脉经腧穴，为一身元气聚集之处，本穴能助全身百脉之沟通，凡气之所至，血乃通之，因此该穴有调气活血之功。三阴交是足三阴经之交会穴，调理肝、脾、肾三经气机为主，善治下焦湿热兼以健脾，补肝，益肾，调理冲任。

7. 合谷—内庭

功用：二穴相配具有泻胃火、降呃逆、化积滞、理气止痛之功。

治痛范围：①风火牙痛，由于胃火上逆引起牙龈肿痛，口腔糜烂。②阴虚火旺引起的咽喉肿痛，如急性咽炎、急性喉炎、扁桃体炎等。

按语：合谷为手阳明大肠经原穴，具有清热利咽、消炎止痛的功效；内庭为足阳明胃经荥穴，可清热泻火。因此，对于胃肠二经之热，本对穴具有清泻之功。如对风火牙痛及口腔黏膜糜烂的患者，取本对穴，针用泻法，可起立竿见影之效。

8. 中脘—足三里

功用：二穴相配具有升清降浊、健脾和胃、消积导滞、行气止痛的作用。

治痛范围：①急性胃炎、胃与十二指肠溃疡病所引起的胃脘部疼痛，兼有嗳气、泛酸、恶心呕吐等症者。②胃下垂所致胃脘隐痛和胀闷。针刺本对穴后，可以健脾和胃，行气止痛，以及升举下陷之中气。

按语：中脘为胃之募穴，又是八会穴之一的腑会。滑伯仁曰："太仓，一名中脘。"意为容纳水谷的仓库，因此，它是调理中焦的要穴，治疗胃病的必用穴。足三里为胃经的合穴，"合治腑病"，为胃病患者远道循经取穴之要穴。

9．人中—委中

功用：二穴相配可醒脑开窍，安神定志，通经和络止痛。

治痛范围：①急性腰扭伤痛，痛处位于脊柱正中督脉经，以及肾俞穴附近者疗效佳。②急性胃肠炎，上吐下泻，腰部绞痛者：针刺本对穴后，可以使经脉之气通畅，瘀阻之痛消失，胃肠道气机宣通，腹痛得以缓解和消失。

按语：人中为督脉经的腧穴，位于口鼻之间，口通地气，鼻通天气，天地相通，窍开脑醒，督通络畅。委中为足太阳膀胱经合穴，有舒经通络、行气活血、善治腰痛之功。腰为肾府，足少阴肾经之气，由内踝上行至膝、腘内侧，折向腘中央，二经于委中穴相会，太阳下行，少阴上行。

10．膻中—内关

功用：二穴相配可宽胸理气，强心安神，通胸阳，止心痛。

治痛范围：①心绞痛，由于心肌的缺氧和缺血引起的心痛，常见于冠心病患者。②由七情所伤，以气滞为主的胸痛。针刺本对穴后，可以改善心肌的缺氧缺血，使心绞痛消除。对于气滞为主的胸痛，本对穴可以宽胸理气。

按语：《素问·灵兰秘典论》谓"膻中为臣使之官""膻中者君主之宫城也"。心者，君主之官，说明膻中与心的关系甚为密切，为心包络之募穴，又是八会穴之一的气会，调气之功较强，凡气病用之甚佳。内关为心包络之募穴，又是八脉交会穴之一，通于阴维脉，宽胸理气，温通心阳。

11．外关—后溪

功用：二穴相配具有疏风清热、调气止痛、通经和络的作用。

治痛范围：①颈椎综合征、落枕所引起的后颈部疼痛和头项转侧不便。②头痛，由于风热引起者为好。

按语：因为外关为手少阳三焦经的腧穴，又是八脉交会穴之一，通于阳维脉，所以本对穴治疗风热引起的头痛尤佳。后溪为手太阳小肠经的腧穴，又是八脉交会穴之一，通于督脉，故对肩胛及颈椎部位的疼痛效果较好。

12．印堂—合谷

功用：二穴相配可和络止痛，疏风清热，宣通鼻窍。

治痛范围：①前额和眉棱骨疼痛，如感冒、鼻炎、三叉神经第一支痛。②目赤肿痛，以风热上扰引起者为佳。

按语：印堂为经外奇穴，实居于督脉之上，有宣通阳气，和络止痛之功。"面口合谷收"，说明合谷对头面部疾病的治疗有其独到之处。二穴相配，疏风清热之功相得益彰。

13．足三里—三阴交

功用：二穴相配具有健脾和胃、行气止痛的作用。

治痛范围：①胃脘部胀痛，升降失调。②虚寒性腹痛。

按语：足三里为足阳明胃经合穴，本经循行由头走足为降，但足三里一穴为降中有升。三阴交为脾经之腧穴，又是足三阴经的交会穴，本经循行由足走腹为升，但三阴交一穴为升中有降。阳不降则阴不能升也,这对穴一升一降,维持升降平衡,使升清降浊的功能得以正常。

14. 曲池—上巨虚

功用:二穴相配可清热利湿,行气止痛,制止泻痢。

治痛范围:①急性细菌性痢疾热重湿轻型的腹痛、腹泻、里急后重。②不完全性肠梗阻、肠套叠患者的腹痛。

按语:曲池为手阳明大肠经的合穴,上巨虚为其下合穴,"合治腑病"。因此,本对穴善治大肠诸疾,针后能消炎止痛,清热利湿,改善肠道的蠕动功能。

15. 风池—昆仑

功用:二穴相配可疏通经络,以少阳、太阳经为好,祛风解表,明目益聪。

治痛范围:①头痛,以外感头痛为佳。②青光眼,由于眼压增高所引起的前额及眼区疼痛。

按语:风池为足少阳胆经腧穴,又是手少阳三焦经、足少阳胆经、阳维脉、阳跷脉的交会穴,因此,偏正头痛均可取之。风池也是眼部疾病治疗要穴,对降低眼压有较好的作用。昆仑为足太阳膀胱经腧穴,治头痛为远道取穴。

16. 头维—列缺

功用:二穴相配具有祛风止痛、解表祛邪的作用。

治痛范围:①偏头痛,凡属血管神经性头痛,以及外感风寒所引起者均可用之。②胸腹痛。

按语:头维为足阳明胃经的腧穴,一般针刺时向后沿皮刺1.5寸;列缺是手太阴肺经的络穴,又是八脉会穴之一,通于任脉,因此,可以治胸腹部疼痛,一般向上斜刺0.5~1.0寸。

17. 命门—委中

功用:二穴相配可补肾益精、舒经活络。

治痛范围:①腰痛,肾虚或扭伤引起者均可,唯针灸方法不同而已。②脊柱强直而痛,如类风湿性脊柱炎、强直性脊柱炎等。

按语:命门为生命之门,有助阳固精,强壮之功。本穴属于全身补穴之一,没有泻的作用,通常以灸法为主。委中属全身泻穴之一,没有补的作用。这样一补一泻互用,虚实腰痛均可用之。委中以刺血为主。

18. 中渚—后溪

功用:二穴相配可疏通经络、调和气血。

治痛范围:①由于颈椎骨质增生引起后颈部连及肩胛和一侧上肢疼痛者。②上肢疼痛,部位不固,且游走不定者。

按语:后溪为手太阳小肠经腧穴,又是八脉交会穴之一,通于督脉;中渚为手少阳三焦经腧穴,有疏经通络之功效。此为远端取穴,对治疗颈椎综合征所引起的疼痛感和后颈部转侧不灵活,有其特殊的作用。但针刺时必须注意,尽量使针感向上传导至肩部,并可配合活动颈部,这样效果才较佳。

19. 百会—涌泉

功用：二穴相配可引阳下行、平息肝阳。

治痛范围：①巅顶头痛，以高血压引起者为佳。②眼目胀痛。

按语：涌泉为肾经井穴，肾水滋养肝木，如肾阴不足，肝阳偏亢，发为头昏眩晕，头痛易怒，用涌泉有"病在脏取之井"之意。百会为手、足三阳经和督脉之交会穴，本穴属补穴，与涌泉泻穴同用，一补一泻，补不恋邪，泻不伤正。

20. 少商—厉兑

功用：二穴相配具有清热利咽、消肿止痛的作用。

治痛范围：急慢性咽喉疼痛、吞咽困难者。

按语：少商为手太阴肺经的井穴，厉兑为足阳明胃经的井穴。点刺井穴出血，可清泄脏腑之邪热，开郁散结。

八、针灸治疗痛证临床经验分享

（一）电针加梅花针治疗带状疱疹后遗神经痛

带状疱疹是因病毒感染而引起的一种炎症性皮肤病，中医学称"缠腰火丹"。本病的临床表现除疱疹外，疼痛是患者最大的痛苦。特别是一些老年患者，局部可遗留长时间的神经痛。笔者近年来采用电针加梅花针的方法治疗，取得较好疗效。现进行总结。

1. 临床资料

全部病例均为针灸科门诊患者，58 例中，男 26 例，女 32 例，年龄最小 38 岁，最大 72 岁；病程最短半月，最长半年。患者在接受针刺治疗前皆服用过各类止痛药，但疗效欠佳。

2. 治疗方法

1）电针。选穴以局部阿是穴为主及与皮损部位相应之夹脊穴（如皮损在第 4 肋间则取同侧第 3 胸椎至第 5 胸椎的夹脊穴）。远端配合选用外关、阳陵泉。穴位得气后，接上 G6805 型电针治疗机，用连续波，通电 30 min。

2）梅花针。选取疱疹周围健康组织部位或疼痛部位的脊神经所分布的区域（多选取夹脊穴连线或膀胱经背部第一侧线），叩至局部皮肤发红但不渗血。

以上二法，每天治疗 1 次，5 次为 1 个疗程，休息 5 天，继续下个疗程。

3. 疗效观察

1）疗效标准。痊愈：经治疗后疼痛完全消失。有效：经治疗疼痛较前减轻。无效：治疗前、后疼痛无改善。

2）治疗结果。本组 58 例，治疗 1～2 个疗程后，痊愈 52 例，占 89.6%；有效 6 例，占 10.4%。总有效率为 100%。

4. 典型病例

古××，女，58 岁，教师，初诊日期 1998 年 3 月 21 日。

病史：右侧胁肋部刺痛 20 天。患者于 20 天前突发右侧胁肋部皮肤灼热刺痛，继而疱疹如珠串，皮肤科诊断为带状疱疹。经服药及外用药物治疗，历 10 日消退，现局部已结痂脱落，但仍见胁肋部灼热刺痛，尤以夜间为甚，难以入睡，每天须服消炎止痛药，方能缓解。胃纳差、小便色黄。

检查：表情痛苦，右侧腰胁部有落痂痕，皮肤潮红，局部刺痛拒按，舌边尖红、苔薄黄，脉弦细数。

诊断：带状疱疹后遗神经痛。

治疗：选用阿是穴、第1腰椎至第2腰椎夹脊、外关、阳陵泉，用电针及梅花针治疗，1个疗程后疼痛全部消失。

5. 讨论

中医认为本病多由感受风火湿毒之邪郁于少阳厥阴两经，浸淫肌肤致营卫郁滞或由于情志内伤，肝气郁结，久而化火而致肝胆火旺而成。疱疹脱落后病势虽衰，然毒热之邪未尽，毒邪阻遏，脉络不通，故仍见疼痛不休。临床上选取病痛处的阿是穴是直达病所，疏通局部气血；夹脊穴处有脊神经后支经过，采用针刺皮损部位相应的夹脊穴直接作用于病变神经根能取得良好的镇痛作用。本病的发病部位多在少阳经循行线上，根据"经脉所过，主治所及"，远端取少阳经的外关、阳陵泉以清热利湿，疏通经气。电针选择连续波能降低神经应激功能，对感觉神经起抑制作用，从而加强止痛效果。梅花针刺激使病灶局部皮肤组织中的气血得以疏通，改善局部微循环，皮下神经末梢的营养得以改善，而使疼痛缓解。

（二）针刺及温和灸治疗尾骶端疼痛

尾骶端疼痛多因跌挫外伤或久坐劳累所致，也可见于产后损伤引起。症状为尾骶端疼痛，坐下或坐久站起来时其痛更甚，或伴见卧时转侧不利。检查局部无红肿炎症，但压痛明显。

1. 临床资料

本组病例56例，均为门诊患者，其中，男32例，女24例；年龄最小15岁，最大56岁；病程最短2天，最长25天；有跌伤史42例，产后损伤10例，其他原因4例。

2. 治疗方法

1）针刺。用1寸的短毫针围刺痛点周围，以局部痛点（阿是穴）为中心插1针，旁边斜刺2～3针。进针后施平补平泻手法，以局部见酸麻胀痛感为度，留针15 min。

2）温和灸。患者取俯卧位，医者左手拇食指用力把患者骶骨两旁皮肤向外推开，右手用艾条温和灸局部压痛点，灸10 min左右，灸至局部皮肤起红晕但不起水泡为度。

3. 疗效观察

56例中治疗3～5次后，治愈（疼痛完全消失）50例，好转（疼痛明显缓解）6例，有效率为100%。

4. 典型病例

陈某，女，15岁，1999年11月16日初诊。

主诉：尾骶部跌伤疼痛2天。

现病史：患者 2 天前上体育课时不慎跌落在地，即觉尾骶部疼痛，尤以坐下或坐久起身时痛甚，行走尚可。查体：局部无红肿炎症，尾骶部压痛明显。按上述方法治疗 3 次，疼痛完全消失。

5．体会

尾骶端部位，接近肛门，按经络部位属督脉长强穴，但临床上一般疼痛点不在长强穴中，而在尾骶端，根据"疼痛取阿是"的原则，临床上多选取尾骶端的压痛点为主，用毫针局部围刺可以疏通局部气血，达"通则不痛"目的。艾灸具有温通经络，行气活血止痛的作用，针灸配合可增强疗效。

（三）针刺配合磁圆梅针叩刺治疗偏头痛

偏头痛是临床上的常见病、多发病，多由发作性头部神经－血管功能障碍所致的反复发作性头痛，女性明显多于男性。笔者数年来采用针刺配合磁圆梅针叩刺治疗本病 96 例，并与口服中成药正天丸对照，效果明显。现进行介绍。

1．临床资料

1）一般资料。选择梅州市中医院 2003—2005 年针灸科门诊收治的符合偏头痛诊断标准的患者，按就诊顺序，以 2∶1 比例随机分为治疗组 96 例，对照组 48 例。

治疗组 96 例，男 24 例，女 72 例；年龄在 17 ～ 56 岁，平均为 36.5 岁；病程在 6 个月～ 18 年，平均为 6.5 年。发作频率：每个月 1 ～ 2 次的 41 例，每个月 3 ～ 5 次的 39 例，每个月 5 次以上的 16 例。疼痛程度：轻度痛 37 例，中度痛 47 例，重度痛 12 例。

对照组 48 例，男 16 例，女 32 例；年龄在 18 ～ 56.5 岁，平均为 35.5 岁；病程在 1.2 ～ 28.0 年，平均为 7.2 年。发作频率：每个月 1 ～ 2 次的 19 例，每个月 3 ～ 5 次的 23 例，每个月 5 次以上的 6 例。疼痛程度：轻度痛 18 例，中度痛 24 例，重度痛 6 例。

两组在性别、年龄、病程、发作频率、疼痛程度等方面经统计学处理 $P > 0.05$，具有可比性。

2）诊断标准。偏头痛诊断标准按照《内科疾病诊断标准及处理要点》：①反复发作头痛，每次发作的性质过程相似，发作间歇期正常；②发作前可伴有或不伴有先兆症状，如眩晕、耳鸣、复视、共济失调、轻瘫等；③头痛大多位于额、颞、眼眶部，局限一侧，个别为两侧呈搏动性痛或钻痛；④头痛发作持续在 4 ～ 12 h。

疼痛程度分为轻度痛、中度痛、重度痛。轻度痛：发作时头痛较轻，不影响工作及日常生活；中度痛：发作时头痛较重，影响工作及日常生活；重度痛：发作时头痛严重，影响工作及日常生活，并需卧床休息。

全部病例均排除高血压病、脑血管疾病及其他重要脏器器质性病变所引起的头痛。

2．治疗方法

1）治疗组。

（1）针刺治疗。主穴：取患侧太阳、丝竹空、头维、率谷、风池、阿是穴；配穴取列缺、合谷、外关、足临泣。

操作：患者取侧卧位或坐位，常规消毒所选穴位。用 28 号 3 寸毫针太阳透率谷、丝竹空透率谷、头维透率谷及头部阿是穴平刺，使局部产生较强的针感；风池穴针尖向鼻尖方向刺入 1 寸，得气后尽量使针感上传于头。主穴得气后用电针，取连续波，电流强度大小以患者能耐受为度，每次 30 min。远部配穴每次选 2 穴，用平补平泻法操作。

（2）磁圆梅针穴位叩刺。选穴颈夹脊、太阳、率谷、角孙、风池及阿是穴，用中等力叩刺，以患者能忍受为度，时间 10 min。

以上 2 种方法同时使用，发作期每天 1 次，缓解期每 3 天 1 次，15 天为 1 个疗程。疗程间隔 1 周，治疗 2 个疗程后统计疗效。

2）对照组。正天丸（深圳三九医药股份有限公司生产），每次 6 克，每日 3 次，饭后口服，连续服药 15 天为 1 个疗程。疗程间隔 1 周，服药 2 疗程后统计疗效。

3. 疗效观察

1）疗效标准。疗效判定标准参照《中药新药治疗头痛的临床研究指导原则》和国家中医药管理局颁布的《中医病症诊断疗效标准》的相关规定。患者的临床疗效分为痊愈、显效、有效、无效。具体标准为：

（1）痊愈。头痛及伴随症状消失，随访 3 个月无复发。

（2）显效。疼痛程度减轻 2 级，伴随症状减轻，或发作次数或疼痛持续时间减少 2/3 以上。

（3）有效。疼痛程度减轻 1 级，或发作次数或疼痛持续时间减少 1/3 以上。

（4）无效。头痛症状未减轻。

2）治疗结果。

（1）两组疗效比较见表 4 - 1。

表 4 - 1　两组疗效比较

组别	例数	痊愈	显效	有效	无效	总体有效
治疗组	96	71 例（74.0%）	18 例（18.7%）	3 例（3.1%）	4 例（4.2%）	92 例（95.8%）
对照组	48	27 例（56.3%）	10 例（20.8%）	4 例（8.3%）	7 例（14.6%）	41 例（85.4%）

治疗组与对照组在痊愈率、总有效率比较，经统计学处理，二者差异有显著性意义（$P < 0.05$），说明治疗组疗效优于对照组。

（2）1 年后两组痊愈患者随访结果比较见表 4 - 2。

表 4 - 2　一年后两组痊愈患者随访结果比较

组别	痊愈例数	1 年后复发例数	复发率
治疗组	71	8	11.27%
对照组	27	8	29.63%

治疗组 1 年后之复发率明显低于对照组，差异有显著性（$P < 0.05$），说明治疗组远期疗效较为稳定。

4．典型病例

陈某，女，35 岁，干部。于 2004 年 6 月 14 日初诊。主诉：右颞侧头部疼痛 3 年，复发加重 1 天。现病史：3 年前生气后出现右颞侧头部胀跳痛，伴恶心呕吐，时有目眩，经治疗头痛消失。以后每因情志刺激及月经前后而发作，每年发作 10 ～ 20 次不等，每次发作表现相似，一般持续 4 ～ 6 h。经服药等治疗，疗效不明显且易反复发作。1 天前因情绪激动而头痛复发，表现同前，自服索米痛片无效。检查：痛苦面容，一般情况正常，神经系统检查无异常，头颅 CT 检查结果正常。诊断：偏头痛。治疗：针刺取患侧太阳透率谷、头维透率谷、丝竹空透率谷、风池、外关、足临泣，头部穴位得气后用电针，留针 30 min。出针后用磁圆梅针叩刺 10 min。第 1 次治疗后，患者即觉头痛减轻许多，全身轻快；第 2、第 3 次治疗后头痛程度和发作次数减少；第 4 次治疗后患者述前症状完全消失，生活如常，临床治愈。继续治疗 1 个疗程以巩固疗效。随访 1 年未复发。

5．讨论

偏头痛在中医学属"头风""脑风""少阳头痛"等范畴，由多种因素导致风痰阻窍、肝阳上亢、瘀血阻络或气血亏虚而致。手足少阳经行于头侧，头侧是偏头痛的发作之处，故认为偏头痛属"少阳头痛"，所选主穴以少阳经穴为主。丝竹空为足少阳经气所发之处，又是手少阳经脉的终止穴，主治偏头风；率谷是足少阳经穴，又是足少阳、足太阳二经的会穴，主治偏头痛。丝竹空透率谷是治疗一切偏头痛的常用效穴。太阳虽为经外奇穴，却布于少阳经循行路线上，刺之可激发经气，疏通经络，平肝潜阳，改善血管舒缩状态，从而缓解头痛等症状。采用透刺法，可增强针感，使针感直达病所。磁圆梅针综合圆针、梅花针与磁疗作用于一体，具有疏通经络、活血化瘀、调整气机止痛功效。

偏头痛发病机理目前尚未完全阐明，但与多种原因导致的植物神经功能紊乱，使其对颅内外血管收缩与舒张功能的调节障碍有直接关系。有人应用经颅多普勒超声对患者针刺风池穴进行观测，发现该穴对脑血管的收缩与舒张存在双向调节作用。针刺能调整交感神经的功能，使血管舒缩功能恢复正常，及时地解除分支动脉的痉挛，使局部组织血液供应恢复正常，微循环获得改善，从而疏通经络，使其"通而不痛"。

本病可因气候、劳累、月经、饮食、情绪等诱发。因此无论在治疗期间还是治疗后，宜嘱患者做到精神放松、生活有律、忌食刺激性食物等以利康复。

（四）针刺配合耳穴贴压治疗原发性三叉神经痛

三叉神经痛是一种原因未明的，在三叉神经分布区内短暂而反复发作的剧痛，是一种顽固而痛苦的疼痛性疾病，多发生于中老年人。疼痛限于三叉神经分布区的一支，或两支，以第二、三支最常见。属中医"面痛""头风"等范畴。笔者近 5 年来采用针刺配合耳穴贴压法治疗本病，效果显著。现进行总结。

1. 临床资料

1）一般资料。本组 142 例为 2003—2007 年收治的门诊患者，其中男 54 例，女 88 例；年龄34 ～ 78 岁，平均为 56 岁；第一支痛 25 例，第二支痛 45 例，第三支痛 42 例，复合型 30 例；病程最短 1 个月，最长 10 余年。所有患者均属原发性三叉神经痛。

2）诊断标准。①局限于三叉神经分布区的短暂的发作性疼痛，呈剧烈的闪电样疼痛，每次持续数秒或数分钟；②疼痛间歇期完全不痛或间有轻微的疼痛；③疼痛可由接触面部的某种刺激而诱发，如洗脸、刷牙；④多数有扳机点，即轻微接触该敏感区就可引起剧烈疼痛；⑤无面部感觉减退或消失、咀嚼肌力减弱等阳性体征，临床常用辅助检查阴性。

2. 治疗方法

1）针刺治疗。

取穴：以局部取穴为主，结合远端取穴和辨证取穴。具体是：第一支痛主穴选鱼腰，配穴取阳白、头维、上星；第二支痛主穴用四白，配穴取太阳、迎香、颧髎；第三支痛主穴用下关或夹承浆，配穴颊车、地仓。远端配穴：取天枢、合谷、内庭。辨证配穴：风寒加列缺；风热加风池、外关；气滞血瘀加太冲、三阴交。

操作：针刺时均取 28 号毫针。针鱼腰穴取 1.0 寸毫针，针尖斜向内眼角刺入 0.3 ～ 0.5 寸，使针感传至眼、前额；针四白穴取 1.5 寸毫针，针尖向同侧太阳穴方向刺入 1.0 寸左右，使针感传至上颌、上唇、上牙等处；针下关穴取 2.5 寸毫针，针尖向对侧外耳道方向刺入 1.5 ～ 2.0 寸，使针感传至下颌与舌；针夹承浆穴取 1.5 寸毫针，针尖向下颌颏隆凸方向斜刺 1.0 寸左右，使针感传至下唇、下颌。针刺以上 4 个穴位当出现有触电感时宜提插 3 ～ 5 次。其余穴位采用常规刺法，以取得正常针感为度。留针 30 min，每日 1 次，10 次为 1 个疗程。

2）耳穴贴压法。

选穴：面颊、颌、额、三焦、皮质下、神门。

操作：用 75% 酒精棉球擦拭耳郭脱脂，将磁珠 1 粒置于 0.5 cm × 0.5 cm 的胶布上，分别贴于上述穴位，每次只贴一侧，左右耳穴交替治疗。嘱患者每日自行按压 2 ～ 3 次，每次按压 3 min，按压程度，以患者耐受为度。隔日 1 次，5 次为 1 个疗程。

以上 2 种方法配合应用，1 个疗程结束后，休息 3 ～ 5 天，继续下一个疗程。

3. 疗效标准与结果

1）疗效标准。治愈：治疗后面部疼痛完全消失。显效：面部疼痛及发作次数明显减少。好转：面部疼痛及发作次数减少。无效：治疗后面部疼痛及发作次数无变化。

2）治疗结果。临床治愈 76 例，占 53.5%；显效 40 例，占 28.2%；好转 22 例，占 15.5%；无效 4 例，占 2.8%。总有效率为 97.2%。临床治愈 76 例中，68 例随访 1 年内未复发，8 例分别在 3 ～ 4 个月内复发，但症状较轻，继续针刺治疗 5 ～ 10 次后症状消失。

4. 典型病例

李某，女，46 岁。于 2006 年 6 月 15 日就诊。主诉：右面部疼痛 4 个月，加重 2 周。现病史：患者 4 月前开始，右侧面部从下唇到鼻旁、目内眦，呈发作性放射性剧烈疼痛，持续 1 ～ 2 分钟，经服药治疗症状有所改善。2 周前因感冒发热后，疼痛加剧，发作频繁，疼痛部位还向前额窜痛。可因吹风、漱口、说话、轻微触碰痛处而诱发。舌质红、苔黄、脉弦数。服药治疗疼痛缓解不明显，而来我院进行针灸治疗。诊断：面痛（三叉神经痛）风热型。治法：祛风清热、通经止痛。针刺取穴下关、四白、夹承浆、阳白（均右侧），合谷、外关（均双侧）；配合耳穴贴压。治疗 1 个疗程后疼痛已减大半。2 个疗程后，疼痛完全消失。随访 1 年未复发。

5. 讨论

三叉神经痛属中医的"面痛"和"头风"范畴，其病因多为外感风寒之邪或风热毒邪、情志不调、外伤或久病成瘀等；病机是面部经络气血痹阻，经脉不通，不通则痛，产生面痛。从经络循行看，颜面为手足阳明经循行所过，手阳明经"从缺盆上颈贯颊入下齿中"、足阳明经"起于鼻之交頞中，旁纳太阳之脉，下循鼻外，入上齿中，还出挟口环唇"。因此，针刺治疗该病，多取阳明经穴为主，配合远端及辨证取穴，以清泻阳明、活血通络、缓急止痛。四白穴属足阳明胃经穴，下关穴为足阳明胃经与足少阳胆经之交会穴，针刺后可疏通面部的经络气血，达到气血阴阳平衡，因而收到通则不痛的效果。天枢为足阳明胃经穴，又为手阳明大肠经之募穴，刺天枢可祛阳明之邪，疏阳明之经气，从而面颜痛可愈。合谷为手阳明大肠经之原穴，又为"四总穴"之一，善治面疾。

现代医学认为，三叉神经痛可能是某些三叉神经根纤维脱髓鞘的轴突与邻近无髓鞘纤维发生短路；或髓鞘增厚；或动脉粥样硬化改变，或后颅窝小团异常血管压迫三叉神经根等使之产生异位冲动，使面部三叉神经分布区内反复出现阵发性、短暂剧烈疼痛。临床上取受累的三叉神经支干上所对应的面部经络上的腧穴，第一支痛取鱼腰穴（眶上孔处）；第二支痛取四白穴（眶下孔处）；第三支痛取夹承浆穴（颏孔处）。通过穴位刺激受累三叉神经部位分支，直接刺激神经干，出现触电样针感传导至疼痛部位，使粗纤维兴奋，阻止疼痛信息传递，达到镇痛作用。耳穴是相应组织器官的投射区，刺激耳穴可治疗相应脏器的疾病，调整机体功能。

气至病所是针刺镇痛的关键，加强针感的传导刺激，则得气快，针感强，止痛效果显著。针刺入穴位后，患侧面部必须出现触电样针感，这是取得疗效的关键。

本病的发作常与情绪变化和疲劳有关，因此，应避风寒、调情志、注意休息、忌食辛辣刺激之物。

（五）"围针法"治疗腰痛

腰痛是临床常见病症，其疼痛可表现在腰部的正中或腰部一侧或两侧，严重者疼痛可放射至臀部及下肢，或伴有活动受限。笔者近 4 年来采用腰部"围针"为主，配合循经远端取穴治疗，取得了较好的疗效。现进行总结。

1. 临床资料

221 例中，男 132 例，女 89 例，年龄最大者 76 岁，最小者 16 岁，以 40～55 岁居多，占所有病例 68%。病程最长者为 10 年，最短者为 1 天。病因属外伤或扭挫伤 78 例；感受风寒或湿热之邪 64 例；过度劳累 31 例；身体素虚、腰痛反复发作 26 例；其他原因 22 例。临床诊断为急性腰部软组织扭挫伤 78 例，腰肌劳损 38 例，腰椎骨质增生或腰椎横突增生 73 例，椎间盘病变或椎间盘突出 115 例，先天性脊椎裂 12 例，类风湿性脊椎炎 2 例，其他疾病引起的腰痛 3 例。

2. 治疗方法

1）取穴。

（1）在腰部采用"围针法"。同时取腰部正中的督脉穴位及两侧的足太阳膀胱经穴位。若疼痛以腰部正中为主，则多取督脉经穴位，辅以足太阳膀胱经穴位。例如，同时取督脉的命门、第三腰椎下、腰阳关及足太阳膀胱经的气海俞$_双$，选穴形如"$\because$"。若疼痛在腰部的一侧或两侧，则多取足太阳膀胱经穴位，辅以督脉经穴位。如同时取足太阳膀胱经的三焦俞$_双$、气海俞$_双$及督脉的命门，选穴形如"$\therefore$"。总之腰部选穴在其疼痛局部上下相邻的 3 个椎体周围取五穴"围针"。

（2）配合循经远端取穴。一是辨腰痛虚实，实证配委中、昆仑；虚证配太溪、三阴交。二是依疼痛放射至臀部及下肢的部位，分清属于何经路径，循经选取足太阳膀胱经或足少阳胆经的穴位。

2）操作。穴位常规消毒后，快速进针，得气后，腰部两侧足太阳膀胱经的穴位接上 G6805 型治疗仪，用连续波治疗 30 min，正中督脉经的穴位用温针。远端的穴位可用电针或补泻手法。

3）疗程。一般以连续治疗 7 次为 1 个疗程，未痊愈者，休息 3 天后，继续进行第 2 个疗程。

3. 疗效标准

腰痛症状消失，活动自如，查体无阳性体征，为痊愈；腰痛症状明显减轻，功能活动基本正常，查体无明显阳性体征，为显效；腰痛有不同程度减轻，功能活动轻度受限，查体尚有阳性体征，为好转；症状、功能无改善，为无效。

4. 治疗结果

221 例中，痊愈 120 例，占 54.3%；显效 49 例，占 22.2%；好转 41 例，占 18.6%；无效 11 例，占 5%。总有效率为 95%。

5. 典型病例

张某，男，38 岁，于 1991 年 8 月 12 日就诊。腰部反复发作疼痛 1 年，加重 1 周。1 年前因劳累过度引起腰痛，每遇天气变化或劳累则加重。1 周前由于开长途车，过度疲劳，回家后觉腰部疼痛，弯腰、下蹲、走路等活动受限。今天由同事开车送来医院就诊。查体：两侧腰肌拘急，第三腰椎旁明显压痛，腰部前屈不能超过70°，下蹲困难，行走时身体侧弯。舌淡红苔薄白，脉弦细。曾拍腰椎 X 光片未见有骨质改变。诊断为腰痛，采用"围针法"，取肾俞_双，大肠俞_双及第三腰椎下，共 5 穴，远端取委中。肾俞、大肠俞用电针，连续波 30 min，第三腰椎下用温针，委中用平补平泻法。出针后，再在腰部拔火罐治疗。经以上治疗 2 次后，疼痛大减；5 次治疗后腰部伸屈活动自如；1 周后痊愈。随访 1 年，未复发。

6. 体会

腰痛从经络循行看，主要与督脉、足太阳膀胱经、足少阴肾经关系密切。因此，临床上多选取督脉、膀胱经、肾经的穴位治疗腰痛。

"围针法"是根据《黄帝内经》扬刺法的理论发挥而来。《灵枢·官针》云："扬刺者，正内一，傍内四，而浮之，以治寒气之博大者也。"临床上，根据腰部疼痛的部位，在其相邻的上下 3 个椎体选取督脉及足太阳膀胱经的五穴"围针"，这样可加强对疼痛部位的刺激作用，以宣通局部气血，通经活络，达"通则不痛"的目的。

根据《素问·刺腰痛篇》"循经取穴"的理论，临床上常配合循经远端取穴。"四总穴歌"有"腰背委中求"，《千金方》又说"委中、昆仑，腰背痛相连，刺之甚验"，二穴有舒筋活络，散瘀定痛的作用。

温针能补益元阳，温通经脉，行气活血，散寒除湿，所谓"血气者，喜温而恶寒，寒则泣不能流，温则消而去之"，故温针后气血运行通畅，则疼痛自止。

针灸对急性腰部软组织扭挫伤或腰肌劳损，见效较快，对腰椎骨质病变或椎间盘病变，疗程须较长。必要时辅以拔火罐或按摩治疗，才能达到较好效果。

（六）艾灸盒治疗痛经

痛经是青年妇女较为常见的疾病之一，本病的临床特征是经行小腹疼痛，伴随月经而周期发作。近年来，笔者采用艾灸盒治疗本病取得较好疗效。现进行总结。

1. 临床资料

58 例患者中，年龄最大者 35 岁，最小者 17 岁；病程最短者半年，最长者 15 年。其中，0.5～3 年者 28 例，3～8 年者 20 例，8 年以上者 10 例。

2. 临床常见证型

（1）气滞血瘀型：经前或经期小腹胀痛拒按，伴胸胁乳房胀痛，经色紫暗有斑块，舌质紫暗或有瘀点，脉弦。

（2）寒凝胞宫型：经期或经前小腹冷痛，得热痛减，经量少，经色黯黑有块，或畏寒肢冷，苔白润，脉沉紧。

（3）气血虚弱型：经期或经后 1、2 日小腹隐痛，或小腹及阴部空坠，喜按揉，月经量少，色淡质薄或神疲乏力、面色无华，舌质淡，脉细弱。

3. 治疗方法

取穴第一组：中极、关元、气海。取穴第二组：双侧足三里、三阴交。

器械：科室自制艾灸盒，规格长、宽各 10 cm，盒外壁用厚 1.5 cm 的木板，内壁用薄铝板，距盒底端 3 cm 处钉 1 块长、宽各 10 cm 的不锈钢丝网，盒上端加盖。

操作：取清艾条 2 条，切成 1 cm 的数小段，将艾条一端点燃后放入艾灸盒内，将艾灸器置于小腹部中极、关元、气海穴处，灸至穴位处感到温热舒适不烫为度。若感觉烫可沿任脉经脉循行部位上下移动艾灸盒，直至艾条烧完。每天1次，2组穴位交替使用。

4. 疗效标准

7次为1个疗程，每次月经来潮前3日即开始治疗。治疗后观察时间为半年。3个疗程后进行疗效评定。痊愈：治疗后疼痛消失，经行通畅；好转：疼痛缓解；无效：症状无改善。

治疗结果：痊愈38例，占65.5%；好转18例，占31.0%；无效2例，占3.4%。总有效率为96.5%（表4-3）。尤以寒凝胞宫型及气滞血瘀型疗效更好。

表4-3　疗效分析表

分型	例数	痊愈	好转	无效	总有效率
寒凝胞宫型	25	20例（80.0%）	5例（20.0%）	0	100%
气滞血瘀型	18	14例（77.7%）	3例（16.7%）	1例（5.6%）	94.4%
气血两虚型	15	4例（26.7%）	10例（66.7%）	1例（6.7%）	93.3%
合计	58	38例（65.5%）	18例（31.0%）	2例（3.4%）	96.5%

5. 典型病例

黄某，27岁，已婚。于2003年8月15日初诊。主诉：经期小腹疼痛5年余，加重2个月。现病史：5年前夏季洗冷水澡后，出现经期腹痛，当时曾服索米痛片疼痛缓解，此后每至经期即腹痛，长期依靠服用索米痛片止痛。2个月前，因吃冷饮，经期小腹疼痛剧烈，服用索米痛片无效，故来我院诊治。经色黯黑有块，小腹冷痛，苔白润，脉沉紧。查体：全腹平软、无包块，小腹压痛明显。妇科检查：盆腔及输卵管、附件无炎症。B超检查结果示：子宫未见异常。诊断为痛经（寒凝胞宫型）。用艾灸盒治疗3个疗程后，疼痛消失，痊愈而归。

6. 体会

本病的治疗原则，以调理冲任气血为主，又根据不同证型采用行气活血化瘀、温经散寒止痛或补益气血止痛。艾灸盒可通过艾火的温热力使气顺血和，冲任流通，经血畅行，则疼痛可愈。本法简便易行，疗效确切，有临床实用价值。

第二节　针灸治疗中风病

中风是以突然晕倒、不省人事，伴口角㖞斜、语言不利、半身不遂，或不经昏仆仅以口喝、半身不遂为临床主症的疾病。因发病急骤，症见多端，病情变化迅速，与风之善行数变特点相似，故名中风、卒中。本病以中老年为多见，发病率、死亡率和致残率较高，常留有后遗症。

一、中风病的病因

中风病的病因，不外乎内因与外因两个方面，但以内因为主，在内因之中，既有火、气、痰、湿，又有风、虚、瘀等多种致病因素。

（一）内因

1. 七情内伤

七情（喜、怒、忧、思、悲、恐、惊）致病是指在突然、强烈或长期持久的情志刺激，超过了人体本身的正常生理活动范围，使人体气机紊乱、脏腑阴阳气血失调而发生疾病。七情内伤是造成中风病的主要因素之一，尤以怒、忧、思与中风病的发病关系更为密切。例如：暴怒伤肝，肝阳暴动，引动心火，致气血并走于上，而发"薄厥"；忧、思最易伤脾，脾失健运，痰湿内生，痰邪阻络，血滞不通而发为中风。

2. 正气亏损

正气亏损包括年老体衰和过劳损伤。临床资料表明，中风病的发病率随年龄增长而增加。年老体衰，肾精不足、肝肾阴虚致水不涵木、肝阳偏亢，在这种情况下，每因情志变化而引动肝风，致气血上逆于脑而发为中风。

劳力过度则伤气，久之则气少力衰，气虚则贼风易乘虚而入，阻滞脉络而为病；劳神过度，极易耗伤心血，损伤脾气，脾虚则气血更虚，痰湿骤生，阻于经络，肢体不用而为病；房劳过度则肾精亏乏，致水亏于下，火旺于上，肝阳化风，上蒙元神而卒中。

（二）外因

1. 饮食不节

饮食不节亦是导致中风病的一个重要因素。饥饱失常、饮食不洁，损伤脾胃，致脾胃升降失常、运化失职，痰浊内生，可以致肝火挟痰，横窜经络，发为中风；饮食偏嗜为病，多是饮食嗜肥甘厚味及辛辣之品损伤脾胃，内生湿热，或痰热致风，横窜经络，蒙蔽清窍，导致中风病的发生。

2. 气候变化

中风病虽然一年四季均可发生，但与季节气候变化，尤其是入冬骤然变冷，或早春骤然转暖的时候发病最多。入冬骤然变冷，寒邪入侵，可以影响血脉循行，致寒凝血滞，脉道瘀阻，发为中风；或早春骤然转暖，正值厥阴风木主令，内应于肝，风阳暗动，上冲于脑而为病。

二、中风病的病机

中风病的发病机理，概而言之，不外风、火、痰、虚、瘀五个方面。脑府为其病位。

（一）风

风，包括外风乘虚而入及肝阳化风。外风是六淫邪气之一，在人体正气不足、卫外不固的条件下，乘虚侵袭经络，致气血痹阻，运行不畅，临床上以单纯口眼㖞斜、语言不利为突出表现，除少数患者伴有肢体麻痹外，极少数人兼有轻度的半身不遂。肝阳化风是中风病发生、发展变化过程中最基本的病理变化之一。若素体阴虚阳亢，或操劳过度，精血暗耗，或恣情纵欲、房事不节、阴精亏乏等均可导致肝肾亏损，水不涵木，致肝阳偏亢，亢而化风，形成肝风内动，内风动越发为中风。临床上，肝之风阳上扰可见眩晕头痛、耳鸣目糊；内风鸱张则手足抽搐，强直拘挛；若内风挟痰挟瘀，则见舌强语謇、吞咽困难，甚则神识昏蒙。若内风挟痰，窜扰经络，则见半身不遂、口角㖞斜等症。

（二）火

火，包括心火、肝火。心肝之火多由五志过极而来。临床上"心火暴甚""五志过极化火"是中风病的重要病机之一。心火多因思虑劳心太过，耗伤心阴，日久使心阳相对亢盛而致；肝火多由情志内伤，抑郁不畅，致肝气郁滞，郁久化火而致。心火亢盛则扰乱神明，致使躁动不安；肝火亢盛可引起肝阳上亢诸证。同时，心火亢盛又可引动肝火，导致肝火上炎，火助风威，风助火势，上冲脑络，发为中风。临床上常见心火暴盛或肝阳暴亢所致阳升风动，血随气逆而上涌，蒙闭清窍则突然昏倒，不省人事；风火相煽，痰热内闭证见面赤、身热、口臭、大便秘结、舌苔黄腻、脉滑数等。

（三）痰

痰，包括风痰、热痰、湿痰，是人体受某种致病因素作用后在疾病过程中形成的病理产物。在中风病变中，痰所引起的病理损害很广，内可至脏腑，外可达经络。痰之为病，可挟风、挟热、挟湿，临床表现也不尽相同。若风痰横窜经络，痹阻脉络，使气血运行不畅，则可出现半身不遂、肢体麻木；若风痰上扰，蒙闭清窍，可见神识昏蒙；若风痰阻于舌本，致窍机失灵，可见语言謇涩，甚至失语。风痰为病是引起中风病复杂多变的重要病机。热痰为病，多由痰郁化火或肝火内炽，炼液成痰，痰热阻滞中焦，致气血逆乱，痰热血气并逆于脑而发中风，临床上常见神志不清、半身不遂、口角歪斜、舌苔黄腻、便干便秘、脉滑数等。湿痰为病，多由素体肥胖、痰湿过盛，或久嗜肥甘厚腻之品，或劳倦内伤脾胃，致使脾失健运，水液不化，聚而为湿，留而为痰。湿痰导致中风，临床常见神昏，面白昏暗，四肢欠温，舌苔白腻，脉沉滑等。

（四）虚

虚，即"本虚"。所谓"本虚"，是指脏腑功能的失调和脏腑、气血、阴阳的不足。就临床所见，中风的发病率随年龄增长而增加，人过中年以后，机体日趋衰弱，出现本身的脏腑功能失调和气血亏虚的特点。当此之时，情志郁怒，或饮食不节，或劳累过度，或气候突然变化等因素皆可加重脏腑功能失调和气血亏虚。正气不足、脉络空虚、卫外不固则风邪乘虚入中经络，痹阻气血，肌肉筋脉失于濡养而出现口角㖞斜、肢体麻木等症；或形盛气衰，痰湿素盛，外风引动痰湿，闭阻经络而致喝僻不遂；或年老体衰，肾精不足，肝肾阴虚，致使阴亏于下，阳亢于上，浮阳不潜，阴不制阳，肝之阳气升而无制，便亢而化风，上冲于脑而为病。可见，"本虚"是中风病的重要病机之一。

（五）瘀

瘀，即瘀血，是指体内有血液停滞，包括离经之血积存体内，或血运不畅，阻滞于经脉及脏腑内的血液。瘀血在中风病变中，是多种病因之病理产物，又是产生中风病的直接病因，可出现于中风病各个阶段。瘀血的形成主要有两个方面：一是因气虚、气滞、血寒、血热等使血行不畅而凝滞，二是因内外伤、气虚失摄或血热妄行等造成血离经脉。由于瘀血形成以后，一方面可阻于脉络，常导致缺血性中风；另一方面离经之血，溢于脑窍，常导致出血性中风。因此，瘀血是中风的病理机制的关键所在。

三、中风的中医诊断标准

（一）疾病诊断

统一病名为中风，又名卒中。

（1）临床表现特点。以半身不遂、口舌歪斜、神识昏蒙、舌强语謇或不语、偏身麻木为主症。

（2）发病特点。急性起病，好发年龄多在40岁以上。

（3）病因病机特点。由于年老体衰、劳倦内伤或忧思恼怒、嗜食烟酒厚味等多种原因，导致脏腑阴阳失调，气血逆乱于脑，发为中风病。其病属本虚标实，急性期以内风、痰浊、邪热、瘀血等标实症状突出。

（4）诱因。病发多有诱因，每因恼怒、过劳、酗酒、感寒而诱发；未发以前有先兆症状（头晕、头痛、肢体麻木、力弱等）。

（5）实验室检查。CT或MR检查结果示：脑内血肿或梗死灶；脑脊液呈血性或无色透明。

具有上述第1项（2个以上主症）和第2项，参考第3～5项即可给出病名诊断。

（二）证类诊断

1．中经络

（1）肝阳暴亢、风火上扰证。

主症：半身不遂，偏身麻木，舌强语謇或不语，或口舌歪斜。

兼症：眩晕头痛，面红耳赤，口苦咽干，心烦易怒，尿赤便干。

舌象、脉象：舌质红或红绛，舌苔薄黄，脉弦有力。

（2）风痰瘀血、痹阻脉络证。

主症：半身不遂，口舌歪斜，舌强语謇或不语，偏身麻木。

兼症：头晕目眩。

舌象、脉象：舌质暗淡，舌苔薄白或白腻，脉滑。

（3）痰热腑实、风痰上扰证。

主症：半身不遂，口舌歪斜，舌强语謇或不语，偏身麻木。

兼症：腹胀便干便秘，头晕目眩，咯痰或痰多。

舌象、脉象：舌质暗红或暗淡，苔黄或黄腻，脉弦滑或偏瘫侧弦滑而大。

（4）气虚血瘀证。

主症：半身不遂，口舌歪斜，言语謇涩或不语，偏身麻木。

兼症：面色苍白，气短乏力，口角流涎，自汗出，心悸便溏，手足肿胀。

舌象、脉象：舌质暗淡，苔薄白或白腻，脉沉细、细缓或细弦。

（5）阴虚风动证。

主症：半身不遂，口舌歪斜，舌强语謇或不语，偏身麻木。

兼症：烦躁失眠，眩晕耳鸣，手足心热。

舌象、脉象：舌质红绛或暗红，少苔或无苔，脉细弦或细弦数。

2．中脏腑

（1）风火上扰清窍证。

主症：神志恍惚，半身不遂。

兼症：平时多有眩晕、麻木之症，情志刺激，病势突变，肢体强痉拘急，便干便秘。

舌象、脉象：舌质红绛，苔黄腻而干，脉弦滑大数。

（2）痰湿蒙塞心神证。

主症：神昏，半身不遂。

兼症：素体多为阳虚湿痰内蕴，肢体松懈，瘫软不温，继则四肢厥冷，面白唇暗，痰涎壅盛。

舌象、脉象：舌质暗淡，苔白腻，脉沉滑或沉缓。

（3）痰热内闭心窍证。

主症：神昏，昏愦，半身不遂。

兼症：起病急骤，鼻鼾痰鸣，肢体强痉拘急，项强身热，躁扰不宁，甚则手足厥冷，频繁抽搐，偶见呕血。

舌象、脉象：舌质红绛，苔黄褐干腻，脉弦滑数。

（4）元气败脱、心神散乱证。

主症：突然神昏，昏愦，肢体瘫痪。

兼症：手厥冷汗，重则周身湿冷，二便自遗。

舌象、脉象：舌痿，舌质紫暗，苔白腻，脉沉缓或沉微。

（三）分期分级

1．分期

（1）急性期：发病后2周以内，中脏腑最长至1个月。

（2）恢复期：发病2周或1个月至半年以内。

（3）后遗症期：发病半年以上。

2．分级

（1）轻度。

中络证：偏身或一侧手足麻木，或兼有一侧肢体力弱，或兼有口舌歪斜者。

中经证：以半身不遂，口舌歪斜，舌强语謇或不语，偏身麻木为主症，而无神识昏蒙者。

（2）中度。

中腑证：以半身不遂，口舌歪斜，舌强语謇或不语，偏身麻木，神志恍惚或迷蒙为主症者。

（3）重度。

中脏证：必有神昏或昏愦，半身不遂，口舌歪斜，舌强语謇或不语者。

四、中风病的辨证要点

（一）辨中经络、中脏腑

（1）中经络：症见半身不遂、口舌歪斜、语言不利等，但意识清楚。

（2）中脏腑：症见昏不识人，或神志昏糊、迷蒙等，伴见肢体不用。

（二）中脏腑辨闭证与脱证

（1）闭证：属实，症见神志昏迷、牙关紧闭、口噤不开、两手握固、肢体强痉等。

（2）脱证：属虚，症见神志昏愦无知、目合口开、四肢松懈瘫痪、手撒肢冷汗多、二便自遗、鼻息低微。

五、中风病的治疗原则

（一）急性期

1．中经络

治以平肝熄风、化痰祛瘀、活血通络为主。

2．中脏腑

（1）闭证：熄风清火，豁痰开窍，通腑泄热。

（2）脱证：急宜救阴回阳固脱。

（3）内闭外脱：醒脑开窍与扶正固脱兼用。

（二）恢复期及后遗症期

多为虚实兼夹，当扶正祛邪，标本兼顾。平肝熄风、化痰祛瘀、活血通络与滋养肝肾、益气养血并用。

六、中风病的针灸治疗

采用分期治疗的办法，针对不同期的中风患者采取不同的针灸方法，这样可以取得更加明显的效果。

（一）急性期

1. 中脏腑之闭证

此证病理基础和诱因都比较严重，多因风阳暴升，与痰火相夹，气血逆乱，上冲于脑，阴阳平衡严重失调所致。本证以肝肾阴虚内风旋动为其本，挟痰横窜经脉为其因，风痰火等蒙塞心窍为其果，用针灸以平肝熄风，清火豁痰，开窍启闭。

治疗：以十二井穴或十宣穴、水沟、太冲、丰隆、百会、风池为主，随症加减。如牙关紧闭者加颊车、地仓；肘部拘挛者加曲泽；腕部拘挛者加大陵；膝部拘挛者加曲泉；踝部拘挛者加太溪。

操作：用毫针强刺激或三棱针点刺十二井穴或十宣穴出血，通三阴三阳之经气，泄其壅热；泻水沟而调督脉，以清泄阳经上亢之气火；肝脉会于巅，泻百会、太冲、风池调肝胆之气，以平潜上越之风阳；脾胃为生痰之源，取足阳明之络丰隆可宣通脾胃气机，蠲化痰浊。在中风急性期的患者最好少翻动身体，而取这些穴位完全不用翻动患者，方便治疗。

2. 中脏腑之脱证

此证为真阳外越、极危之候。以正气虚为其本，但邪热炽盛为其主因，正不胜邪，表现为阴竭阳亡，阴阳离决之结果。在治疗上，以救助外越之元阳，必从阴中而救之，此亦为"孤阴则不生，独阳则不长"的具体运用。

治疗：多重灸关元、气海及神阙，不拘壮数，以汗敛、肢温、脉起为度，以期回阳固脱。同时随症加针，如脉微欲绝加内关、太渊；痰壅加丰隆；四肢厥冷加足三里；汗多加合谷、阴郄；等等。任脉为阴脉之海，关元为任脉与足三阴经之会穴，为三焦元气所出，联系命门真阳，是阴中有阳的腧穴；气海又名丹田，为任脉之气所发处，系生气之海；脐为生命之根蒂，神阙位于脐中，属于任脉，为真气所系。故用大艾炷灸此三穴，可回垂绝之阳，使阳气来复，则固已有阳而外脱无虞。

3. 醒脑开窍针法

石学敏院士认为中风病的根本病因、病机为"窍闭神匿，神不导气"，确立以"醒脑开窍，滋补肝肾"为主，"疏通经络"为辅的治疗方法，创立"醒脑开窍"针刺法，适用于脑出血恢复期及脑梗死任何一期治疗。

（1）取穴。

主穴：双侧内关、人中、三阴交。

副穴：患肢极泉、尺泽、委中。

配穴：吞咽障碍加风池、翳风、完骨；手指握固加合谷；语言不利加上廉泉、金津、玉液放血；足内翻加丘墟透照海。

（2）操作。

主穴：先刺双侧内关，直刺 0.5～1.0 寸，采用提插捻转结合的泻法，施手法 1 min；继刺人中，向鼻中隔方向斜刺 0.3～0.5 寸，采用雀啄手法（泻法），以流泪或眼球湿润为度。再刺三阴交，沿胫骨内侧缘与皮肤呈 45° 斜刺，进针 0.5～1.0 寸，采用提插补法；针感到足趾，下肢出现不自主的抽动，以患肢抽动 3 次为度。辅穴：

极泉，原穴沿经下移1.0寸，避开腋毛，直刺1.0～1.5寸，用提插泻法，以患侧上肢抽动3次为度；尺泽，屈肘成120°，直刺1寸，用提插泻法，使患者前臂、手指抽动3次为度；委中，仰卧直腿抬高取穴，直刺0.5～1.0寸，施提插泻法，使患侧下肢抽动3次为度。

配穴：风池、完骨、翳风均针向喉结，进针2.0～2.5寸，采用小幅度高频率捻转补法，每穴施手法1 min；合谷针向三间穴，进针1.0～1.5寸，采用提插泻法，使患者第二手指抽动或五指自然伸展为度；上廉泉针向舌根1.5～2.0寸，用提插泻法；金津、玉液用三棱针点刺放血，出血1～2 mL；丘墟透向照海穴1.5～2寸，局部酸胀为主。

4．关于中风急性期针灸介入的时机问题

临床上中风急性期宜中西医结合治疗。一般急性期以救命为主，在西医救治的同时，针灸疗法可作为辅助治疗应用。在病情稳定之后，治疗以治病为主，针灸疗法可作为主要措施。这期患者往往是在住院观察，只要生命指征稳定，以及血压、血糖等相对稳定，即可以采用针灸治疗。大量的临床和实验证明，针灸越早介入，患者的预后越好。但急性脑出血2周内或各项生命指标尚不稳定的重症患者，不宜急于介入针灸治疗；若为短暂性脑缺血发作或脑梗死患者，则可以及早介入针灸。有资料显示，在中风病发病后2周内、4周内、4周以上入院接受治疗的痊愈率分别为68.4%、47%、38%，早期用醒脑开窍法治疗的有效率可达100%。

（二）恢复期

在中风恢复期中，患者的身体机能开始恢复。但明显的功能障碍，如运动障碍、情感障碍等均表现出来。药物对这些障碍的功效不太显著，而针灸有很好的效果。大量的报道和临床试验主要集中在这一期。此期是中风病患者康复治疗的重要时期，有条件的患者尽量到医院进行系统的康复治疗，不建议请医生上门治疗。因为患者肯到医院系统治疗，就是一个主动康复锻炼的过程。同时，医院里有相同的患者可以相互进行交流心得，相互鼓励，这里有治疗的群体效应存在。

1．头穴疗法

中风的病位在脑府，故临床上首选头部的穴位。头与脏腑经络有着密切联系。头为诸阳之会，脑为髓海，为元神之府，是脏腑经络功能活动的主宰，是调节全身气血的重要部位。头穴疗法的理论依据源自针灸经络学说，并在临床实践中不断总结发掘出来。目前的研究一致认为，头穴针刺可直接扩张血管、增加缺血区氧和血流的供应，起到即刻的脑保护作用；并可通过调整血液流变学、血流动力学及神经电生理学的异常来发挥延缓的脑保护作用。临床发现，针刺头部腧穴后，肢体痉挛程度降低，肌力增强，功能有所改善，尽管维持的时间不长，但疗程的延长，其疗效可得到巩固。这些都说明头部腧穴对本病有较好的治疗作用。年龄较大或多次发作的中风患者常伴有老年性痴呆和动脉硬化性帕金森综合征，此时头穴的治疗效果亦较好。

头部的取穴主要可根据三个方面。

（1）取《素问·刺热论篇》五十九刺的头部穴位。中行（督脉）有上星、囟会、前顶、百会、后顶；次两傍有五处、承光、通天、络却、玉枕；又次两傍有临泣、目窗、正营、承灵、脑空。每次取 7 ～ 9 个穴位，交替使用，宜浅刺，留针 15 ～ 30 min 即可。

（2）颞三针、四神针。笔者临床喜用颞三针，即在偏瘫对侧颞部，耳尖直上入发际 2 寸处为第 1 针，以此为中点，左、右旁开 1 寸为第 2 针、第 3 针。临床取穴时亦可从耳尖直上 1.5 ～ 2 寸范围内用手触摸到一凹陷，该凹陷处水平向前、向后各 0.5 ～ 1 寸范围内也各有一凹陷，分别从三凹陷处进针，一般不痛，且针感明显。选 1.5 ～ 2 寸针向下与头呈 15 °～ 20 °慢慢刺入，深度 1.5 ～ 2.0 寸，留针 30 min，中间运针 1 次，可配以四神针（百会穴前、后、左、右各旁开 1.5 寸）。颞三针疗效好，从古今文献看，是因为十二经中与中风病关系最密切的当为胆经，颞部为胆经分布区，针刺颞部即抓住了治疗中风病的关键所在。

（3）CT 定位围针。CT 定位围针，即根据 CT 或 MRI 影像结果，在病灶同侧头皮的垂直投影部位进行围刺，针数视病灶大小而定，针尖皆刺向投影区中心。得气后以 180 ～ 200 次/分的频率捻转 1 ～ 2 min，留针30 min。

2．体针疗法

中风病恢复期常见有半身不遂、语言不利、口角歪斜等症状，治疗时根据不同的临床症状来选用穴位。

1）半身不遂。一般来讲，无论是缺血性或出血性中风，都可能出现一侧肢体偏瘫，这是中风后最常见的症状。早期表现为一侧肢体软弱无力。检查时见肌张力低下，肢体失去控制，随意运动消失、腱反射减弱或消失，称为弛缓性瘫痪（软瘫）。后期表现为一侧肢体活动不灵，乏力甚则挛缩。检查见患侧肌张力增高，腱反射亢进，甚至可出现髌阵挛、踝阵挛或引出病理反射，称为痉挛性瘫痪（硬瘫）。

（1）软瘫治疗。

治法：疏通经络，行气活血。

取穴：根据"阳主动""治痿独取阳明"的理论，选方配穴以阳经为主。

上肢：肩髃、曲池、手三里、外关、合谷等穴。

下肢：环跳、阳陵泉、足三里、解溪、昆仑等穴。

操作：毫针平补平泻法，病久者可补健侧，泻患侧。

（2）硬瘫治疗。硬瘫属于较难治的疾病。病久肝肾阴虚，阴血不能濡润筋脉，加之肝阳上亢，肝风内动而出现肢体僵直、挛缩，屈伸不利；瘀血内阻，经脉不通，血不营筋而见肢体活动不灵，甚至疼痛。从中医经络理论分析是阴阳经失调，为阳缓阴急或阴缓阳急。正如《难经·二十九难》云："阴跷为病，阳缓而阴急；阳跷为病，阴缓而阳急。"治疗当以调和阴阳经脉为目的。

取穴：上肢痉挛呈"挎篮"姿势，为阴经急，阳经缓，治疗应扶阳抑阴。因此，取穴以阳经穴位为主，如肩髃透臂臑、臑会透天井、四渎透外关、阳溪透偏历，配合电针达到兴奋阳经。下肢痉挛呈"划圈"步态，为阳经急，阴经缓，治疗当扶阴抑阳。因此，取穴以阴经穴位为主，如箕门透血海、阴陵泉透地机、曲泉透阴包、三阴交透照海，配合电针达到兴奋阴经。

操作：痉挛优势侧（上肢阴经、下肢阳经）的针刺手法不宜过强。进针动作轻柔快捷，快速进针，捻转以不出现肌肉抽动为度，出针轻慢。痉挛劣势侧（上肢阳经、下肢阴经）的针刺手法可较强，进针动作柔和，快速刺入皮下，根据肌肉丰厚度，提插捻转，以出现较强针感为度，出针较快。

2）语言不利。中风后可出现不能言语或言语不清，伸舌困难，吞咽困难，呛咳，流涎等。检查咽反射减弱或消失。患者因吞咽困难或进食不能造成营养不良，有时食物或水进入气管而诱发吸入性肺炎。

分析：手少阴心经"其支者从心系，上挟咽，系目系"。足少阴肾经"其直者……循喉咙挟舌本"。因此，从经脉循行可知，语言不利及假性球麻痹与心、肾二经有关。

治法：通利舌咽。

取穴：

（1）舌下三针配合头三针：取上廉泉、外金津、玉液（舌下三针），配哑门、天柱_双（头三针），同时使用或交替使用，每天1次。

（2）"三风"穴配通里、涌泉：取风池、风府、翳风属局部取穴，又是临床经验穴；因语言、吞咽功能与心、肾二经有关，故取通里、涌泉穴相配。

关于哑门穴与风府穴的针刺深度，不少学者认为深刺该两穴效果比常规针刺深度要好，有报道针刺深度为1.5寸左右，甚至有报道针刺深度达2寸者，并可做小幅度捻转、提插。但对初学者来说，仍以常规深度0.5～1.0寸为好。临床操作熟练者可稍深刺，但也不宜超越1.5寸，否则容易伤及延髓。

3）口角歪斜。

治法：疏调阳明，通经活络。

取穴：地仓、颊车、下关、合谷、内庭、太冲等穴。流涎者加承浆。

方义：手足阳明经脉和足厥阴经脉的分支均上达头面，取地仓、颊车、下关穴疏调局部经气，远取合谷、内庭、太冲乃循经取穴，以调本经经气。

操作：毫针平补平泻法。

4）大小便失禁。中风后可见大、小便失禁或失控（或表现为大便秘结），不同程度的神志异常，反应迟钝，一般多见于较重症的中风患者。

分析：久病体弱，肾气亏损，司摄无权，不能控摄二阴而致大、小便失禁或失控。

治法：益肾固摄。

取穴：中极、关元、气海、三阴交、次髎。

操作：大、小便失禁初期可针刺上穴，适当加以脉冲电流。大、小便失禁后期，体质虚弱，可用上穴直接灸。

3. 大接经疗法

大接经法：是按照经脉流注次序逐经选取井穴针刺的一种针法。首载于《卫生宝鉴·卷七》，是专治中风偏枯的一种特殊方法。《灵枢·终始》言"凡刺之道，毕于终始，明知终始，五脏为纪，阴阳定矣。阴者主脏，阳者主腑，阳受气于四末，阴受气于五脏"。因为中风病变涉及三阴三阳经，所以依次针刺各经之井穴，调节受于四末的阳气，能增强全身经络大循环中气血的运行功能，从而达到接气通经、调和阴阳的目的，取得治疗中风的效果。

大接经法分两种，"从阴引阳"和"从阳引阴"。我们在临床实践中认为证型属偏热证应按"从阳引阴法"，证型属偏寒或热证不明显者按"从阴引阳法"。

（1）从阴引阳：从手太阴经肺经井穴少商开始，依次按十二经脉的流注次序针刺。即：少商—商阳—历兑—隐白—少冲—少泽—至阴—涌泉—中冲—关冲—足窍阴—大敦。

（2）从阳引阴：从足太阳经井穴至阴开始，依次按十二经脉的流注次序针刺。即：至阴—涌泉—中冲—关冲—足窍阴—大敦—少商—商阳—历兑—隐白—少冲—少泽。

操作方法：用直径 0.3 mm、长 1 寸细针，一般每日或每 2 日 1 次，10 次为 1 个疗程。不要求出血，捻转 10 s，出针后按压，每次取一侧穴位，两侧交替使用。

（三）后遗症期

后遗症期的特点：经过治疗和疾病本身的恢复，此期患者的恢复明显变慢，而且肢体缓慢出现痉挛。后遗症期目前缺乏比较有效的治疗方法，国内外医学界均在研究探索这个难题。

1．阴经透刺法

《黄帝内经》云："阳脉拘急，阴脉主之。"它的意思是拘急的病可以用阴脉来治疗。这就是用阴经治疗痉挛的理论依据。中风后遗症患者运用以刺激阴经穴位为主的"阴经透穴法"，能明显提高疗效。采用阴经透穴法，可能还有一个考虑因素，就是穴位疲劳问题，中风患者在一个长达几个月的针灸治疗过程中，所用的穴位多为阳经穴位，穴位经过长期的连续的刺激后，其所起的反应会逐步减小。

取穴：患者侧卧位，瘫痪侧肢体在上，上肢选用极泉透肩髃、尺泽透小海、内关透外关、大陵透劳宫。下肢采用环跳透中极、血海透梁丘、阴陵泉透阳陵泉、三阴交透绝骨、太冲透涌泉。留针 20 min。

2．巨刺法

巨刺是左病刺右，右病刺左的方法，在《黄帝内经》里即有明确的记载。有较多的文献报道，证明巨刺对中风后遗症有较好的疗效。关于巨刺的中医理论，著名针灸学家杨永璇认为："借健侧的正气，行患侧的经气。"人体的经脉是左右对称的，一侧的经气对另一侧有推动作用。

取穴：患者平卧，取健侧的手三里和足三里穴，用补法（提插）。针手三里时嘱患者活动患侧上肢，针足三里时嘱患者活动患侧下肢。留针 10 min。

3．经筋刺法

《说文解字》认为，"筋"解释为"肉之力也"，意指能产生力的肉；"腱"是

"筋之本"，是附着骨骼的部分。《素问·痿论》认为，"宗筋主束骨而利机关也"；《素问·调经论》认为，"病在筋，调之筋"；《灵枢·卫气失常》指出"筋部无阴无阳，无左无右，候病所在"；《灵枢·经筋》认为，"燔针劫刺，以知为数，以痛为腧"。

操作：选择紧张的肌腱，上中下各刺 1 针。也可用火针刺之。

上肢：肘关节内侧紧张的肌腱，肘横纹上刺 1 针，其上下各 1 寸处刺 1 针；腕关节僵硬可刺阳溪、阳池、大陵；手指浮肿可刺八邪。

下肢：膝关节刺阴陵泉、阳陵泉；踝关节刺太溪或照海、解溪；如足趾浮肿刺八风。

（四）中风并发症治疗

1. 血管性痴呆

血管性痴呆是中风后比较容易发生的合并症之一，由于智力的衰退，严重影响患者的生活质量，也给社会和家庭带来巨大负担。

症状：轻者可见神情淡漠、寡言少语、反应迟钝等症。重者可见终日不语，或闭户独处，或忽哭忽笑等症。

病机分析：中风病后遗痴呆，或因痰浊阻窍，或因肝肾亏虚。痰浊阻窍，神明不清，故痴呆诸症丛生。中风病久，肝肾亏虚，致使髓海空虚，心神失养，可见痴呆诸症。

治法：化痰宣窍，调神益智。

取穴：百会、四神聪、神门、三阴交、太溪。

操作：百会、四神聪，平刺；神门、三阴交、太溪直刺 0.5～1.0 寸，施用小幅度、高频率捻转补法。

2. 抑郁症

脑卒中不仅仅导致生理残疾，而且对患者的心理状态也有很大影响，其心理障碍尤以抑郁症最为常见，据资料统计，中风后合并抑郁症的患者占中风的 40%～67%。凡中风后以情绪低落为主要特征，持续 2 周以上，且伴有以下症状中的 4 项者，应考虑有抑郁症存在：①对日常生活丧失兴趣，无愉快感；②精力明显减退，有原因不明的持续疲劳；③精神运动性迟滞或激越；④自我评价过低，有自责及内疚感；⑤联想困难，自觉思考能力显著下降；⑥反复出现想死的念头，或有自杀行为；⑦失眠、早醒或睡眠过多；⑧食欲不振或体重明显减轻；⑨性欲明显减退。

病机分析：中风后抑郁症的发生在于患者情志不舒，气机郁滞，肝脾心三脏受累，气血失调所致。病理基础是肾虚痰瘀阻窍，情志不遂、气机郁滞为诱因，肾虚瘀阻与气机郁滞互为因果，病程中可兼夹痰浊、郁火，日久而气血暗耗，出现气血不足之证。中风后抑郁症的致病特点表现为病位多样，虚实兼见，病因复杂。

治法：健脑安神、益肾调肝、通调督任。

取穴：百会、神庭、四神聪、印堂、人中、承浆、中脘、气海、关元、神门、内关、太冲。或用耳穴贴压，取心、神门、肝、皮质下等。或用背俞穴拔罐，取肺俞、心俞、肝俞、脾俞、胃俞、肾俞等。

本病除针灸治疗外，宜采用综合性措施。心理治疗方面，要对中风后患者的心理状态做出正确的评估，帮助患者正确地面对现实，改善不良心态，建立治疗信心，帮助他们克服情绪问题，使他们能更好地配合医生的治疗，提高治疗的依从性，培养早期自我肢体康复的主动性，预防继发残疾。同时还应加强对患者家属的心理疏导，解除家属焦虑不安、悲观失望、抱怨等情绪，以免刺激患者。药物治疗方面，将治疗中风的药物与抗抑郁药物结合应用。事实上，抑郁症是一种常见的疾病，只要在专科医生的指导下，及时接受正确的抗抑郁药物治疗，就能很快康复。

3. 偏瘫后引起的各种并发症

肩痛、手足浮肿、肩关节半脱位、肩手综合征等，都发生在中风后偏瘫肢体上，其中以上肢为主，严重影响肢体运动功能的恢复，如果医生不能及时正确处理这些并发症，预后可能大打折扣，患者的日常生活能力会降低很多。这些并发症状看似是局部的，其实限制了整个患手功能的发挥，进而导致自身生活活动能力的下降，对患者的影响是巨大的。

（1）肩痛。针灸治疗偏瘫肩痛时，单纯针刺疗效并不是很好，在临床中经常配合使用肩前、肩贞点刺放血拔罐，每周1次。肩痛的及时解决，可为患者上肢运动功能的提高扫除障碍。

（2）手足浮肿。原因复杂，时间过久可造成手足神经肌肉组织变性、小关节挛缩，尤其对手造成的损害更为严重，使之成为废用手。可选用针刺八邪、八风等穴位，但临床效果不够令人满意。临床中经常配合按摩（按静脉回流方向行向心性按摩）、灸法（如灸外劳宫）、运动手及上肢各部关节（每天可多次）、手部井穴点刺放血（每周1次）、手指的向心性缠扎等综合方法，能较快地使患手浮肿消退，手的运动功能也能相应地较快恢复。

（3）肩关节半脱位。肩关节半脱位是患者软瘫期肩关节周围关节韧带肌肉松弛的结果，如果经久不愈将致整个患侧上肢丧失运动功能。治疗时重点针刺肩关节周围穴位（肩前、肩髃、肩井、肩贞、天宗等穴），出针后结合局部按摩，刺激肩周围肌肉使其尽早恢复功能。同时嘱咐患者尽量避免患侧上肢的自然下垂，或者使用一些诸如吊带等辅助器具吊托上肢，不必急于复位，经过治疗后肌力有所恢复，肩关节自然可以回缩复位。

（4）肩手综合征。中风患者由于早期瘫痪的肢体没能及时进行被动训练，就会发生多种骨关节、软组织病变，其中肩手综合征就是中风患者最多见的并发症之一。患者表现为手肿胀疼痛（被动屈曲时尤为明显）、肩部疼痛、皮温上升，若不及时治疗，消肿后手部肌肉萎缩，手及手指挛缩畸形。此病属"经筋"病变，主要采用的是肩部经筋围刺。选取穴位有肩髃、肩髎、肩贞、肩中俞、肩外俞，这些穴位均为经筋走行位置。操作均采用捻转提插泻法，每穴行手法1 min。除针刺治疗外，可配合火针治疗，选穴同上。或用痛点阿是穴刺络拔罐，术者为患者做上肢被动运动，认真寻找肩部痛点，在痛点位置用三棱针点刺3～5下，加用拔火罐，一般出血5～

10 mL，留罐时间不宜超过 5 min。手指肿胀时可配合十宣穴放血。

七、针刺治疗中风疗效的影响因素

（一）针刺时机及疗程与疗效

中风的针刺时机，目前的多数学者均认为，针刺治疗缺血性中风急性期越早，效果越好，而脑出血急性期待病情稳定后方可进行针刺治疗。石学敏院士的研究证明对于脑出血早期，针刺是康复关键。

关于针刺疗程与疗效的关系，有两种不同观点。一种观点认为治疗时间越长，次数越多，疗效越好，因此，要鼓励患者树立信心，坚持治疗。另一种观点认为并非疗程越长疗效越好。针刺治疗中风，由于针刺效应有一个积累过程，故达不到一定的疗程，就起不到应有的疗效。但若超过一定的疗程，其原有的疗效可能不再提高，甚至有可能降低，给患者徒增痛苦。有资料表明，针刺 2 ～ 4 个疗程（10 次为 1 个疗程）的显效率和有效率为最高。针刺治疗中风疗程的长短，我们认为应视患者的身体机能状态具体分析。

（二）选穴配伍与疗效

中风急性期选穴，醒脑开窍法优于常规体针取穴法。可能是由于刺激神经干附近的穴位能将针刺信息迅速、高效地传入脊髓及大脑，能更强烈地兴奋受损脑组织，帮助反射弧的重建和侧支循环的形成。中风偏瘫的取穴，有学者认为不能独取阳明，如果忽视了阴经穴位，就会影响气血流通、阴阳平衡。同时，从解剖生理学看，肢体关节的运动，主要是沿冠状轴进行的屈伸动作，该运动有赖于原动肌收缩及拮抗肌放松的协调作用，非单独屈肌或伸肌群的收缩。因此，对偏瘫肢体，需同时恢复其屈肌、伸肌功能，在治疗上应同时选用阳经、阴经穴位。

另外，从中风偏瘫患者的临床特征看，上肢由于屈肌张力增高明显，发生挛缩而处于屈曲状态，表现为肩关节内收内旋，肘关节屈曲伴旋前，腕与手指屈曲。下肢由于伸肌张力增高明显而维持伸直位，表现为髋与膝伸直，足跖屈伴内翻。因此，针灸治疗应抑强扶弱，调节阴阳经的平衡。上肢着重解除屈肌挛缩，以阳经穴为主，阴经穴为辅；下肢着重解除伸肌挛缩，以阴经穴为主，阳经穴为辅。辨证取穴治疗中风临床应用较多，多根据中医辨证分型，结合腧穴功能特性取穴。多数医者以针刺偏瘫侧穴位为主。有些资料表明，健患侧交替针刺法，或健患侧同时针刺法，疗效均优于单纯针刺瘫侧。

（三）针刺手法与疗效

1. 刺激量与疗效

有研究表明，刺激量与疗效关系密切，刺激量越大疗效越好。醒脑开窍针法及巨针透刺法疗效的取得与其足够强烈的刺激量不无关系。石学敏院士通过临床研究证实日针 2 次疗效优于日针 1 次者，并认为针刺间隔时间过长，疗程过短都影响刺激量的积累，从而影响疗效。也有人认为，对早期病程短，体质较强者，手法宜重，使感应强烈放散；对中后期病程长久，体质较差或证见肌肉萎缩，关节拘挛强直者，手法宜轻，有针感即可。过强的刺激反而让患者难以忍受，产生抑制效应，或加重肌肉挛缩，疗效不佳。因此，针刺治疗中风应采取适宜的刺激量。

2．针刺补泻与疗效

总的说来，中风急性期中脏腑闭证者及恢复期、后遗症期辨证为实证者，多采用泻法；中风后期辨证为虚证者则采用补法。也有人主张以补法针刺患侧，泻法针刺健侧，以达补虚泻实之效。我们认为体针治疗中风，早期应急则治其标，用泻法强刺激，以行气活血，通经活络，中期应补泻兼施，后期宜补虚为主。

总之，针刺治疗中风病的效应是多种因素相互综合作用的结果，不能片面强调或忽略某些因素。针刺时机的把握，选穴配方的精当，针刺手法的娴熟，刺激强度的适宜等是取得疗效的关键。为了解决针刺治疗中风的最佳方案，必须把针刺治疗中风作为一个系统，研究系统中各要素间的交互作用，从而找到各因素最佳组合规律和方案。

八、影响中风病康复的主要因素

1．原发病灶

脑组织、脑血管损伤的原因、部位和程度是决定运动功能康复的主要因素。例如，内囊出血的中风患者死亡率高，功能恢复较差；内囊的前肢、膝部及后肢前部损伤者，多表现为较轻的麻痹症状，容易恢复；内囊的后肢后部，特别是后 1/3 部位损伤的，恢复情况较差；皮层损伤比深部损伤容易恢复；大脑后动脉损伤比大脑前动脉损伤容易恢复；脑出血的患者比脑梗死的患者恢复情况好。

2．康复治疗开始的时间

中风患者的康复治疗宜尽可能早地进行。因为中风患者运动的恢复，从发病数日开始，1～3 个月内进步最明显，6 个月后仍有进步的可能性，但其恢复的速度和程度就不如前 3 个月理想。因此，康复治疗在可能情况下开始得越早，恢复好转率就越高。否则，贻误了康复治疗的时机，难以达到康复治疗的目的。

3．年龄与体质

年龄对中风患者运动功能的恢复有不同程度的影响。一般来说，年龄较大的中风患者的运动功能恢复情况较差。年龄因素对步行功能的恢复影响显著，而对上肢和手功能恢复的影响较小。中风患者平素的身体素质和营养状况对其运动功能的恢复也有一定的影响。体质和营养状况良好的患者，其功能恢复情况也相对较好。

4．患者心理状况

中风病的病程长，中风患者要建立对疾病的正确认识。既要对恢复健康充满信心，也不能过于急切。切忌出现沮丧、失望、愤怒等不良情绪。在康复治疗中，患者要正确认识功能训练的重要意义，并积极配合医生的指导，自觉地进行学习和训练。在康复治疗中，有些患者本身具有恢复独立生活的可能性，但由于缺乏恢复的信心，不积极参与学习和训练，延误了治疗时机，难以达到预期目的。

5. 既往病史

既往有类风湿关节炎、关节畸形等神经肌肉病变或有中风病史的患者，其运动功能恢复情况相对较差。例如，复发中风患者的运动功能恢复率明显低于初发病例；两侧复发偏瘫形成的四肢瘫比同侧再发的偏瘫预后更差。

6. 合并症

伴有失语症的中风患者由于不能与医护人员进行思想交流，无法理解和执行医师的指导，难以配合康复治疗，直接影响功能的恢复。视野缺损、失认症、失用症与运动功能及日常生活能力的恢复密切相关，有这些合并症的患者，其康复治疗的效果往往不理想。另外，伴有高血压、冠心病、合并感染的中风患者，因合并症阻碍了康复训练的正常进行，恢复情况也较差。

7. 中风患者的康复方法

中风患者的康复应走传统康复与现代康复汇通之路。其共同之处，在于所面对的康复对象是障碍者，目的是恢复其功能，回归社会。因此，将两种具有不同理论体系的康复理论和方法进行有机结合，既遵循了现代偏瘫康复治疗过程中广泛使用的康复程序，又与中医对中风偏瘫认识及康复治疗手段相符合，可以取长补短，建立一种融合两套康复理论体系的康复方法，势必会取得良好的效果。

九、中风病复发的预防

有关资料表明，在患过中风的患者中，有30%～70%的患者都会留下不同程度的后遗症，同时中风的复发率也很高，约有1/3的患者将来还有可能再次或多次复发中风。复发的次数越多，病情就越严重，预后也越差。因此，患过中风的患者一定要密切注意自己的身体状况及各方面的治疗情况，同时也要掌握以下几个方面内容，以预防中风的复发。

（一）中风复发的先兆

中风在复发前或多或少地会表现出某些先兆症状。这些先兆症状多在中风复发的数月、数日甚至数小时前发生，早期发现中风复发的先兆，并采取相应措施，对预防中风的复发具有重要临床意义。常见的先兆症状有：

1. 头痛

突然发生或经常反复出现的不明原因的头痛，有的位于前额部，有的在太阳穴部，有的在一侧头部。疾病性质由间断性变为持续性，部位由不固定转变为固定。常伴随有头重脚轻、步态不稳等症状。

2. 眩晕

经常出现突然发作的眩晕，如天旋地转或伴耳鸣、视物模糊、恶心呕吐、眼球震颤等。

3. 视力减退

突然出现视物模糊或视物有重影，出现一过性黑矇，反复发生的短暂的视物不清或视野中一片漆黑。

4. 言语不利

突然出现舌体发硬、语言不利、吐字不清或者短暂性失语。

5. 感觉、运动障碍

一侧颜面口唇或一侧肢体经常出现短暂性的麻木、乏力，其中尤其以肢麻或指麻更为常见。

6. 疲倦、嗜睡

出现疲倦，精神萎靡，睡眠时间延长，甚至昏昏沉沉、时时欲睡，呼之即醒。频繁地打呵欠，是脑组织缺氧的表现。

7. 躯体摇晃、抽搐

突然出现走路不稳，或自觉走路时身体向一侧倾斜，或行动不协调。在静止状态时，出现一侧肢体肌肉跳动，甚至抽搐。另外也有口角撮动、流涎、手颤、身体晃动等症状。

8. 精神异常

经常出现情绪波动，易生气发怒。不明原因的兴奋、多语急躁、抑郁等异常的精神状态。

9. 其他

突然丧失记忆力，或对近日发生的事情回忆不起来。突然恶心呕吐，伴头晕眼花，或呃气频作、饮水反呛等。

以上都是中风病复发的先兆症状，一般只要出现 2～3 种，就要立即到医院检查，采取防治措施。

（二）中风病复发的诱因

1. 情志过激

中风患者在恢复期常常会出现抑郁、焦急的过激情绪，易激动、发怒，往往自己难以控制。各种精神刺激因素导致情绪变化，能引起交感神经兴奋、全身小动脉持续收缩痉挛、血压升高、心率加快，是中风病复发的重要诱因之一。

2. 饮食不节

中风患者食用高盐、高脂肪、高胆固醇饮食，易导致中风复发。另外，饮食过饱、饮酒、食辛辣之品可使心率加快、血液循环加速、血压升高，从而诱发中风的复发。

3. 劳累过度

精神与体力上的过度劳累均易诱发中风病复发。

4. 烟、酒过度

吸烟与饮酒是中风病发生与复发的重要危险因素。烟与酒能兴奋交感神经，使血管收缩、心率增加、血压升高，易致中风病的复发。中风病患者应戒烟、酒。

5. 气候骤变

气候急骤变化和寒冷刺激均可使交感神经兴奋性增高、血管收缩、血压升高，容易导致中风病的复发。因此，中风患者要随时注意保暖。

（三）加强对原有疾病的治疗和控制

高血压病、高脂血症、糖尿病、动脉粥样硬化等是中风患者常见的原发疾病。加强对这些疾病的控制和治疗，是预防中风病复发的积极措施之一。

（四）调节日常生活方式

1．饮食调节

（1）饮食要有规律。中风患者的饮食要有规律，忌暴饮暴食。要定时、适量进餐。食物要易消化，吸收容易，以减轻中风患者胃肠道的负担。

（2）提倡低盐、低脂、高蛋白饮食。中风患者要限制脂肪、糖、盐的过多摄入，以免加重原发病病情。高蛋白质饮食对中风患者的康复有帮助。中风患者不宜进食刺激性的食物与饮料。

（3）多食蔬菜水果及含碘丰富的食物。蔬菜和水果中含有丰富的维生素和微量元素，此外还含有能促进胃肠道运动的纤维素。含碘丰富的食物，可防止动脉硬化的发生。

2．充分休息

中风患者要保证充分的休息，解除身心疲劳。切忌体力或脑力劳动过度。睡眠是防止机体疲劳、恢复体力的重要方法，中风患者要保证充分的睡眠，定时睡觉、起床，保证每天 8 小时以上的睡眠时间。

3．适量运动

适量的运动，有助于气血流通、增强体质、提高机体抵抗力，能有效地预防中风病的复发。中风患者常见的运动形式有散步、气功、太极拳、保健操等。中风患者忌过度运动。

4．戒烟、酒

吸烟、饮酒是中风发生与复发的重要危险因素。中风患者禁止吸烟、饮酒。

5．精神调节

中风患者因遗留部分功能障碍，伴有精神情志的改变，如忧虑、焦虑、烦躁、易激动等。这些不良情绪极易加重病情，导致中风复发。因此，中风患者应保持乐观、愉悦的精神状态。

6．避寒保暖

中风患者要注意避寒保暖，尤其在冬季或气候骤变的时候。

十、针灸治疗中风病的文献选摘

1．《证治准绳》

"卒中暴脱，若口开手撒，遗尿者，虚极而阳暴脱也。脐下大艾灸之。"

2．《景岳全书》

"非风卒厥危急等证，用盐炒干，纳于脐中令满，上加厚姜一片盖定，灸百壮至五百壮，愈多愈妙。"

3.《济生方》

"中风痰涌，六脉沉伏，昏不知人，声如牵锯，宜于关元、丹田多灸之。"

4.《普济方》

"治风失音不语，穴合谷，各灸三壮……治口㖞斜，耳垂下麦粒大，艾灸三壮，左灸右，右灸左……治中风，气塞涎上，不语昏危者，百会、风池、大椎、肩井、曲池、间使、三里等七穴。"

5.《针灸摘英集》

"中风口噤，牙关不开，刺水沟、颊车。"

6.《类经图翼》

"中风瘖哑，灸天突、灵道、阴谷、复溜、丰隆、然谷。"

7.《灸法秘传》

"偏风手臂不仁，拘挛难伸，灸手三里，亦灸腕骨。"

8.《针灸大全》

"中风手足瘙痒，不能握物，取申脉、臑会、腕骨、合谷、行间、风市、阳陵泉。"

9.《玉龙经》

"中风半身不遂，先于无病手足针，宜补不宜泻；次针其有病手足，宜泻不宜补。合谷一、手三里二、曲池三、肩井四、环跳五、血海六、阴陵泉七、阳陵泉八、足三里九、绝骨十、昆仑十一。"

10.《针灸大成》

"凡初中风跌倒，卒暴昏沉，痰涎壅滞，不省人事，牙关紧闭，药水不下，急以三棱针刺手十指的十二井穴，当去恶血……但未中风时，一两月前或三四个月前，不时足胫上发酸重麻，良久方解，此将中风之候也。便宜急灸三里、绝骨四处，各三壮……中风，左瘫右痪，三里、阳溪、合谷、中渚、阳辅、昆仑、行间。"

"中风筋急不能行，内踝筋急，灸内踝上四十壮；外踝筋急，灸外踝上三十壮。步行无力疼痛，针灸昆仑。"

十一、针灸治疗中风病的临床经验分享

（一）中风后遗症的针灸选穴规律探讨

中风后遗症是指中风后经 6 个月以上的治疗仍未获痊愈，遗留半身不遂、语言不利、口角歪斜等症状的病症，可见于现代医学的脑血管意外后遗症。本病以中老年为多见，且病残率较高，是针灸科治疗的常见病种。几年来我们对中风后遗症的选穴规律进行了研究，现进行总结。

1. 重病灶，头部腧穴佳

《黄帝内经》指出"气在头者，止之于脑""十二经脉，三百六十五络，其血气皆上于面而走空窍"（包括脑窍），说明头部是气血汇聚的场所。若"伤（头部）左角，右足（下肢）不用"。《灵枢·热病》还指出："偏枯，身偏不用而痛，言不变，

志不乱，病在分腠之间，巨针取之，益其不足，损其有余，乃可复也。"阐明了针刺治疗中风偏瘫的基本原则，为后世医家认识和发展头部腧穴，并用来治疗中风偏瘫提供了理论依据。特别是 20 世纪 70 年代以来，头皮针相继问世，充分展示头部腧穴适应证广而疗效好的特色。头皮针取穴可取《素问·刺热论篇》五十九刺的头部穴位，中行有上星、囟会、前顶、百会、后顶；次两傍有五处、承光、通天、络却、玉枕；又次两傍有临泣、目窗、正营、承灵、脑空。每次取 7 ～ 9 个穴位，交替使用，宜浅刺留针，留针 15 ～ 30 min 即可。有人认为取前至神庭、后至百会、两侧至曲鬓的"菱形区"进行针刺效果好。或选取患肢对侧的运动区、足运感区、语言区；或用靳氏颞三针（耳尖直上 2 寸为第 1 针，以此为点左、右旁开 1 寸为第 2 针、第 3 针）；或用 CT 定位围针，即以 CT 或 MRI 病灶定位为依据，将与病灶最近的相应头皮划一圆圈，由圆周向圆心斜刺 4 ～ 8 针，针距 2 cm 左右，之后以 180 ～ 200 次/分的速度捻转。在针刺作用原理的研究方面，针刺头部穴位对偏瘫患者的脑血流图的影响比正常人明显，对血液流变学也有影响，这是中风偏瘫恢复的重要因素之一。临床发现，针刺头部腧穴后，肢体痉挛程度降低，肌力增强，功能有所改善，尽管维持的时间不长，但疗程越长，其疗效越巩固。这些都说明头部腧穴对本病有较好的治疗作用。

2．察症状，辨证取体穴

中风后遗症常见有半身不遂、语言不利、口角歪斜等症状，治疗时宜辨证选用体穴。

1）半身不遂。

取穴：肩髃、曲池、手三里、外关、合谷、环跳、阳陵泉、足三里、解溪、昆仑等穴。操作：毫针平补平泻法，病久者可补健侧，泻患侧。

2）口角歪斜。

取穴：地仓、颊车、下关、合谷、内庭、太冲等穴。操作：毫针平补平泻法。

3）语言不利。

取穴：哑门、廉泉、翳风、金津、玉液、通里、中冲。操作：毫针平补平泻法或三棱针点刺放血。

选用体穴时，应注意四点：

（1）重视肘膝以下穴位的应用。根穴和本穴皆位于肘膝以下，其中，还有许多具有特殊治疗作用的特定穴，是肢体功能最灵活、感觉最敏锐的部位，得气好，针感强，反应到头部病灶区，对大脑皮层的影响也大。根据全息律理论，肘膝以下的相对独立部分最多，针刺这些独立部分的穴位，对人体相应部位病变的疗效也特别好。在瘫侧肢体上取穴，还能使患者肌电幅度升高。《素问·调经论》说："四末乃阴阳之大会。"因此，针刺四末肘膝以下穴位对平复阴阳，调节脏腑功能，促进肢体功能的恢复起着重要作用。

（2）适当选取穴下有神经干通过的穴位。古人由于受当时科学技术发展的限制，在发现经络腧穴的漫长过程中并无神经系统这个概念，但迄今的大量研究表明，经络系统虽不等于神经系统，但经络与神经却有密切关系。有的学者认为，将近 90% 的针感点都有神经束和神经末梢分布。《针灸大成·中风偏瘫针灸秘诀》所记述的风府、外关、手三里、环跳、委中、阳陵泉等，以神经解剖的观点看，大多是有神经干通过的穴位。现代更有以针刺扶突（穴下有臂丛神经）、环跳（穴下有坐骨神经）产生触电样感治疗脑血栓形成的见解。

（3）采用阴阳经透穴法。治疗中风后遗症，阴经穴位亦极为重要，如极泉、内关、通里、血海、阴陵泉、三阴交、太溪、涌泉等阴经穴就极为常用。中风后遗症有不同程度的筋脉拘挛，影响肢体的功能活动，治疗中采用阴阳经深刺透穴，通利关节。常用的腧穴有肩髃透极泉、曲池透少海、外关透内关、合谷透劳宫、阳关透曲泉、阳陵泉透阴陵泉、绝骨透三阴交、昆仑透太溪等。针之可调节阴阳气血，疏通经络。

（4）左右上下交叉取穴。偏瘫患者早、中期均可配合使用，一般针健侧曲池或臂中，行针中主动或被动活动患侧下肢；针健侧阳陵泉或膝阳关，活动患侧上肢，可以观察到即时疗效，对增强患者信心，促进早日康复有一定意义。

3. 审病机，标本宜兼顾

中风后遗症多由急性期迁延而来，一般病程较长，表现为本虚标实，虚实夹杂。本虚为气血不足，或脾胃虚弱，或肝肾阴虚；标实为瘀血、痰浊阻滞经络，经气不畅。故选穴宜标本兼顾。

（1）治本宜温养脏腑，补益气血。可取"五脏俞"及血之会膈俞，或取多气多血的阳明经穴。根据"气纳三焦，血归包络"的理论，临床常配合手少阳三焦经的外关穴和手厥阴心包经的内关穴以补气行血，通经活络。

（2）治标宜祛风除湿、化痰涤浊、活血通络。可取风市、太冲、丰隆、血海、阳陵泉等穴。

4. 全息论，局部调整体

当今生物全息论的诞生，拓宽了穴位运用的范围，有人认为"全息论"的研究首先应是经—穴之间的全息通路。机能调整和病变整复功能，都是通过全息通路实现的。笔者认为选用百会、涌泉、人中、承浆、八邪、十宣、十二井穴等穴治疗中风与当今头针、手针、足针、鼻针、唇针、舌针等有相似之处。其中，用十二井穴刺络放血治疗脑卒中，证实针刺可改善患者颅内血流动力学的状况。还有以单用或配合使用人迎、大椎、命门（或相应夹脊）取得疗效的。

（二）中风急性期针灸治疗医案

蔡某某，女，79 岁，住址：梅江区金山巷林屋。

入院日期：1989 年 9 月 13 日；出院日期：1989 年 11 月 2 日。

主诉：嗜睡，意识不清，伴右侧肢体障碍 20 天。

现病史：患者因呕吐，嗜睡 10 h 入院，入院时见嗜睡，懒言、呕吐、面色红赤、口干欲饮、舌红干、苔黄、脉弦坚有力。有高血压、糖尿病史多年。当时查血压：220/120 mmHg，心率、呼吸、脉搏正常。右侧肢体肌力 4 级，肌张力正常，颈软，无脑膜刺激征。诊为：①高血压脑病；②糖尿病。入院后第 4 天病情加重，见嗜睡、意识不清，时烦躁，扪开牙关尚可进食，发热，便秘，时有遗尿。舌干红、苔黄，脉弦数。邀请外院神经内科叶主任会诊，检查：血压基本稳定。瞳孔等圆等大，对光反应灵敏，颈软，稍抵抗。右侧肢体肌力2～3级，巴宾斯基征（－），双肺闻少许干湿啰音。脑脊液检查正常。认为"病毒性脑炎"可能性大。给予抗感染、脱水、脑细胞营养药物等治疗，但亦嗜睡未醒。邀针灸科配合治疗。当时见患者嗜睡，呼之不应，意识不清，呼吸急促，发热，牙关紧闭，双手握拳，时见烦躁，大便秘结，时有遗尿。舌红干、苔黄，脉弦数，属于中医的中风闭证，治疗当以清热、豁痰、熄风开窍为主。

取穴：①人中、涌泉、合谷、太冲、十宣或十二井穴。②梅花针重叩：印堂、百会、风池、风府、大椎、头维。

操作：先以三棱针点刺十宣或十二井穴出血，挤出血数滴，继则用毫针刺人中，针芒向上，深刺及齿，反复运针施泻法，然后再刺其他各穴，均用泻法。以梅花针重叩印堂、百会、风池、风府、大椎、头维，刺后将刺处对捏，挤出血少许。以上2种方法，每天治疗1次。

治疗效果：在第一次针刺过程中，重刺激时患者能发出"痛，冤枉"的叫声。第二天家属代诉：神志比前稍清醒，呼之能应。

二诊：守上方加刺丰隆，均用泻法，继续用梅花针叩刺。重刺激时患者能睁开双眼望人，但很快又闭上眼睛。呼之能应，但不会说话。

按照上法治疗1周后，患者神志清醒，能与家属说话，但情绪较烦躁，时讲错话，遗留右侧肢体瘫痪。继续针灸治疗，取穴加用四神聪、百会、内关、神门、风池、三阴交、足三里等穴，除用补泻手法外，右侧肢体穴位加用电针，用连续波，每次20 min。再经2周治疗，患者神志清醒，吐字清晰，但时讲错话，右上肢肌力4级，右下肢肌力2～3级，肌张力正常，胃纳可，二便正常，要求出院。出院后办理家庭病床，隔天针灸、按摩，经20次治疗，患者神志清醒，对答合理，右上肢肌力正常，右下肢肌力4～5级，肌张力正常，旁人扶后能行走，可以自己吃饭。

体会：

（1）中风的发病多在于老年人，由于气血亏虚，在心、肝、肾三经之阴阳失去平衡的情况下，再加以忧思恼怒、疲劳过度等诱发。中风急性期中脏腑可分为闭证与脱证。本例从症状、脉象、舌象辨证为中风闭证，治疗当以清热、豁痰、熄风开窍为主。人中位于督脉，为手足阳明与督脉之会，有开窍泻热、醒脑宁神之功；涌泉为肾经之井穴，具有清热开窍之功；合谷、太冲合称"四关"，分别为大肠经与肝经之原穴，善解郁利窍，疏调一身气机，平熄上亢之阳；脾胃为生痰之源，取足阳明别络丰隆，通调脾胃二经之经气，以豁痰通络；风池、风府、百会、内关、神门等穴，具有通利机关、疏风祛邪、清脑宁神之功；十二井穴乃阴阳交接之处，刺此能促进经气连接，阴阳协调；十宣为经外奇穴，点刺泻血可泻热宣闭、开窍醒脑。

（2）本病例为我们首次配合内科进行中风急性期治疗，且取得较好效果。我们认为中风病急性期当中西结合治疗，"急则治其标"，以救命为主，采取西医的抗感染、脱水、补充液体、吸氧等措施，针灸疗法可作为辅助治疗应用。在病情稳定之后，治疗以治病为主，针灸疗法可作为主要措施，针灸越早介入，患者的预后越好。但急性脑出血2周内或各项生命指标尚不稳定的重症患者，不宜急于介入针灸治疗；如为短暂性脑缺血发作或脑梗死患者，可以及早介入针灸。"缓则治其本"，中风恢复期则以中医辨证论治，扶正祛邪以治疗疾病。

（三）针灸为主治疗脑血栓形成

1995—2000年，我们以针灸为主，治疗脑血栓形成早期60例，取得较好疗效，现进行总结。

1．临床资料

所选病例均为内科住院病例，诊断符合1986年中华医学会全国第二次脑血管学术会修订的脑血管疾病诊断标准，均经头颅CT确诊，随机分为2组：结合针灸治疗组（治疗组）和中药治疗组（对照组）。治疗组48例，其中，男性37例，女性11例；年龄50～72岁，平均68.8岁；病程少于1周43例，1～2周5例；合并高血压病28例，糖尿病10例。对照组12例，其中，男性8例，女性4例；年龄48～69岁，平均58岁；病程少于1周7例，1～2周5例。两组病例在年龄、性别、病程方面无明显差异（$P > 0.05$）。

2．治疗方法

1）治疗组。在病程第3天开始介入针灸治疗。

（1）头针。取病灶侧顶颞前、后斜线；失语配颞前线。操作：患者平卧，沿顶颞前斜线，从上到下平行以28号2寸毫针透4针至顶颞后斜线，即分别从前神聪透百会，以及前神聪至悬厘连线均分3等份，2个1/3交界点各向顶颞后斜线平行透刺1针，悬厘透曲鬓。沿皮15°～30°角快速刺入帽状腱膜下，深度约1.5寸，行快速捻转法，速度200次/min以上，对刺入4针每次每针捻转1 min，连续4 min，留针5 min，然后依上法重复2次行针后起针。

（2）体针。取患肢肩髃、曲池、外关、合谷、环跳、足三里、血海、悬钟、太冲，毫针刺法，诸穴得气后行平补平泻法，每穴每次30 s，持续4 min，留针5 min，依上法重复2次行针后起针。

（3）药物。基本方：生赭石、生牡蛎、生龙骨、杭白芍、怀牛膝、玄参、天冬、龟板、川楝子、甘草。每天1剂，水煎分次服。在5%的250 mL葡萄糖溶液中加丹参注射液针剂20 mL，静脉滴注，每天1次，10天为1个疗程。

2）对照组。用药物治疗。所用药物及疗程同治疗组。

3．疗效评价

1）疗效标准。治愈：症状及肌力恢复正常；显效：症状改善，肌力提高1级以上；无效：症状无改善，肌力未能提高。

2）治疗结果见表4-4。

表 4 - 4　两组治疗结果比较

组别	例数	治愈	显效	无效	总有效率
治疗组	48	26 例（54.2%）	18 例（37.5%）	4 例（8.3%）	91.7%
对照组	12	3 例（25.0%）	5 例（41.7%）	4 例（33.3%）	66.7%

从表中可以见，两组总有效率（治愈率＋显效率）分别为治疗组 91.7%，对照组 66.7%，两组经统计学处理，差异有显著性意义（$P < 0.05$）。

4. 病案举例

张某，男，65 岁。因左肢体不遂，口角歪斜 2 天，于 1999 年 4 月 3 日入院治疗。患者有高血压病病史 5 年，2 天前在家中突觉左肢体麻木、乏力，渐见左肢体不遂，口角歪斜，伴头晕，面红，口干苦，舌红、苔薄黄，脉弦细数。查血压 165/90 mmHg，神志清楚，对答切题，右鼻唇沟变浅，口角左歪，伸舌居中，双瞳孔等圆等大，直径约 2.5 mm，对光反射存。颈软，无抵抗。左上、下肢肌力 2 级，肌张力正常，未引出病理性神经反射。头颈 CT 检查结果示：右颞部脑血栓。西医诊断：脑血栓形成。中医诊为缺血性中风，属肝肾阴虚，风阳上扰。治以滋阴潜阳，息风通络，处方以镇肝熄风汤加减，每日 1 剂，予以丹参注射液静滴，每天 1 次。入院后第三天开始介入针灸治疗，每天 1 次，10 天为 1 个疗程。经 1 个疗程治疗，左肢体肌力提高到 Ⅲ 级，能缓步扶行。

5. 体会

脑血栓形成属中医缺血性中风病，中风病理虽较复杂，但归纳起来不外虚、火、风、痰、气、血六端，其中，又以肝肾阴虚为其根本。现代医学认为，脑局部血管的狭窄或闭塞，脑组织缺血坏死，使相应的脑部功能部分或全部丧失。实验研究表明：针刺可以提高局部脑血流量，快速缓解血管痉挛，实现侧支代偿。头针与体针结合，既可用体针解除瘫痪肢体局部肌肉痉挛和关节功能障碍，又可用头针激发大脑皮层的生理功能，二者相得益彰。镇肝熄风汤具有滋阴潜阳、息风通络功效，丹参注射液具有活血化瘀作用，并且起到改变患者血液流变性，使全血黏稠度下降，有可能增加脑血流量，促进侧支循环开放，促进脑组织恢复。因此，我们在早期结合针灸治疗脑血栓形成，对提高治愈率，尽快改善症状，提高生活质量，均收到良好效果。

第五章

临 证 试 验

第一节　面瘫（面神经炎）

面瘫多由风邪入中面部，痰浊阻滞经络所致，以突发面部麻木、口眼歪斜为主要表现的痿病类疾病。本病相当于现代医学的面神经炎。

一、病名

（1）中医病名：面瘫。

（2）西医病名：面神经炎。

二、诊断

（一）疾病诊断

1. 中医诊断标准

中医诊断标准参照普通高等教育"十五"国家级规划教材《针灸学》[①]。

（1）起病突然，春秋为多，常有受寒史或有一侧面颊、耳内、耳后完骨处的疼痛或发热。

（2）一侧面部板滞麻木，流泪，额纹消失，鼻唇沟变浅，眼不能闭合，口角向健侧牵拉。

（3）一侧不能做闭眼、鼓腮、露齿等动作。

（4）肌电图可表现为异常。

2. 西医诊断标准

西医诊断标准参照普通高等教育"十五"国家级规划教材《神经病学》[②]。

（1）病史：起病急，常有受凉吹风史，或有病毒感染史。

（2）表现：一侧面部表情肌突然瘫痪、病侧额纹消失，眼裂不能闭合，鼻唇沟变浅，口角下垂，鼓腮，吹口哨时漏气，食物易滞留于病侧齿颊间，可伴病侧舌前2/3味觉丧失，听觉过敏，多泪等。

（3）脑 CT、MRI 检查正常。

（二）疾病分期

1. 急性期

发病 15 天以内。

---

① 石学敏：《针灸学》，中国中医药出版社，2007 年版。

② 王维治：《神经病学》，第 5 版，人民卫生出版社，2004 年版。

2. 恢复期

发病 16 天至 6 个月（发病半月至面肌连带运动出现）。

3. 联动期和痉挛期

发病 6 个月以上（面肌连带运动出现以后）。

（三）证候诊断

1. 风寒袭络证

突然口眼歪斜，眼睑闭合无力或不全，伴有头痛，鼻塞，面肌发紧，肌肉关节酸痛，兼见面部有受寒史，舌淡，苔薄白，脉浮紧。

2. 风热袭络证

突然口眼歪斜，眼睑闭合不全，头痛面热，或发热恶风，心烦口苦，耳后疼痛，继发于感冒发热，或咽部感染史，舌红，苔黄腻，脉浮数。

3. 风痰阻络证

突然口眼歪斜，眼睑闭合不全，或面部抽搐，颜面作胀，伴头重如蒙、胸闷或呕吐痰涎，舌胖大，苔白腻，脉弦滑。

4. 气虚血瘀证

口眼歪斜，眼睑闭合不全日久不愈，面肌时有抽搐，或见神倦及颜面肌肉萎缩，舌淡紫，苔薄白，脉细涩或细弱。

（四）鉴别诊断

1. 中医鉴别诊断

应与中风病鉴别。后者可有口舌歪斜，同时伴突然昏仆，半身不遂，言语謇涩，偏身麻木。

2. 西医鉴别诊断

（1）周围性与中枢性面瘫的鉴别。中枢性面瘫多由大脑的病变所引起，如脑血管意外、脑肿瘤等，面瘫的范围仅限于眼裂以下，味觉正常，常伴有明显的并发症和偏瘫。周围性面瘫多见口眼歪斜，眼睛闭合不全，额纹消失，伸舌居中，无半身不遂。

（2）亨特氏综合征。亨特氏综合征是由水痘－带状疱疹病毒引起的多发性神经病变，表现为突发性周围性面瘫；患耳疼痛，鼓膜、外耳道、耳廓疱疹；可能有听力下降、听觉过敏、耳鸣、眩晕等。其中，面瘫、耳痛、疱疹被视为亨特氏综合征的三联征。

三、治疗方案

（一）专科特色疗法

1. 体针

（1）急性期。

治法：驱风祛邪，通经活络。

第 1 周：循经取穴，取四肢和头部外周的百会、风府、风池、太冲、合谷等穴位。针刺0.8～1.0寸，百会平补平泻，风府、风池、合谷、太冲泻法，留针30 min。

第2周：循经取穴，取头部及面部外周的百会、风府、风池、太冲、合谷（健侧或双侧）等，刺法同前。取神庭、太阳、下关、翳风、巨髎等，针刺0.8～1.0寸，平补平泻手法，留针30 min。

随症配穴：舌前2/3味觉丧失加廉泉，听觉过敏加听宫。

（2）恢复期。

治法：活血化瘀，培补脾胃，荣肌养筋。

循经取穴、头部穴位、面部局部三线法取穴。

采用循经取穴配用局部面部外周穴位：百会、风府、风池、太冲、合谷，刺法同前。神庭、太阳、下关、翳风、足三里、内庭，针刺0.8～1.0寸。足三里采用补法，其余穴位采用平补平泻手法，留针30 min。

面部局部三线法取穴：从神庭、印堂、水沟至承浆，这些穴位在人体面部正中线（称为中线）上；阳白、鱼腰、承泣、四白、巨髎、地仓在面前旁正中一条线（称为旁线）上；太阳、下关、颊车在面部侧面的一条线（称为侧线）上。始终以3条基本线上的穴位为主穴。随症配穴：眼睑闭合不全取攒竹、鱼尾穴，鼻翼运动障碍取迎香穴，颏肌运动障碍取夹承浆穴。针刺0.5～1.5寸，采用平补平泻、间断快速小幅度捻转手法，200 r/min，捻针2 min，间隔留针8 min，重复3次，留针30 min。

（3）联动期和痉挛期。

治法：培补肝肾、活血化瘀、舒筋养肌、息风止痉。

采用循经取穴配用面部局部三线法取穴针灸治疗，取百会、风府、风池、太冲、合谷，刺法同前。神庭、太阳、下关、翳风、足三里、内庭，针刺0.8～1.0寸。神庭、太阳、下关、翳风采用平补平泻手法，足三里采用补法，内庭采用泻法。若面肌跳动选行间、阳陵泉，采用泻法；若面肌萎缩则选用脾俞、三阴交穴针灸治疗，采用补法。留针30 min。

随证配穴：风寒袭络证加风池、列缺；风热袭络证加大椎、曲池；风痰阻络证加足三里、丰隆；气虚血瘀证加足三里、膈俞。

2. 电针

取穴参照体针穴位。根据病情，一般从第2周开始加用电针，用疏密波，电针时间约30 min。

3. 灸法

适用于风寒袭络或气虚血瘀证者，选取太阳、下关、翳风、承浆、阳白、鱼腰、承泣、四白、地仓、颊车、印堂、巨髎、夹承浆等面部穴位，采用温和灸、回旋灸、雀啄灸、温针灸或者隔姜灸等方法。每次施灸约20 min。

4. 拔罐（闪罐法）

适用于风寒袭络证各期患者。选取患侧的阳白、下关、巨髎、地仓、颊车等穴位。采用闪火法，于每穴位区域将火罐交替吸附及拔下约1 s，不断反复，持续5 min左右，以患侧面部穴位处皮肤潮红为度。每日闪罐1次，每周治疗3～5次，疗程根据病情而定。

5. 刺络疗法

热证或急性起病者，选取耳背静脉或耳尖放血，每日或隔日 1 次，以患侧为主，出血量较多者疗效较好。

面瘫后期、口角歪斜仍明显者，取内地仓（口腔内颊部内侧相对地仓之小静脉）。

6. 皮肤针或磁圆梅针叩刺

叩打眼眶周围及面颊、口角附近穴位，以局部微红充血为度，每日 1 次。

若面瘫侧肿胀明显，疼连肩背部，予后背督脉梅花针重叩加拔火罐；大椎穴、肩井穴三棱针点刺出血加拔火罐。

7. 穴位注射

可用甲钴胺、维生素 B1 或维生素 B12 注射液 1 ～ 2 mL 注射翳风、牵正、迎香、下关等穴，每次 2 穴，每日或隔日 1 次。

8. 穴位敷贴

穴位选太阳、阳白、四白、颧髎、地仓、颊车。将马钱子锉成粉末 1 ～ 2 分，撒于胶布上，然后贴于穴位，5 ～ 7 日换药 1 次；或用蓖麻仁捣烂加麝香少许，取绿豆粒大一团，贴敷穴位上，每隔 3 ～ 5 日更换 1 次；或用白附子研细末，加冰片少许做面饼，贴敷穴位，每日 1 次。

9. 耳针

常规消毒后，用半寸毫针针刺耳穴的三焦、相应部位、脑干、皮质下、内分泌、肾上腺、肝、脾等穴，每次取穴 3 ～ 4 个，施以强刺激手法，并留针 15 ～ 30 min。或用王不留行籽贴敷并按压上述穴位。

（二）其他疗法

1. 中药

（1）风寒袭络证。

治法：祛风散寒，温经通络。

方药：麻黄附子细辛汤加减（炙麻黄、熟附子、细辛、荆芥、防风、白芷、藁本、桂枝、甘草等）。

（2）风热袭络证。

治法：疏风清热，活血通络。

方药：大秦艽汤加减（秦艽、当归、蝉蜕、白芍、板蓝根、金银花、连翘、防风、地龙、生地黄、石膏等）。

（3）风痰阻络证。

治法：祛风化痰，通络止痉。

方药：牵正散加减（白附子、僵蚕、全蝎、川芎、钩藤、防风、白芷、天麻、茯苓、胆南星、陈皮等）。

（4）气虚血瘀证。

治法：益气活血，通络止痉。

　　方药：补阳还五汤加减（黄芪、党参、鸡血藤、当归、川芎、赤芍、桃仁、红花、地龙、全蝎、僵蚕）。

　　面瘫后期不治或失治时间超过半年，多为邪气已去，正气受损，而兼痰浊瘀血，壅塞经络，宜扶正祛邪，活血通络。可用牵正散合芪芍防风汤（白附子、僵蚕、全蝎、黄芪、白术、赤芍、白芍、防风、桑枝、地龙、红花、丹参、葛根、当归、川芎、炙甘草），以益气养血，兼化痰通络之品，水煎服，亦可制成散剂冲服。

　　2. 西医治疗

　　（1）根据病情需要，选择消炎、脱水、营养神经、改善微循环、抗病毒等药物治疗。

　　（2）后遗症期部分患者可能需要手术治疗。

四、疗效评价

（一）评价标准

中医症状疗效标准：采用面瘫自身健侧对照评分法。

（二）评价方法

患者进入治疗路径第 1 天、7 天、14 天、20 天分别对症状体征进行评分（表 5 - 1）。

表 5 - 1　面瘫症状体征量化表

症状体征	症状体征积分	第1天	第7天	第14天	第20天
额肌运动	0 分：正常（或双侧对称） 1 分：轻度异常（有运动，仅轻微不对称） 2 分：中度异常（有运动，但明显不对称） 3 分：重度异常（没有运动，完全丧失功能）				
眼睑开合	0 分：正常（眼睑闭合有力，并双侧对称） 1 分：轻度异常（眼睑闭合完全，但用力轻微不对称） 2 分：中度异常（眼睑闭合不完全，明显不对称） 3 分：重度异常（眼睑没有闭合运动，完全丧失功能）				
鼻唇沟深浅	0 分：正常（或双侧对称） 1 分：轻度异常（或轻微不对称） 2 分：中度异常（或明显不对称） 3 分：重度异常（或完全丧失功能）				
耸鼻运动	0 分：正常（或双侧对称） 1 分：轻度异常（或轻微不对称） 2 分：中度异常（或明显不对称） 3 分：重度异常（或完全丧失功能）				

症状体征	症状体征积分	第1天	第7天	第14天	第20天
口角歪斜（综合评估静止时、鼓腮时、微笑时的状况）	0分：正常（或双侧对称） 1分：轻度异常（或轻微不对称） 2分：中度异常（或明显不对称） 3分：重度异常（或完全丧失功能）				
鼓腮漏气	0分：正常（或双侧对称） 1分：轻度异常（或轻微不对称） 2分：中度异常（或明显不对称） 3分：重度异常（或完全丧失功能）				
食物滞留	0分：正常（或双侧对称） 1分：轻度异常（或轻微不对称） 2分：中度异常（或明显不对称） 3分：重度异常（或完全丧失功能）				
颈阔肌收缩功能	0分：正常（或双侧对称） 1分：轻度异常（或轻微不对称） 2分：中度异常（或明显不对称） 3分：重度异常（或完全丧失功能）				
味觉障碍	0分：正常（或双侧对称） 1分：轻度异常（或轻微不对称） 2分：中度异常（或明显不对称） 3分：重度异常（或完全丧失功能）				
听觉过敏	0分：正常（或双侧对称） 1分：轻度异常（或轻微不对称） 2分：中度异常（或明显不对称） 3分：重度异常（或完全丧失功能）				
流泪不适	0分：正常（或双侧对称） 1分：轻度异常（或轻微不对称） 2分：中度异常（或明显不对称） 3分：重度异常（或完全丧失功能）				
下额角、耳部或乳突部疼痛	0分：正常（或双侧对称） 1分：轻度异常（或轻微不对称） 2分：中度异常（或明显不对称） 3分：重度异常（或完全丧失功能）				
总积分					

□轻度：积分≤12 分　□中度：积分 13 ～ 23 分　□重度：积分≥24 分

广东省名中医温乃元针灸临证精粹

症状体征	症状体征积分				第1天	第7天	第14天	第20天
疗效指数	□痊愈	□显效	□有效	□无效				

注：疗效指数 = ［（治疗前积分 - 治疗后积分）÷ 治疗前积分］× 100%。痊愈指疗效指数 ≥ 85%。显效指疗效指数 ≥ 50% 且疗效指数 < 85%。有效指疗效指数 ≥ 30% 且疗效指数 < 50%。无效指疗效指数 < 30%。

五、治疗难点及解决方案

（一）急性期耳后部疼痛

1. 难点分析

现代医学认为茎乳孔和面神经管内的面神经充血、水肿、髓鞘脱失为本病的主要病理改变。对于急性期耳后部疼痛剧烈，中医认为多是肝胆火旺、热毒炽盛，治疗应该清热泻火为主。

2. 解决方案

（1）"针刺 + 中药"的治疗方案。从外感风热的角度出发，重用连翘、板蓝根、大青叶，这些药物有清热祛湿解毒的作用，临床效果较好，发挥了传统中医的优势。对于由病毒导致的面瘫，必须结合病因治疗才能奏效。对于重度患者，以及针灸依从性差的患者，适当借助激素和活血药物等治疗，能较快减轻耳后乳突部疼痛。

（2）刺络放血方案。早期采用三棱针点刺翳风穴，并配合拔罐的方法。也可耳尖点刺放血。隔日 1 次，3 次为 1 个疗程。点刺放血疗法从中医角度分析可泻热解毒。

（二）眼睑闭合不全

1. 难点分析

大部分面瘫（面神经炎）患者会出现眼睑闭合不全，影响患者面容及日常工作生活。由于眼睑闭合不全及闭合不利容易导致患侧结膜充血感染、迎风流泪等，严重影响面瘫的疗效与预后，为临床常见面瘫治疗难点。

肝经上连目系，肝血充足，肝气调和，目才能司其职。眼睑属脾所主，故眼睑闭合不利，迎风流泪，多考虑肝火上扰、脾胃湿热、肝胃不和所致。

2. 解决方案

（1）注意眼部卫生，预防用眼疲劳，少看电视、手机、电脑等高亮度屏幕类电子产品。

（2）在常规辨证治疗基础上，针对眼睑红肿，结膜充血，闭合不利者可加用菊花、薄荷、栀子、黄连等清肝明目、清利湿热的中药。

（3）用梅花针叩刺眼周穴位及眼眶，以轻刺激为主，至皮肤潮红即可，隔日

1 次，每 5 次为 1 个疗程。

（4）久病眼睑闭合不全的患者可采用："点睑"——在患侧上睑用 0.5 寸毫针，左手按紧睑皮，右手持针轻轻斜刺，动作要快，像用针划似的，但是一针一针地点着前进，切勿出血；"穿睑"——用 1.5 寸毫针（30～32 号针）从上睑内穿过，由内眦到外眦或由外眦到内眦，必须穿在眼睑皮的中层的方法。还可采用"滞提"的方法，首先针刺四白穴，然后向一个方向捻针至滞针后，然后提拉该针针柄，反复提拉 8～10 次，每日 1 次。

（三）顽固性面瘫

1. 难点分析

由于面瘫初期病情较甚，损伤较重，因此面瘫早期失治、误治可导致面瘫日久不愈（发病超过 3 个月以上），形成顽固性面瘫，这也是面瘫治疗的难点问题。

2. 解决方案

（1）若患者体质较差，或者年龄偏大，正气虚弱明显，宜补益气血、濡养筋脉为主；若属于治疗过度，则要暂停一切面部针刺治疗，或仅给予双侧对称按摩，力度以舒适为度。

（2）透刺法：①目外眦直下 1 寸，通过四白穴，沿皮横刺，进针 1.5 寸；②地仓穴直下 1 寸，沿皮向颊车穴透刺，进针 2.5～3.0 寸；③大迎穴向上斜刺，经过颧髎穴到达四白穴，进针 3.0～3.5 寸。各穴留针 30 min。

（四）面肌痉挛、面肌倒错

1. 难点分析

面肌痉挛见一侧下眼睑肌肉颤动，逐渐扩展至同侧面部其他肌肉，以口角肌肉的抽动最为明显，多在精神紧张、疲倦、与陌生人交谈、情绪激动时发作明显，在睡眠时停止。面瘫"倒错"现象，一般发生于面瘫后期，病症延久者，其瘫痪侧鼻唇沟反而加重，自觉患侧面肌发紧或痉挛，口角歪向病侧，此即为"倒错"。此二者中医辨证，多属病久肝血亏损，筋脉失养所致。

2. 解决方案

（1）出现痉挛或倒错，为脉络空虚，故取穴以扶正气、补气血为主，使用轻柔手法，调整面部络脉之气，以利面部气血通畅，筋肉得养，促进面部肌肉康复。

（2）采用缪刺法（即在针刺患侧的同时配合刺健侧），根据倒错或痉挛部位选用太阳、下关、阳白、鱼腰、承泣、四白、巨髎、地仓、颊车等穴。

（3）在面部取穴基础上配合针刺头部顶颞前斜线的下 2/5（面部运动代表区）、百会穴，采用平补平泻手法。

六、护理指南

（1）慎起居、避风寒。夏季避免头部位于风口窗隙处睡眠，冬季注意面部和耳后保暖。

（2）劳逸结合，加强身体锻炼，以增强抵抗力。

（3）保持心情舒畅，避免忧郁。

（4）给予清淡、营养丰富的饮食，戒除烟酒，忌食肥甘厚味之品，多吃水果蔬菜，保持大便通畅。

（5）对不能闭眼者，应予戴茶色镜或墨镜，以免露睛流泪。用抗生素眼药水1～2滴，每日点眼数次，可防止患侧眼球干燥及感染。

（6）尽早加强面肌的主动和被动练习，嘱患者经常对着镜子进行面部肌群的功能恢复训练，多做鼓腮、吹口哨、示齿、闭目、扬眉等表情和动作，每日数次，每次5～15 min，并辅以面部肌肉按摩，以促进面部肌群功能的恢复。

七、康复锻炼方法

教予患者自我康复训练，以助于面部肌肉恢复。

1．抬眉运动
有节律地、用力将双眉抬起。

2．闭眼运动
有节律地用力挤眼使上下眼睑闭合，反复开闭眼睑。

3．鼓腮运动
闭住双唇，有节律地鼓起双腮，使之不漏气。

4．吮嘴运动
用力吸吮双颊使嘴噘起呈"O"形，两颊内陷。

5．露齿运动
用力做双颊露齿，尤其瘫侧露齿动作。

6．浴面运动
搓热双手，双掌进行面颊部、眼部、额部按摩。

八、面瘫的中医理论探讨及临床治疗经验分享

（一）试述中医文献对面瘫的认识

面瘫即颜面神经麻痹症，在祖国医学文献中，称作口眼㖞斜，也称口僻，是指以口眼向一侧歪斜为主症的病变。手足阳明经均上行头面，当病邪阻滞面部经络，尤其是手太阳经和足阳明经脉功能失调时，可导致面瘫的发生。古人认为本病是由于风邪所中，历代文献均将其归入风门，概称为"中风"。笔者从病位、病因、病理、症状及其治疗等方面浅述中医文献对面瘫的认识。

1．面瘫的病位

古人认为，面瘫发病在经脉与经筋。分布在面部的经络和经筋有了病变，面瘫的症状也就随之而出现了。《灵枢·经脉》和《灵枢·经筋》中，均多次提到了面瘫的病症。后来元代的张子和在《儒门事亲》中进一步分析"目虽斜，而目之眶骨未尝斜，口虽㖞，而口之辅车未尝㖞，此经之受病而非窍病明矣。"这承袭了《黄帝内经》思想。所谓经之受病，包括循行于面颊部的经络和经筋。

根据《灵枢·经脉》和《灵枢·经筋》所载："大肠手阳明之脉……其支者，从缺盆，上颈贯颊，入下齿中，还出侠口，交人中，左之右，右之左，上挟鼻孔。""胃足阳明之脉，起于鼻，交頞中……下循鼻外，入上齿中，还出侠口环唇，下交承浆，却循颐后下廉，出大迎，循颊车，上耳前，过客主人，循发际，至额颅；其支者，从大迎前下人迎，循喉咙，入缺盆，下膈属胃络脾。"循行于面颊部的经脉，以足阳明经为较长。在经筋方面，"足阳明之筋……上挟口，合于頄，下结于鼻，上合于太阳……其支者，从颊结于耳前。""手阳明之筋……其支者，上颊，结于頄。""手太阳之筋……直者，出耳上，下结于颔，上属目外眦。""足太阳之筋……其直者，结于枕骨，上头下颜，结于鼻；其支者，为目上纲，下结于頄。""足少阳之筋……出太阳之前，循耳后，上额角，交巅上，下走颔，上结于頄。""手少阳之筋……其直者，当曲颊，入系舌本，其支者，上曲牙，循耳前，属目外眦，上乘颔，结于角。"分布头部与面部的经筋，在手足三阳经中以足阳明和手太阳为最广。所以《灵枢·经脉》和《灵枢·经筋》又指出："胃足阳明之脉，……是动则病，……口喎唇胗。""足阳明之筋，……其病……卒口僻""足之阳明，手之太阳，筋急则口目为僻。"

2. 面瘫的病因

面瘫病因有内外因之分。巢元方的《诸病源候论·风口喎候》载："风邪入于足阳明、手太阳之筋……故使口喎僻。"又《妇人杂病门·偏风口喎候》说："偏风口喎，是体虚受风，风入于夹口之筋……故令口僻也。"《小儿杂病门·中风口喎邪僻候》说："小儿中风，口喎邪僻，是风入于额颊之筋故也。"巢氏认为面瘫的发病虽然男女老少皆有，但其病因均为风邪入于面颊部的经筋所致。

除了巢氏所主张的外因说之外，林佩琴的《类证治裁》说："口眼喎斜，血液衰涸，不能荣润筋脉。"喻嘉言的《医门法律》也说："口眼喎斜，面部之气不顺也。"这两位医家认为面瘫也可因气血不足而产生。临床上常常可以见到，面瘫往往在人体身体过劳，用脑过度，或睡眠不足，气血耗伤之后发病；或者其人体质素弱，气血两亏，以及妇人新产失血，小儿元气未充，也往往易发面瘫。其他如肝肾不足，风阳上扰，酒浆无度，痰热生风等所谓类风症，也往往有面瘫的症状。

3. 面瘫的病理

《金匮要略·中风》说："贼邪不泻，或左或右，邪气反缓，正气即急，正气引邪，喎僻不遂，邪在于络，肌肉不仁。"李梴《医学入门》也说："风邪初入反缓，正气反急，以致口眼喎斜。"就是说风邪中人之后，留于经络之间而不去，阻碍了经络中气血的循行，以致发生局部不仁不用的症状。受病邪的一面，由于机能上的不用而产生了纵缓的现象，被无病的一面所牵引。由于足太阳经筋为"目上纲"，足阳明经筋为"目下纲"，故眼睑不能闭合为足太阳和足阳明经功能失调所致；口颊部主要为手太阳和手足阳明经所主，因此，口歪主要系三条经筋功能失调所致。于是口眼喎斜的症状就发生了，这和现代医学的见解是完全相同的。

4．面瘫的症状

对面瘫症状的描述，《灵枢·经筋》有"口目为僻，眦急不能卒视"的记载，巢氏的《诸病源候论·风口㖞候》也有"口㖞僻，言语不正，而目不能平视"的描述。从日常接触的病例中可以将面瘫的症状归纳为：①眼区：不能皱额及皱眉，患侧眼裂扩大，闭合不全，下眼胞下垂，若强令闭合，则眼珠上翻，露出白眼，此外流泪或无泪，眼燥甚或眼赤。②口区：口角歪向健侧，笑时更甚，严重患者可以口角下垂，口唇闭合不全，饮食时食物停滞在患侧颊内，饮水时常由患侧流出，不能吹哨，鼓腮，言语发音不清。其他症状如患者初起时耳后部疼痛、患侧舌前2/3味觉减退或消失，听觉过敏等。部分患者可因病时迁延日久，致瘫痪肌肉出现痉挛，口角反牵向患侧，甚者出现面肌痉挛形成"倒错"现象。

5．面瘫的治疗

有关治疗面瘫的文献，散载于各家著作中，兹举其重要的。

（1）药物方剂。

唐代王焘《外台秘要》："千金附子散主病源风邪入于足太阳之经之风口㖞斜方：炮附子、桂心各五两，人参、细辛、防风、干姜各六两。"

元代罗天益《卫生宝鉴》："秦艽升麻汤治中风手足阳明口眼㖞斜，恶风恶寒，四肢拘紧。"

明代王肯堂《证治准绳》："小儿口眼㖞斜，面色或青或赤，此肝心风火乘脾也，朝用异功散加钩藤而愈其时……病有耗损肝血或吐泻亡津，而肝失濡养，肝火生风致口眼㖞斜诸证，法当滋肾水养肝壮脾土。偏于脾胃虚者方用异功散加柴胡钩藤……"

明代吴昆《医方考》："中风之口眼㖞斜，改容膏主之：蓖麻子一两，真冰片三分，右共捣为膏，寒月加干姜、附子各一钱，㖞左敷右，㖞右敷左。"

清代林佩琴《类证治裁》："口眼㖞斜，因于血液衰竭，不能荣养经脉，治于润养以熄风，方用大秦艽汤，或十全大补汤尤妥。"

（2）针刺取穴。

晋代皇甫谧《针灸甲乙经》："口僻，颧髎及龈交、下关主之。""目痛口僻戾，目不明，四白主之。""鼻窒口僻，禾髎主之。""口僻不正，翳风主之。"

宋代王惟一《铜人针灸俞穴图经》："客主人治偏风口眼㖞斜。"

明代徐春甫《古今医统》："治中风口眼㖞斜，听会二穴在耳下韭叶陷中，地仓二穴在口吻四分外，近下有脉微微动者是，上二穴，左患灸右，右患灸左。"

明代张介宾《类经图翼》："颊车主治偏风口眼歪斜，病左治右，病右治左。""下关主治偏风口眼歪斜……""承浆主治偏风，半身不遂，口眼㖞斜。"

《玉龙歌》："口眼㖞斜最可嗟，地仓妙穴连颊车。"《百症赋》："颊车地仓穴，正口㖞于片时。"《杂病穴法歌》："口噤㖞斜流涎多，地仓颊车仍可举。"

清代陈梦雷《图书集成医部全录·风门》："口眼歪斜，地仓针入二分，沿面斜向颊车一寸半，留十呼泻之，颊车斜向地仓，以上两穴，㖞右补泻左，㖞左补泻右。"

将以上各家的经验总括起来就是：第一，古人治疗面瘫的经验穴位均是以面部手足三阳经脉流注的所在处为主，治疗以疏调局部经络气血、活血通络为基本大法，酌配以补法。第二，面颊部以足阳明之经络与经筋分布最广，故各家文献中取穴也以该经穴为主。这种用药配穴处方的原则，完全是以《黄帝内经》为基础的，也就是现代医家治疗面瘫遣方用药、针刺取穴的根据。

（二）针灸配合中药辨证加减治疗周围性面神经麻痹

1. 资料与方法

1）一般资料。选取梅州市中医院 2005 年 6 月—2013 年 2 月收治的周围性面神经麻痹患者共 163 例（治疗组），男 92 例，女 71 例；年龄 21～62 岁，平均年龄（31.1±2.8）岁；病程 0.5 个月～2 年，平均病程（0.5±0.1）年。对照组 160 例患者，男 90 例，女 70 例；年龄 21～61 岁，平均年龄（32.0±2.9）岁；病程 1 个月～2 年，平均病程（0.6±0.1）年。两组患者性别、年龄及病程方面对比，差异无统计学意义（$P > 0.05$）。

2）方法。

（1）对照组。予以单纯针灸治疗，选丝竹空、风池、太阳、地仓、四白等作为主穴，选内庭、太冲、睛明、合谷等穴为配穴，在患者患侧选定穴位后提捏横刺、斜刺入针，根据病情选择中等刺激、平补平泻手法，进针深度在 2 cm 左右，1 次/天，10 天为 1 个疗程。

（2）治疗组。在对照组基础上辅助中药辨证加减治疗：白附子 11 g、全蝎 4 g、川芎 9 g、鸡血藤 11 g、防风 8 g、甘草 3 g、细辛 3 g、姜半夏 9 g、当归 8 g、白芷 9 g、僵蚕 9 g。见效较慢患者加用地龙与红花，气虚者加服黄芪，有明显面肌痉挛者加服蝉蜕。

3）评价标准。综合疗效评价。痊愈：原有临床症状完全消失，面部皮肤对称性良好，面肌功能基本正常。显效：原有临床症状表现基本消失，鼻唇沟略微倾斜。有效：原有症状表现改善，面肌运动功能基本恢复，鼻唇沟、眼睑闭合、额纹、嘴角尚不协调。无效：原有症状或面肌功能未见改善。

采用汉密尔顿焦虑情绪自评量表（Hamilton anxiety scale，HAMA）评价患者治疗前负面情绪，汉密尔顿抑郁情绪自评量表（Hamilton depression scale，HAMD）评价患者治疗后负面情绪，自我护理能力测定量表（ESCA）评价自理能力，卡氏行为状态评分表（Karnofsky performance status，KPS）评价活动状态，通过生活质量核心量表（QOLS）评价生命质量，通过纽芬兰纪念大学幸福度量表（MUNSH）评价主观幸福感。

4）统计学处理。本次数据采用 SPSS 13.0 软件对本研究的数据进行统计学的分析，计数资料的对比应用卡方（χ^2）检验，而计量资料的对比应用 t 检验，$P < 0.05$，差异具有统计学意义。

2. 结果

1）综合疗效。治疗组痊愈 68 例（41.72%）、显效 61 例（37.42%）、有效 31

例（19.02%）、无效 3 例（1.84%），总有效 160 例（98.16%），明显优于对照组，差异具有统计学意义（$\chi^2 = 47.377$，$P < 0.05$）。具体的综合疗效对比情况，见表 5-2。

表 5-2　两组患者综合疗效对比

组别	例数	痊愈	显效	有效	无效	总有效
治疗组	163	68 例（41.72%）	61 例（37.42%）	31 例（19.02%）	3 例（1.84%）	160 例（98.16%）
对照组	160	24 例（15.00%）	49 例（30.63%）	46 例（28.75%）	41 例（25.63%）	119 例（74.38%）

2）情绪、生活评分。治疗组 HAMA 评分、HAMD 评分分别为（16.33 ± 1.42）分、（16.98 ± 2.35）分，均明显低于对照组（$P < 0.05$）；ESCA、KPS、MUNSH、QOLS 评分分别为（108.11 ± 9.34）分、（82.16 ± 7.16）分、（27.31 ± 3.04）分、（62.18 ± 6.37）分，均明显高于对照组（$P < 0.05$）。具体的情绪、活动及生活情况对比结果见表 5-3。

表 5-3　两组患者负面情绪、活动、生活质量评分分值（$\bar{x} \pm s$）

组别	n	负面情绪		活动、生活状态			
		HAMA 评分	HAMD 评分	ESCA 评分	KPS 评分	MUNSH 评分	QOLS 评分
治疗组	163	16.33 ± 1.42	16.98 ± 2.35	108.11 ± 9.34	82.16 ± 7.16	27.31 ± 3.04	62.18 ± 6.67
对照组	160	24.05 ± 3.11	26.17 ± 5.73	85.07 ± 7.49	71.39 ± 5.16	17.35 ± 2.07	51.73 ± 4.91
T	—	5.904	6.118	7.182	6.907	9.105	7.824
P	—	0.015	0.022	0.0408	0.0318	0.0241	0.0392

3. 讨论

面神经麻痹属中医口眼歪斜、中风范畴，中医理论认为此症多因头面部神经脉络受寒邪入侵引发气血循环障碍、阻滞经络所致，发病的一大诱因便是受寒，正所谓"风性急，急则目不合"。不论青壮年还是老年人，均会发病，且近年就诊资料反映青壮年群体是面神经麻痹的主要发病群体。另外，此症四季均可发病，且春、冬季节尤甚。

根据传统中医的中风-经络理论，机体正气虚弱、风邪内侵面部经络，就会致使局部气血循环障碍、肌肉松弛、经筋异常，中医治疗需疏风通络、调理气血，消除面部经络阻滞现象、调节阴阳平衡，最终达到消除局部缺血、水肿，促进组织细胞修复再生的目的。

针灸疗法可直接、准确地刺激头面部经络，消除水肿、促进血气上升、平衡阴阳、活血通络、疏风化瘀，可控制局部神经损伤，刺激修复再生。中药辨证内服可巩固针灸外治的疗效，白附子可祛风化痰，全蝎和僵蚕可疏通脉络、解除痉挛、强化窜走神经的效果，鸡血藤及当归活血补血，姜半夏可和胃、燥湿，川芎可促进药效上升至头面部，益气扶正，全方治疗效果甚佳。本次研究联合针灸疗法与中药辨证施治，总有效 160 例（98.16%），情绪评分及自理、生活质量评分均较单纯针灸疗法有明显改善，证实针灸疗法与中药辨证施治联合治疗周围性面神经麻痹效果显著，值得推广应用。

第二节　项痹（神经根型颈椎病）

项痹是由于正虚劳损，筋脉失养，或风寒湿热等邪气闭阻颈部经络，影响气血运行，导致颈项部强硬疼痛，头、肩背、上肢疼痛，或者出现麻木等症状的一种疾病。

神经根型颈椎病是指颈椎椎间盘变性、颈钩椎关节或者关节突关节增生、肥大，刺激或者压迫相应神经根，并出现以颈肩背部疼痛、上肢及手指的放射性疼痛、麻木、无力为主要临床表现的疾病。

一、病名

（1）中医病名：项痹。

（2）西医病名：神经根型颈椎病。

二、诊断

（一）疾病诊断

1. 中医诊断标准

根据 1994 年 6 月 28 日国家中医药管理局发布的《中医病症诊断疗效标准》（中华人民共和国中医药行业标准 ZYT001.1－001.9－94）进行诊断。

（1）发病特点：急性或缓慢起病，有渐进发展过程，病前多有颈肩部酸痛、头晕头痛、一侧颈项不适等先兆。好发年龄多在 40 岁以上。

（2）诱因：病发多有诱因，每因劳倦、感寒而诱发。

（3）临床表现特点：以颈部出现疼痛，酸胀，可向上肢或背部放射，活动不利，活动时伤侧加重，严重者使头部歪向病侧等为主症。

（4）病因病机特点：由于感受风寒湿邪，或年老体衰、劳倦内伤等，导致经络阻滞，气血不通，经络不通，不通则痛发为项痹。其病表实为多见，急症期以风、寒、湿等表实症状突出。

（5）实验室检查：X 光片、CT 征象或磁共振检查可见生理曲度改变或椎间隙狭窄，骨赘形成等影像学改变。

2. 西医诊断标准

参照 2009 年中国康复医学会颈椎病专业委员会《颈椎病诊治与康复指南》中神经根型颈椎病的诊断标准。

（1）诊断依据：①一般无外伤史，多因职业、睡眠姿势不良或感受风寒所致。②急性发病，睡眠后一侧颈部出现疼痛，酸胀，可向上肢或背部放射，活动不利，活动时伤侧加重，严重者使头部歪向病侧。③患侧常有颈部肌肉痉挛，胸锁乳突肌、斜方肌、大小菱形肌及肩胛提肌等处压痛，在肌肉紧张处可触及肿块和条索状的改变。

（2）诊断原则：①临床表现与影像学所见相符合者，可以确诊。②具有典型颈椎病临床表现，而影像学所见正常者，应注意除外其他病后方可诊断颈椎病。③仅有影像学表现异常，而无颈椎病临床症状者，不应诊断颈椎病。④具有根性分布的症状（麻木、疼痛）和体征。⑤椎间孔挤压试验和臂丛神经牵拉试验阳性。

（二）疾病分期

1. 急性期

临床主要表现为颈肩部疼痛，颈椎活动受限，稍有活动即可使颈肩臂部疼痛加重，疼痛剧烈时难以坐卧，被动以健肢拖住患肢，影响睡眠。

2. 缓解期

临床主要表现为颈僵，颈肩背部酸沉，颈椎活动受限，患肢窜麻疼痛，可以忍受。

3. 康复期

颈肩部及上肢麻痛症状消失，但颈肩背及上肢酸沉症状仍存在，受凉或劳累后症状加重。

（三）证候诊断

1. 风寒痹阻证

颈、肩、上肢窜痛麻木，以痛为主，头有沉重感，颈部僵硬，活动不利，恶寒畏风。舌淡红，苔薄白，脉弦紧。

2. 血瘀气滞证

颈肩部、上肢刺痛，痛处固定，伴有肢体麻木。舌质暗，苔白，脉弦。

3. 痰湿阻络证

颈肩部、上肢疼痛麻木，头晕目眩，头重如裹，肢体麻木，纳呆。舌暗红，苔厚腻，脉弦滑。

4. 肝肾不足证

颈、肩、上肢麻木，眩晕头痛，耳鸣耳聋，失眠多梦，面红目赤。舌红少苔，脉弦。

5. 气血亏虚证

颈、肩、上肢窜痛麻木，头晕目眩，面色苍白，心悸气短，倦怠乏力。舌淡苔少，脉细弱。

（四）鉴别诊断

1. 中医鉴别诊断

（1）落枕。常因睡姿不正，或枕头高低不适，或颈部脉络受损，或风寒侵袭颈项部所致，以急性发作颈项部疼痛或活动困难为主症。

（2）肩痹。肩痹以肩部长期固定疼痛，活动受限为主症的疾病，夜间疼痛为甚，故可鉴别。

（3）头痛。头痛以头部疼痛为主症，故可鉴别。

（4）痿证。痹证是由风、寒、湿、热之邪流注肌肉经脉，痹阻筋脉关节而至。首先，痹证以关节疼痛为主，而痿证则为肢体力弱，无疼痛症状；其次，痿证是无力运动，痹证是因痛而影响活动；再次，部分痿证病初即有肌肉萎缩，而痹证则是由于疼痛甚或关节僵直不能活动，日久废而不用而导致肌肉萎缩。

2. 西医鉴别诊断

（1）肩周炎。肩周炎是指肩关节及其周围的肌腱、韧带、腱鞘、滑囊等软组织的慢性损伤性炎症，临床以肩关节活动时疼痛、功能受限为主要特征。颈椎病可引发肩部牵涉痛，因原发病长期不愈而使肩部肌持续性痉挛、缺血，进而形成炎性病灶，转变为真正的肩周炎。有自然病程，一般1年左右可自愈，但若不配合治疗和功能锻炼，即使自愈也将遗留不同程度的功能障碍。痛点局限时，可局部注射醋酸泼尼松龙，能明显缓解疼痛。

（2）腕管综合征。腕管容积相对或绝对增加（腱鞘炎和肌腱炎最常见），导致腕管内压力增加，卡压正中神经，产生一系列症状和体征，称为腕管综合征。腕管综合征体征在腕远端，神经根型颈椎病神经损害除手指外，尚有前臂屈肌运动障碍，屈腕试验和神经干叩去试验（Tinel 征）阴性。电生理检查有明显区别。

三、治疗方案

（一）专科特色疗法

1. 针刺治疗

1）分期针刺治疗。神经根型颈椎病初期，常表现为颈肩部疼痛剧烈，颈椎活动受限，脉象多弦紧，病情属实。后期患者，疼痛较轻，但颈肩背及上肢酸沉症状仍存在，脉象偏弱，病多属虚，系肝肾不足、筋脉失养所致。

（1）初期（急性期）。

治法：舒筋通络，行气活血。

选穴：取两侧颈部夹脊穴、风池、阿是穴、手三里、内关、后溪。

操作：颈夹脊穴斜向颈椎斜刺，平补平泻。风池针刺时，针尖微向下，向鼻尖斜刺0.8～1.2寸，或平刺透风府，必须严格掌握进针角度及深度，以免伤及延髓。其余穴位均按常规操作，一般用泻法，或加电针，选择疏密波形，留针30 min，每日1次。

（2）后期（缓解期、康复期）。

治法：补益肝肾，和营通络。

选穴：取两侧颈部夹脊穴、风池、肝俞、肾俞、膈俞、肩井。

操作：毫针刺法，以补为主或平补平泻，得气后留针 30 min。每日 1 次，至症状消失为止。

2）"病－症－位"结合取穴治疗。根据本病的辨证及其症状主要分布于颈项部及上肢这一特点，可选用主穴和配穴进行对症处理。

主穴：大椎、颈椎夹脊穴（相应病变所在及其上下相邻）。

症状配穴：上肢及手指麻痛甚者加后溪、合谷、外关；头晕、头痛、目眩者加百会、风池、太阳；恶心、呕吐加天突、内关。

辨证配穴：风寒痹阻型配风池、风府、天柱；血瘀气滞型配大杼、膈俞、曲池；痰湿阻络型配肩井、阴陵泉、丰隆；肝肾不足型配肝俞、肾俞、三阴交；气血亏虚型配百劳、血海、足三里。

操作：大椎穴直刺 1.0 ～ 1.5 寸，使针感向肩臂部传导；夹脊穴直刺或向颈椎斜刺，施平补平泻法，使针感向项、肩臂部传导。其他穴位实证毫针用泻法，虚证用补法。

2. 挑治疗法

在相应颈椎两侧选取阳性点挑治，每周 2 次，每次 2 ～ 3 个点。

3. 穴位注射疗法

以当归注射液 2 mL 或维生素 B1 100 mg 穴注夹脊穴，隔天 1 次，每次取 2 穴。

4. 拔火罐疗法

在颈、肩、背、上肢痛处拔火罐。

5. 酒醋疗法或中药封包疗法

予酒醋散或中药封包热敷颈项部。每日 1 次，每次 15 ～ 20 min。

6. 耳穴疗法

选穴：颈椎、颈、枕、交感、神门、肩、上肢、肝、肾、心等。

操作：以毫针刺，或用王不留行籽贴压。

（二）手法治疗

治疗原则：舒经活血，解痉止痛，整复错位。

1. 松解类手法

（1）基本手法。头颈部一指禅推法、点按法、擦法、拿法、揉法、推法、叩击法等，可选择上述手法一种或几种放松颈项部的肌肉，时间可持续 3 ～ 5 min。

（2）间歇拔伸法。患者仰卧位，一手托住颈枕部，一手把住下颌，纵向用力拔伸，持续 2 ～ 3 min，可反复 3 ～ 5 次。

（3）患者坐位，拿颈项及肩井 3 ～ 5 遍。

2. 整复类手法

（1）旋提手法。

（2）定位旋转扳法。

手法应遵循辨证施治的原则，按患者的体质、年龄、病期、颈部活动受限的方位，以及手法过程中与手法后患者的感受情况等，灵活选用，不宜千篇一律。急性期手法宜轻揉。

（三）药物治疗

1. 中药饮片

（1）风寒痹阻证。

治法：祛风散寒，祛湿通络。

方药：羌活胜湿汤加减（羌活、独活、藁本、防风、炙甘草、川芎、蔓荆子等）。

（2）血瘀气滞证。

治法：行气活血，通络止痛。

方药：桃红四物汤加减（熟地黄、当归、白芍、川芎、桃仁、红花等）。

（3）痰湿阻络证。

治法：祛湿化痰，通络止痛。

方药：半夏白术天麻汤加减（白术、天麻、茯苓、橘红、甘草等）。

（4）肝肾不足证。

治法：补益肝肾，通络止痛。

方药：肾气丸加减［熟地黄、怀山药、山茱萸、牡丹皮、茯苓、泽泻、桂枝、附子（先煎）等］。

（5）气血亏虚证。

治法：益气温经，和血通痹。

方药：黄芪桂枝五物汤加减（黄芪、芍药、桂枝、生姜、大枣等）。

2. 院内制剂

口服通络片以通经活络，固肾壮骨片以补肝肾、强筋骨、祛寒湿，丹田胶囊以活血化瘀、理气止痛。

3. 西药治疗

必要时根据病情选择脱水、非甾体抗炎药、激素、营养神经等药物对症治疗。

（四）其他疗法

1. 牵引疗法

酌情选择颈椎牵引，时间 20～30 min，患者坐位，头部略前倾 15° 左右，牵引的质量起始为 3～5 kg，可逐步加重，以舒适为度。一般使用坐式间歇牵引，对年老体弱者通常使用卧式间歇牵引。

2. 中药定向透药治疗

中药定向透药治疗将中频药物导入和中频按摩融为一体，调制中频电流能促进皮肤电阻下降，扩张小动脉和毛细血管，改善局部血液循环，具有消炎、消肿、镇痛、疏通经络、松解粘连，调节和改善局部循环的作用。

四、疗效评价

（一）评价标准

（1）临床控制：治疗后症状体征消失，颈椎活动正常，治疗后症状积分 0 ～ 1 分，疗效指数大于 90%。

（2）显效：治疗后症状体征基本消失，颈椎活动基本正常，能参加正常活动和工作，疗效指数大于 70%，但不超过 90%。

（3）有效：治疗后症状体征有所改善，颈椎活动基本正常，参加正常活动和工作能力改善，疗效指数大于 30%，但不超过 70%。

（4）无效：治疗后症状体征较治疗前无明显改善，疗效指数不超过 30%。

＊疗效指数 =（治疗前积分 - 治疗后积分）/治疗前积分 ×100%。

（二）评价方法

颈椎病疗效评分见表 5 - 4。

表 5 - 4　颈椎病疗效评分方法

临床表现	记分	临床症状、体征分级
颈部疼痛		0 分：无疼痛；2 分：轻度疼痛；4 分：中度疼痛；6 分：重度疼痛
肩背疼痛		0 分：无疼痛；2 分：轻度疼痛；4 分：中度疼痛；6 分：重度疼痛
上肢疼痛		0 分：无疼痛；2 分：轻度疼痛；4 分：中度疼痛；6 分：重度疼痛
上肢麻木		0 分：无麻木；2 分：偶有麻木，很快缓解；4 分：麻木间断，多在睡眠或晨起出现，能缓解；6 分：感觉麻木，持续不减，不缓解
颈肩压痛		0 分：无压痛；2 分：压痛轻，用力按压才感疼痛；4 分：压痛明显，稍有按压即感痛甚
颈部活动		0 分：正常；2 分：偶有颈部僵硬，仅有两组屈伸、旋转和侧弯活动受限者；4 分：两组以上颈部僵硬，屈伸、旋转和侧弯活动受限者
臂丛神经牵拉试验		0 分：正常；2 分：沿神经根节段放射性分布的疼痛或麻木轻微者；4 分：有明显沿神经根节段放射性分布的疼痛或麻木者
感觉障碍		0 分：无肢体感觉异常者；2 分：有肢体感觉异常者
上肢肌力		0 分：肌力 5 级；2 分：肌力 3 ～ 4 级；4 分：肌力 0 ～ 2 级
肌腱反射		0 分：正常；2 分：腱反射减弱；4 分：腱反射消失

注：总分 46 分。

五、治疗难点及解决方案

（一）急性期颈肩部剧痛难忍

1. 难点分析

急性期很多患者颈肩部剧痛难忍，夜间明显，甚则颈肩部不能触物，尤其是颈椎间盘突出引起的根性痛，多数患者院外单纯中医治疗疼痛缓解不明显，甚者有加重趋势，有时应用非甾体类消炎止痛药疼痛改善仍不明显。

2. 解决方案

（1）急性期患者可配合应用非甾体类消炎止痛药，但对于脊髓轻度压迫的患者，必要时配合应用激素及甘露醇静脉滴注减轻神经压迫症状，以求短期尽快缓解疼痛。

（2）刺络放血疗法。在患者患病椎体棘突或横突压痛点处进行刺络疗法，先用75%酒精棉球消毒局部皮肤，然后术者手持三棱针或一次性注射器针头快速在患部点刺，然后取一大小适中的火罐吸上，留罐5～10 min，然后取下火罐，擦净血液，并严格消毒患部皮肤和火罐，每日1次，3次为1个疗程。

（3）火针疗法。选用颈部夹脊穴或阿是穴用火针治疗。

（4）减压牵引治疗。减压牵引治疗具有定时、定量、定角度等优点，可以解决人工复位和轴向牵引时不能解决的难题，准确定位牵引作用力于受压椎间盘，随时根据身体应力进行力量调整。同时由于负压的存在，可对受损的椎间盘进行吸纳，达到治疗目的。

（二）部分颈肩部肌肉沉紧，僵硬如板

1. 难点分析

针灸治疗配合手法治疗可在短时间内使颈肩部肌肉松弛明显，治疗结束后反弹严重，翌日再次手法时肌紧张明显。

2. 解决方案

（1）建议拍摄标准颈椎正侧位、双斜位X光片，确定脊柱旋转方向及偏歪棘突，结合正骨手法，加用脊柱定点旋转复位法纠正旋转椎体及偏歪棘突，或用颈椎三维减压牵引，最大可能恢复脊柱正常生理弧度，解除神经根卡压。

（2）中药散外用。手法治疗及针灸、西药无法在间歇期有效维持疗效，因而此期间需通过中药外用进行疗效巩固。从方便性而言，在家中自行用中药封包治疗可作为首选。在药散外用的同时需告知患者避免皮肤过敏，目前，多数药散中放置辣椒碱等刺激挥发类物质，应防止皮肤过度刺激而起泡。

（三）伴有焦虑或抑郁精神症状

1. 难点分析

因患病日久不愈，部分患者出现焦虑、失眠等症状。这是由于情志不舒，气机郁滞，气血失调所致。

2. 解决方案

做好思想解释工作，应保持乐观、愉悦的精神状态；强调中药辨证的进一步精、

细、准，在出具具体方药的时候，要充分考虑到患者合并精神因素对疾病的影响，在方药里适当加入香附、玫瑰花、木香、陈皮等疏肝理气之品。也可针刺时增加内关、建里、太冲等具有宽胸理气、疏肝解郁功效的穴位。

六、护理指南

（1）情志调摄。调节情志，指导其戒躁戒怒，勿使体内阳气过度宣泄，多与患者交流，取得信任，安心养病。

（2）饮食指导。宜食清淡，易消化食物；根据病情可适当多食羊肉、胡桃、海参等温性食物及滋补肝肾之品；忌生冷、肥腻、寒性之品，忌烟酒。

（3）患部保健。减轻颈部负荷，避免过度劳累，尽量不要提重物，避免长期伏案工作，睡眠时注意调整枕头的高度和软硬。注意保暖避风，防止受凉。

（4）功能锻炼。加强颈部肌肉力量锻炼，如经常放风筝、做颈椎操等锻炼。

七、康复锻炼方法

简单易行的医疗体操，可以改善颈部血液循环，促进炎症消退，解除肌肉痉挛，减轻疼痛，同时还有预防颈椎病的发生。

1．左右旋转

取站位或坐位，双手叉腰，头轮流向左右旋转，动作要缓慢，幅度要大，每当旋转到最大限度时停顿 3～5 s，左右旋转 15～20 次，如果头晕、心慌应停止旋转。

2．前屈后伸

做时伴随深呼吸，呼气时颈部前屈，下颌接近胸骨柄上缘，吸气时颈部伸至最大限度，反复做 10 次。

3．颈项争力

两手紧贴大腿两侧，两腿不动，头转向左侧时，上身旋向右侧，头转向右侧时，上身旋向左侧，反复做 10 次。

4．头手相抗

双手交叉紧贴后颈部，用力顶头颈，头颈部向后用力，互相抵抗 5 次。

5．翘首望月

头向左旋，并慢慢后仰，眼看左上方 5 s，复原后，再旋向右，看右上方 5 s。

6．双掌擦颈

十指交叉贴于后颈部，左右来回摩擦 50 次。双手大拇指第一节掌面用力向上向下按摩 30～60 次。

八、颈椎病的中医理论探讨及临床经验分享

（一）颈椎病的中医认识
1．病名及症状特点
中医古典文献中没有颈椎病的病名，多根据其表现辨证分析，有的以病机命名，

有的以症状命名，如"痹证""颈肩痛""头痛""项强""眩晕"等。神经根型颈椎病因其特征以"痛""麻""强"为主，故可将其归入痹证范畴。例如，《素问·痹论》曰："风寒湿三气杂至，合而为痹也。其风气胜者为行痹，寒气胜者为痛痹，湿气胜者为着痹。"《素问·长刺节论》曰："病在骨，骨重不可举，骨髓酸痛，寒气至，名曰骨痹。"

症状特点：《素问·至真要大论》曰"诸痉项强，皆属于湿""湿淫所胜……病冲头痛，目似脱，项似拔"。《灵枢·经脉》曰"小肠手太阳之脉……是动则病嗌痛、颔肿、不可以顾，肩似拔，臑似折"。《灵枢·经筋》载"手太阳之筋……其支者，入耳中；直者，出耳上，下结于颔，上属目外眦。其病小指支肘内锐骨后廉痛，循臂阴，入腋下，腋下痛，腋后廉痛，绕肩胛引颈而痛，应耳中鸣痛，引颔目瞑，良久乃得视，颈筋急，则为筋瘘颈肿"。这些详细描述了颈椎病的病变部位和临床表现，包括上肢内侧、腋下、肩胛部的不适，以及耳鸣、视力减退的症状，完全符合神经根型颈椎病的病变规律。

2. 病因病机

（1）外邪侵袭。外感风邪、寒邪、湿邪是本病发生的最常见病因。患者出汗，或受风，或长时间处在潮湿的环境等，外感风寒湿邪，致使机体营卫不和，局部经脉失利，气血运行受阻，局部出现肌肉僵硬不舒，局部皮肤麻木和肌肉萎缩等症状。正如《针灸甲乙经》："所谓痹者，各以共时，感于风、寒、湿三气也，风盛而寒者，不易已。"《医林绳墨·痹》："追见风乘，则气纵不收，为麻痹；寒乘则血滞不行，为痛痹；湿乘血濡而不和，为着痹。三气并乘，使血滞，而气不通，为周痹。"《杂病源流犀烛》："凡颈项强痛，肝肾膀胱病也，三经受风寒湿邪。"《普济方》曰："太阳之病，项脊强痛而恶寒，以太阳感受风寒则经脉不利，而项为之强，颈为之急尔。""动则先引伸其颈尔，项背强者动亦如之，非如几案之几而堰屈也。太阳伤寒项背强，其或太阳中风，加之寒湿而成痉者，亦项强也。"

（2）气血亏虚。《黄帝内经》曰"正气存内，邪不可干""邪之所凑，其气必虚"。外邪侵入后发病与否，完全取决于体内的正气能否抵御外来的邪气。患者自身的肝肾亏虚和气血不足才是致病的根本原因。正如《灵枢·五变篇》曰"腠理、肉不坚者，善病痹"。王肯堂《证治准绳》曰："颈痛、头晕，非是风邪，即为气挫，亦有因落枕而痛者……由闪挫及久坐，致颈项不可转移者，皆由肾气不能生肝，肝虚无以养筋，故机关不利。"《古今医鉴》指出"病臂病为风寒湿所搏；……有血虚作臂痛，盖血不荣筋故也；因湿臂痛，因痰饮流入四肢，令人肩背酸痛，两手软痹"。汪机在《医学原理》中明确指出"有气虚不能导血荣养筋脉而作麻者，有因血虚无以荣养筋肉，以至经隧凝滞而作麻者"。

（3）痰瘀内阻。外邪侵袭，致局部的气血运行不畅，从而产生痰湿、瘀血，这些病理产物阻滞于局部，不通则痛，病势迁延日久、缠绵难愈。正如《素问·痹论》曰"痹在于骨则重，在于脉则血凝不流，在于筋则屈不伸，在于肉则不仁，在于皮则寒"。《灵枢·贼风》曰"痹在于脉，则血凝而不流""湿气藏于血脉之中、分肉之间，久留不去，遇风寒则气血凝结，故邪相袭，则为寒痹"。《类证治裁·痹证论治》曰"痹久，必有痰、湿、败血瘀滞于经络"。顾松园《医镜》曰"邪郁日久，风变则为火，寒变则为热，湿变则为痰"。

总之，从病机而言，本病属于本虚标实，肝肾的气血亏虚为本，风、寒、湿邪及病理产物为标，虚中有实，发为本病。

3. 治疗

（1）针刺治疗。《素问·缪刺论》有针刺阿是穴治疗颈肩痛记载："邪客于足太阳之络，令人拘挛背急，引胁而痛……刺之从项始数脊椎侠脊，疾按之应手而痛，刺之旁三痏，立已"，提出针刺时从项部开始，沿脊椎两傍迅速按压，找到患者感觉有压痛的部位后进行针刺。《普济方》提出"治颈项及肩背痛，穴天井，治颈项不得顾，脊膊闷，两手不得向头，或因扑伤，穴肩外俞，治肩胛痛，穴天宗"。

（2）药物治疗。《伤寒论》第 14 条"太阳病，项背强，反汗出恶风者，桂枝加葛根汤主之"；第 31 条"太阳病，项背强几几，无汗恶风，葛根汤主之"。《金匮要略·血痹虚劳病脉证并治第六》称："血痹，阴阳俱微，寸口关上微，尺中小紧，外证身体不仁，如风痹状，黄芪桂枝五物汤主之。"现代在辨证论治的基础上应用这三个方剂治疗颈椎病，可以取得良好疗效。

《张氏医通》对颈肩痛则分别治之："肩背痛，脊强，腰似折，项似拔，此足太阳经气不行也，羌活胜湿汤。……湿热相搏，肩背沉重而痛，当归拈痛汤。肩背一片冷痛，背臂疼痛，此有痰积也；有因寒饮伏结者，近效附子白术汤；或观书对弈而致肩背痛等，补中益气汤加羌防。"这是古代辨证治疗颈椎病最为详细的记载。

（3）外敷法。葛洪在《肘后方》中应用药物治疗类似疾病，如"虎骨膏""丹参膏""独活酒"等。王叔和在《脉经》中提出类似疾病的治疗要"以药熨之，摩以风膏，灸诸治风穴"。《古今医鉴》提出了熨贴法。

（二）中药封包疗法联合电针治疗神经根型颈椎病

颈椎病主要分为：神经根型、颈型、椎动脉型、交感神经型、脊髓型及混合型。其中发病率最高的为神经根型颈椎病，约占总体的 2/3。在中医学上，神经根型颈椎病归属于"项痹""肩颈痛"等范畴，病因为肝肾亏虚、风寒湿气侵袭入体、外伤劳累等。其临床表现主要为眩晕、头痛、颈肩痛、手臂麻木等。为了进一步研究中药封包疗法联合电针对神经根型颈椎病患者的疗效，我们收集 60 例神经根型颈椎病患者的资料并进行研究。

1. 临床资料

选取 2018 年 1 月 1 日—2018 年 10 月 31 日本院收治的神经根型颈椎病患者，共 60 例。按随机数字表法分为常规组和观察组，每组 30 例患者。

观察组：男 18 例，女 12 例；年龄 25～75 岁，平均（50.3±8.2）岁；病程 3～9 年，平均（5.4±2.2）年。

常规组：男 17 例，女 13 例；年龄 27～75 岁，平均（51.3±5.2）岁；病程 3～8 年，平均（5.1±3.6）年。

两组患者一般资料比较差异无统计学意义（$P > 0.05$），具有可比性。

诊断标准参考 1994 年 6 月 28 日国家中医药管理局发布的《中医病症诊断疗效标准》：①临床表现为颈部疼痛伴随上肢放射痛，颈活动受限，腱反射异常，肌萎缩，肌力减退，受压迫的神经根节段分布区皮肤感觉减弱，压头试验、臂丛牵拉试验阳性。②X 光片检查结果提示颈椎椎体有增生，钩椎关节有增生，椎间隙范围变窄，椎间孔缩小；CT 检查结果可见神经根管变窄及椎体后赘生物。

纳入标准：①符合神经根型颈椎病的诊断标准，中医诊断风寒痹阻型项痹；②年龄 25 ～ 75 岁；③签署知情同意书。

排除标准：①不符合诊断标准；②孕妇或者哺乳期患者；③患有重度骨质疏松、脊柱肿瘤、强直性脊柱炎等；④药物过敏、精神障碍患者；⑤皮肤病及颈背部皮肤破损者；⑥严重脏器疾病患者，如心、肝、肾功能严重不全者。

2．治疗方法

两组均用电针治疗。取大椎、颈椎夹脊穴$_{双}$、风池$_{双}$、风府、天柱$_{双}$、后溪$_{双}$、随证加减。用"环球"无菌针灸针，规格为 0.3 mm × 25.0 mm、0.3 mm × 40.0 mm，针长根据部位加以调整。进针前，需进针的穴位用碘伏消毒，进针后采用提插和捻转泻法，使局部有酸、麻、重、胀感。采用 G6805 - 3 型电针治疗仪，频率 1.0 ～ 1.3 Hz，强度以受试者能够耐受为度，时间 30 min，每天 1 次，7 次治疗为 1 个疗程。

观察组加用中药封包疗法。白芥子 80 g，菟丝子 80 g，补骨脂 80 g，莱菔子 80 g，决明子 80 g，紫苏子 80 g，吴茱萸 10 g，桃仁 10 g，粗盐 1000 g（科室自备）。将中药封包治疗仪置于疼痛部位，调整远红外温度（42 ～ 46 ℃），也可根据对热的敏感性调整远红外温度，治疗过程中遵循多问多看原则，即多询问患者的感觉，同时观察患处皮肤颜色变化，避免发生烫伤。每次 30 min，每天 1 次，7 天为 1 个疗程。

3．观察指标

治疗前后 CASCS 评分和 VAS 评分。

用 SPSS 16.0 统计软件处理数据，疗效采取 χ^2 检验；评分以 $(\bar{x} \pm s)$ 表示，采取 t 检验。以 $P < 0.05$ 表示差异有统计学意义。

4．疗效标准

痊愈：症状消失，肢体功能以及颈椎功能恢复，肌力恢复正常。有效：症状减轻，肌力、肢体功能以及颈椎功能基本恢复，日常工作生活仍受一定影响。无效：症状、肌力、肢体功能以及颈椎功能未得到改善甚至加重。

5．治疗结果

（1）两组患者临床疗效的比较。观察组的总体有效率比常规组的有效率高，并且治愈患者的例数明显高于常规组，具有统计学差异（$P < 0.01$），见表 5 - 5。

表 5-5 两组患者临床疗效的比较 ($n=30$)

组别	痊愈/例	有效/例	无效/例	总体有效率
观察组	22	6	2	93.33%
常规组	11	12	7	76.67%
χ^2	—	—	—	7.63
P	—	—	—	<0.01

（2）两组患者 CASCS 评分的比较情况。治疗前 CASCS 评分比较，两组患者评分比较差异无统计学意义（$P>0.05$）；两组治疗后 CASCS 评分比较，可以明显看出观察组的评分高于常规组，差异有统计学意义（$P<0.001$），说明观察组患者的临床疗效要明显好于常规组（表 5-6）。

表 5-6 两组患者 CASCS 评分的比较情况（$n=30$，$\bar{x} \pm s$）

组别	治疗前	治疗后
观察组	30.2±3.9	51.7±1.9
常规组	31.4±4.3	42.1±2.7
t	0.52	6.43
P	0.61	<0.001

（3）两组患者 VAS 评分比较。两组治疗前 VAS 评分比较，可观察到两组患者评分大致相同，差异无统计学意（$P>0.05$）；两组患者治疗后 VAS 评分比较，观察组评分显著低于常规组，差异有统计学意义（$P<0.001$），说明观察组在对于颈椎功能的改善要优于常规组（表 5-7）。

表 5-7 两组患者 VAS 评分比较（$\bar{x} \pm s$）

组别	治疗前	治疗后
观察组	8.26±1.33	3.38±0.46
常规组	8.67±1.89	4.12±0.76
t	0.47	12.39
P	0.76	<0.001

6. 讨论

神经根型颈椎病属中医"项痹"等范畴。中医认为神经根型颈椎病的发病主要分为内因和外因。内因为肝肾亏虚，气血不足；外因为外感风寒湿邪，跌扑、闪挫等外伤，颈部劳损。辨证分为风寒痹阻证、血瘀气滞证、痰湿阻络证、肝肾不足证、气血亏虚证。

　　电针取大椎，颈椎夹脊穴、风池、风府、天柱、后溪等穴位，可使患处组织粘连得到松解，减轻突出物对神经根的压迫，促进炎症物质的吸收，从而使颈部肌肉痉挛的症状得到改善。中药封包疗法可使药力慢慢渗透，缓解局部肌肉、肌腱的僵硬，提高肌力和恢复关节功能。研究证明，中药热敷可使患处小动脉扩张，毛细血管通透性增加，加快局部代谢，从而促进局部肌肉血液循环，使局部肌肉酸痛得以缓解。中药包内白芥子具有散寒除湿、利气散结、通络止痛的功效，而莱菔子能行气止痛，吴茱萸能散寒止痛。

第三节　眩晕（椎动脉型颈椎病）

　　眩晕是指患者所感到的自身或周围物体旋转的主观感觉，常伴有恶心、呕吐、耳鸣和出汗等一系列症状。眩晕，又称"头眩""冒眩""风眩"等。眩：指眼花，眼黑。晕：指头晕，旋转。临床上有轻重之分：轻者闭目即止，或如坐舟船，飘摇不定；重者两眼昏花缭乱，视物不明，或旋摇不止，难于站立，昏昏欲倒，胸中泛泛，恶心呕吐。

　　颈源性眩晕——椎动脉型颈椎病，此类型的颈椎病是以颈椎间盘的退行性变为主，退变的组织和结构对颈部脊髓、神经、血管和软组织构成压迫或刺激，从而引致椎 - 基底动脉系统缺血而出现眩晕、耳鸣、呕吐、头痛、视力障碍、猝倒等一系列症状。

一、病名

　　（1）中医病名：眩晕。
　　（2）西医病名：颈椎病（椎动脉型）。

二、诊断

（一）疾病诊断

1．中医诊断标准

　　参照国家中医药管理局 1994 年发布的中华人民共和国中医药行业标准《中医病症诊断疗效标准》中眩晕的诊断标准：①头晕目眩，视物旋转，轻者闭目即止，重者如坐车船，甚则仆倒；②可伴恶心呕吐，眼球震颤，耳鸣耳聋，汗出，面色苍白等；③起病较急，常反复发作，或逐渐加重。

2．西医诊断标准

参照《全国第二届颈椎病专题座谈会纪要》中颈源性眩晕的诊断标准：①曾有猝倒发作史，并伴有颈源性眩晕；②旋颈征阳性；③颈椎 X 线摄片、CT、MRI 显示椎间关节失稳，或钩椎关节骨质增生，间隙变窄，椎间孔变小，椎间盘突出等；④有"一过性、体位改变性眩晕"的特点；⑤除外其他疾病引起的眩晕，如耳源性眩晕、眼源性眩晕、心脑血管疾病等。

（二）证候诊断

1．风阳上扰证

眩晕耳鸣，头痛且胀，易怒，失眠多梦，或面红目赤，口苦，舌红，苔黄，脉弦滑。

2．痰浊中阻证

头重如裹，视物旋转，胸闷作恶，呕吐痰涎，苔白腻，脉弦滑。

3．气血亏虚证

头晕目眩，面色淡白，神倦乏力，心悸少寐，舌淡，苔薄白，脉弱。

4．肝肾阴虚证

眩晕久发不已，视力减退，少寐健忘，心烦口干，耳鸣，神倦乏力，腰酸膝软，舌红，苔薄，脉弦细。

5．痰瘀阻窍证

眩晕而头重昏蒙，伴胸闷恶心，肢体麻木或刺痛，唇甲发绀，肌肤甲错，或皮肤如蚁行状，或头痛，舌质暗有瘀斑，苔薄白，脉滑或涩。

（三）鉴别诊断

1．中医鉴别诊断

（1）中风。中风以猝然昏仆，不省人事，伴有口舌歪斜，半身不遂，失语；或不经昏仆，仅以歪斜不遂为特征。中风昏仆与眩晕之仆倒相似，且眩晕可为中风病先兆，但眩晕患者无半身不遂、口舌歪斜及舌强语謇等表现。

（2）厥证。厥证以突然昏仆，不省人事，或伴有四肢厥冷为特点，发作后一般在短时间内逐渐苏醒，醒后无偏瘫、失语、口舌歪斜等后遗症。严重者也可一厥不醒而死亡。眩晕发作严重者也可有眩晕欲倒的表现，但一般无昏迷不省人事的表现。

（3）痫病。痫病以突然仆倒，昏不知人，口吐涎沫，两目上视，四肢抽搐，或口中如作猪羊叫声，移时苏醒，醒后一如常人为特点。痫病昏仆与眩晕甚者之仆倒相似，且其发前多有眩晕、乏力、胸闷等先兆，发作日久常有神疲乏力、眩晕时作等症状表现，故应与眩晕鉴别，其鉴别要点为痫病昏仆必有昏迷不省人事，且伴口吐涎沫、两目上视、抽搐、猪羊叫声等症状。

2．西医鉴别诊断

（1）美尼尔氏病。以反复发作的眩晕为特点，伴耳鸣、眼球震颤，病程长可造成听力下降。发作时患者不敢睁眼，睁眼则周围影物转动，闭眼感觉自身在转动，并出现恶心呕吐、面色苍白、出汗，有的患者还有头痛、脉快、血压低表现。眩晕可持续数小时到数日，逐渐减轻。

（2）植物神经功能紊乱症。发作性眩晕，在精神紧张、疲劳后发病，休息 1～2 天后好转，无任何后遗症，做各项检查均正常。

三、治疗方案

（一）专科特色疗法

1. 针灸治疗

主穴：百会、神庭、风府、大椎、风池$_双$、颈部华佗夹脊穴$_双$、内关$_双$。

辨证配穴：①风阳上扰配合谷$_双$、太冲$_双$；②痰浊中阻配丰隆$_双$、太冲$_双$；③气血亏虚配足三里$_双$，加艾灸中脘、气海；④肝肾阴虚配太冲$_双$、太溪$_双$；⑤痰瘀阻窍配脾俞$_双$、膈俞$_双$。

操作：俯卧位，以上诸穴平补平泻进针，选两对穴位连 G6805 型电针治疗仪，连续波刺激，留针 30 min。每日 1 次，10 天为 1 个疗程。注意：风池穴针刺方向对准对侧口角，华佗夹脊针刺方向斜向脊柱 45° 进针。

2. 艾灸疗法

选穴：以百会为主穴，配中脘、足三里、涌泉等穴位。

操作：①压灸百会穴。患者取坐位或卧位，先以万花油适量涂抹于百会穴上，再用艾绒搓成黄豆大小般的艾炷直接灸，至患者有灼热感时，取一截艾条用力压熄艾炷，使热力缓缓透进穴位并向四周放射，连灸 3～5 壮。②温灸百会穴。患者取坐位或卧位，用温灸盒装上一段 5～6 cm 的艾条，在近穴端点燃艾条，让热力缓缓渗进穴位及四周，持续燃烧约 20 min，移去温灸盒。其余穴位用艾条温和灸。

3. 磁圆梅针疗法

主穴：病变夹脊穴、阿是穴。配穴：督脉神庭穴至大椎穴为第一线，膀胱经通天穴至大杼穴为第二线。轻叩以上主穴、配穴 3～5 遍，以局部皮肤潮红为度。

4. 火罐疗法

操作：颈肩背部用走罐法自上而下操作 3～5 遍，沿走罐方向留罐 5～8 罐，5～10 min 取罐。疗程：隔 2 日 1 次，5 次为 1 个疗程。

注意事项：注意保护皮肤，气血虚弱者不宜。

5. 酒醋疗法或中药封包疗法

操作：予酒醋散或中药封包热敷颈部。皮肤疾患、药物过敏、破损、结核、肿瘤等禁用。

6. 推拿治疗手法

推拿治疗手法有：①松解类手法；②整复类手法。

（二）中药辨证治疗

1. 风阳上扰证

治法：平肝潜阳，滋养肝肾。

方药：天麻钩藤饮（天麻、钩藤、石决明、黄芩、栀子、益母草、牛膝、杜仲、桑寄生、茯神、夜交藤）。

2. 痰浊中阻证

治法：燥湿祛痰，健脾和胃。

方药：半夏白术天麻汤（半夏、白术、天麻、生姜、大枣、甘草）。

3. 气血亏虚证

治法：补养气血，健运脾胃。

方药：归脾汤（黄芪、人参、白术、当归、龙眼肉、茯神、远志、酸枣仁、木香、甘草）。

4. 肝肾阴虚证

治法：滋养肝肾，养阴填精。

方药：左归丸（熟地黄、山茱萸、山药、枸杞子、菟丝子、鹿角霜、牛膝、龟板胶）。

5. 痰瘀阻窍证

治法：活血化痰，通络开窍。

方药：涤痰汤合通窍活血汤加减［胆南星、半夏、枳实、茯苓、陈皮、石菖蒲、竹茹、麝香（冲服或白芷代）、丹参、赤芍、桃仁、川芎、红花、牛膝、葱白、生姜、大枣］。

（三）对症治疗

必要时根据病情选择活血化瘀、扩张血管、营养神经等药物对症治疗。

四、疗效评价

（一）疗效评定标准

1. 颈源性眩晕症状功能评估量表

选用颈源性眩晕症状功能评估量表进行评分。其中，眩晕 16 分，颈肩痛 4 分，头痛 2 分，全表满分为 22 分，并根据治疗前后评分计算疗效指数。疗效指数 =（治前症状积分 – 治后症状积分）/治前症状积分 ×100%。

2. 疗效标准

临床痊愈：主要症状积分减少 95% 及以上。显效：主要症状积分减少 70% 及以上，但不超过 95%。有效：主要症状分减少 30% 及以上，但不超过 70%。无效：主要症状积分减少不足 30%。

（二）评价方法

采用上述颈源性眩晕症状功能评估量表进行评分，满分为 22 分。

1. 眩晕（16 分）

（1）程度。8 分：无症状；6 分：轻度眩晕，可忍受，可正常行走；4 分：中度眩晕，较难受，尚可行走；2 分：重度眩晕，极难受，行走困难，需扶持或坐下；0 分：剧烈眩晕，几乎无法忍受，需卧床。

（2）频率。4 分：无症状；3 分：每月约 1 次；2 分：每周约 1 次；1 分：每天约 1 次；0 分：每天数次。

（3）持续。4 分：无症状；3 分：几秒至几分钟；2 分：几分钟至 1 h；1 分：几小时；0 分：1 天或以上。

2. 颈肩痛（4 分）

4 分：无症状；3 分：轻度，可忍受；2 分：中度，较难受；1 分：重度，极难受；0 分：剧烈，几乎无法忍受。

3. 头痛（2 分）

2 分：无症状；1.5 分：轻度，可忍受；1 分：中度，较难受；0.5 分：重度，极难受；0 分：剧烈，几乎无法忍受。

五、治疗难点及解决方案

（一）眩晕急性发作时的治疗

1. 难点分析

椎动脉型颈椎病引起眩晕，其症状可轻可重，重者眼睛不能睁开、头颈不能动摇，更不能起坐，伴有恶心呕吐，难于进食。这时患者头颈部的活动往往使眩晕的症状加重，患者非常紧张，对头颈部的移动有恐惧感。此时，颈部的手法按摩推拿、牵引等的措施在短时间内亦可能加重眩晕。

2. 解决方案

根据中医"急则治其标，缓则治其本"的原则，此时关键是促进气血运行，改善脑部供血。但要注意急性期患者既有供血不足存在，更有颈椎病所致的炎症水肿的情况存在，微循环障碍也是产生导致眩晕因素之一。

（1）先用针刺或艾灸（或隔姜灸），取穴百会、印堂、风池、内关、外关、足三里等，以调理气机，使清阳得以升、痰湿浊阴得以降，眩晕可暂解，胃纳亦可下膈而不至于呕吐。

（2）加强活血化瘀药应用。活血化瘀的理念应该贯彻急性期治疗的全程，这和现代医学治疗眩晕习惯运用扩血管药物改善微循环的治疗思维是一致的，无论哪种证型都应加入活血之品三七、川芎、丹参、葛根之类。自拟定眩汤（天麻、钩藤、法半夏、陈皮、茯苓、菖蒲、葛根、丹参、川芎），取其祛风活血、化痰止眩之功效。若肝气偏盛加菊花、白芍；若肾精亏精、髓海不足，加肉桂、枣仁；气血亏虚加当归、黄芪。

（3）必要时静脉给药。气虚或气阴两虚者，静脉滴注 0.9% 氯化钠注射液 250 mL 加参麦注射液 20～30 mL，每天 1 次。血瘀者静脉滴注 0.9% 氯化钠注射液 250 mL 加丹参川芎嗪注射液 10 mg，每天 1 次。一般 2～3 天，眩晕能缓解下来，患者已能起坐，亦能有限度地转动颈部，再配合其他疗法。

（二）如何预防眩晕复发

1. 难点分析

眩晕作为发作性疾病，在缓解期如何固本治疗，如何针对不同病因辨证治疗，培补正气，增强体质，有效地预防眩晕复发，也是需要重点解决的问题。

2. 解决方案

（1）以中药调理为主。主要以"缓则固其本"为原则。缓解期多偏虚，有气虚、血虚、肾虚之不同，对中气不足，清阳之气不能上荣者，予以益气健脾，升清荣脑，药用黄芪、党参、升麻、葛根、蔓荆子、细辛等，或用补中益气汤；对血虚不能上荣于脑者，予以益阴补血柔肝，药用生地黄、当归、白芍、何首乌、枸杞子、菊花等；对肾精亏虚，髓海失养而脑转耳鸣者，予以培补肾精外，必知肾乃水火之宅，有偏阴偏阳之别，对阴精不足者，宜滋补肾阴，药用生熟地、女贞子、墨旱莲、首乌、当归等；偏肾阳虚，药用肉苁蓉、菟丝子、仙茅、淫羊藿、补骨脂、覆盆子、杜仲等。在使用培补肾精药时，要避免滋腻呆补，必补中有通，可加入陈皮、谷麦芽、砂仁等健脾开胃药，防止脾胃受伤，运化失司，复引痰浊内生导致复发。

（2）平素加强锻炼，增强体质，注意劳逸结合，保持心情愉快。

六、护理指南

（1）病室保持安静、舒适，避免噪声，室内光线以柔和为宜，不要太强。

（2）患者要保证充足的睡眠，注意劳逸结合。眩晕发作时应卧床休息，闭目养神，少做或不做旋转、弯腰等动作，以免诱发或加重病情。

（3）对重症患者要密切注意血压、呼吸、脉搏、神志等情况，发现异常，要及时处理。

（4）患者要保持心情愉快，增强战胜疾病的信心。

（5）饮食以清淡易消化为宜，多吃蔬菜、水果，忌烟酒、油腻、辛辣之品，少食海腥发物。虚证眩晕患者应适当增加营养。

七、康复锻炼方法

参考颈椎病的功能锻炼方法。如前屈后伸、颈项争力、头手相抗、翘首望月、双掌擦颈等动作。

八、颈源性眩晕的中医理论探讨及临床治疗经验分享

（一）眩晕的中医认识

1. 病名的认识

眩即眼花，晕是头晕，二者常同时并见，故统称为"眩晕"，其轻者闭目可止，重者如坐车船，旋转不定，不能站立，或伴有恶心、呕吐、汗出、面色苍白等症状。眩晕为临床常见病症，多见于中老年人，亦可发于青年人。

2. 病因的认识

眩晕病症，历代医籍记载颇多。《黄帝内经》对其涉及脏腑、病性归属方面均有记述。《素问·至真要大论》认为"诸风掉眩，皆属于肝"，指出眩晕与肝关系密切。《灵枢·卫气》认为"上虚则眩"。《灵枢·口问》曰："上气不足，脑为之不满，耳为之苦鸣，头为之苦倾，目为之眩。"《灵枢·海论》认为"脑为髓海"，而"髓海不足，则脑转耳鸣"，认为眩晕一病以虚为主。

汉代张仲景认为痰饮是眩晕发病的原因之一，为后世"无痰不作眩"的论述提供了理论基础，并且用泽泻汤及小半夏加茯苓汤治疗眩晕。

宋代以后，进一步丰富了对眩晕的认识。严用和在《重订严氏济生方·眩晕门》中指出"所谓眩晕者，眼花屋转，起则眩倒是也，由此观之，六淫外感、七情内伤，皆能导致"，第一次提出外感六淫和七情内伤致眩说，补前人之未备，但外感风、寒、暑、湿致眩晕，实为外感病的一个症状，而非主要证候。

元代朱丹溪倡导痰火致眩学说，《丹溪心法·头眩》曰："头眩，痰挟气虚并火，治痰为主，挟补气药及降火药。无痰不作眩，痰因火动，又有湿痰者，有火痰者。"

明代张景岳在《黄帝内经》"上虚则眩"的理论基础上，对下虚致眩给出了详尽论述，他在《景岳全书·眩晕》中说："头眩虽属上虚，然不能无涉于下。盖上虚者，阳中之阳虚也；下虚者，阴中之阳虚也。阳中之阳虚者，宜治其气，如四君子汤、归脾汤、补中益气汤……阴中之阳虚者，宜补其精，如……左归饮、右归饮、四物汤之类是也。然伐下者必枯其上，滋苗者必灌其根。所以凡治上虚者，犹当以兼补气血为最，如大补元煎、十全大补汤诸补阴补阳等剂，俱当酌宜用之。"张氏从阴阳互根及人体是一有机整体的观点出发，认识与治疗眩晕，并认为眩晕的病因、病机"虚者居其八九，而兼火兼痰者，不过十中一二耳"，详细论述了劳倦过度、饥饱失宜、呕吐伤上、泄泻伤下、大汗亡阳、眴目惊心、焦思不释、被殴被辱气夺等皆伤阳中之阳，吐血、衄血、便血、纵欲、崩淋等皆伤阴中之阳而致眩晕。

秦景明在《症因脉治·眩晕总论》中认为阳气虚是本病发病的主要病理环节。徐春甫《古今医统·眩晕宜审三虚》认为："肥人眩运，气虚有痰；瘦人眩运，血虚有火；伤寒吐下后，必是阳虚。"龚廷贤《寿世保元·眩晕》集前贤之大成，对眩晕的病因、脉象都有详细论述，并分证论治眩晕，如半夏白术汤证（痰涎致眩）、补中益气汤证（劳役致眩）、清离滋饮汤证（虚火致眩）、十全大补汤证（气血两虚致眩）等，至今仍值得临床借鉴。

3. 病机的认识

本病病位在清窍，由气血亏虚、肾精不足致脑髓空虚，清窍失养，或肝阳上亢、痰火上逆、瘀血阻窍而扰动清窍发生眩晕，与肝、脾、肾三脏关系密切。眩晕的病性以虚者居多，故张景岳谓"虚者居其八九"，如肝肾阴虚、肝风内动，气血亏虚、清窍失养，肾精亏虚、脑髓失充。眩晕实证多由痰浊阻遏，升降失常，痰火气逆，上犯清窍，瘀血停着，痹阻清窍而成。在眩晕的发病过程中，各种病因、病机可以相互影响，相互转化，形成虚实夹杂；或阴损及阳，阴阳两虚。肝风、痰火上扰清窍，进一步发展可上蒙清窍，阻滞经络，而形成中风；或突发气机逆乱，清窍暂闭或失养，而引起晕厥。

4. 治则的认识

眩晕的治疗原则主要是补虚而泻实，调整阴阳。虚证以肾精亏虚、气血衰少居多，精虚者填精生髓，滋补肝肾；气血虚者宜益气养血，调补脾肾。实证则以潜阳、泻火、化痰、逐瘀为主要治法。

5. 文献摘要

《灵枢·海论》载："脑为髓之海，其输上在于其盖，下在风府。……髓海有余，则轻劲多力，自过其度；髓海不足，则脑转耳鸣，胫酸眩冒，目无所见，懈怠安卧。"

《素问玄机原病式·诸风掉眩皆属肝木》载："风气甚而头目眩运者，由风木旺，必是金衰不能制木，而木复生火，风火皆属阳，多为兼化，阳主乎动，两动相搏，则为之旋转。"

《丹溪心法·头眩》载："头眩，痰挟气虚并火，治痰为主，挟补气药及降火药。无痰则不作眩，痰因火动。"

《景岳全书·眩运》载："丹溪则曰无痰不能作眩，当以治痰为主，而兼用它药。余则曰无虚不能作眩，当以治虚为主，而酌兼其标。孰是孰非，余不能必，姑引经义，以表其大意如此。"

《证治汇补·眩晕》载："以肝上连目系而应于风，故眩为肝风，然亦有因火，因痰，因虚，因暑，因湿者。"

《临证指南医案·眩晕》载："经云诸风掉眩，皆属于肝，头为六阳之首，耳目口鼻皆系清空之窍，所患眩晕者，非外来之邪，乃肝胆之风阳上冒耳，甚至有昏厥跌仆之虞。其症有夹痰，夹火，中虚，下虚，治胆、治胃、治肝之分。"

（二）电项针配合磁圆梅针治疗颈源性眩晕

颈源性眩晕是因颈椎退行改变或外伤使脊椎内外平衡失调而引起的以眩晕为主要症状的临床综合征。反复发作性眩晕是本病最突出的症状，眩晕的表现形式多样，可为头晕、旋转、晃动、站立不稳等，多数发作于头颈部活动时，一般发作时间短暂，数秒至数分钟不等，亦有持续时间较长者。笔者对颈源性眩晕患者进行临床研究，其中，以电项针配合磁圆梅针治疗颈源性眩晕取得良好的治疗效果，现进行总结。

1. 临床资料

1）病例来源。本组200例患者采用简单随机化的方法分为电项针配合磁圆梅针组（观察组），口服眩晕宁片组（对照组）。其中，治疗组100例，男45例，女56例，年龄20～60岁，平均40岁；对照组100例，男49例，女51例，年龄18～62岁，平均39岁。两组年龄、性别等资料经统计学处理差异无显著性意义（$P > 0.05$），具有可比性。

2）诊断标准。

（1）中医分型。按照《中医病症诊断疗效标准》分为：①肝阳上亢型：眩晕耳鸣，头痛且胀，易怒，失眠多梦，或面红目赤，口苦，舌红，苔黄，脉弦滑。②痰浊上蒙型：头重如裹，视物旋转，胸闷作恶，呕吐痰涎，苔白腻，脉弦滑。③气血亏虚型：头晕目眩，面色淡白，神疲乏力，心悸少寐，舌淡，苔薄白，脉弱。④肝肾阴虚型：眩晕久发不已，视力减退，少寐健忘，心烦口干，耳鸣，神倦乏力，腰酸膝软，舌红，苔薄，脉弦细。

（2）西医标准。参照《全国第二届颈椎病专题座谈会纪要》中颈源性眩晕的诊断标准：①曾有猝倒发作史，并伴有颈源性眩晕；②旋颈征阳性；③颈椎 X 线摄片、CT、MRI 检查结果显示椎间关节失稳，或钩椎关节骨质增生，间隙变窄，椎间孔变小，椎间盘突出等；④有"一过性、体位改变性眩晕"的特点；⑤除外其他疾病引起的眩晕，如耳源性眩晕、眼源性眩晕、心脑血管疾病。

2．治疗方法

1）观察组。

（1）电项针疗法。选穴：主穴取风池穴、供血穴（风池下 1.5 寸，平下口唇处）、颈部夹脊穴（根据临床检查及 X 线摄片所示取相应的颈部夹脊穴）。配穴：肝阳上亢型加太冲、太溪；痰浊上蒙型加内关、丰隆；气血亏虚型加血海、足三里；肝肾阴虚型加三阴交、太溪。操作：患者俯伏位或俯卧位，选用 0.35 mm×40.00 mm 毫针，风池穴针尖微向下，向下颌方向刺入 1.0～1.2 寸；供血穴直刺约 1.2 寸，刺向对侧口唇处；相应的颈部夹脊穴直刺 1 寸。进针得气后，选用 G6805 型电针治疗机，将两组导线分别连接同侧的风池穴、供血穴或同侧的 2 个颈夹脊穴，通以脉冲电流疏密波，电流强度以项部肌肉跳动为度或以患者舒适为度。配穴直刺 0.5～0.8 寸，实证用泻法，虚证用补法。治疗 30 min。

（2）磁圆梅针（选用山西师怀堂教授新九针之一）叩刺。主穴：病变夹脊穴和阿是穴。配穴：督脉神庭穴至大椎穴为第一线，膀胱经通天穴至大杼穴为第二线。轻叩以上主穴、配穴 3～5 遍，以局部皮肤潮红为度。

以上 2 种方法联合使用，每天 1 次，10 次为 1 疗程。疗程间隔 1 周，连续治疗 2 个疗程。

2）对照组。口服眩晕宁片（桂林三金药业公司产品，含量为每片 0.38 g）每次 3 片，一天 3 次，连续服用 10 天为 1 疗程。疗程间隔 1 周。

3．统计方法

汇总所有资料，建立数据库，进行数据管理，用 SPSS 13.0 软件进行统计分析。计数资料采用 χ^2 检验，等级资料用 Ridit 分析，计量资料比较采用 t 检验。

4．疗效评定标准及结果

1）疗效评定标准。

（1）选用《颈源性眩晕症状功能评估量表》，其中眩晕 16 分，颈肩痛 4 分，头痛 2 分，全表满分为 22 分，并根据治疗前后评分计算疗效指数。疗效指数 = （治前症状积分 - 治后症状积分)/治前症状积分×100%。

（2）疗效标准。临床痊愈：主要症状积分减少 95% 及以上。显效：主要症状积分减少70%及以上，但不足95%。有效：主要症状积分减少30%及以上，但不足70%。无效：主要症状积分减少不足30%。

（3）采用美国Medasonc公司的经颅多普勒超声仪（TCD），检查椎动脉系的收缩峰（v_s）、舒张末血流速度（v_d）、平均血流速度（v_m）。所有研究对象均在其首次治疗前及1个疗程后重复上述检查，并记录相关数据。

（4）2个疗程结束后观察疗效。

2）结果。观察组及对照组总体有效率分别为96%及88%，经统计学分析，两组间疗效有显著差异，$P < 0.05$，见表5-8。

表5-8　治疗后两组有效率比较

组别	例数	治愈/例	显效/例	有效/例	无效/例	总有效率
观察组	100	26	48	22	4	96%
对照组	100	18	39	31	12	88%

治疗前两组症状积分无显著差异，$t = 1.3908$，$P = 0.1659$（$P > 0.05$），治疗后两组差异有统计学意义，$t = 13.5896$，$P = 0.0000$（$P < 0.05$），因此，观察组明显优于对照组，见表5-9。

表5-9　治疗后两组症状积分比较 （$\bar{x} \pm s$）

组别	治疗前/（$cm \cdot s^{-1}$）	治疗后/（$cm \cdot s^{-1}$）
观察组	11.48 ± 5.40	20.03 ± 2.06
对照组	12.55 ± 5.48	16.24 ± 1.88
P	>0.05	<0.05

治疗后观察组及对照组椎动脉的收缩峰（v_s）$t = 8.8257$，$P = 0.0000$；舒张末血流速度（v_d）$t = 8.9431$，$P = 0.0000$；平均血流速度（v_m）$t = 8.8929$，$P = 0.0000$；前后差值对比均有统计学意义（$P < 0.01$），见表5-10。

表5-10　治疗后两组双侧椎动脉的收缩峰（v_s）、舒张末血流速度（v_d）
及平均血流速度（v_m）前后差值比较（$\bar{x} \pm s$）

组别	v_s/（$cm \cdot s^{-1}$）	v_d/（$cm \cdot s^{-1}$）	v_m/（$cm \cdot s^{-1}$）
观察组	9.62 ± 3.08	4.28 ± 2.41	3.63 ± 1.94
对照组	6.32 ± 2.12	1.96 ± 0.96	1.75 ± 0.84

5. 讨论

目前，对颈源性眩晕的发病机制尚不明确，临床上将本病归结为机械压迫学说、神经刺激及神经-体液致病学说、血管病变和血流动力异常及颈椎失稳因素等，但病因不能局限于某个单一的因素，颈源性眩晕是由多种因素综合所致。现代医学认为，本病主要是由各种机械与动力因素致使椎动脉遭受刺激或压迫，以致血管狭窄、扭曲，而造成椎-基底动脉供血不足为主要症状的症候群。

中医学认为，颈源性眩晕的病机是本虚标实，即气血虚为本，以外伤、劳损、邪侵袭为诱因，以头晕目眩、甚则欲仆为主要表现，气血运行不畅、脉络瘀阻是本病的主要机理。

项针主穴为风池、供血穴及颈部夹脊穴，这些穴位针感强烈，因其定位在头颈部，故有近治作用，能直接调整项部局部经络气血，起到疏通经络、活血化瘀作用。现代研究认为，针刺风池对脑血管有解痉、扩张和收缩作用，可以改善脑部的血液循环。针刺供血穴可调节动脉平滑肌的舒缩功能，改善血管痉挛状态，并可在一定程度上缓解颈部肌肉紧张，促进代谢产物的转运，从而改善局部组织粘连所引起的颈椎关节紊乱、椎动脉受牵拉所致的痉挛状态。针刺颈夹脊穴能改善颈部的微循环状态，对毛细血管的通透性有调节作用，能改善组织的缺血和缺氧状态。针刺颈夹脊穴不仅可以纠正颈椎病所致椎动脉血流动力学的紊乱，改善血流速度，提高脑血流量，还能改善颈部软组织的损伤及粘连状态，改善脑部的供血状态，从而治疗眩晕症状。针刺后加电刺激，能增强代谢，促进血液循环，改善组织营养，消除炎性水肿。

磁圆梅针作为一种无创伤的治疗方法，它把针刺、磁疗、点穴和梅花针融为一体，通过叩击项部腧穴及头部相关经脉，可有效地解除或缓解颈部肌肉痉挛，改善微循环，调节神经血管功能，对眩晕有较理想的治疗效果。根据经络学说的理论，皮部是十二经脉的分支，是十二经脉机能活动反应的部位，也是经脉之气散布的场所。皮部对外界的变异性较强，具有调节和适应的功能，起着保卫机体，抵抗外邪的作用。古人说："病之于内，形之于外。"《素问·缪刺论》说："邪之客于形也，必先舍于皮毛，留而不去，入舍于经脉……"根据这一原理，采用磁圆梅针叩刺一定部位、穴位或阳性反应区，便可以通过皮部孙络、络脉、经脉起到调整脏腑虚实，行气活血，通经活络，平衡阴阳而达到治疗的目的，阴平阳秘，精神乃治。

结合本研究观察组（电项针配合磁圆梅针）在治疗颈源性眩晕的临床观察中疗效、症状及椎动脉血流速度上均优于对照组（口服眩晕宁），可以证明电项针配合磁圆梅针治疗颈源性眩晕在临床上值得推广。

第四节　肩痹（肩关节周围炎）

肩痹是指由于风、寒、湿、热等邪气闭阻经络，影响气血运行，导致肩关节周围处发生疼痛、重着、酸楚、关节屈伸不利等症候的一种疾病。

肩关节周围炎是指肩关节及其周围的肌腱、韧带、腱鞘、滑囊等软组织的急、慢性损伤，或退行性变，致局部产生无菌性炎症，从而引起肩部疼痛和功能障碍为主症的一种疾病。

一、病名

（1）中医病名：肩痹。
（2）西医病名：肩关节周围炎。

二、诊断

（一）疾病诊断

1．中医诊断标准

参照中华人民共和国中医药行业标准《中医病症诊断疗效标准》（ZY/T 001. 9 - 94）进行诊断。

（1）慢性劳损，外伤筋骨，气血不足复感受风寒湿邪所致。

（2）好发年龄在50岁左右，女性发病率高于男性，右肩多于左肩，多见于体力劳动者，多为慢性发病。

（3）肩周疼痛，以夜间为甚，常因天气变化及劳累而诱发，肩关节活动功能障碍。

（4）肩部肌肉萎缩，肩前、后、外侧均有压痛，外展功能受限明显，出现典型的"扛肩"现象。

（5）X线检查多为阴性，病程久者可见骨质疏松。

2．西医诊断标准

参照《新编实用骨科学》①。

1）症状与体征。该病呈慢性发病，多数无外伤史，少数仅有轻微外伤。主要症状是逐渐加重的肩部疼痛及肩关节活动障碍。

（1）疼痛位于肩前外侧，有时可放射至肘、手及肩胛区，但无感觉障碍。夜间疼痛加重，影响睡眠，不敢患侧卧位。持续疼痛可引起肌肉痉挛和肌肉萎缩。肩前、后方，肩峰下，三角肌止点处有压痛，而以肱二头肌长头腱部压痛最明显，上臂外展、外旋、后伸时疼痛加剧。

（2）早期肩关节活动仅对内、外旋有轻度影响，检查时应固定肩胛骨，两侧比较。晚期上臂处于内旋位，各个方向活动均受限，但以外展和内、外旋受限明显，前后方向的活动一般是存在的。此时肩部肌肉明显萎缩，有时因并发血管痉挛而发生上肢血循环障碍，出现前臂及手部肿胀，发凉及手指活动疼痛等症状。

2）X线检查。可无明显异常。肩关节造影则有肩关节囊收缩、关节囊下部皱褶

---

① 陶天遵：《新编实用骨科学》第二版，军事医学科学出版社，2008年版。

消失，肩周炎后期可出现严重的骨质疏松改变，特别是肱骨近端，重者有类似"溶骨性"破坏的表现，但通过病史及局部查体很容易与骨肿瘤鉴别开来。

（二）疾病分期

参照《肩周炎》① 进行疾病分期。

1. 粘连前期

主要表现为肩周部疼痛，夜间加重，甚至影响睡眠，肩关节功能活动正常或轻度受限。

2. 粘连期

肩痛较为减轻，但疼痛酸重不适，肩关节功能活动受限严重，各方向的活动范围明显缩小，甚至影响日常生活。

3. 恢复期

疼痛改善，肩关节功能活动改善。

（三）证候诊断

1. 风寒湿痹证

肩部窜痛，遇风寒痛增，得温痛缓，畏风恶寒；或肩部有沉重感。舌淡、舌苔薄白或腻，脉弦滑或弦紧。

2. 瘀血阻滞证

肩部肿痛，疼痛拒按，以夜间为甚。舌暗或有瘀斑，舌苔白或薄黄，脉弦或细涩。

3. 气血亏虚证

肩部酸痛，劳累后疼痛加重，伴头晕目眩，气短懒言，心悸失眠，四肢乏力。舌淡，少苔或舌苔白，脉细弱或沉。

（四）鉴别诊断

1. 中医鉴别诊断

（1）项痹。无肩关节活动受限之症，其肩部疼痛多与头颈部疼痛共存，无肩周明显压痛点。

（2）三痹。肢体肌肉关节游走性疼痛，不局限于肩关节，血沉增快，抗"O"抗体升高。

2. 西医鉴别诊断

（1）三角肌的损伤、硬化及肿瘤等。主要有 3 个特点：①表浅，外形改变；②痛点明确，手指征阳性；③活动受限以内收、外展明显。

（2）肩锁关节病变，包括损伤、骨关节病、钙化及炎症（如强直性脊柱炎）等。主要特点是：表浅，痛点明确，手指征阳性；活动受限以水平内收及外展150°以上明显。

---

① 李平华：《肩周炎》，人民军医出版社，1995 年版。

三、治疗方案

（一）专科特色疗法

1．针刺疗法

主穴：肩前、肩髎、肩髃、臑俞、外关、合谷。

配穴：若风寒重可加用风门、风池穴；若湿重，可加用曲池、阴陵泉穴；若有瘀滞可加用肩贞、阳陵泉、条口穴；若气血虚加足三里、气海、血海。

操作：在肩前、肩髎、肩髃、臑俞等局部腧穴针刺得气后，选用 2 ～ 3 个腧穴实施温针灸，连续施灸 2 ～ 3 壮；合谷、外关采用毫针刺激，用泻法，留针 30 min。

2．拔罐疗法

可在压痛点或局部腧穴拔火罐，留罐 5 ～ 10 min。若瘀滞严重可用刺络拔罐，采用皮肤针叩刺或粗针点刺压痛点，使少量出血，再加拔火罐 1 ～ 2 只，留罐 5 ～ 10 min。

3．刮痧疗法

在肩部局部进行刮痧，对于急性期胳膊抬举困难者能明显缓解疼痛，帮助胳膊抬举。

4．火针疗法

取穴同针刺疗法，穴位常规消毒后，再在穴位上抹 1 层万花油。靠近穴位处把针烧红，迅速刺入，所选的穴位中，深度为 0.5 ～ 1.0 寸，疾速出针。

5．酒醋疗法或中药封包疗法

用本科自制的酒醋散或中药封包热敷患侧肩部，每天 1 ～ 2 次，每次 20 min。

6．穴位注射疗法

可选用醋酸泼尼松龙 1 mL 加盐酸利多卡因 2 mL 做痛点封闭或用当归注射液、丹参注射液等选肩周的穴位注射。

（二）推拿治疗

以理筋通络手法为主，如㨰法、拿法等及肩周炎松解术。

具体步骤：①患者取坐位，施术者站在患者后面。②揉按肩背肌肉，拿斜方肌，功在放松该部肌肉，解除肌肉（包括血管）痉挛，散寒止痛。③点按肩背部有关穴位，可选天宗、秉风、肩井、肩中俞、肩外俞等，以疏通经络，行气活血。④肩周揉按，点阿是穴，旨在解除该部肌肉痉挛，松弛肌肉，恢复肌肉弹性，松解粘连，有止痛解痉、活血化瘀的作用。⑤局部筋结的分筋、弹筋，可解除肌肉痉挛，进一步松解粘连，有散结止痛、振奋阳气的作用。⑥点按肩部相关穴位，如肩髎、肩髃、肩臑等穴，有通经止痛作用。⑦摇、拔、牵、抖肩关节，即被动地强制性地帮助患者恢复肩关节功能，可松解粘连，恢复肩关节功能。操作时应注意循序渐进，用力恰到好处，掌握正确的操作方法，禁用暴力。⑧揉按点压上肢有关穴位及经络，穴位可选曲池、手三里、少海、内关、外关、合谷等，以达通经活络、行气止痛的目的。⑨放松，即于最后用力拍打、抖按、擦挤的方法，再次放松肩背部肌肉。

（三）物理治疗

TDP 照射或红外线照射、超激光治疗、低周波治疗、磁热疗法等。

（四）药物治疗

1. 辨证选择口服中药汤剂、中成药

（1）风寒湿痹证。

治法：祛风散寒，利湿通络。

推荐方药：蠲痹汤加减（羌活、独活、秦艽、当归、川芎、桂枝、木香、乳香、茯苓、防风、桑枝、海风藤、炙甘草）。

中成药：大活络丹等。

（2）瘀血阻滞证。

治法：活血祛瘀，舒筋通络。

推荐方药：舒筋活血汤加减（当归、川芎、熟地、川牛膝、威灵仙、苍术、陈皮、白芍、木防己、防风、羌活、白芷、茯苓、醋延胡索、生姜）。

中成药：七厘胶囊等。

（3）气血亏虚证。

治法：补气养血，通络止痛。

推荐方药：黄芪桂枝五物汤加减（黄芪、桂枝、当归、川芎、白芍、白术、细辛、秦艽、防风、炙甘草）。

中成药：归脾丸、补中益气丸等。

2. 院内制剂

可选用本医院自制的中成药，如丹田胶囊、通络片、益气灵等。

四、疗效评价

（一）评价标准

整体疗效评定参照《中药新药临床研究指导原则》（卫生部制定发布，1997 年第三辑）有关"肩周炎"的疗效标准。

1. 治愈（临床痊愈）

肩部疼痛消失，肩关节活动范围恢复正常。

2. 显效

肩部疼痛缓解明显，肩关节活动范围改善明显。

3. 有效

肩部疼痛基本缓解，肩关节活动范围部分改善。

4. 无效

症状无改变。

（二）评价方法

肩部疼痛和功能障碍为肩凝证两大主症，故本方案以疼痛和肩关节活动度为疗效评定的依据。

1. 肩部疼痛变化

采用视觉模拟评分法（visual analogue scale，VAS）或VAT法评价患者的疼痛变化，进行积分计算。

注：VAS法是使用1条长约10 cm的游动标尺，一面标有10个刻度，两端分别为"0"分端和"10"分端，"0"分表示无痛，"10"分代表难以忍受的最剧烈的疼痛。临床使用时将有刻度的一面背向患者，让患者在直尺上标出能代表自己疼痛程度的相应位置，医师根据患者标出的位置为其评出分数。目前临床常用的VAS尺正面"0"端和"10"端之间有游动标，背面有"0～10"的的数字刻度，实用而方便。

2. 肩关节活动范围变化

采用《颈肩痛》（周秉文主编）推荐的肩部活动功能评定指标，即使用卷尺和旋转测量角度盘测量肩关节内旋和外旋的角度，进行摸背实验和摸口（耳）实验，将以上4项指标测定结果按评分标准换算。具体见肩关节功能评定方案：

（1）肩部活动功能评定指标。

内旋：肩外展90°，达不到90°者采取最大外展。肘屈90°，前臂旋后。将角度盘缚于前臂背面正中，将前臂被动转向中部，记录肩内旋角度。

外旋：准备如上，将前臂旋向头部，记录肩外旋的度数。

摸背：正坐于凳上，反手用拇指端背面触及背中线，尽量向上移动，用卷尺测量指端至第七颈椎棘突之距离，以厘米计。

摸耳（口）：正坐，头保持正直，举手屈肘，经头顶摸对侧耳，记录中指尖端触及处。

（2）肩关节活动评分（表5－11）。

表5－11　肩关节活动评分

分数	内旋	外旋	反手摸背/cm	左手摸耳
0	0°	0°	57	左头外侧
10	10°	10°	52	左耳
20	20°	20°	47	左耳上方
30	30°	30°	42	左顶部
40	40°	40°	37	头顶中线
50	50°	50°	32	右顶部
60	60°	60°	27	右耳上方
70	70°	70°	22	右耳上 1/3
80	80°	80°	17	右耳中 1/3
90	90°	90°	12	右耳下 1/3

注：右手摸耳之结果将左右互换即可。

(3）肩关节功能分级（表5－12）。

表5－12　肩关节功能分级

功能级别	功能情况	4项指标总分
0	极度受限	0～60
1	严重受限	60～120
2	显著受限	121～180
3	中度受限	181～240
4	轻度受限	241～300
5	正常	301～360

五、治疗难点及解决方案

（一）肩周炎粘连前期疼痛剧烈

1．难点分析

肩周炎粘连前期部分患者肩周部疼痛明显，夜间加重，甚至影响睡眠，尽快改善症状，减轻患者痛苦，减轻或避免肩关节功能活动受限是治疗的重点、难点。

2．解决方案

（1）加强中医调护教育，要求患者注意肩关节局部的保暖和避免过劳，并行肩关节局部中药"通络热奄包"热敷。

（2）加强温针、拔罐的使用，推拿手法宜轻。

（二）肩周炎粘连期肩关节功能活动受限严重

1．难点分析

肩周炎粘连期肩关节功能活动受限严重，各方向的活动范围明显缩小，甚至影响日常生活。在缓解肩关节疼痛的同时改善肩关节的活动范围，提高患者的生活质量是治疗的难点。

2．解决方案

（1）多配合推拿手法治疗。推拿治疗能起到舒筋活络、活血止痛、松解粘连、疏通狭窄，滑利关节，改善局部血液循环，促进新陈代谢，使肩部关节功能恢复正常。采用局部筋结的分筋、弹筋及摇、拔、牵、抖肩关节等手法。

（2）治疗过程中尤其是手法松解粘连，患者紧张疼痛，部分患者拒绝再次进行治疗。此时可先行中药熏洗治疗，以使患者肌肉松弛，缓解疼痛等不适感。

（3）粘连严重者，可行小针刀松解术。

六、护理指南

（1）注意肩关节局部保暖，随气候变化随时增减衣服，避免受寒受风及久居潮湿之地。

（2）饮食宜营养、清淡易消化。

（3）肩周炎发病时间较长，患者常心情抑郁，宜关心患者，给予心理疏导，减轻其痛苦，让患者安心治病，配合治疗。

（4）鼓励患者主动进行锻炼，尽快恢复生活自理能力。

七、康复锻炼方法

主动运动锻炼是肩周炎整个治疗过程中极为重要的一环。坚持正确而有效的锻炼可以舒筋活血，改善局部血循环，防止肌肉痉挛，松解粘连，防止肩关节的粘连，对于肩周炎有明显的帮助。

1. 爬墙锻炼

面对墙壁，用患侧手指沿墙缝徐徐向上爬行至最大限度。

2. 摇肩锻炼

健手撑腰，患侧手部呈握拳状，肘部伸直，然后摇肩20～30下。

3. 反扯锻炼

在患侧上肢内旋并后伸姿势下，健手握患手，向健侧并向上牵拉10～20下。

4. 拱手锻炼

双手合拢，肘部伸直，以健侧上肢用力帮助患肢上举10～20下。

5. 外旋锻炼

背着墙而立，双手握拳曲肘，做外展外旋动作，尽量使拳背碰到墙壁，每次做10遍。

6. 牵拉锻炼

患肢手抓住稍高于自身的固体物，如单、双杠，门的上缘或斜生权长的树干等，做下蹲动作，重复3～5遍即可。此法对肩关节粘连者尤为适宜。

运动锻炼时的注意事项：①必须持之以恒、循序渐进才能收效。②根据个人体质强弱、年龄差异、病情轻重等不同情况，选择不同运动方式。③时间、次数及运动量应因人而异。运动量由小到大，逐步增加，不能操之过急。④锻炼时间应根据个人情况，以晨起和睡前为佳。⑤用力要柔软缓和，切忌用力过猛，即动静适度，要尽量使全身肌肉、关节都得到锻炼。⑥同时合并有高血压、心脏病的患者，用力不可猛，需小心行事。

八、肩周炎的中医理论探讨及临床经验分享

（一）肩周炎的中医认识

1. 病名的认识

肩关节周围炎，简称肩周炎，是肩周肌肉、肌腱、滑囊和关节囊等软组织退行性改变所引起的广泛的炎症反应。本病是以肩关节疼痛、活动受限为主要特征的慢性疾患，好发于40岁以上的中老年人。早期表现，仅以疼痛为主，或仅有轻微隐痛或肩

关节不适和束缚感；疼痛逐渐加重，夜间尤甚，常影响睡眠，肩关节活动也逐渐完全受限；最后形成"冻结状态"。本病在中医学属"痹证"范围，有"肩痹""肩胛周痹"等病名，又称为五十肩、漏肩风、肩凝症、冻结肩等。

2．病因的认识

中医认为，人过中年阳气虚弱，正气渐损，肝肾不足，气血虚弱，营卫失调，以致筋脉肌肉失去濡养，遇有风寒湿邪外浸，易使气血凝滞，阳气不布，脉络不通，故发本病。

（1）正气内亏。"七七肾气衰"，人到50岁左右，肝肾精气开始衰退，或劳逸过度，或病后体弱，致气血不足，筋脉得不到充分滋养，日久筋脉拘急，营卫失调。《中藏经·五痹》曰："肾气内消……精气日衰，则邪气妄入。"《太平圣惠方》曰："夫劳倦之人，表里多虚，血气衰弱，腠理疏泄，风邪易侵……随其所感，而众痹生焉。"现代医学家刘渡舟在《金匮要略诠解·血痹虚劳病脉证并治》中曰："凡尊荣之人，则养尊处优，好逸恶劳，多食肥甘，而肌肉丰盛，不事劳动则筋骨脆弱，以致肝肾虚弱……阳气虚，血行不畅，重因疲劳则汗出，体气愈疲此时加被微风，遂得而干之，则风与血相搏，阳气痹阻，血行不畅。"如《诸病源候论》载："此由体虚，腠理开，风邪在于筋故也……邪客机关，则使筋挛，邪客足太阳之络，令人肩背拘急……"

（2）邪气外侵。居住潮湿，中风冒雨，睡卧露肩等，均可致外邪内侵，寒湿留滞于筋脉，血受寒则凝，脉络拘急则痛；寒湿之邪浸淫于筋肉关节，以致关节屈伸不利，如《儒门事亲》曰："此疾之作，多在四时阴雨之时，及三月九月，太阴寒水用事之月，故草枯水寒如甚，或濒水之地，劳力之人，辛苦失度，触冒风雨，寝处潮湿、痹从外入。"又如《普济方》曰："此病盖因久坐湿地，及曾经冷处睡卧而得。"总之风寒湿侵袭于肩，导致肩部筋脉挛缩，诸筋协同运动失调，筋肉间胶滞粘连，痹阻筋脉，从而引起疼痛和功能障碍。

（3）外伤。肩关节由于活动量大和活动范围广的生理特点，很容易受到外伤。肩部外伤有两种：一是直接外力外伤，即挫伤、创伤、压伤等直接作用于肩部；二是间接外伤，有闪伤、扭伤、撕裂伤等。

肩部外伤，虽由外伤，势必内伤，先及皮肉，次及筋骨，皮肉筋骨的损伤，必然导致血溢脉管之外。《仙授理伤续断秘方》中记载"带伤筋骨，肩背疼痛"，指出了其与外伤有明确关系。《医宗金鉴·正骨心法要旨》曰："跌打损伤之症需从血论。"轻者肩周围软组织肿胀、皮肤青紫、肩部疼痛、关节屈伸不利，重者造成肩关节周围韧带、肌腱的撕脱、断裂、肩部剧痛、瘀紫漫肿、肩关节功能活动严重受限等。

肩部的扭、压、挫、脱、折等外伤，若治疗得当及时，则离经之血消散吸收，经脉畅达，血液畅流，肩部疼痛消失，活动恢复正常。《灵枢·本脏篇》曰："血活则经脉流行，营复阴阳，筋骨颈强，关节清利矣。"如失治或误治，血脉损伤，血外溢于肌肉筋脉，泛注于关节，而得不到及时消散吸收，留注时久，必内结成块，一方面肩部疼痛拒按，另一方面肩周肌肉肌腱、韧带间粘连，影响肩关节的功能活动而形成肩周炎。

（4）慢性劳损。肩周炎患者右肩损伤较左肩严重，而右肩活动量较左肩大，可见活动过度，慢性劳损也是肩周炎的致病原因。《素问·宣明五气篇》曰："五劳所伤……久行伤筋。"久行即活动量太过，从时间讲，过长过久，从程度上说，过重过大，超过了肩关节的自我代偿范围。

长年累月积劳损伤，或姿势不正，使人体持续劳累，超过了肩部皮肉筋骨的抵御能力和耐受范围，积劳成疾，肩关节周围某一筋被拉伤或部分断裂，其功能活动减弱或丧失，将由其他筋束来代偿，日久必然导致其他筋的慢性损伤，最终导致肩周软组织功能失于代偿，各筋间的功能不能协调配合。血从损伤的筋肉多次微量溢于脉外而又不能被消散吸收，则形成血瘀粘连。瘀血阻滞，新血则不达，筋脉失于血之滋养，功能降低，更不耐活动量的过大过久，如此造成恶性循环，使肩周筋脉肌肉广泛粘连、瘀血、萎缩，则产生肩关节的疼痛和活动受限。

3．病机的认识

其病机多因年老气血不足，肝肾亏虚，筋骨失养，外感风、寒、湿邪，阻滞经络，气血闭阻，不通则痛，进而出现活动不利，而活动不利又进一步加剧了气血闭阻。以致经脉筋肉失于濡养，气血凝滞、阳气不布、脉络不通，发为本病。

发病与气血不足，外感风寒湿及闪挫劳伤有关。若年老体虚肝肾精亏，气血不足则筋失所养，日久则筋骨衰颓，筋脉拘急而不用。若老年营卫虚弱，复因久居湿地，风雨露宿，夜寐露肩当风，以致风寒湿邪客于血脉筋肉，血行不畅而脉络拘急疼痛，寒湿之邪淫溢于筋肉则屈而不能伸，痿而不用。若劳累过度或外伤筋骨，筋脉受损，瘀血内阻，脉络不通，不通则痛，日久筋脉失养，拘急不用。

4．治则的认识

根据肩凝症（肩周炎）疼痛及压痛常出现的部位和经络循行分布特点，本病属于手三阳及手太阴肺经病变。病程日久，病情缠绵，依据中医"久痛入络"的理论，病变又与手三阳络脉及手太阴络脉密切有关。窦汉卿《标幽赋》载："住痛移疼，取相交相贯之径。""经络滞，而求原别交会之道。"以通调手三阳及手太阴肺经经脉为主，结合十五络脉分布特点，以温经散寒除湿、通络止痛益气养血，活血化瘀为基本法则综合规范治疗，是本病治疗取效的关键。

（二）火针焠刺麝香治疗肩周炎

肩周炎中医称"漏肩风""肩凝症"，是针灸科临床常见病症，近年来笔者采用火针焠刺麝香治疗肩周炎，取得较好疗效。

1．临床资料

本组病例均为门诊患者，采用半随机单盲方法，即按单号来诊归为火针焠刺麝香组（简称治疗组），双号来诊归为电针组（简称对照组）。治疗组120例，男48例，女72例；年龄最大68岁，最小42岁；病程最长2年，最短20天，其中，1～6个月45例，6个月～1年48例，1～2年27例；患病部位左肩56例，右肩38例，双肩26例。

对照组 110 例，男 40 例，女 60 例；年龄最大 70 岁，最小 48 岁；病程最长为 2 年 3 个月，最短为半个月，其中 1 ～ 6 个月 42 例，6 个月 ～ 1 年 46 例，1 ～ 2 年 21 例，2 年以上 1 例；患病部位左肩 49 例，右肩 40 例，双肩 21 例。2 组病例发病年龄、病程、临床症状及体征比较，差异无显著性意义（$P > 0.05$）。

2. 治疗方法

（1）治疗组。

主穴：肩部阿是穴、肩三针（肩前、肩髃、肩后）、肩贞、天宗；配穴：手三里、合谷。每次取 3 ～ 5 穴，主、配穴均取患侧。操作方法：所选穴位先做好标记，后用 75% 的酒精棉球消毒，点燃酒精灯，左手拿麝香，右手持针（选用师氏单头火针），靠近穴位处把针烧红，插入麝香中，然后快速拨出并迅速把针刺入所选的穴位中，疾速出针，再在穴位上涂抹万花油。针刺深度根据病情、体质、年龄及针刺部位而定，一般可刺入 0.5 ～ 1.0 寸，隔天 1 次，5 次为 1 个疗程。

（2）对照组。

取穴同治疗组，选用 1.0 ～ 2.5 寸 28 号毫针，常规消毒穴位，进针得气后，接上 G6805 型电针治疗仪，用疏密波，电流强度以患者能忍受为度，通电 20 ～ 30 min，每天 1 次，10 次为 1 个疗程。

2 组疗程间间隔均为 5 天，2 个疗程后进行疗效评定。

3. 疗效标准与治疗结果

（1）疗效标准：①治愈。肩部疼痛消失、肩关节功能完全或基本恢复。②好转。肩部疼痛感轻、活动功能改善。③未愈。症状无改善。

（2）治疗结果见表 5 – 13。

表 5 – 13　两组疗效比较

组别	例数	痊愈	好转	未愈	总有效率
治疗组	120	74 例（61.7%）*	40 例（33.3%）	6 例（5.0%）	95.0%**
对照组	110	48 例（43.6%）	56 例（50.9%）	6 例（5.5%）	94.5%

与对照组比较，* $P < 0.05$，** $P > 0.05$。

4. 病案举例

张某，女，55 岁，于 1997 年 11 月 9 日初诊。

主诉：右肩周疼痛及活动受限半年。患者半年前因受凉出现右肩周疼痛，以夜间为甚，影响睡眠，穿衣、梳头等活动受限，曾在某医院就诊，颈椎及肩关节 X 光片均未见异常，诊为肩周炎，经服中、西药物，症状改善不明显。

检查：右肩周局部压痛明显，手臂上举、内、外旋均受限，颈部活动自如。舌淡红、苔薄白、脉弦紧。

诊断：肩周炎。

治疗：选用肩部阿是穴、肩三针（肩前、肩髃、肩后）、手三里，采用火针焠刺麝香治疗。1 个疗程后，肩臂活动自如，穿衣梳头活动均不受限。共治疗 10 次，临床治愈，随访 1 年未复发。

5. 体会

肩周炎中医称"漏肩风""肩凝症"，其病因多因为肝肾亏虚、气血不足、筋失所养，加之外感风寒湿邪或外伤、劳损所致。病机为气血阻滞、经络痹阻，不通则痛。病位在经筋关节。火针疗法的治病机理在于借"火"之力刺激穴位或局部，具有温经散寒、祛风化湿、活血通络、扶正祛邪的作用。加用麝香辛温开窍、芳香走窜、活血祛瘀，可使疗效增强。在临床操作中，火针的操作关键是"红"（针体烧至通红）、"准"（定穴及进针要准）、"快"（操作动作要快）。选穴以局部选穴为主，配合循经远端取穴。本观察结果表明，治疗组治愈率为 61.7%；而对照组治愈率为 43.6%，2 组治愈率比较，经 χ^2 检验，$P < 0.05$，说明治疗组疗效优于对照组。若能在本法治疗的同时辅以自动或被动（推拿）的功能锻炼，可达事半功倍的效果。

（三）针灸结合萘丁美酮胶囊治疗肩周炎

肩关节周围炎简称肩周炎，是一种由肩关节周围肌肉、韧带、肌腱、滑囊、关节囊等软组织损伤、退变而引起肩关节周围组织的慢性无菌性炎症。40 岁以上女性多发，中医学称其为"漏肩风""冻结肩""五十肩"等，以肩关节疼痛及活动障碍为主要临床表现。及时有效地予以治疗是十分必要的。选取本院 2010 年 7 月至 2012 年 10 月就诊的 110 位肩周炎患者，分别对其采取针灸结合萘丁美酮胶囊治疗和扶他林乳胶剂治疗，其治疗的情况如下。

1. 临床资料

所选病例均来自本院 2010 年 7 月至 2012 年 10 月在门诊确诊为肩周炎的患者，男性 32 例，女性 78 例，年龄最小为 23 岁，最大为 59 岁，平均年龄（47 ± 5）岁。排除有严重器质性病变及内科疾病患者，并签署知情同意书。将其随机分为 2 组，对照组给予扶他林乳胶剂外用治疗，治疗组予以针灸结合萘丁美酮胶囊治疗。两组患者的一般资料均无显著性差异（$P > 0.05$），具有可比性。

2. 治疗方法

对照组采用扶他林乳胶剂外用：清洁局部皮肤后，将扶他林乳胶剂均匀涂于患处，并适当按摩以促进药物吸收，每日 3 次，每次 4 cm，持续 2 周。治疗组采用针灸结合萘丁美酮胶囊治疗：针灸治疗以肩髃、肩髎、肩贞、阿是穴为主穴，并在中医学辨证的基础上进行加减变化，寒湿阻络型加风池、手三里、阳陵泉；气虚血瘀型加曲池、足三里、外关、合谷。方法：患者取正确体位，进行穴位常规消毒后，用 1.5 寸毫针向前臂方向斜刺肩髃、肩髎 1.2 寸，肩贞、阿是穴根据患者体质直刺 0.8～1.2 寸，得气后根据患者病情施补泻手法，再根据患者辨证分型进行加减变化，留针 30 min 后起针，其中，间歇行针 1 min，每日 1 次，7 天为 1 个疗程，持续治疗 2 周。起针后嘱患者活动患肢。萘丁美酮胶囊口服，每次 1.0 g（4 粒），每日 1 次，持续 2 周。

3. 观察指标

观察指标包括两部分：①采用疼痛视觉模拟评分法（VAS）对患者疼痛程度进行

评估。在白纸上画一条长度为 10 cm 直线，分为 10 等分。从左至右，疼痛程度由无痛逐渐递增为最剧烈的疼痛，让患者在直线上某处标记自己的疼痛感觉以示疼痛程度，所对应的数据即为疼痛评分。②评定患者肩关节的功能活动状况。让患者在无外力帮助下独立完成肩关节内旋、外旋、摸背、摸耳等检查，参照《肩周炎康复体疗功能评定方案》的计算方法进行评分，每项为 90 分，满分为 360 分，以每 60 分为一级别，共分成 6 个等级。

4. 统计学方法

统计资料以平均值 ± 标准差 $(\bar{x} \pm s)$ 表示。计数资料以例为单位，占比以百分率表示，将所得数据导入 SPSS 15.0 软件进行分析，计量资料采用 t 检验，计数资料采用 χ^2 检验，以 $P < 0.05$ 作为有统计学差异的标准。

5. 治疗结果

（1）两组患者治疗前后疼痛程度的评分。两组疼痛程度相比与治疗前明显降低，但治疗组比对照组下降明显，差异有统计学意义 $(P < 0.05)$，见表 5 – 14。

表 5 – 14　两组患者治疗前后疼痛程度的评分 $(\bar{x} \pm s)$

组别	治疗前	治疗后
对照组	6.32 ± 0.88	2.57 ± 0.15*
治疗组	6.41 ± 1.01	2.09 ± 0.34*#

* 每组治疗前后相比，$P < 0.05$；#两组间治疗后相比，$P < 0.01$。

（2）两组患者治疗前后肩关节功能的评定。通过分析可知，治疗后每组患者肩关节内旋、外旋、摸背及摸耳等功能评分和肩关节功能等级较治疗前均有显著提高，其中，术后肩关节功能总分提高尤为显著。两组比较，治疗组提高更为明显，$P < 0.05$，有统计学差异（表 5 – 15）。

表 5 – 15　两组患者治疗前后肩关节功能的评定 $(\bar{x} \pm s)$

组别	例数	时间	内旋	外旋	摸背	摸耳	总分	肩功能等级/级
对照组	55	治疗前	23.04 ± 1.54	16.15 ± 1.84	27.42 ± 3.98	36.09 ± 1.57	102.7 ± 3.85	1.65 ± 1.21
		治疗后	25.72 ± 2.03	29.14 ± 2.44	29.56 ± 3.08	39.88 ± 3.71	124.3 ± 3.92	2.74 ± 1.46
治疗组	55	治疗前	23.43 ± 1.36	15.98 ± 2.01	27.61 ± 3.57	35.86 ± 2.03	102.88 ± 2.95	1.69 ± 1.62
		治疗后	37.21 ± 1.74	40.38 ± 2.77	48.34 ± 3.51	59.11 ± 3.93	185.04 ± 2.57	3.24 ± 1.33

（表头：肩关节功能评分/分）

6. 讨论

肩周炎发病年龄大多 40 岁以上，女性发病率高于男性，在中医学属"痹症"范畴。其发病主要原因为人到中年，气血不足，经脉空虚，筋骨失养，若风寒湿三气侵袭，经脉闭阻，气血不通，"不通则痛"；或劳累过度，损伤气血，气血不足，"不荣则痛"，肩部经气不利而诱发。现代医学一般认为其主要病理因素为肩关节周围组织的无菌性炎症。早期组织充血水肿，炎症渗出，代谢降低。晚期局部组织营养不足，代谢物堆积，从而使肌肉组织萎缩，肌腱、韧带、滑囊、关节囊等组织可出现粘连，甚至条索样改变。

扶他林乳胶剂，为白色或淡黄色乳脂样凝胶，其强效抗炎镇痛成分——双氯芬酸二乙胺可迅速渗透直达患处而发挥镇痛抗炎作用，缓解运动损伤、腰酸背痛和风湿疼痛。通过以上数据可知，扶他林乳胶剂能够在很大程度上缓解疼痛，改善患者肩关节活动功能，但是每日 3 次外用给患者造成治疗上的不便，容易影响疗效。本院在中医基础理论的指导下，经过长期的临床实践，坚持用针灸配合萘丁美酮胶囊治疗，疗效显著。根据以上数据对比可知，相比于扶他林乳胶剂治疗，针灸配合萘丁美酮胶囊治疗更能够为患者缓解疼痛，提高肩关节活动度。

针灸治疗以肩髃、肩髎、肩贞为主穴，乃属近部取穴，斜刺使针感向前臂传导，可起祛邪外出，调理气血，疏通经络，调整阴阳的作用。加用风池、手三里、阳陵泉以祛风散寒，调整阴阳；加用曲池、足三里、外关、合谷以补气活血，通经疏络。辨证施治更能够根据患者病情对症施针，提高疗效。萘丁美酮胶囊为一种非酸性非甾体抗炎药，属前体药物，易于在滑膜组织、滑液、纤维囊组织及各种炎性渗出物中扩散，其在肝脏内的活性代谢产物 6 – 甲氧基 – 2 – 萘乙酸（6-MNA）可以通过抑制炎症组织中的前列腺素合成而起到解热、镇痛、抗炎作用，并且在吸收过程中对胃黏膜局部无明显的直接影响，对胃黏膜生理性环氧合酶的抑制作用较小，极少发生胃肠黏膜糜烂和出血。

第五节　腰痛（腰椎间盘突出症）

腰椎间盘突出症是因椎间盘发生退行变性，纤维环破裂，髓核突出刺激或压迫神经根、马尾神经所表现的一种综合征。腰椎间盘突出症在中医临床属"腰痛""痹证"范畴。

一、病名

（1）中医病名：腰痛。
（2）西医病名：腰椎间盘突出症。

二、诊断

（一）疾病诊断

1. 中医诊断标准

参照 1994 年国家中医药管理局发布的中华人民共和国中医药行业标准《中医病症诊断疗效标准》。

（1）多有腰部外伤，慢性劳损或寒湿史。大部分患者在发病前多有慢性腰痛史。

（2）常发于青壮年。

（3）腰痛向臀部及下肢放射，腹压增加（如咳嗽、喷嚏）时疼痛加重。

（4）脊柱侧弯，腰椎生理弧度消失，病变部位椎旁有压痛，并向下肢放射，腰部活动受限。

（5）肢体受累神经支配区有感觉过敏或迟钝，病程长者可出现肌肉萎缩。直腿抬高或加强试验阳性，膝跟腱反射减弱或消失，趾背伸力可减弱。

（6）病变部位棘突旁压痛并向下肢放射，表现为典型的跛行步态，开始需扶拐行走，甚至不能行走。

（7）X 线检查显示脊柱侧弯，腰生理前屈变浅，病变椎间盘间隙可能变窄，相应边缘有骨赘增生。CT 或 MRI 检查可显示椎间盘突出的部位及程度。

2. 西医诊断标准

参照普通高等教育"十一五"国家级规划教材《外科学》①。

典型的腰椎间盘突出症患者，根据病史、症状、体征，以及 X 线平片上相应神经节段有椎间盘退行性表现者即可给出初步诊断。结合 X 线、CT、MRI 等方法，能准确地给出病变间隙、突出方向、突出物大小、神经受压情况及主要引起症状部位的诊断。如仅有 CT、MRI 表现而无临床表现，不应诊断为本病。

（二）疾病分期

1. 急性期

腰腿痛剧烈，活动受限明显，不能站立行走，肌肉痉挛。

2. 缓解期

腰腿痛缓解，活动好转，但仍有痹痛，不耐劳。

（三）证候诊断

1. 血瘀证

腰腿痛如刺，痛处固定、拒按，日轻夜重，腰部板硬，俯仰旋转受限，舌质紫暗或有瘀斑，脉弦紧或涩。

2. 寒湿证

腰腿冷痛重着，转侧不利，静卧痛不减，受寒及阴雨加重，肢体发凉，舌质淡，

---

① 吴在德、吴肇汉：《外科学》第 7 版，人民卫生出版社，2008 年版。

苔白腻，脉沉紧或濡缓。

3．湿热证

腰部疼痛，腿软无力，痛处伴有热感，遇热或雨天痛增，活动后痛感，恶热口渴，小便短赤。苔黄腻，脉濡数或弦数。

4．肾阴虚证

腰部隐隐作痛，酸软无力，缠绵不愈，心烦少寐，口燥咽干，面色潮红，手足心热，舌红少苔，脉弦细数。

5．肾阳虚证

腰部隐隐作痛，酸软无力，缠绵不愈，局部发凉，喜温喜按，遇劳更甚，卧则痛减，常反复发作，少腹拘急，面色㿠白，肢冷畏寒，舌质淡，脉沉细无力。

（四）鉴别诊断

1．中医鉴别诊断

腰痛是以腰部疼痛为主，肾痹是指腰背强直弯曲，不能屈伸，行动困难而言，多由骨痹日久发展而成。

2．西医鉴别诊断

盆腔病变：早期盆腔后壁的炎症、肿瘤等，当其本身症状尚未充分表现出时，即可因刺激腰、骶神经根而出现腰骶部疼痛，或伴单侧或双侧下肢痛，这时鉴别较为困难。故对不典型之腰腿痛病患者，应想到盆腔疾病的可能，常规进行直肠、阴道检查及骨盆平片、B型超声检查。即使未发现异常，仍应严密随访，直到确诊某一疾病为止。

第3腰椎横突综合征：第3腰椎横突通常较第2、4腰椎横突长，又居于腰椎中部，故成为腰部活动的力学杠杆，容易受到损伤。本症疼痛主要在腰部，少数可沿骶棘肌向下放射。检查可见骶棘肌痉挛，第3腰椎横突压痛，无坐骨神经损害征象。局部封闭治疗有很好的近期效果。

三、治疗方案

（一）专科特色疗法

1．针刺治疗

1）分期针刺治疗。腰椎间盘突出症急性期，常表现为腰腿剧痛，筋脉拘挛，脉象弦紧，病情属实，为气血瘀阻经脉，此期患者应绝对卧床（硬板床）休息。缓解期患者，疼痛较轻，常感腰膝乏力，脉象偏弱，多为虚实夹杂证型为主，系气虚血瘀、肝肾不足、筋脉失养所致。

（1）急性期（起病2周内）。

治法：活血化瘀，行气止痛。

主穴：取两侧腰夹脊穴、大肠俞、秩边、环跳、委中、阳陵泉、昆仑。

随证配穴：血瘀证加膈俞；寒湿和湿热证加阴陵泉；肾虚证加肾俞、腰阳关。

操作：夹脊穴宜向脊柱侧斜刺，其他穴直刺。行针使得气感下传至足为佳。得气后接 G6805 - 1 型电针治疗仪，用连续波 30 min，每日 1 次。

（2）缓解期（起病 2 周后）。

治法：补益肝肾，和营通络。

选穴：取穴肝俞、肾俞、膈俞、环跳、风市、大肠俞、阳陵泉、血海、悬钟、解溪。

操作：毫针刺法，以补为主或平补平泻，得气后留针 30 min；或用温针灸。每日 1 次，5 次为 1 个疗程。

2）循经针刺治疗。根据腰椎间盘突出后，其疼痛表现于腰及下肢沿经分布的特点，选取该经络穴位为主进行针刺治疗。以活血化瘀通络止痛，即所谓"病在经，取之经"。

（1）主穴。患侧椎间盘突出所在间隙的华佗夹脊穴及其上下相邻的夹脊穴。

（2）配穴。

A．病在足太阳膀胱经。主要表现为腰痛及下肢后侧痛为主。取肾俞、大肠俞、秩边、殷门、承扶、委中、承山、昆仑。毫针刺法，使针感传导至足。

B．病在足少阳胆经。主要表现为腰痛及下肢外侧痛为主。取环跳、阳陵泉、风市、丘墟、悬钟。毫针刺法，可提插捻转行针，使针感传导至足。

C．病在督脉。主要表现为腰骶疼痛。取悬枢、命门、腰阳关、长强、肾俞、气海俞、大肠俞、上髎、次髎。毫针刺法，捻转行针，不做提插。使局部有放散针感，一般针感不向下肢传导。

循经针刺治疗，一般行针得气后再给予适度刺激，使局部出现或向下肢传导的明显感应后，即可出针，一般不留针或留针 15 ～ 20 min。每日 1 次。

2．艾灸

（1）选穴。主穴：至阳、关元、腰夹脊。配穴：阳陵泉、昆仑。

（2）操作。手持悬灸灸法：手持陈年纯艾条施灸单点温灸至阳、关元。每处穴位依次进行回旋、雀啄、往返、温和灸四步施灸操作。

3．拔火罐疗法

可在腰部、下肢疼痛部位行闪罐或拔罐疗法。

4．穴位注射

选用当归注射液 2 mL 或甲钴胺注射液 1 mL 穴位注射，选穴参考针刺穴位，每日或隔日 1 次。

5．耳针

取穴：坐骨神经、腰椎、骶椎、神门、肝、肾。每次选 3 ～ 4 穴用短毫针中强刺激，留针 1 h，每天 1 次；或用贴籽法，2 ～ 3 天换 1 次。

6．中药外用治疗

（1）中药定向透药治疗。中药定向透药治疗通过将中频药物导入和中频按摩融为一体，调制中频电流，促进皮肤电阻下降，扩张小动脉和毛细血管，改善局部血液循环，具有消炎、消肿、镇痛、疏通经络、松解粘连，调节和改善局部循环的作用。

（2）药物熏蒸疗法。运用活血化瘀、通络止痛的方法，配制相应的熏蒸中药方剂，运用现代先进的中药熏蒸机，使药物达沸点，产生中药雾化汽，利用中药药性作用，通过熏蒸，渗透肌肤毛孔，达到病灶部位，具有活血化瘀，疏通经络，改善血液循环，消炎止痛的作用。适用于各型患者。每日1次，5次1个疗程，可治疗2个疗程。

（二）推拿疗法

基本手法有推法、擦法、搓法、揉法、按法、点法、拿法、拍法等，重点手法有扳法、抖法、拔伸法、摇晃腰骶法等。

推拿治疗腰椎间盘突出症的机制主要有：①利用腰椎管内机械占位的可容性，调节神经根管容积，使椎体间隙增宽产生负压，为突出物的回缩提供有利条件。②改变神经根和髓核的相对位置来减轻或消除突出髓核对神经根的压迫。③松解椎间盘与神经根的炎性粘连，促进炎症吸收和损伤组织的修复。④促进血液循环，加快组织中致痛因子的代谢。

手法应遵循辨证施治的原则，按患者的体质、年龄、病期、腰部活动受限的方位，以及手法过程中与手法后患者的感受情况等，灵活选用，不宜千篇一律。急性期手法宜轻揉。

（三）辅助治疗

1．TDP 灯照射

在行针灸治疗时，可配合 TDP 灯照射腰部及下肢疼痛部位 30 min，以活血通络，促进局部血液循环。

2．腰椎牵引

牵拉使神经根袖、神经根位移，后纵韧带紧张，推动突出物向椎间盘内移动。同时，牵引可有效地缓解椎管外肌肉、韧带、筋膜等软组织的痉挛，改善脊柱的顺应性，从而减轻或消除突出髓核对脊髓、硬脊膜和神经根所产生的刺激和压迫。

（四）中药治疗

1．辨证论治

（1）血瘀证。

治法：活血化瘀、通经活络。

方药：选用身痛逐瘀汤加减治疗。常用桃仁、红花、川芎、地龙、羌活、秦艽、当归、乳香、没药、杜仲、牛膝等。

（2）寒湿证。

治法：祛寒化湿、温经止痛。

方药：选用甘姜苓术汤加味。常用干姜、茯苓、白术、甘草、牛膝、杜仲、桑寄生等。

（3）湿热证。

治法：清热化湿、通络止痛。

方药：四妙丸加味。常用黄柏、苍术、生薏苡仁、牛膝、秦艽、防风、川芎、独活、桑寄生、杜仲、威灵仙等。

（4）肾阴虚证。

治法：滋补肾阴，濡养经脉。

方药：左归丸加减。常用熟地黄、山药、枸杞子、山茱萸、牛膝、鹿角胶、龟板、菟丝子等。

（5）肾阳虚证。

治法：补肾壮阳，温煦经络。

方药：右归丸加减。常用熟地黄、山药、山茱萸、枸杞子、菟丝子、鹿角胶、杜仲、肉桂、当归、熟附子等。

2. 院内制剂

根据病情选用丹田胶囊、通络片、固肾壮骨片等。

四、疗效评价

（一）评价标准

治疗改善率 = [（治疗后评分 − 治疗前评分)/（满分 − 治疗前评分)] × 100%，其中，满分为 29 分。

临床控制：腰腿痛及相关症状消失，直腿抬高试验阴性，恢复正常工作；改善率不低于 75%。

显效：腰腿痛及相关症状减轻，直腿抬高试验阴性，基本恢复正常工作；改善率不低于 50% 但不足 75%。

有效：腰腿痛及相关症状减轻，直腿抬高试验可疑阳性，部分恢复工作，但停药后有复发；改善率不低于 25% 但不足 50%。

无效：腰腿痛及相关症状体征无改善，直腿抬高试验阳性，或者加重，改善率不足 25%。

（二）评价方法

评价方法见表 5–16。

表 5–16　评价方法

	评分项目	评分	结果
腰痛	无	3	
	偶尔轻度疼痛	2	
	经常轻度或偶尔严重的疼痛	1	
	经常或者持续严重的疼痛	0	
腿部的疼痛和/或麻木感	无	3	
	偶尔轻度疼痛	2	
	经常轻度或偶尔严重的疼痛	1	
	经常或者持续严重的疼痛	0	

评分项目			评分	结果
步态	正常		3	
	尽管出现疼痛、麻木或无力，仍能行走超过 500 m		2	
	由于出现疼痛、麻木或无力，不能行走超过 500 m		1	
	由于出现疼痛、麻木或无力，不能行走超过 100 m		0	
直腿抬高试验	阴性		2	
	30°～70°		1	
	小于 30°		0	
感觉障碍	无		2	
	轻度障碍（非主观）		1	
	明显障碍		0	
运动障碍	正常（肌力 5 级）		2	
	轻度力弱（肌力 4 级）		1	
	明显减弱（肌力 0～3 级）		0	
膀胱功能	正常		0	
	轻度排尿困难		3	
	严重排尿困难（尿失禁或者尿潴留）		6	
功能性活动	项目	严重受限	中等受限	无受限
	卧床翻身	0	1	2
	站立	0	1	2
	洗澡	0	1	2
	弯腰	0	1	2
	坐（约 1 h）	0	1	2
	举或拿物	0	1	2
	行走	0	1	2
合计				

注：总评分最高为 29 分，最低 0 分。分数越低表明功能障碍越明显。

五、治疗难点及解决方案

（一）疼痛剧烈

1．难点分析

腰痛病急性期时许多患者腰部剧痛难忍，夜间明显，甚则不能平卧，尤其是腰椎间盘突出引起的根性痛,多数患者单纯中医治疗疼痛缓解不显,甚则有加重趋势。

2. 解决方案

(1) 腰痛病急性期要求患者绝对卧床休息,多配合应用非甾体消炎药,如芬必得等,必要时配合应用激素,也可用曲安奈德注射液 20 mg 加入利多卡因 2 mL,棘突旁压痛点封闭,以求短期尽快缓解疼痛,改善生活质量。

(2) 刺络放血疗法。委中穴放血或委中穴刺络拔罐,以三棱针或梅花针于委中穴迅速点刺出血或叩刺数十下,迅即在其上拔罐,务求吸力较强。留罐 5 ~ 10 min。取罐后,用消毒棉球拭净血渍,罐内血块亦应清洗干净。此法适用于气滞血瘀型。

(3) 火针疗法。即借火之力刺激穴位或局部,激发经气,温通经脉,活血行气止痛。取穴为肾俞、大肠俞、委中和局部阿是穴。操作:患者取俯卧位,背腰部皮肤充分暴露,以中粗火针快刺,深度约为 20 mm,局部阿是穴可以重复点刺,每次深度 6 ~ 10 mm。每周 2 ~ 3 次。

(二) 间歇性跛行

1. 难点分析

对腰椎间盘突出症继发腰椎管狭窄,出现下肢麻木、步态不稳、间歇性跛行者,常规中医综合治疗难以对其脊髓的活动空间的恢复起到修复作用,症状缓解不明显,临床疗效不佳。

2. 解决方案

针对腰椎间盘突出症继发椎管狭窄的病例,在我科综合治疗的基础上,联合热敏灸配合透刺疗法、林氏正骨推拿、药浴、熏蒸等方法,以达到理筋整复、恢复椎曲、松解粘连的治疗效果,缓解继发椎管狭窄引起的症状,并在治疗后通过随访来督促患者行腰部功能锻炼,充分调动腰大肌的作用力以维持椎曲的稳定。

(三) 病久下肢肌肉萎缩、肢体无力

1. 难点分析

在整个临床治疗过程中,腰椎的"功能观"未能得到应有的重视,这直接影响腰椎病的"瘥后防复",也导致继发的腰椎相关疾病的产生。部分腰痛病患者伴有下肢肌肉萎缩、肢体无力,短期内常难以取效。

2. 解决方案

强调中医功能锻炼的重要性。由主管医师亲自指导患者进行功能锻炼,并监督患者每日将锻炼落到实处。

加强健康宣教,帮助人们提高日常腰椎保健知识,预防为主,重视未病先防、瘥后防复两个环节。

六、护理指南

(一) 急性期的护理

(1) 在急性期患者应绝对卧硬板床休息 2 ~ 3 周,减轻腰椎负担,避免久坐。

(2) 腰椎牵引后患者宜平卧 20 min 再翻身活动。

（3）注意保暖，防止受凉。

（4）饮食宜清淡，多饮水，宜多食含纤维丰富的蔬菜和水果，防止便秘。忌食生冷油腻食物。

（5）患者疼痛缓解后，即开始腰背肌功能锻炼，并可逐渐增加活动量，但每次活动时，腰部一定要使用腰部保护用具，并注意避免腰部突然受力。

（二）缓解期指导及护理

（1）减轻腰部负荷，避免过度劳累，尽量不要弯腰提重物，如捡拾地上的物品宜双腿下蹲腰部挺直，动作要缓。

（2）加强腰背肌功能锻炼，要注意持之以恒。

（3）建立良好的生活方式，生活要有规律，多卧床休息，注意保暖，保持心情愉快。

七、康复锻炼方法

1. 仰卧抱膝

仰卧位，双膝、髋屈曲，双手抱膝使其尽量贴腹，臀部尽量抬离床面（注意不要将背部弓起离开床面），持续数秒，反复16次。

2. 拱桥

仰卧位，双侧屈肘、屈髋膝，以头、双肘、双足五点支撑，做挺腹伸腰的动作成"拱桥"状，持续数秒或更长时间，反复16次。

3. 直腿抬高

仰卧位，将双手自然放在躯体两侧，慢慢抬起双下肢或一侧下肢，膝关节尽量伸直抬高。

4. 俯卧燕飞

患者俯卧床上挺腹塌腰，头上抬，双臂用力背伸，双腿以膝盖为支点后抬如燕飞式，持续数秒或更长时间，反复16次。

5. 左右侧屈

站立位，双足分开与肩同宽，双手叉腰或上举抱住枕部，做腰左右侧弯活动，侧屈到最大幅度时持续数秒，反复16次。

6. 旋转摆腰

站立位，双足分开与肩同宽，双手叉腰，沿腰部中轴左右摆动旋转，幅度由小到大，顺逆交替各16次。

八、腰椎间盘突出症的中医理论探讨及临床经验分享

（一）腰椎间盘突出症的中医认识

1. 病名认识

腰椎间盘突出症是现代医学定义的病名，我国古代医学典籍对该病并无明确记载，但在很早之前对于该疾病所表现出的临床症状及诊断、治疗方法就有相关的描述

和记载。《史记·扁鹊仓公列传》中所记录的仓公向汉文帝所讲解的典型病例中，是我国古籍中最早出现的有关腰突症的记载。我国古代医学将其归纳于"腰腿痛""腰痛""腿股痛""腰脊痛""腰脚痛""腰尻痛""痹症""肾着"等病的范畴，其中以"腰腿痛"的描述频率最高，也最为详尽。

2. 症状认识

《素问·刺腰痛》以"腰腿痛"论述此证，认为本病常伴随"转摇不能""不可以俯仰""不可以顾"等症，而痛的部位则可"引脊内廉""引项背""引膺"及腰以下部位；腰痛的症状，则有"腰痛如引带，常如折腰状""痛如小锤居其中""腰中如张弓弩弦"等不同。又有"衡络之脉令人腰痛，不可以俯仰，仰则恐仆，得之举重伤腰""肉里之脉令人腰痛，不可以咳，咳则筋缩急"等记载，说明本病由外伤引起，症状腰痛合并下肢痛，咳嗽时加重。这与西医腰椎间盘突出症相似。《三因极一病证方论》载"太阳腰痛，引项脊尻骨如重状，阳明腰痛，不可以顾"。《医学心悟》载"腰痛拘急，牵引腿足"。李用粹在《证治汇补·痹症》中指出"痹在骨则重而不举，在脉则血凝不流，在筋则屈而不伸，在肉则四肢不仁，在皮则顽不自觉""痰饮聚于肾，多胫膝酸软，腰背强痛，骨节冷痹，牵连隐痛……"。此处所指的"痹"是指由于气血运行受阻而不能营养皮肤肌肉，导致肢体僵硬麻木。"不举"指肢体自主运动不能，四肢活动受限；"不仁"指肢体常有沉重感和麻木感，末梢神经感知迟钝。这与腰椎间盘突出症的现代病理理论患者下肢运动调节功能受损、神经末梢感觉失敏且伴随着腰骶部放射性疼痛非常接近。

腰椎间盘突出症病程较长，迁延不愈，病情易反复，患者常出现气血运行失调、下肢麻痹、肌肉萎缩麻木等症状，《素问·痿论》指出："阳明虚则宗筋纵，带脉不引，故足痿不用。"李用粹的《证治汇补·痹症》云："痹症多痛，四肢肌肉不为我用。"王清任在《医林改错·瘫痿痿论》云："……痹证日久，能令腿瘫，瘫后仍然腿痛……"

3. 病因认识

中医学认为，气血、经络与脏腑功能的失调和腰痛的发生有密切的关系。引发本病的主要原因：一是外伤；二是外邪侵袭；三是肾气不足；四是劳损。

（1）外伤。跌仆闪挫是引起腰椎间盘突出症的重要原因。跌仆外伤，或腰部用力不当或强力负重，损伤筋骨，经脉气血瘀滞留于腰部而发为腰痛。

（2）外邪侵袭。《素问·痹论》云："风寒湿三气杂至，合而为痹也"。外邪系由风、寒、湿、热邪侵袭，痹阻经络，气血运行不畅，不通则痛。而致腰部肌肉、筋骨发生酸痛、麻木、重着、活动不利。外邪的侵袭，主要是因正气不足，内因是发生外邪侵袭的基础。居处潮湿、涉水冒雨、气候剧变、冷热交错等原因，致使风寒湿邪乘虚侵袭人体，行于经络，留于腰椎关节，气血痹阻，不仅腰部经脉、肌肉受累而发生痹痛，同时气血痹阻一方面加剧了腰椎的退变，另一方面进一步影响了腰椎的稳定平衡而诱发本病。

（3）肾气不足。"腰为肾之府"，肾主骨，生髓，通于脑，这从生理上说明脊柱的生理、病理与肾有着必然的联系。故腰椎间盘突出症一病与肾关系最为密切。正如《灵枢·本脏篇》说："肾下则腰尻痛，不可以俯仰。"巢元方在《诸病源候论·腰脚疼痛候》中记载："肾气不足，受风邪之所为也。劳伤则肾虚，虚则受于风冷，风冷与正气交争，故腰脚痛。""肾主腰脚，肾经虚则受风冷，内有积水，风水相搏，浸积于肾……故令腰痛。"

（4）劳损。素体禀赋虚弱，加之劳累过度，年老体衰，以致肾精亏损，无以濡养筋骨致椎间盘退化，而渐发为本病。临床上有一部分患者否认或不能回忆起有明显外伤史，腰椎间盘突出症是因长期劳损，在原有椎间盘退变的基础上发生的。

4. 病机认识

（1）肾经虚损、筋骨失养。素体禀赋不足，加之劳累过度或年老体衰而致使肾经亏虚无以濡养筋骨，椎间盘退化渐发为本病。如《素问·脉要精微论》云："腰者肾之府，转摇不能，肾将惫矣。"这是说诸般腰痛，肾气虚惫为病本。这一观点符合腰椎间盘突出症的病因病理。另外《素问·至真要大论》说："阴痹者，按之不得，腰脊头项痛，时眩……病本于肾。"明确指出了脊柱的病变，其本在肾。即是说肾气虚损，筋骨失养而退变是造成腰椎间盘突出症的根本原因。《杂病源流犀烛·腰脐病源流》载："腰痛，精气虚而邪客病也……肾虚其本也，风、寒、湿、热、痰饮、气滞血瘀闪挫其标也，或从标，或从本，贵无失其宜而已。"指出肾虚是腰椎间盘突出症发病的关键所在，是为本；风、寒、湿、热、痰饮、气滞血瘀等痹阻经络，是为标。

（2）跌仆闪挫、气血瘀滞。跌仆外伤或腰部用力不当或强力负重，损伤筋骨，经脉气血瘀滞留于腰部而发为腰病。如《景岳全书·腰痛》云："跌仆伤而腰痛者，此伤在筋骨而血脉凝滞也。"这明确指出，跌仆闪挫是引起腰椎间盘突出症的重要原因。而瘀血作为病理产物和继发病因，阻滞经络气血，筋骨失于正常气血的濡养，加剧腰椎退变。

（3）寒湿内侵、阻遏经脉。久居寒湿之地或涉水冒雨、身劳汗出，卫阳受损，寒湿之邪乘虚而入阻遏经脉，气血运行不畅而发。故《素问·至真要大论》云"诸寒收引，皆属于肾""诸痉项强，皆属于湿"，指出本病外邪侵袭的基本病机。

综上所述，腰椎间盘突出症发病关键在肾经虚损、筋骨失养、跌仆闪挫、气血瘀滞或感受寒湿之邪为其诱因，经脉困阻，气血运行不畅是其发生的病机。单纯因严重跌仆闪挫导致的则与损伤筋骨、瘀血留滞有关，亦属病机之一。但在临床上而言，发生本病的病机错综复杂，少有单纯性病机，因而要辨证论治。

（二）浅析腰椎间盘突出症从肝肾二经论治

腰椎间盘突出症是因腰椎间盘退行性变，髓核失去弹性，在外力作用下导致纤维环撕裂或破裂，髓核突出，压迫或刺激了相应的腰部神经根而出现相应神经根炎症，表现为腰痛、坐骨神经痛，甚至明显的神经功能障碍的一种疾病。其隶属于中医学的"腰痛""腰腿痛""痹证"范畴，病位在脊柱，病变时易放射到下肢。目前，临床上多以针灸推拿等保守治疗为主，取穴多按坐骨神经分布区域，以取足太阳膀胱经、足少阳胆经等阳经经穴为主。笔者在临床工作中发现，依据肝与胆相表里，肾与膀胱相表里，选取足厥阴肝经，足少阴肾经穴位，从阴经出发治疗本病，同样取得较好的疗效。

1. 从肝肾二经治疗腰椎间盘突出症的理论渊源

（1）从肝肾二经治疗腰椎间盘突出症有其经络基础。从与肝经及其经筋的关系上看，古代中医文献记载，腰骶部的经络循行和肝经有关，如《针灸甲乙经》中记载："肝足厥阴之脉，起于大指丛毛之际……上腘内廉，循股阴，入毛中，环阴器，抵少腹……与督脉会于巅（一云：其支者从小腹与太阴少阳结于腰髁，夹脊下第三第四骨孔中）……"《灵枢·经筋》中记载："足厥阴经筋起于足大趾上边……向上沿大腿内侧结于阴部。"该循行路线和腰椎间盘突出症病变好发于阴部，与大腿内侧密切相关。《黄帝内经》中就有记载腰痛和肝经有关，如《素问·刺腰痛篇》云"厥阴之脉令人腰痛，腰中如张弓弩弦"，王冰注《素问·刺腰痛篇》时云"足厥阴脉，自阴股环阴器，抵少腹；其支别者，与太阴、少阳结于腰髁，下夹脊第三、第四骨空中，其穴即中髎、下髎穴，故腰痛则中如张弓之弩弦也"，《类经·疾病类·十》亦云"足厥阴之别者，与太阴、少阳之脉，同结于腰髁下中髎、次髎之间，故为腰痛"。因此，从肝经取穴治疗本病是有其经络基础的。

从与肾经及其经筋的关系上看，腰骶部的经络循行和肾经及其经筋也有关系，如《灵枢·经脉》："肾足少阴之脉，起于小指之下，……贯脊属肾络膀胱，其直者，从肾上贯肝膈……注胸中。"腰椎间盘突出症的病位在脊柱，和足少阴之脉循行密切相关。此外，肾经经筋与腰椎间盘突出症也有密切联系，《灵枢·经筋》中记载："足少阴之筋，起于小指之下，入足心……循膂内挟脊，上至项，结于枕骨，与足太阳之筋合。"可见，足少阴肾经经筋在循行中，有部分是从外阴起，沿脊柱内，挟脊旁肌肉向上到项部，其分布包括了脊柱及脊柱两侧部分肌肉及韧带，《灵枢·经筋》中记载："其病足下转筋，及所过而结者皆痛及转筋……故阳病者腰反折不能俯，阴病者不能仰。"不能俯仰的描述与腰椎间盘突出症活动不利的症状相一致。因此，从肾经取穴治疗本病有其经络基础。

从肝肾二经的循行分布与腰椎间盘突出症的临床症状看：腰椎间盘突出症患者多见典型的腰骶部疼痛、下肢足部疼痛、麻木等一系列坐骨神经循行区域病变的临床表现。但笔者在临床中常发现，许多患者常常伴发甚至主要表现为腹股沟、大腿内侧、股区、会阴区等肝经肾经循行区域的麻木、疼痛等不适。Fernstrom 在行椎间盘造影的 270 例中，有 51 例出现下腹部痛、腹股沟区痛或会阴区痛，并认为这种疼痛多为牵涉痛而非神经根受压症状。Luschka 及 Rudniger 指出，椎窦神经由 2/3 交感神经及 1/3 躯体神经组成，这种疼痛是由于刺激了交感神经纤维。临床出现中央型腰椎间盘突出症时，可压迫马尾神经，出现马尾综合征，患者会感到会阴区的麻木，排便、排尿困难等症状，部分患者还会出现足大趾的麻木、无力，腱反射减弱。根据传统的肝经肾经循行路线可知，大腿前内侧、腹股沟、会阴部、股内侧后缘，均属于肝经肾经分布区域，因此可以认为肝肾经与腰椎间盘突出症在病理上关系极为密切。

（2）肝肾二脏功能失常与腰椎间盘突出症密切相关。《灵枢·海论》说"夫十二经脉者，内属于府藏，外络于肢节"，肝肾两经分属肝肾两脏，在腰椎间盘突出症的病变中起到重要的作用。

肝藏血，主筋，筋又附着骨上，肝血足则运动自如，弛张正常，肝血虚则运动不利，拘急挛痛，可以出现腰痛不可俯仰的情形。《医学心悟·腰痛》："腰痛……忽聚忽散，脉弦急者，气滞也。"《景岳全书·腰痛》："腰痛证……怒而痛者，气之滞也。"因肝主疏泄一身之气机，主藏血，气血不调则筋失所养，故出现腰痛伴下肢筋肉拘挛作痛。可见肝血虚和肝气郁结同样会引起本病。

腰乃肾之府，肾"主骨"，人体骨骼生长、发育及退变和肾中精气的变化有密切关系，可以认为因肾中精气的亏虚，会出现肾主骨功能减退和腰痛。《素问·脉要精微论篇》指出"腰者，肾之府，转摇不能，肾将惫矣"。张景岳也认为"腰痛悠悠，屡民不已者，肾之虚也"。故腰腿痛病变本于肾虚。腰椎间盘突出症的发生与肾中精气的变化而导致的肾经及其经筋的生理功能减退有关。

肝藏血，肾藏精，精血间存在互相转化滋生的关系，称为精血同源。肾主骨而充髓，肝主筋而束骨，肾气盛，肾精足，则骨骼强健，耐劳累，抗损伤；肝血足，柔筋脉，则筋骨强劲，能束骨而利关节。若肝肾不足，精血亏虚，骨骼失养，筋脉失濡，常可导致骨骼外形与结构异常，稍为劳累或外伤，或风寒外邪侵袭，便使气血壅滞，经脉不通，疼痛发作。

2．从肝肾二经治疗腰椎间盘突出症的临床应用

临床治疗时须认识到肝肾同源，治肝不忘益肾，治肾不忘调肝，针药并用。

（1）针灸治疗。笔者在临床上除选取椎间盘病变处的阿是穴或夹脊穴外，主要针刺太冲、中封、蠡沟、阴廉等肝经之穴，太溪、复溜等肾经之穴，以及肝、脾、肾三经的交会穴三阴交。阿是穴为局部反应点，"疼痛取阿是"；夹脊穴在解剖结构上位于脊神经从脊髓分支处，能调整腰部局部气血，舒筋活络。太冲穴为肝经的输穴、原穴，《马丹阳天星十二穴治杂病歌》论太冲时云："太冲足大趾，节后二寸中。……亦能疗腰痛，针下有神功。"中封为肝经五俞穴之经穴，《玉龙歌》云："行步艰难疾转加，太冲二穴效堪夸，更针三里、中封穴，去病如同用手抓。"《腧穴学》云：肝经络穴蠡沟主治"腰背拘急不可仰俯、胫部酸痛"，阴廉主治"少腹疼痛，股内侧痛，下肢挛急"。太溪穴，又名吕细，《针灸大成》定为十二原之一，又是足少阴肾经的输穴，最早记载于《灵枢·九针十二原》："阴中之太阴，肾也，其原出于太溪，太溪二。"它有补肾益精的作用。《素问·刺腰痛篇》有："足少阴令人腰痛，痛引脊内廉，刺少阴于内踝上二痏……"这里所说的"少阴于内踝上"即为复溜穴，为肾经母穴，"虚则补其母"，故能补肾益髓，有较强补肾之功。三阴交为足三阴经相交之处，能调补足三阴经经气，以增强自身正气。

由于肝肾同源，并且肝藏血而主筋，通过针刺肝经腧穴，能调整肾功能，或通过针刺肾经腧穴能调整肝功能，共同起到滋补肝肾、疏经通络的作用而达到治疗疾病的目的。

（2）中药治疗。腰椎间盘突出症多是以肝肾亏虚为本，以风寒湿瘀为标之证，故在治疗上，一方面治本，即补益肝肾、强壮筋骨；另一方面治标，即祛风散寒、除湿通络、活血化瘀、解痉止痛。以既有祛风散寒通络又有调补肝肾功用的独活寄生汤为主方，并在其基础上加减化裁服用。独活寄生汤益肝肾，补气血，祛风寒，止痹痛，治疗腰椎间盘突出症伴有腹股沟、大腿前内侧、股内侧后缘麻木和疼痛的患者，能取得较好的临床疗效。

3. 体会

腰椎间盘突出是临床常见病、多发病，由于人们生活方式的改变，社会压力增加，工作节奏不断加快，外伤，等等，本病有日渐增多的趋势。就目前而言，腰椎间盘突出症的治疗多以保守治疗为主，笔者与传统治疗取穴不同，从肝肾阴经及其经筋理论着手，肝肾同治，针药并用，能较快改善临床症状，并减缓本病髓核及纤维环的退变，在临床实践中取得良好的疗效。

（三）针挑拔罐治疗腰椎间盘突出症

腰椎间盘突出症是临床引起腰腿痛根性坐骨神经痛的主要原因之一，目前，本病的治疗方法较多，疗效不一。笔者以1995—1997年采用针挑拔罐法治疗腰椎间盘突出症的50例患者为观察组，以用电针推拿治疗的50例患者为对照组，进行疗效对比。

1. 临床资料

（1）观察组（针挑拔罐组）50例，其中，男28例，女22例；20～30岁9例，31～40岁25例，41岁以上16例；病程最短3天，最长达6年以上。半年以内31例，半年～1年以内11例，1～5年6例，5年以上2例。有外伤史36例，无外伤史14例。腰椎CT扫描患者35例，X线摄片15例。突出部位于L3/L4 5例，L4/L5 28例，L5/S1 17例。突出在左侧21例，在右侧25例；中央型的4例。

（2）对照组（电针推拿组）50例，其中，男29例，女21例；20～30岁7例，31～40岁29例，41岁以上14例；病程最短5天，最长8年以上。半年以内34例，半年～1年11例，1～5年4例，5年以上1例。有外伤史34例，无外伤史16例。腰椎CT扫描患者27例，X线摄片23例，突出部位于L3/L4 6例，L4/L5 30例，L5/S1 14例；突出在左侧19例，在右侧26例；中央型的5例。

2. 治疗方法

1）对照组（电针推拿组）。

（1）电针选穴。多选取腰椎突出部位夹脊穴或腰椎棘突旁的压痛点，进针深度2.0～2.5寸，将针刺入穴位浅层，然后针尖向椎体方向斜刺，用提插泻法，要求患侧下肢有通电感，同时肌肉有不自主的收缩感。配腰阳关、大肠俞、关元俞、秩边、环跳、委中、阳陵泉、承山、绝骨等穴，均用提插泻法进行针刺，然后采用上海产G6805治疗机，取2～3对导线，一般腰部拉1对导线，臀部及下肢1～2对导线，体质弱者采用疏密波30～40次/秒，体质壮者先采用密波，然后采用疏密波电针20～30 min后取出针。

（2）推拿法。医者手掌在患者背部自上而下做轻松的揉按手法，反复数次，然后用自上而下做轻松快的擦法，亦反复数次；用拇指向腰臀部沿脊椎两侧及膀胱经、胆经作按揉法，当发现有筋结（即条束状物）时，需要用弹拨手法，配合患肢的后伸动作，先患肢，后健侧。再用搬肩部手法，一手搬肩部，另一手用掌根压偏歪的棘突，两手交叉用，用力不可太猛，以免损伤患者的肩部和腰部软组织。患者侧卧（患侧在上），医生一手扶肩部，另一手扶患者臀部，医生两手对向用力（双手反方向用力），使腰部扭转，健侧亦同样手法扭转治疗。患者仰卧，医生用擦法、按法和提拿法施治于患者，由大腿而下取风市、伏兔、委中、承山、阳陵泉、丘墟等穴；最后用抖法，结束1次治疗。电针、推拿每日1次或隔日1次，10次为1个疗程。

2）观察组（针挑拔罐法）。

（1）选穴。肾俞、腰夹脊、阿是穴或取足太阳膀胱经，足少阳胆经下肢穴位，如秩边、环跳、委中、阳陵泉等穴。

（2）操作方法。患者俯卧位，选定穴位后常规消毒，以2%普鲁卡因在所选穴位皮下注射约1 cm大小皮丘，然后用自制的针挑把挑点的皮肤垂直挑提。挑提法是指针尖刺入皮下，向上提起动作是针尖上翘，针柄下沉，以持针手为支点做上提下放和有节奏的刺激动作20次左右，然后针体只朝一个方向拉动，用力把皮肤向前后左右任何单一方向做牵拉的动作10次左右。再用拔火罐在挑的穴位上吸出瘀血，当罐内皮肤充血或针口出血量达到要求便可起罐，用消毒干棉球清理罐中及挑刺伤口的瘀血，再用碘酊消毒伤口，外敷无菌小纱布，用胶布固定，嘱当日洗浴时不要污染伤口。每次选2～3穴，隔日1次，5次为1个疗程，休息3天后接下一个疗程。

3．疗效标准与治疗结果

（1）疗效评定。根据国家中医药管理局发布的《中医病症诊断疗效标准》中腰痛的标准。治愈：腰腿痛消失，直腿抬高试验80°以上，恢复工作。好转：腰腿痛减轻，直腿抬高试验60°以上，可恢复较轻工作。无效：症状、体征无改善。

（2）疗效结果。两组均在2个疗程结束后判定治疗效果，疗效对比见表5-17。

表5-17　两组疗效对比

	总例数	治愈	好转	无效	总有效率
观察组	50	41例（82%）	8例（16%）	1例（2%）	49例（98%）
对照组	50	31例（62%）	14例（28%）	5例（10%）	45例（90%）

从表5-17可以看出，观察组治愈率占82%，总有效率98%，对照组治愈率占62%，总有效率90%，两组治愈率差异有显著性意义（$P < 0.05$）。

4．讨论

腰椎间盘突出症是由于突出的椎间盘组织机械压迫神经根后，造成其周围血液循环受阻，毛细血管渗透性增加，炎性致痛物质渗出，激惹神经根及其周围组织，产生渗出，发生粘连及组织变性、微循环改变等，使神经根周围组织产生无菌性炎症，从而出现腰腿疼痛等一系列症状。

针挑治疗法是《黄帝内经》提及的"毛刺""浮刺""络刺""直刺""分刺""半刺"等刺法的发展，其作用机理是通过针挑局部穴，对十二皮部和络脉起到疏通经络、调和气血、扶正祛瘀的作用。临床上选取阿是穴及循经取穴，针挑提拉拔火罐，是把针挑、拔火罐、刺络放血三种方法有机结合，从而达到疏通经络、活血止痛、调和气血、扶正祛瘀生新的治疗目的。

（四）综合法治疗腰椎间盘突出症

腰椎间盘突出症，又名腰椎间盘纤维破裂症，是引起腰腿痛的主要原因之一。笔者近3年来采用酒醋疗法、腰椎牵引、按摩复位等综合疗法治疗腰椎间盘突出症258例，取得较好疗效。

1．临床资料

本组病例均为门诊患者。258例中，男162例，女96例；年龄21～30岁45例，31～40岁82例，41～50岁94例，51～60岁25例，61～70岁12例；病程2天～1个月者92例，1～3个月者87例，3个月以上者79例；椎间盘突出部位为L3/L4 8例，L4/L5 156例，L5/S1 42例，2个节段以上者52例。

2．诊断标准

（1）有损伤史及腰痛伴坐骨神经痛，腰部活动障碍。

（2）腰椎侧凸畸形，生理前凸消失，棘突旁压痛并放射至下肢，直腿抬高试验阳性，蹿趾背伸或跖屈力减弱。

（3）腰椎X光片或CT扫描确定腰突部位。

3．治疗方法

（1）酒醋疗法。①药物：川乌、草乌、桂枝、细辛、川椒、防风、乳香、没药、白酒、酸醋。②方法：先将川乌、草乌、桂枝、细辛、川椒、防风按等量配伍加工成散剂备用。使用时用适量的乳香，没药打碎加水先煮，配以少许白酒酸醋，根据患者的多少加入适量的散剂调成糊状，加热后把药物放在25 cm×20 cm的纱布上，再覆盖在患者腰部，使药物接触皮肤，加用红外线照射在药物上以维持一定热度，热度以患者能忍受为度，每次热敷30 min，每日1次。

（2）腰椎自动牵引。使用广州羊城医疗器械厂生产的ATA－ⅡD型腰椎自动牵引床，牵引力控制在60～90 kg，连续牵引20～30 min，每日1次。

（3）按摩复位。①按摩。患者俯卧于床上，用掌揉法、擦法、叩打法、弹拨法等反复在腰背部及患肢施术，以放松肌肉止痛。②复位。患者俯卧，两腿稍分开，摸准偏歪的棘突。以棘突向右偏歪者为例，医者站在患者的右侧，以左手从患者左膝上部的大腿内下面伸进将左腿抬起，以患椎为支点旋大腿，右手拇指借大腿摇转牵引之力将偏右歪的棘突拨正。若棘突向左偏歪，则操作方位相反。临床亦可配合后伸扳法、踩跷法、旋转复位法复位。

以上三法，综合运用，每10次为1个疗程，休息5天，继续进行下一个疗程。

4. 疗效标准

（1）痊愈。腰痛、坐骨神经痛消失，功能活动恢复正常，阳性体征消失，可恢复工作。

（2）显效。腰痛、坐骨神经痛基本消失，功能活动接近正常，阳性体征基本消失，可试做工作。

（3）好转。腰痛、坐骨神经痛部分消失，功能活动有所改善，遗留部分阳性体征，仍需进一步治疗。

（4）无效。症状、体征、功能活动治疗前后无变化。

5. 疗效观察

本组病例均为 2 个疗程内的总结。258 例中，痊愈 145 例，占 56.20%；显效 82 例，占 31.78%；好转 21 例，占 8.14%；无效 10 例，占 3.87%。总有效率为 96.12%。

6. 典型病例

李某，女，35 岁，于 1995 年 8 月 25 日就诊。主诉：腰痛伴右下肢放射痛半月余。现病史：患者半月前擦地板时不慎跌伤腰部，出现腰部疼痛并放射至右下肢痛，咳嗽时疼痛加剧，不能直腰。曾服中西药物及局部作封闭治疗，症状未见改善。现行走困难，由家属搀扶来诊治。舌脉：舌淡红苔白，脉弦细。检查：L_4、L_5 向右侧凸，棘突旁压痛明显，弯腰、下蹲困难，右直腿抬高试验阳性。CT 片示：L_4/L_5 椎间盘向右后方突出，脊膜囊受压表现。诊断：L_4/L_5 椎间盘突出症。治疗：用酒醋疗法、腰椎自动牵引、按摩复位综合治疗。1 个疗程治疗后，腰痛及右下肢放射痛完全消失，右直腿抬高试验阴性，腰部活动正常，行走自如。

7. 体会

（1）腰椎间盘突出症的内因为椎间盘本身退行性变或椎间盘有发育上的缺陷，外因则有外伤、慢性劳损及感受风寒等。椎间盘组织突出后，局部椎体失稳，小关节不对称或因突出物的压迫，局部水肿，血液微循环障碍，代谢失常，继而出现组织粘连、变硬、瘢痕形成，临床出现相应症状。

（2）本病治疗以"通则不痛"为法。酒醋疗法中川乌、草乌祛湿散寒止痛，桂枝、防风、细辛、川椒温通经络、解痉止痛，乳香、没药活血化瘀、通络止痛，配以红外线照射可改善局部血液循环，加快水肿吸收，炎症消退。腰椎牵引可恢复腰椎关节的力学平衡，改变小关节不对称的状态，由于牵引纵向力的作用，椎间隙拉大，纤维环张力改变，髓核负压加大，促进突出物回纳。按摩可解除腰部肌肉痉挛，松解粘连，为手法复位创造有利条件。手法复位通过腰部的被动运动，改变突出物与神经根的位置，解除局部压迫或使突出物回纳。

（3）椎间盘突出症，症程越短，疗效越好。因为髓核是胶原黏多糖、蛋白和碳水化合物之复合体，早期有一定的弹性和坚韧性，较易回纳，但按摩复位时手法不宜过重。

（五）针刺联合中药离子导入法治疗腰椎间盘突出症

腰椎间盘突出症是临床多见病，由于腰椎间盘髓核、纤维环、软骨受到外因、内因及椎间盘退行性影响而导致髓核组织突出，继而压迫神经根出现缺血、瘀血炎症反应，同时由于刺激性炎症和长期不愈，诱发病变周围肌肉、韧带、神经各组织发生粘连，患者多有明显的疼痛、肢体麻木、神经压迫症状等，必须积极治疗，80%～85%的患者可以通过非手术治疗痊愈。本次研究主要分析针刺单用及联用中药离子导入法治疗腰椎间盘突出患者的临床疗效，现对结果进行总结。

1. 临床资料

观察病例为2011年4月—2013年4月本院门诊收治的腰椎间盘突出患者，共112例。所有患者符合腰椎间盘突出症诊断标准，且无既往腰部手术史。根据接受的治疗方法不同将所有患者随机分为2组，各56例。观察组男29例，女27例；年龄37～70岁，平均（53.87±9.32）岁；病程1～4年，平均（2.46±0.97）年。对照组男30例，女26例；年龄39～69岁，平均（51.46±10.32）岁；病程1～5年，平均（2.76±0.79）年。2组患者一般情况经统计学处理，差异均无显著性意义（$P>0.05$），具有可比性。

2. 治疗方法

（1）对照组。单纯采用针刺治疗。取L3～L5夹脊穴、肾俞、气海、腰部阿是穴、秩边、环跳，直刺快速进针后予提插捻转手法至产生通电样感向患肢放射至小腿，留针20 min，每5 min行针1次，每天1次。

（2）观察组。采用针刺联合中药离子导入法治疗：①针刺方法同对照组患者。②中药离子导入。采用南京炮苑电子技术研究所生产NPD-5AS型离子导入仪，中药处方：生乳香、生没药各60 g，木瓜90 g，浓煎后用纱布过滤药汁200 mL备用，纱布浸润中药煎汁40 mL后平铺置于患者病变部位，其上置铅板并连接输出导线阳极，另一同规格纱布垫浸泡药水后置于患肢放射侧臀部，连接输出导线阴极，两铅板上均置沙袋压住，打开开关后每次治疗30 min，每天1次。

3. 观察指标与统计学方法

（1）观察指标：①腰椎功能障碍指数。观察2组患者腰椎功能障碍指数（Oswestry disability-index，ODI）情况，总分50分，分值越高表示腰椎功能障碍越严重。②疼痛评分。观察2组疼痛评分情况。总分10分，分值越高表示疼痛程度越高，1～3分为轻度疼痛，4～7分为中度疼痛，8～10分为重度疼痛。③生活质量评分。采用生活质量核心量表（QLQ-C30）测评患者总体生活质量情况，包括躯体功能、心理功能、社会功能、认知功能和总体生活质量，总分100分，每10分为1个等级，得分越高表示生活质量越好。

（2）统计学方法。采用SPSS 18.0软件对数据进行统计学分析。计量资料以（$\bar{x}\pm s$）表示，采用t检验；计数资料用样本数量（n）或率（%）表示，采用χ^2检验。

4. 治疗结果

（1）2组腰椎功能障碍指数比较见表5-18。治疗前2组腰椎功能障碍指数比较，差异无统计学意义（$P>0.05$）；治疗后 2 周、4 周观察组腰椎功能障碍指数均低于对照组，差异均有统计学意义（$P<0.05$）。

表 5-18　2 组腰椎功能障碍指数比较（$\bar{x}\pm s$）

组别	例数	治疗前/分	治疗后 2 周/分	治疗后 4 周/分
观察组	56	72.48±9.62	26.42±6.74*	13.29±6.43*
对照组	56	71.94±8.26	41.93±8.35	37.43±7.17

*与对照组比较，$P<0.05$。

（2）2 组治疗后疼痛情况比较见表 5-19。治疗后观察组平均疼痛评分及重度疼痛比例（3.57%）均低于对照组，差异均有统计学意义（$P<0.05$）。

表 5-19　2 组治疗后疼痛情况比较

组别	n/例	平均评分（$\bar{x}\pm s$）	轻度疼痛	中度疼痛	重度疼痛
观察组	56	2.37±0.45*	46 例（82.14%）	8 例（14.29%）	2 例（3.57%）*
对照组	56	5.39±1.03	31 例（55.36%）	16 例（28.57%）	9 例（16.07%）

*与对照组比较，$P<0.05$。

（3）2 组治疗后生活质量评分比较见表 5-20。治疗后观察组躯体功能、心理功能、社会功能、总体生活质量评分均高于对照组，差异均有统计学意义（$P<0.05$）。

表 5-20　2 组治疗后生活质量评分比较（$\bar{x}\pm s$）

组别	n/例	躯体功能/分	心理功能/分	社会功能/分	总体生活质量/分
观察组	56	87.23±13.45*	79.32±10.65*	81.12±11.56*	95.42±14.54*
对照组	56	71.12±10.25	70.32±4.12	74.87±9.32	8.46±10.21

*与对照组比较，$P<0.05$。

5. 讨论

导致腰椎间盘突出的病因较多，主要有椎间盘退行性变、外力损伤等，病变位于 L4/L5、L5/S1 者占绝大多数，外侧型突出最常见，其次为中央型突出；两侧神经根受累。腰椎间盘突出症患者的典型临床症状为腰痛、坐骨神经痛、马尾神经损害症状等，患者常有感觉异常（如痛、触觉减退）、肌力下降、反射异常等神经系统表现。随着病情的加重，腰椎间盘突出症患者将出现行动受限，严重影响其正常的生活、学习、工作，使其生活质量大幅降低。

大部分腰椎间盘突出症患者不需手术治疗，中医疗法是其主要治疗方式。该病属中医学痹证、腰腿痛范畴。中医学认为，该病的病因为肝肾亏虚、气血瘀滞，经络阻滞不通。目前，较常使用的治疗方式为针刺治疗，针刺通过疏经通络、行气化瘀，使气血顺畅。在腰椎间盘突出症的病因学中也有人提出化学刺激学说，认为髓核内所含化学成分对神经根周围产生弥散性刺激作用，致使其产生化学性炎症，而针刺可以改善病变局部的血液循环，抑制局部炎症，减轻对神经根的刺激而产生抑制疼痛的作用。单纯使用针刺疗法治疗腰椎间盘突出症虽然可以取得一定的治疗效果，但是其不足以完全改善患者各类症状，且治疗周期过长，因此，需要与其他治疗方式联用。中药离子导入法是指使用特定仪器把药物定位于病变部位体表、定向地透入，促进患者病变局部的血液循环，减轻局部水肿，促进炎症吸收及突出物的萎缩、吸收，解除其对硬膜囊和神经根的挤压和刺激，达到改善和清除临床症状的目的。

为了明确针刺单用及联用中药离子导入法治疗腰椎间盘突出症的临床效果，本次研究选择在本院接受治疗的腰椎间盘突出症患者作为研究对象，分别给予单纯针刺治疗及针刺联合中药离子导入法进行治疗。结果提示，患者接受治疗后的腰椎功能障碍指数低于对照组患者，可见联合治疗后可以有效恢复腰椎功能；观察组患者接受治疗后的疼痛评分及程度低于对照组患者，可见在恢复患者腰椎功能的同时联合治疗，能有效减轻其病灶严重程度，降低疼痛感受；与以上两点相呼应的，患者的生活质量评分在接受统计后发现得到了提升，提示联合治疗可以大幅提高躯体功能、减轻不良感受，从而提高患者的生活质量。

综上所述，联合使用针刺及中药离子导入法可以有效改善腰椎功能、降低疼痛感受、提高生活质量，具有积极的临床意义，值得推广使用。

第六节　膝痹（膝关节骨性关节炎）

膝痹病是指膝关节受到风、寒、湿、热等外邪乘虚而入，致使气血凝滞、经络痹阻，引起以膝关节疼痛、压痛、关节僵硬、关节肿大、关节无力、关节活动障碍等为主要临床表现的疾病。

膝关节骨性关节炎（knee osteoarthritis，KOA）又称退行性膝关节炎、增生性关节炎，是一种以关节软骨的退变、破坏及骨质增生为特征的慢性关节病，是中老年人临床常见病、多发病。

一、病名

（1）中医病名：膝痹病。
（2）西医病名：膝关节骨性关节炎。

二、诊断

（一）疾病诊断

1．中医诊断标准

参照卫生部《中药新药临床研究指导原则》诊断标准。

（1）初起膝关节隐隐作痛，屈伸不利，轻微活动稍缓解，气候变化加重，反复缠绵不愈。

（2）起病隐袭，发病缓慢，多常见中老年人。

（3）膝部可轻度肿胀，活动时关节常有咔嚓声和摩擦声。

（4）X线检查可见骨质疏松，关节间隙变窄，软骨下骨质硬化，边缘唇样改变，骨赘形成。

2．西医诊断标准

参照中华医学会骨科学分会《骨关节炎诊治指南》（2007年版）。

（1）临床表现：膝关节的疼痛及压痛、关节僵硬、关节肿大、骨摩擦音（感）、关节无力、活动障碍。

（2）影像学检查：X线检查结果显示非对称性关节间隙变窄，软骨下骨硬化和囊性变，关节边缘骨质增生和骨赘形成，关节内游离体，关节变形及半脱位等。CT影像结果主要表现为骨质增生。MRI检查结果可清晰显示膝关节半月板疾患及关节软组织改变。

（3）实验室检查：血常规检查结果在正常范围，伴有滑膜炎者可见C反应蛋白（CRP）及血沉（ESR）轻度升高，类风湿因子及抗核抗体阴性。

（4）具体诊断标准：①近1个月内反复膝关节疼痛；②X线片膝关节骨质增生、关节间隙变窄、软骨下骨硬化和（或）囊性变、关节缘骨赘形成；③中老年患者（40岁及以上）；④晨僵不超过3 min；⑤活动时有骨摩擦音（感）。

综合临床、实验室及X线检查，符合①＋②项或①＋④＋⑤项或①＋③＋④＋⑤项，可诊断膝关节骨性关节炎。

（二）疾病分期

根据临床与放射学结合，可分为3期。

早期：症状与体征表现为膝关节疼痛，多见于内侧，上下楼或站起时犹重，无明显畸形，关节间隙及周围压痛，髌骨研磨试验（＋），关节活动可。

中期：疼痛较重，可合并肿胀，内翻畸形，有屈膝畸形及活动受限，压痛，髌骨研磨试验（＋），关节不稳。

晚期：疼痛严重，行走需支具或不能行走，内翻及屈膝畸形明显，压痛，髌骨研磨试验（＋），关节活动度明显缩小，严重不稳。

（三）证候诊断

1．风寒湿痹证

膝关节酸楚疼痛、痛处固定，有如刀割或有明显重着感；或者表现肿胀感，膝关节活动欠灵活，畏风寒，得热则舒。舌质淡，苔白腻，脉紧或濡。

2．风湿热痹证

起病较急，膝关节红肿、灼热、疼痛，甚至痛不可触，得冷则舒；可伴有全身发热，或皮肤发热，或皮肤红斑、硬结。舌质红，苔黄，脉滑数。

3．瘀血闭阻证

膝关节刺痛，痛处固定，局部有僵硬感，或麻木不仁，舌质紫暗，苔白而干涩。

4．肝肾亏虚证

膝关节隐隐作痛，腰酸软无力，酸困疼痛，遇劳更甚，舌质红、少苔，脉细无力。

三、治疗方案

（一）专科特色疗法

1．常规针刺

1）体位。取坐位或仰卧位，膝关节屈曲90°。

2）取穴。

（1）局部取穴。取阳陵泉、阴陵泉、足三里、犊鼻穴、膝眼。

（2）远道取穴。取昆仑、悬钟、三阴交。

（3）随证配穴。①风寒湿痹证。取关元、阴陵泉。②风湿热痹症。取血海、曲池、大椎。③瘀血闭阻证。取血海、膈俞、太冲。④肝肾亏虚证。取太溪、肝俞、肾俞。

3）方法。进针前穴位皮肤用75%酒精消毒；采用指切或夹持进针法，垂直于皮肤进针，针刺深度按部位不同在10～25 mm范围内，捻转得气（局部酸、胀、重、麻感）后留针，留针20 min后起针，起针后以消毒干棉球轻压针孔约2 min。每周治疗2次。

2．灸法

在患病膝关节周围可选用直接灸、隔物灸、雷火灸等。

3．中药熏洗疗法

将协定处方中药置于盆中，加水1 500～2 000 mL，煎沸20～30 min，将患肢放在盆口上方高于药液30 cm左右，并在膝关节处盖上毛巾，熏蒸10 ～15 min（注意防止烫伤），待药液温度在50 ℃左右时，将患膝放入盆中浸洗，边洗边按摩膝关节，并做主动伸屈关节的运动至药液变凉。每日早、晚各熏洗1次，每日1剂，10剂为1个疗程。也可借助腿浴治疗器、熏蒸床等设备进行治疗。

4．中药热敷治疗

用酒醋散或中药封包加热后热敷于患病关节。一般每次30～60 min，每日1次。

（二）手法治疗

主要手法为拿捏、点、按、弹拨、摇法。手法力度以患者能耐受为度，摇法宜轻缓，手法操作结束以膝关节局部发热为度，每次15 min，每日1次，7天为1个疗程，休息 3 天继续下一个疗程。

1. 一般操作

（1）体位 1：患者先取仰卧，下肢伸直放松，膝关节下垫低枕。

手法：先以擦法施于患肢阔筋膜张肌、股四头肌、内收肌群约 3 min；然后摩、揉或一指禅推法施于内外膝眼、阿是穴，每穴操作约 40 s。

（2）体位 2：患者仰卧，下肢伸直放松。

手法：向上下内外各方向推动髌骨，先轻柔地推动数次，再将髌骨推至极限位，维持 2～3 s，反复 3 次；然后摩、揉或一指禅推法施于内外膝眼、阿是穴，每穴操作约 40 s。

（3）体位 3：取俯卧位，下肢伸直放松，踝关节下垫低枕。

手法：以拿法或擦法施于大腿后侧（腘绳肌）、小腿后侧约 2 min；推、揉腘窝部 2 min。

2. 膝关节拔伸牵引

手法：患者屈膝，治疗者弯腰双手环握患侧小腿近端，患肢足背搭于治疗者肩部，双手突然发力向下牵引膝关节，力量以有膝关节牵开感，反复 1～3 次。手法力量要求均匀柔和，以患者舒适耐受为度。每次治疗约 20 min，每周 2 次，3 周为 1 个疗程。

（三）关节腔内治疗

适应证：膝关节疼痛明显，关节腔积液不多，浮髌试验阴性。药物：玻璃酸钠。用法：每次 2.0～2.5 mL，每周 1 次，5 次为 1 个疗程。

（四）物理治疗

选择直流电中药离子导入、磁疗、中频、超短波等治疗，每天 1 次。

（五）中药治疗

1. 风寒湿痹证

治法：祛风散寒，除湿止痛。

方药：防己黄芪汤合防风汤加减。用药选用防己、黄芪、防风、独活、川芎、秦艽、当归、桂枝、羌活、木香、乳香、甘草等。

2. 风湿热痹证

治法：清热疏风，除湿止痛。

方药：大秦艽汤加减。用药选用秦艽、独活、羌活、防风、白芷、细辛、川芎、当归、石膏、白芍、黄芩、白术、生地黄、熟地黄、白茯苓等。

3. 瘀血闭阻证

治法：活血化瘀，舒筋止痛。

方药：身痛逐瘀汤加减。用药选用桃仁、红花、乳香、没药、当归、川芎、羌活、独活、五灵脂、川牛膝、香附、秦艽、炙甘草等。

4. 肝肾亏虚证

治法：补益肝肾，通利筋脉。

方药：独活寄生汤加减。用药选用独活、防风、川芎、牛膝、桑寄生、秦艽、杜仲、当归、茯苓、党参、白芍、细辛、肉桂（冲服）等。

偏阳虚者加淫羊藿、巴戟天；偏阴虚者，加熟地黄、墨旱莲等。

（六）手术治疗

对于病情较重、具有相应适应证的患者，可以选择关节镜清理、截骨、软骨移植和关节置换等治疗。

四、疗效评价

参照 1994 年 6 月 28 日国家中管局发布的《中医病症诊断疗效标准》（中华人民共和国中医药行业标准 ZYT001.1－001.9－94）。临床治愈：临床症状消失，关节功能恢复正常，1 年内无复发。显效：关节疼痛明显减轻，肿胀基本消失，膝关节功能明显改善，或症状、体征消失，但 1 年内有复发，经治疗后好转者。有效：疼痛肿胀、膝关节功能好转。无效：治疗前后症状、体征无变化。

五、治疗难点及解决方案

（一）疼痛问题

1. 难点分析

膝痹病急性期时许多患者膝部剧痛难忍，活动困难，多数患者单纯中医治疗疼痛缓解不显，严重影响生活质量。

2. 解决方案

（1）强调中西医结合治疗，在应用综合中医疗法的同时，服用非甾体消炎药，如塞来昔布胶囊、美洛昔康分散片等，对于疼痛特别明显者，予肌肉注射曲马多注射液，实现短时间改善疼痛症状效果，减轻患者痛苦，提高患者治疗满意率。

（2）膝痹病患者由于部分病位为肌筋膜或韧带层面，单纯针灸、手法、理疗改善不显，且存在明显痛点。常规治疗方案的基础上给予针刀疗法以松解粘连，缓解挛缩或用刺络放血疗法，通过决"血实"、除"宛陈"而达到祛瘀止痛目的，可迅速解除膝周压力，对大多数膝关节痹痛患者有明显疗效。

（二）复发问题

1. 难点分析

膝痹病患者往往短期疗效显著，但治疗结束后部分患者病情反复，出现反弹情况。究其原因，我们认为主要是在整个临床治疗过程中膝关节疾病的"功能观"未能得到应有的重视，未及时告知膝痹病"瘥后防复"的注意事项，导致疾病复发。

2. 解决方案

加强健康宣教，帮助人们提高日常膝关节保健知识，以预防为主，重视未病先防、瘥后防复。

（三）膝关节乏力问题

1. 难点分析

部分膝痹病患者伴有下肢肌肉萎缩、肢体无力，走路特别是上楼梯时乏力。

2. 解决方案

加强中医功能锻炼是一个行之有效的方法。为此，我们总结了一套有效的锻炼方法，由主管医师亲自指导患者进行功能锻炼，并监督患者每日将锻炼落到实处。膝关节功能锻炼的原则是以主动不负重的活动为主，练习关节活动，增强肌肉力量，以保持和改善关节活动范围，稳定关节的平衡力。

六、护理指南

（1）注意休息，适当进行一些活动，以保持关节的活动功能。疼痛严重者应卧床休息，膝关节制动，软枕抬高下肢。

（2）膝关节注意保暖，勿受寒冷刺激，戴护膝保暖，保护膝关节。

（3）进行必要的锻炼，如练气功、游泳、散步等，以维持肌力和保持关节活动，但应注意避免过度活动引起损伤。

（4）患者因体位改变，出现剧烈的疼痛和功能障碍，应立即扶患者平躺，协助医生帮助患者松解关节，减轻疼痛。

（5）患者行走不方便，卧床期间要做好生活护理，定时洗头抹身、修剪指甲胡须，整理床单位，使患者舒适。

（6）饮食宜清淡易消化，多吃蔬菜水果，忌生冷、发物及煎炸品。

（7）膝关节肿胀较甚，疼痛加重，应警惕关节内积液。及时报告医生在局麻下抽出积液，并常规送检，加压包扎。

七、康复锻炼方法

1. 坐位伸膝

坐在椅子上，将双足平放在地上，然后逐渐将左（右）膝伸直，并保持直腿抬高姿势 5 ～ 10 s，再慢慢放下。双腿交替进行，重复练习 10 ～ 20 次。

2. 俯卧屈膝

俯卧位，双手在头前交叉，将头部放在手臂上，然后将左（右）膝关节逐渐屈膝，尽量靠近臀部，并保持屈膝姿势 5 ～ 10 s，再慢慢放下。两腿交替进行。重复练习 10 ～ 20 次。

3. 伸肌锻炼

仰卧位，将一侧膝关节屈曲尽量贴向胸部，用双手将大腿固定 5 ～ 10 s，然后逐渐伸直膝关节，两腿交替进行。重复进行 10 ～ 20 次。

4. 股四头肌锻炼

俯卧位，将一侧腿屈膝靠向臀部，双手反向握住踝部（或用毛巾环绕踝部），逐渐将下肢向臀部牵拉，并保持这一姿势 5 ～ 10 s，然后放下，双腿交替进行。反复练习 10 ～ 20 次。

5. 推擦大腿

坐在椅上，双膝屈曲，用两手的掌指面分别附着左（右）腿两旁，然后稍加用力，沿着大腿两侧向膝关节处推擦 10 ～ 20 次，双腿交替进行。

6. 指推小腿

坐在椅上，双膝屈曲，双腿微分，将两手的虎口分别放在一侧膝盖的内外侧，然后拇指与其余四指对合用力，沿小腿内、外侧做直线的指推动作，尽量至足踝。反复指推 10 ～ 20 次，然后换腿重复此动作。

7. 拳拍膝四周

坐在椅上，双腿屈曲，双足平放在地板上，并尽量放松双腿，双手半握拳，用左右拳在膝四周轻轻拍打 50 次左右。

8. 按揉髌骨

坐在椅子上，双膝屈曲约 90°，双足平放在地板上，将双手掌心分别放在膝关节髌骨上，五指微张开紧贴于髌骨四周，然后稍用力均匀和缓有节奏地按揉髌骨 20 ～ 40 次。

八、膝痹的中医理论探讨及临床经验分享

（一）膝关节骨性关节炎的中医认识

1. 病名认识

膝关节骨性关节炎又称为增生性或退行性骨关节炎，其主要的临床表现是膝关节疼痛、僵硬及功能障碍，主要的病理变化是膝关节软骨的退行性变，关节间隙的狭窄、滑膜的炎性增生及关节边缘骨质增生。这是一种中老年人群中的常见病、多发病。

膝骨性关节炎属祖国医学"痹证""骨痹""膝痛""鹤膝风"的范畴。《黄帝内经》最早提出了"骨痹"的病名。《素问·长刺节论篇》曰"病在骨，骨重不可举，骨髓酸痛，寒气至，名曰骨痹"，点明了骨痹的发病部位在骨，其临床表现以关节沉重、疼痛为主要特点。这些描述与现代骨关节炎的临床表现相类似，但限于当时的科技条件，《黄帝内经》对骨痹的认识是从宏观层次，即"痹证"的角度加以研究的。《素问·气穴论》载："积寒留舍，荣卫不居，卷肉缩筋，肋肘不得伸，内为骨痹……"

2. 病因的认识

1）邪气侵袭。《黄帝内经》中多次强调了风、寒、湿三气的致病作用，并指出了骨痹易发生于冬季。《素问·痹论篇》曰："风寒湿三气杂至，合而为痹也。其风气胜者为行痹，寒气胜者为痛痹，湿气胜者为着痹也。""以冬遇此者为骨痹。"认为骨痹是冬天肾虚感寒而发的痹证。

2）正气虚弱。《黄帝内经》还特意强调了"邪不能独伤人""邪之所凑，其气必虚"。《素问·逆调论篇》："是人者，素肾气胜，以水为事；太阳气衰，肾脂枯不长；

一水不能胜两火，肾者水也，而生于骨，肾不生，则髓不能满，故寒甚至骨也。……病名曰骨痹，是人当挛节也。"这清楚地表明了肾气衰弱是骨痹发生的病机关键。张璐在《张氏医通·诸痛门》中论膝痛记载："膝者，筋之府，无有不因肝肾虚者，虚者风寒湿气袭之。"《卫生宝鉴》云："老年腰膝久痛，牵引少腹两足，不堪步履，奇经之脉，隶于肝肾为多。"这些都强调了肝肾虚弱是骨痹发生的内在原因。《圣济总录·诸痹门》："夫骨者肾之余，髓者，精之所充也。肾水流行，则髓满而骨强，适夫天癸亏而凝涩，则肾脂不长，肾脂不长，则髓涸而气不行，骨乃痹，而其证内寒也。……外证当挛节，则以髓少而筋燥，故挛缩而急也。"由此看出，《圣济总录》对骨痹的病因病机除强调肾气衰弱外，还补充了髓少筋燥这一病机特点。《重订严氏济生方·诸痹门》进一步明确指出："皆因体虚腠理空疏，受风寒湿气而成痹也。"

3）饮食情志、劳倦外伤、气候体质等诸多方面的致病作用。

（1）饮食方面。《素问·五脏生成篇》载"多食甘，则骨痛而发落"。

（2）劳倦方面。《素问·宣明五气篇》提出"久立伤骨，久行伤筋"，指出了劳力过度而伤筋骨。《太平圣惠方》曰："夫劳倦之人，表里多虚，血气衰弱，腠理疏泄，风邪易侵……随其所感，而众痹生焉。"明确指出，劳倦过度易使人腠理疏松，导致外邪侵袭，从而引发痹病。

（3）体质方面。《灵枢·五变》载"粗理而肉不坚者，善病痹"，是说这种体质的人，肌肉疏松，腠理不密，就容易患痹证。

3．病机的认识

本病的病机特点为本虚标实，以肝肾亏虚为本，以痰浊瘀血痹阻经脉为标。

本病的发生多由正气不足，感受风、寒、湿、热之邪所致，兼之长期劳损或外伤，损伤筋骨血脉，也可致病。如《素问·宣明五气篇》"五劳所伤……久立伤骨，久行伤筋"，导致气血瘀滞形成本病。《中藏经》中记载"骨痹，乃嗜欲不节，伤于肾也"，指出因为纵情于声色，房劳过甚，不加节制而损伤了肾气，导致骨痹的发生。肾为先天之本，主骨生髓；肝主筋，筋附骨。肾主精，肝主血，精血同源，肝肾同源。中年以后，肝肾渐衰，肾虚不能主骨，肝虚无以养筋。临床上多表现为邪实正虚间杂。

《诸病源候论》："风寒之客肌肤，初始为痹，后伤阳经，随其虚处而停滞，与血相搏，血气行则迟缓，使机关弛纵，故风痹而复手足不随也。"指出邪气侵入，首先伤肌肤，造成气机不利，后伤阳经，最后瘀血使经络痹阻而为病。此处提出了痹证病在阳经，邪与血相搏，经脉闭阻是其病机，为后世创立活血化瘀、行气通脉之法治疗关节病奠定理论基础。

4．治则的认识

本病是由于肝肾虚，风寒湿邪乘虚侵入，致经络痹阻、气滞血瘀，筋骨失养而发病。故补益肝肾，强筋健骨，散寒除湿，活血化瘀，通络止痛是本病的基本治则。

（1）初起祛邪。《黄帝内经》认为，痹之初起，邪气方盛之时，要着眼于"逐邪",首先要分辨病性的寒热,逆其病性而治之。

(2)调和气血,活血化瘀。《灵枢·阴阳二十五人》曰:"切循其经络之凝涩,结而不通者,此于身皆为痛痹,甚则不行,故凝涩。凝涩者,致气以温之,血和乃止。其结络者,脉结血不和,决之乃行。"这段话告诉我们,患痹之人必有气血失调,并分别介绍了对于虚、实两种不同情况的针灸疗法:如因阳气不足、血失温通的虚证,当"致气以温之,血和乃止";因邪气壅滞经脉、气血闭阻的实证,则要"决之乃行"。

(3)扶正护阴,补益肝肾。在对疾病的论治上,《黄帝内经》尤重扶正的作用。在对痹证的论治方面,各医家又更注重护顾阴血,如《灵枢·寿夭刚柔》有"病在阴者,命曰痹"。《针灸甲乙经》中还有论"阴受病发痹"的专篇。可见,扶正护阴在论治痹证中的重要。

（二）刺络放血疗法治疗膝痹

膝骨关节炎属中医骨痹、膝痹范畴,是一种慢性退行性病变,临床以膝关节疼痛、僵硬、肿大伴关节功能障碍为主要表现,由于劳损等容易在膝周容易形成骨刺或骨赘。《诸病源候论·风痹候》曰:"痹者,风寒湿三气杂至,合而为痹,其状肌肉顽厚,或疼痛。"温乃元认为本病要重视经络、经筋理论的运用,膝关节的病变主要体现:疼痛、功能障碍、主动伸曲受限,就其关键原因在于膝周筋骨肉协调不利所致,即膝周的内外源稳定失衡所致,因此,要恢复膝关节的正常运作,首先就要认识膝周的经络、经筋,尤其是经筋是维持外源性稳定的关键,《素问·痿论》认为,经筋的作用"宗筋主束骨而利机关"。膝关节周围主要有足三阴、足三阳经的存在,只有对膝周的经络、经筋、穴位详尽了解,我们在治疗本病方面才可以有的放矢。对于长期膝痛的患者,肯定可以在膝周尤其近骨膜处找出板结点,如足太阳经筋的委阳、委中、承筋,足少阳经筋的阳陵泉、环跳,足阳明经筋的犊鼻、梁丘,足太阴经筋的阴陵泉、血海,足厥阴经筋的膝关、曲泉。这些粘连瘢痕的存在多是由长期的劳损、退变所致,板结点的卡压使膝关节局部气血运行受阻,反复不愈容易形成钙化、增生。温乃元认为运用中医的刺血、针刺、针刀、手法弹拨等方法可迅速解除膝周压力,对大多数膝关节痹痛患者有明显疗效。

刺络放血疗法是根据《灵枢·官针》"络刺者,刺小络之血脉也",针对久病入络、血络瘀阻而施术于血络的一种方法。刺络放血的重点有3个部位:一是体表的表浅血管,包括小静脉、微静脉、毛细血管,它们多是瘀滞血络,小血管侧支循环形成处,有的呈黯红色成屈曲线状的细络,有的呈蚯蚓状的色青粗络;二是阿是穴;三是委中穴。温乃元认为,运用刺络放血疗法不一定要完全针对血脉,任何一个痛点阿是穴都可以进行刺血。治疗时取普通五号针头,在这些表浅静脉、阿是穴、委中穴刺之,使瘀血流出 2 ~ 15 mL,后加拔火罐。术后患者疼痛肿胀会明显减轻,关节肌肉挛缩得以缓解。治疗时应该把握 2 个重点:一是在进行穴位针刺时,出现出血现象,宜疏通不宜止血;二是刺络是一种刺激,放血不是终极目的,放出少量血液只是一种伴随状况,其目的是起到扶正祛邪作用。许多研究也表明,刺血不单纯是祛邪,同样可以扶正，关键是在运用过程中把握刺血的时间和量。膝关节骨性关节炎患者不少出现瘀滞血络情况就说明存在久病入络。清代王清任认为，久病入络为瘀，此理论为刺血疗法治疗膝痹打下了治疗基石。临床上膝关节骨性关节炎患者不少出现瘀滞血络情况，运用中医的刺血方法，通过决"血实"、除"宛陈"而达到祛瘀止痛目的，可迅速解除膝周压力，对大多数膝关节痹痛患者有明显疗效。

（三）针刺配合磁圆梅针治疗膝关节骨性关节炎

膝关节骨性关节炎又称退行性膝关节炎、增生性关节炎，是一种以关节软骨的退变、破坏及骨质增生为特征的慢性关节病，是中老年人临床常见病、多发病。临床常表现为关节肿胀、疼痛、积水、活动受限及关节畸形等，严重影响着中老年人的生活质量。近年来笔者运用针刺配合磁圆梅针治疗膝关节骨性关节炎，取得疗效满意，现进行总结。

1. 资料与方法

1）一般资料。病例来源于 2014 年 1 月—2016 年 1 月梅州市第二中医医院门诊患者。在征得患者及其家属同意的情况下，采用随机分组的方法，将 80 例患者分为治疗组（40 例）、对照组（40 例）。两组患者的性别、年龄及病程等方面比较无显著差异（$P > 0.05$），有可比性。

2）方法。

（1）治疗组。针刺以阿是穴为主穴。辨证配穴：行痹加膈俞、血海，痛痹加肾俞、关元，着痹加阴陵泉、足三里。均取患侧。操作：采用 28 号毫针，腧穴部位常规消毒。患者俯卧或坐位，局部有酸胀感为佳，平补平泻。留针 30 min，每天 1 次，5 次/周，针刺四周，于治疗结束第 2 天及 1 个月后评价疗效。磁圆梅针（选用山西师怀堂教授新九针之一）叩刺阿是穴。轻叩以上阿是穴 3 ～ 5 遍，以局部皮肤潮红为度。先针刺后予磁圆梅针叩刺。

（2）对照组。以口服塞来昔布（辉瑞制药，国药准字 J20140072）200 mg，每天 2 次；盐酸氨基葡萄糖胶囊（山西中远威药业有限公司，国药准字 H20020306）1 粒，每天 3 次，持续使用 4 周后，于治疗结束第 2 天及 1 个月后评价疗效。

3）观察指标。

（1）疼痛评定。采用疼痛视觉模拟量表评分（VAS）作为疼痛强度评价。由1 条直线组成，一端标记为 0，表示"无痛"，另一端标记为 100，表示"无法忍受的疼痛"。患者将自身感受的疼痛强度标记在直线上，短臂带上 0 至其他数字标记点的长度代表患者的疼痛水平。

（2）评价标准。0 分为无痛，3 分（30 mm）以下为轻度疼痛，4 ～ 6 分（40 ～ 60 mm）为中度疼痛，7 ～ 10 分（70 ～ 100 mm）为重度疼痛。

4）疗效判定标准。参照《中药新药临床研究指导原则》判定疗效标准。临床控制：疼痛等症状消失，关节活动度正常，症状积分减少 95% 及以上；显效：疼痛等症状消失，关节活动度不受限，症状积分减少 70% 及以上，但不足 95%；有效：疼痛等症状基本消失，关节活动度轻度受限，症状积分减少 30% 及以上，但不足 70%；

无效：疼痛等症状和关节活动度，症状积分减少＜30%。

症状积分减少率＝（治疗前积分－治疗后积分）/治疗前积分×100%；总有效率＝（临床控制例数＋显效例数＋有效例数）/总例数×100%。

5）统计学处理。

应用 SPSS 17.0 统计软件进行数据处理。采用（$\bar{\chi} \pm s$）表示计量资料，对照比较采用 t 检验；计数资料以率（%）为单位，比较采用 x^2 检验。以 $P < 0.05$ 表示具有统计学意义。

2. 结果

（1）两组总体有效率比较。治疗组总有效率为 97.5%，优于对照组的 87.5%，差异具有统计学意义（$P < 0.05$）。见表 5 – 21。

（2）两组治疗前后 VAS 评分比较。两组患者在治疗后 VAS 评分较治疗前明显降低，提示两组治疗方法均有疼痛改善的作用。与对照组相比，针刺配合磁圆梅针治疗后患者疼痛评分为（3.12 ± 1.02）分，较对照组的（4.23 ± 1.21）分明显降低，差异有统计学意义（$P < 0.05$），提示针刺配合磁圆梅针治疗在疼痛改善方面较对照组疗法更为有效。见表 5 – 22。

表 5 – 21　两组膝骨关节炎患者治疗有效率比较

组别	总例数	临床控制	显效	有效	无效	总有效率
治疗组	40	8 例（20%）	23 例（57.5%）	8 例（20%）	1 例（2.5%）	97.5% *
对照组	40	2 例（5%）	19 例（47.5%）	14 例（35%）	5 例（12.5%）	87.5% *

注：*治疗组与对照组总体有效率比较，$P < 0.05$。

表 5 – 22　两组膝骨关节炎患者治疗前后 VAS 评分比较

组别	总例数	治疗前评分	治疗后评分
治疗组	40	7.85 ± 1.23	3.12 ± 1.02 *#
对照组	40	7.56 ± 0.99	4.23 ± 1.21 *

注：*两组治疗前后 VAS 评分比较，$P < 0.05$；#治疗组与对照组 VAS 评分比较，$P < 0.05$。

（3）两组治疗前后症状积分比较。两组患者在治疗后症状积分较治疗前明显降低，提示两组治疗方法均有改善症状积分的作用。与对照组相比，针刺配合磁圆梅针治疗后患者症状积分为（11.15 ± 1.12）分，较对照组的（12.43 ± 2.72）分明显降低，差异有统计学意义（$P < 0.05$），提示针刺配合磁圆梅针治疗在改善症状积分方面较对照组药物疗法更为有效。见表 5 – 23。

表 5 - 23　两组膝骨关节炎患者治疗前后症状积分比较

组别	总例数	治疗前评分	治疗后评分
治疗组	40	34.17 ± 2.13	11.15 ± 1.12 *#
对照组	40	34.68 ± 1.46	12.43 ± 2.72 *

注：* 两组治疗前后症状积分比较，$P < 0.05$；#治疗组与对照组症状积分比较，$P < 0.05$。

3. 讨论

中医对膝关节骨性关节炎的治疗原则是内补肝肾，外除风、寒、湿，佐以养血柔筋，多采用中药内服兼外用，针灸在临床镇痛上疗效明确。梅花针叩刺即归属刺灸学中"豹纹刺""半刺""毛刺"，其叩刺可祛瘀通络、散寒散瘀、调和阴阳。现代临床研究证明，磁场具有消炎、吸收水肿、镇痛作用。磁圆梅针集合磁疗、针刺、点穴和梅花针四重作用，叩刺一定部位、穴位或阳性反应区，便可以通过皮部孙络、络脉、经脉来调整脏腑虚实、行气活血、通经活络、平衡阴阳，达到治疗的目的。塞来昔布为新一代非甾体抗炎镇痛药，通过选择性抑制环氧化酶-2（COX-2）来抑制前列腺素生成，达到抗炎症、镇痛的效果，盐酸氨基葡萄糖可以抗氧化，促进软骨修复再生，二者均是临床治疗该病的常用药物。本研究的实验结果提示，针刺配合磁圆梅针治疗较非甾体抗炎镇痛药及盐酸氨基葡萄糖联用在有效率、疼痛、症状积分改善方面均有明显提升，这一结果可能与磁疗消炎镇痛与针对镇痛作用相互叠加有关，磁疗可能对于针灸祛瘀通络、调和阴阳有促进作用。本课题研究显示，针刺配合磁圆梅针治疗膝关节骨性关节炎具有显著疗效，值得临床推广。

第六章

医 论 医 话

第一节　痹证的中医论述

痹的病名，最早见于《黄帝内经》；《金匮要略》称本症为"历节"。痹证是由于人体正气不足，卫外不固，致风、寒、湿、热等外邪侵袭人体，或日久正虚，内生痰浊、瘀血、毒热，正邪相搏，使经络、肌肤、血脉、筋骨，甚至脏腑的气血痹阻，失于濡养，而出现的以肢体关节、肌肉疼痛、肿胀、酸楚、麻木、重着、变形、僵直及活动受限等症状为特征，甚至累及脏腑的一类疾病的总称。如《玉机微义·痹症门》曰："痹，感风寒湿之气则阴受之，为病多重痛沉重，患者易得难去。"本病可包括现代医学所指的颈椎病、肩周炎、腰椎间盘突出症、风湿热、风湿性关节炎、类风湿性关节炎、强直性脊椎炎、骨性关节炎、痛风、骨质疏松症等疾病。

一、痹证的病因

正虚卫外不固是痹证发生的内在基础，感受外邪是痹证发生的外在条件。邪气痹阻经脉为其病机根本，病变多累及肢体筋骨、肌肉、关节，甚则影响脏腑。

（一）外因

多为外感风寒湿热之邪。风寒湿邪乘虚侵入人体，注入经络，留于关节，导致气血痹阻而成痹证；或素体阳气偏盛，内有蕴热或阴虚阳亢之体，感受风热之邪，与湿相并，而致风湿热合邪为患，闭阻经络；或风寒湿痹日久不愈，邪留经络，郁而化热而致热痹。

《黄帝内经》提出风寒湿三气杂至合而为痹论，风气胜者为行痹，寒气胜者为痛痹，湿气胜者为着痹。风寒湿邪，闭阻经络、关节，使气血运行不畅，不通则痛，故而引起肢节疼痛。《素问·痹论》曰："风寒湿三气杂至，合而为痹也……故骨痹不已，复感于邪，内舍于肾；筋痹不已，复感于邪，内舍于肝；脉痹不已，复感于邪，内舍于心；肌痹不已，复感于邪，内舍于脾；皮痹不已，复感于邪，内舍于肺。所谓痹者，各以其时重感于风寒湿之气也……痹在于骨则重，在于脉则血凝而不流，在于筋则屈不伸，在于肉则不仁，在于皮则寒。"

（二）内因

内因有脏腑阴阳内伤、营卫气血失调、痰浊瘀血内生等。脏腑阴阳内伤是痹症发生、发展的重要原因，其中尤以肝肾最为重要。

《素问·痿论》曰："肝主身之筋膜"，肝其体合筋，其华在爪，人体之筋膜有赖于肝血的滋养，肢体运动的能量来源也全赖于肝藏血充足和调节血量的作用。若肝之阴阳平和，则人体筋爪强健有力；若阴阳失调，肝阴不足，则筋膜失养，运动不利，患者会表现出手足震颤，肢体麻木，屈伸不利，甚至抽搐等症状。

《素问·脉要精微论》曰："腰者，肾之府。"肾居腰间，藏有禀受于父母的"先天之精"，为脏腑阴阳之根本，生命之源泉，故有肾为"先天之根本"之说。《素问·四时刺逆从论》曰："肾主身之骨髓。"肾在体为骨，主骨生髓，髓有骨髓、脊髓和脑髓三部分，均为肾中精气所化生，肾中精气充盈与否，直接影响到大脑的发育和"精明之府"大脑的功能。若肾中精气不足，骨髓空虚，则小儿囟门迟闭，骨软无力，老人则易患骨质疏松，易发多种骨折，故《灵枢·海论》曰："髓海有余，则轻劲多力，自过其度；髓海不足，则脑转耳鸣，胫酸眩冒，目无所见，懈怠安卧。"

肝主筋、肾主骨，而肝肾之间关系极为密切，并有"肝肾同源"之说。肝藏血，肾藏精，精和血可以相互滋生、相互转化，血的化生有赖于肾中精气的气化；肾中精气的充盈，有赖于血液的滋养，精能生血，血能化精，故"精血同源"。在病理上，精与血的病变也常相互影响，肾精亏虚可导致肝血不足；反之，肝血不足也可导致肾精亏虚。肝肾阴阳，息息相通，相互制约，协调平衡，如肾阴不足可致肝阴不足，阴不制阳可出现肝阳上亢，水不涵木；而肝阴不足，可导致肾阴亏虚，相火上亢，或肝火太盛也可下劫肾阴，致肾阴不足。

痹证的病因虽有内外因，但内因起主导作用，《灵枢·百病始生》指出"风雨寒热，不得虚，邪不能独伤人"。风寒湿邪常在机体肝肾亏虚之时乘虚侵袭，闭阻经络，使气血不通，气机不畅，肢端不得温养而形寒肢冷，肌肉挛缩，关节不利，麻痹疼痛。

二、痹证的分类

一般来说，可以从其病因、病变部位、病变性质、临床特点、证候类别进行分类，但这几个方面是从不同角度来分析认识的，其间相互交叉，不能对立割裂开来。

按病因，痹证可分为风痹、寒痹、湿痹、热痹、燥痹、风寒湿痹、湿热痹，按病位可分为五脏痹、五体痹，按临床表现可分为行痹、痛痹、着痹、周痹、众痹、历节、痛风、漏肩风等，按证候可分为虚证、实证、虚实夹杂证。

三、痹证的常见症状

（一）疼痛

几乎所有的痹证均可发生疼痛，表现在肢体的关节、皮肤、肌肉、经脉等。其病机与经络闭阻、气血不畅有关。根据疼痛的病因病机及临床表现的不同，疼痛主要有5种。

（1）寒性疼痛。关节肌肉冷痛，疼痛剧烈，局部自觉寒冷，触之冷而不温，畏惧风寒，遇冷痛重，遇热痛减，疼痛部位多固定不移，常伴有肢体关节拘急、屈伸不利。舌质淡，苔白，脉沉弦、紧等。

（2）热性疼痛。关节、肌肉、皮肤疼痛，局部红热，或自觉局部发热，或触之而热，其疼痛较重，甚至剧烈，或兼身热、汗出、口渴。舌质红或绛，苔黄，脉滑数。

（3）血瘀疼痛。关节、肌肉、皮肤疼痛，疼痛如刺，痛处不移，夜间痛甚，疼痛局部可见肤色紫暗，肌肤甲错，毛发不荣。舌质暗，脉细涩等。

（4）痰湿疼痛。关节、肌肉、皮肤疼痛而兼肿胀，痛处固定，缠绵难愈，肢体屈伸不利。舌质淡，舌体胖，苔白厚或白腻，脉滑。

（5）阳虚疼痛。肢体冷痛，喜暖恶寒，肢冷不温，精神不振，常喜蜷卧，大便溏稀，小便清长。舌质淡，苔白，脉沉无力。

（二）关节肿胀

湿邪滞留关节是肿胀主要原因。根据肿胀的病因、病机及临床表现的不同，肿胀主要有5种。

（1）风湿肿胀。多见于风湿病初期，关节肿胀部位不固定，时上时下，时左时右，此起彼消，一处肿胀数日逐渐消退时，其他部位肿胀又起，或见恶风、汗出等。舌苔白，脉滑。

（2）寒湿肿胀。关节肿胀而冷痛，自觉肿胀之处冷而不温，触之凉，喜暖恶寒，遇寒加重，遇热减轻。舌质淡胖，苔白厚，脉弦滑或紧。

（3）湿热肿胀。关节疼痛、肿胀而热，或肤色红，常兼身热、汗出、口渴、面赤。舌质红，苔黄厚腻，脉滑数。

（4）痰瘀肿胀。关节肿胀日久，不易消除，肿胀固定不移，按之如泥或硬如橡皮，肿胀之处皮肤紫暗，疼痛如刺，疼痛夜甚。舌质紫暗，脉滑或细涩。

（5）气虚肿胀。肢节肿胀，按之凹陷，劳累后加重，恶风自汗，倦怠乏力，气短懒言。舌淡苔白，脉沉细无力。

（三）麻木

多见于四肢，多由于气血不足，寒湿痹阻、痰瘀痹阻所致，总病机为气血不能荣养肌肤所致。

（1）寒湿痹阻。四肢肌肤麻木、肢冷不温，遇寒加重，遇热或活动后暂时减轻，或伴肢节冷痛。舌质淡，苔白润，脉弦或滑。

（2）痰瘀痹阻。四肢肌肤麻木日久，皮肤不荣甚至甲错，肢体困重。舌紫暗，或有瘀斑瘀点，苔腻，脉细滑。

（3）气血不足。四肢肌肤麻木，休息后则减轻，面色不华，倦怠乏力，心悸气短，不寐健忘。舌质淡，脉细无力。

（四）肢节屈伸不利

可以发生于某一关节，也可发生于多个关节，不同的疾病病情轻重及预后不同，轻者可完全恢复如常，重者可发展为关节僵硬、畸形而致残。根据病因病机可以分为5种。

（1）寒湿痹阻。肢节屈伸不利，或伴冷痛肿胀，遇寒加重，遇热减轻，肢冷不温。舌质淡，苔白，脉弦滑。

（2）湿热痹阻。肢节屈伸不利，或伴关节红肿热痛，身热，汗出。舌质红，苔黄厚腻，脉滑数。

（3）痰瘀痹阻。关节屈伸不利，或疼痛肿胀日久，昼轻夜重，肤色暗滞，皮下结节。舌质暗，有瘀斑瘀点，脉细滑等。

（4）气血不足。肢节屈伸不利，四肢无力，甚则肌肉萎缩，肢体酸痛，面色不华，心悸不寐，毛发稀疏，爪甲不荣，妇女月经量少。舌质淡，脉沉细无力。

（5）肝肾亏虚。肢节屈伸不利，神疲乏力，腰膝酸软，头晕耳鸣；或见肢冷不温，畏寒蜷卧；或见五心烦热、盗汗咽干。舌质淡或红而少苔，脉沉无力或细数。

四、痹证的辨证要点

一般说来，痹证新发，风、寒、湿、热之邪明显者为实；痹证日久，耗伤气血，损及脏腑，肝肾不足为虚；病程缠绵，日久不愈，常为痰瘀互结，肝肾亏虚之虚实夹杂证。

1. 识病邪特点

行痹（风邪）——疼痛游走不定；痛痹（寒邪）——痛有定处，疼痛剧烈；着痹（湿邪）——肌肤不仁，肢体关节疼痛、重着；热痹（热邪）——关节红、肿、热、痛。

2. 分新久虚实

新病多实，久病多虚。

3. 辨患者体质

（1）阳虚体质患者，多呈虚胖体型，病之多为风寒湿痹。

（2）阴血不足之体，多呈瘦削体型，病之多属风热湿痹。

4. 识痰瘀特征

（1）久病多痰瘀。

（2）关节肿痛多为痰瘀交阻的病变。

（3）瘀血证脉象细涩，舌有瘀斑；痰浊证脉濡缓，苔白腻。

五、痹证的治疗原则

痹证的治疗原则是祛风、散寒、除湿、清热和舒经通络为大法。病久耗伤气血，则注意调气养血，补益肝肾；痰瘀相结，当化痰行瘀，畅达经络；若寒热并存，虚实夹杂者，当明辨标本虚实而兼顾之。

临床治风还宜重视养血活血，即所谓"治风先治血，血行风自灭"；治寒宜结合温阳补火，即所谓"阳气并则阴凝散"；治湿宜结合健脾益气，即所谓"脾旺能胜湿，气足无顽麻"。

六、痹证的治疗方法

1. 中药内治法

中药内治法的治则以调补肝肾，佐以活血通络主。常用调补肝肾方剂有左归丸、右归丸、生血补髓汤等；舒经活络法主要用活血药与祛风通络药，并加强理气药以宣通气血，消除凝滞，舒经通络，常用有桃红四物汤、舒经活血汤、舒经汤、蠲痹汤等；温经通络法常使用温性、热性的祛风、散寒、除湿药物，并佐以调理气血、补益肝肾之药，以达到驱除留注于骨节经络之风寒湿邪，使骨节滑利、经络通畅，常用方剂有麻桂温经汤、乌头汤、大活络丸、小活络丸等。

2. 外治法

常用的外治法有针灸、中药熏蒸、药物局部或穴位贴敷、手法按摩、物理疗法等。

第二节　痹证中医治疗及调护心悟

痹症是针灸科常见的病种之一，如项痹、肩痹、膝痹等，同时也是老年人易反复发作的疾病。痹证一般用针药结合治疗，还要重视对患者的健康教育，这样才能预防反复发作。

一、病名

痹证：痹者——闭也，不通也，是各种关节、筋骨、肌肉疼痛麻木疾病的总称。痹证、痹病、风湿病是中医的病名，早在《黄帝内经》中就有"风寒湿三气杂至合而为痹"的记载。清朝的林佩琴在《类证治裁·痹证》一书中最早提出痹证的病名。

二、病因

（1）内因。清代林佩琴《类证治裁》阐述了痹证的致病原因："诸痹，良由营卫先虚，腠理不密，风、寒、湿乘虚内袭，正气为邪所阻，不能宣行，因而留滞，气血凝滞，久而成痹。"

（2）外因。正如《素问·痹论》云"风寒湿三气杂至合而为痹"，临床中还有热邪。热邪可与风、湿相合而成风湿热痹，表现关节疼痛红肿，活动不利。在风、寒、湿、热四邪中，以湿邪最为重要，在痹证早期起到决定作用，古人云"无湿不成痹"，故早期治疗突出湿邪。在湿邪致病与脏腑的联系中，湿邪与脾的关系密切，治疗方面在祛风除湿基础上加用健脾药，杜绝病之根。

三、病机

痹证患者都有阳气先虚的因素，病邪乘虚侵袭经隧，气血为邪所阻，壅滞经脉，留滞于内，疼痛而作。痹证早期以邪实为主（风、寒、湿、热），病位在肌肉、皮内、经络，如果治疗适宜，正能胜邪，疾病得以好转或病愈。痹证中晚期风、寒、湿、热留滞日久，气血运行不畅，凝涩不通，邪正混淆如油入面，胶着难解，病邪以痰、瘀为主，证型以五脏虚损、痰瘀互结为主，风寒湿热为次。痹证晚期肌肉萎缩，骨质破坏，经脉留滞不通，进一步损坏脏腑，由五体痹发展为五脏痹，表现为病情重、病程长、缠绵难愈三大特点。

四、辨证治疗

1. 风寒湿痹

主证：肌肉、关节、筋骨疼痛或重着或麻木。舌质淡胖，苔白腻，脉弦滑。

方药：以薏苡仁汤作为基础方，薏苡仁 30～80 g，苍术、白术各 30 g，羌活、独活各 10～15 g，防风 10 g，麻黄 5～10 g，桂枝 10 g，川乌 10 g。

加减：以风邪偏盛加用秦艽、威灵仙。以湿邪偏盛加用防己、木通、蚕沙同时加用活血药，如：当归、川芎、赤芍等，活血药有"活血开痹"之功。以寒偏盛，表现疼痛剧烈，以"乌附麻桂姜辛汤"加蜂蜜治疗，其中乌头、附子轻证 15 g，重证 30 g，取其"破冰解冻"之功，用此药不在用量的大小，而在于久煎 3 h 以上，破坏其生物碱，同时加用防风、黑小豆、蜂蜜消减毒性，以口感舌头微麻为度。

2. 风热湿痹

主证：身热、口渴，全身多处关节疼痛肿胀，舌质红、苔薄黄而干，脉洪大有力（属气分证）。

方药：以白虎桂枝汤加味。石膏 30～100 g、知母 10～15 g、桂枝 15 g、忍冬藤 15 g、防己 10 g、薏苡仁 30～80 g、黄柏 9 g、桑枝 10 g。

加减：若肿盛，加用牛膝、木通。若出现血分证见皮肤关节环行红斑，以玉女煎加味，选用生地黄 60～90 g、石膏 30～60 g、牛膝 9 g、知母 10 g，其中生地、石膏有较好的抗风湿作用，伴咽喉症状加用六神丸内服。

3. 肝肾亏虚，痰瘀互阻型（顽痹）

主证：关节畸形、僵硬、肌肉萎缩、筋骨彻夜疼痛，麻木，屈伸不利，舌苔薄白，脉细小弦。

方药：生地黄、熟地黄各 15 g，当归 10 g，淫羊藿 15 g，鸡血藤 20 g，寻骨风 20 g，制川乌 10 g，桂枝 15 g，同时加用六虫汤（全蝎、蜈蚣、白花蛇、露蜂房、地鳖虫、僵蚕）。

此期病邪已深入筋骨，痰瘀互结之症，以养肝肾调气血加虫类药搜剔，补中有通，久病入络入血，虫类药有血的入血分，无血的走气分，"飞的能开""走的能降"。此时绝非一般祛风、散寒、除湿能奏效，必经培本蠲痹并用。

五、治养结合

中医学治疗疾病，不仅注意用药物的治疗，并且十分注意对身体的调养。《素问·脏气法时论》载："毒药攻邪，五谷为养，五果为助，五畜为益，五菜为充，气味合而服之，以补精益气。"主张服药与饮食调养要配合得当，以达强身祛病之故；更指出攻伐大积大聚之时，要消其大半为止，攻邪太过则伤人，宜扶正调理，结合饮食调养，所余之积聚可渐渐自去。

基于这种思想，中医常把饮食宜忌放在重要的位置上，嘱告病家使其能够达到治疗与调养结合的目的。对于痹证而言，除服用补益肝肾、祛风除湿中药之外，平时还应多食一点核桃、鹿肉、山药、狗肉、羊肉、茴香、枸杞子等补肾助阳祛寒食物，并且四肢关节处应注意保暖，进行适度的锻炼与运动。俗语所言"三分吃药七分养"，确实具有一定的实际意义。

第三节　针灸临床要素——辨证论治

针灸治疗疾病，虽不同于药物，但选穴处方和施术手法，同样离不开辨证论治的原则。缘理辨证、据证立法，准确辨证是针灸临床取得疗效的前提，尤其是经络辨证是指导针灸临床的基础。经络辨证是以经络学说为理论基础来概括经络病变的临床表现，以及经络、脏腑病变时的相互影响，总结出病变表现一般规律，实现以病归经，以经知脏，准确诊断。针灸临床施术时强调"宁失其穴，勿失其经"，表现出对经络的高度重视，在具体诊断和辨证施治过程中，只有掌握三大要点，才能有的放矢，提高诊治疗效。

一、掌握经脉循行，归经辨证

只有熟记经络循行，认清病候归经，才能够准确地进行经络辨证。经络循行和病候归经在经络辨证中具有重要作用。"有诸内必形之于外"，任何疾病都以一定的"病候"表现于外，"经络所通，病候所在，主治所及"，各经脉病候与其经脉循行特点密切相关。通过对病候进行分析，判断病在何经、何脏（腑），据此进行处方配穴，或针或灸，或补或泻。虽然十二经脉病候与脏腑病候有很多相似之处，但十二经脉病候以经脉循行部位的病变较多，而脏腑病候则以内脏病变较多。例如，胸肺部胀满，咳喘，缺盆中痛，肩背寒痛，臑臂内前廉痛，口渴，心烦，恶寒发热，汗出等病候常从肺经论治。十二经病候常有交叉，如心烦，可见于手太阴肺经、足阳明胃经、足太阴脾经、足少阴肾经及手厥阴心包经病变。这时可根据其他症状来判定，若其他症状为足少阴肾经病变，则心烦属足少阴肾经。将病候按十二经进行分类归经，结合其他辨证方法，就可以循其内外，复杂的病候也就有所归属，以辨明病因、病位、病性而立法处方。进行经络辨证时，除应重视十二经病候规律外，还应注意经脉循行部位的病变，尤其是局部的疼痛、发热等感觉变化和拘挛、屈伸活动转侧受限等功能障碍症状，如脾经通过腹部，故腹部胀满属脾。前头痛属阳明经，偏头痛属少阳经，头顶痛属厥阴经等，都是依据经脉循行路线进行经络辨证。"凡刺之理，经脉为始"，只有熟记经络循行才能循经取穴，辨证论治。

二、掌握穴位主治，明性配穴

针灸临证处方选穴，首先应掌握穴位主治和腧穴的特性，就像中医内科医生不仅要熟记方剂，而且要掌握每味中药的功效主治。因为用药、用穴都是在中医学基础理论指导下进行的，穴位和中药的作用常有异曲同工之妙。例如，列缺宣肺止咳，功似桔梗、杏仁；曲池去血中之风，功似荆芥；大椎调和营卫，功似桂枝、白芍；风池既能疏散外风，又能平息内风，功似钩藤、防风；足三里大补元气，功似人参、黄芪；阳陵泉疏肝利胆，功似柴胡、竹茹；等等。但在治疗中，腧穴作用又多优于药物，一穴往往具有多方面功能和双向调节的作用，这些是药物所不具备的优点。例如，关元穴补气之功似人参，但又能行气活血化瘀，对妇科月经病有很好的疗效，较之人参又有泻的作用。"腧穴所在，主治所及"，每个腧穴可以治疗所在部位的浅表和内脏疾患，即近治作用，如太溪位于内踝处，能主治内踝肿痛。除此以外，属于同一条经的腧穴，在主治上都有共同点，属于某条经的穴位，都可以治疗本经的疾病，例如，太溪穴，由于它归属于足少阴肾经，且为肾经之输穴、原穴，经气输注之处，肾经又通向脊柱，故太溪除了可以治疗内踝痛外，还可治疗腰脊痛。另外，每一腧穴在治疗上除共同点外，还有其特殊作用，即特性，如合谷为汗穴，内关为吐穴，丰隆为痰穴，气海、关元为补气之穴，足三里为保健穴，等等。

三、掌握依法定方，据证选穴

针灸处方配穴规律与方剂的君、臣、佐、使配伍原则基本相似，配穴乃某穴之特性与他穴之特性互相佐使，而成特效之用，犹之用药，某药为主，某药为辅，相得益彰也。例如，"补中益气"，用药用补中益气汤，用穴则用百会（相当于升麻、柴胡）、关元（相当于人参）、气海（相当于黄芪）、足三里（相当于白术）。"心肾不交"，方剂选用交泰丸以交通心肾，以黄连为君，肉桂为臣，而针灸即可选取心经和肾经原穴，以心经原穴神门为君，以肾经原穴太溪为臣，还可取心包经八脉交会穴内关和足三阴经交会穴三阴交，又可取背部的心俞和肾俞，此乃穴药殊途同归之理。

针灸临床上据证按经取穴，只有充分了解脏腑生理、病理、经络循行路线、阴阳、五行、表里关系、腧穴特性等，才能灵活应用。按经取穴治疗复杂疾病的效果较局部取穴明显，可单独使用，也可配合使用，主要包括本经取穴、异经取穴（表里经取穴）、五输穴取穴法。按症选穴是指对某些疾病的症状和表现，形成其经验选穴方法。如：大凡风证，多取风池，风池既疏散外风，又平息内风，内外兼治；"气虚则麻，血虚则木"，上肢麻木取外关、后溪，下肢麻木取中渎、悬钟。临床上治疗中风后遗症弛缓性软瘫属虚证者，先取大椎、大杼、肩髃、曲池、合谷以振奋阳气，疏通经络；伴有上肢下垂，瘫痪无力，不能上举，加天宗、肩髎、臑俞；下肢软弱无力，手足无力加后溪、申脉；有足内翻或足外翻者，加照海、申脉，但足内翻者常泻照海，补申脉，外翻者泻申脉，补照海。

辨证益精，治疗益专，应坚持守法守方治疗，不宜轻易变更。因为治疗疾病是由量变到质变的过程，慢性病需坚守原方治疗较长时间才能获效。针灸临床取穴的多少亦应以证为凭，以精为准，以适为度，以效为信，取穴多少，当以大、小、缓、急、奇、偶、复为原则，不能胶柱鼓瑟，故临床取穴时，少则一二穴，多达十几二十穴。

第四节　试述中医文献针灸治疗腰痛的认识

腰痛为临床常见症状之一，其所涉及疾病众多，据统计，历代文献与腰痛有关的病名达四五十种之多，现对古代中医文献记载的针灸治疗腰痛一些特点分析。

一、一般情况

历代文献中治疗腰痛的常用穴位有委中、肾俞、环跳、昆仑、足三里、阳陵泉；常用经络有足太阳膀胱经、足少阳胆经、督脉、足厥阴肝经、足阳明胃经、足少阴肾经；穴位所在部位有腰骶部、臀及大腿、小腿及以下；刺灸方法有针法、灸法、刺络放血法。

二、一般选穴方法

1．循经取穴

腰部上连背膂，下连尾尻，中为脊柱，有 3 条经脉经过腰部。李东垣在《东垣试效方》中强调："治之（腰痛）者，当审其何经所过分野，循其空穴而刺之。"治疗腰痛最常用的 3 条经脉是足太阳经、足少阳经和督脉，这和它们的循行特点有很大的关系。

（1）足太阳膀胱经。《灵枢·经脉》云："膀胱足太阳之脉……挟脊抵腰中，入循膂，络肾属膀胱。"正因为足太阳经循行过腰并主腰脊疼痛，历代医家治疗腰痛时多将此经作为首选，远超过其他经脉。本经常用穴位依次为委中、肾俞、昆仑等。

（2）少阳胆经。足少阳经按其循行并不过腰，而行于腰侧，从其治疗规律来看，一般腰痛连腿或痛在腰侧而牵引少腹或胁下者选用足少阳经穴较多。这似乎与现代神经节段性支配理论不谋而合。该理论认为：某一穴位主治病症的范围主要取决于与该穴有关的脊髓节段支配空间。足少阳经常用的环跳、阳陵泉均位于神经干的投影点或附近，应与此有关。《针灸大成》中多用环跳、风市、阴市、阳陵泉相配治疗腰痛连腿，疗效显著。

（3）督脉。本经选用最多的穴位是人中，常用于卒腰痛，其症重而急者。如孙文胤的《丹台玉案》"腰痛不能转者，针人中立愈"。另命门、腰俞等穴主要用于虚寒性腰痛。

2．异经取穴

腰痛的病因比较复杂，并且引起腰痛的病因与病理变化在脏腑经络之间相互影响，因此，在选取本经穴的同时，还应选用相关经络的腧穴。历代医家在处理错综复杂的腰痛症的过程中，广泛运用异经取穴。如《针灸甲乙经》载："少腹控睾引腰脊，上冲心肺，邪在小肠也……气盛则厥逆，上冲肠胃，动肝肺，散于肓，结于脐，故取肓原以散之，刺太阴以予之，取厥阴以下之，取巨虚下廉以去之，按其所过之经以调之。"其病在小肠，又取肓原、太阴、厥阴、下巨虚等与病相关的脏腑经络之穴位。

3．近部取穴

近部取穴即在病变脏腑、肢体的部位就近选穴治疗。单纯腰部疼痛取肾俞、大肠俞、命门等；痛及臀部取环跳；痛及尻股取承扶；腰痛并小腹有疾者，取下腹部穴。《针灸甲乙经》曰："小腹胀满痛，月水至则腰脊痛，胞中瘕，水道主之。"

4．根据病性取穴

病有寒、热、虚、实、阴、阳、表、里、血瘀、痰凝之不同，每条经脉也有各自的属性。在腰痛的治疗中，往往根据病性之不同选择相应的经络、腧穴。如肾虚腰痛常用肾俞；腰以下至足跟之肾阳不足腰痛常选命门；阴虚腰痛用太溪；血瘀腰痛用委中；湿痹不能行选三阴交。

总而言之，针灸治疗腰痛不外乎辨邪之病位和病性，首先确定证候所属脏腑经络，即病位；还要辨别寒热虚实之病性；再结合经穴的特性选用相应穴位，同时施用相应的补泻手法。

三、分部取穴特点

1．腰部

腰部是症状反应部位，腰部用穴有三种类型。一是选择压痛点，即"以痛为腧"，直接在痛处施针或灸，如宋代王执中"点肾俞酸痛，其令灸而愈"；二是腰部太阳经穴位，以疏通经络，激发太阳经气，常用腧穴有肾俞、大肠俞、志室等；三是腰部督脉经穴，常用命门、腰俞两穴。

2．下肢

张志聪云："夫足之三阳，循腰而下，足之三阴及奇经之脉，循腰而上，病则上下不通，阴阳间阻，而为腰痛之症。"腰痛之远道取穴主要为足六经下肢穴位，尤其是足三阳经之穴。"四总穴歌"所言"腰背委中求"，便是典型的例子。另外，下肢常用的穴位还有阳陵泉、昆仑、太溪等。在治疗腰痛所有的穴位中，腰及腰以下穴占总数的90％以上。面部的人中穴偶尔用之。腹部穴则很少应用。正如杨上善所说："督脉生病（脊强而痛），疗之于督脉，勿疗任脉。"

四、刺灸法的选择

1. 刺法

历代医家治疗腰痛用针居多，针刺不但能疏通经络、活血祛瘀，治疗外伤性腰痛，且能通过经穴的配伍和补泻手法的运用达到调和阴阳、扶正祛邪的功效，特别是急性腰痛，用针尤多。如《丹溪心法》："腰痛不能伸者，针人中。"

2. 灸法

一般肾虚腰痛、寒湿腰痛可用灸法。《黄帝内经》提出了因人施灸的原则；唐代孙思邈的《备急千金要方》和《千金翼方》以"灸随年壮"为艾灸剂量，即采用艾灸的壮数与患者年龄相同，不可多灸，过灸则得恶火，骨枯髓涩。灸法治疗腰痛种类较多，非独艾灸，还有天灸（常用药物有生姜、白芥子等）、隔姜灸、隔附子饼灸、神仙灸法，以及雷火针法和清代的太乙神针法等，不一而足。

3. 刺络放血法

《素问》有"刺解脉，在郄中结络如黍米，刺之血射以黑，见赤血而已"的记载，即在委中刺络放血。对于气滞血瘀之腰痛，刺络放血法较为常用，能迅速缓解疼痛，往往收到即刻止痛的效果。

总之，中医古代文献关于针灸治疗腰痛的论述非常丰富，其辨证精细，用穴精当，至今仍有效地指导着临床。以上分析仅为几个方面，还不够全面。因腰痛为外在症状，所涉之病众多，故临床治疗腰痛的同时，应加强对其病因的治疗。

第五节　运用《黄帝内经》治痛理论治疗腰痛

奠定中医理论基础的《黄帝内经》，其不仅具有独特的、完整的理论体系，而且有着贯穿中医学各部分，并起着指导作用的基本学术思想——唯物辩证的生命观和整体观。《黄帝内经》对疼痛的论述也在后世医学的发展中起着指导性作用。

《素问·举痛论》曰："经脉流行不止，环周不休，寒气入经而稽迟，泣而不行。客于脉外则血少，客于脉中则气不通，故卒然而痛。"人的正常生命活动，主要依靠气血作为物质基础，而气血则是运行在经脉之中的。经脉通畅，气血流行，环周不休，快慢适度，则全身各脏腑器官之间才会得到气血的濡养，发挥正常的生理功能。若邪气侵犯经脉，直接停留于血道之中，阻碍气血运行，则不通则痛；或是各种原因使气血不足，则会使脏腑组织得不到濡养，不荣则痛。这就是疼痛的基本病机，即"不通则痛，不荣则痛"，凡身体出现疼痛，其病机不外乎于此。

《素问·举痛论》列举了14种疼痛，"其痛或卒然而止者，或痛甚不休者，或痛甚不可按者，或按之而痛止者，或按之无益者，或喘动应手者，或心与背相引而痛者，或胁肋与少腹相引而痛者，或腹痛引阴股者，或痛宿昔而成积者，或卒然痛死不知人有少间复生者，或痛而呕者，或腹痛而后泄者，或痛而闭不通者"。针对引起这些疼痛的不同原因，《黄帝内经》也提出了缓解疼痛的各种办法。如《素问·举痛论》载"得炅则痛立止""按之则热气至，热气至则痛止矣"；《素问·玉机真藏论篇》载"今风寒客于人，……或痹不仁肿痛，当是之时，可汤熨及火灸刺而去之"；《素问·调经论篇》载"身形有痛，九侯莫病，则缪刺之"；《灵枢·五邪》载"邪在脾胃，则病肌肉痛，阳气有余，阴气不足，则热中善饥；阳气不足，阴气有余，则寒中肠鸣腹痛。阴阳俱有余，若俱不足，则有寒有热，皆调于三里"。从以上这些《黄帝内经》的原文论述可以看出，《黄帝内经》治疗疼痛的两大基本原则，即针对"不通则痛"的治疗原则是"通则不痛"，临床上可以采取一些"通"法，如活血化瘀、刺络放血等；而针对"不荣则痛"的治疗原则是"荣则不痛"，临床上可以采取一些"补"法，如补肾养血、温通经脉、固本培元等治法。

临床上寒湿或瘀血会引起腰背部疼痛。正如《素问·举痛论》所言："寒气客，则脉不通。"《素问·玉机真脏论》所言："脉道不通，气不往来。"《素问·经脉》所言："脉不通，则血不流。"寒邪进入体内，寒性收引，导致血液运行不畅；湿为阴邪易阻碍气机，与寒邪一起交结与血道，使气血运行出现了障碍。寒湿之邪侵入腰府，痹阻经脉，气血运行不畅，不通则痛，故出现了腰痛。临床治疗寒湿型或瘀血型腰背部疼痛患者，多采用刺络拔罐法。现代医学认为，刺络拔罐可直接把富含致痛物质的痰湿、瘀血吸出，同时刺络拔罐形成的负压促使新鲜血液流向病灶处，稀释了致痛物质的浓度，改善了局部的血液循环，消除炎性水肿。

第六节　久病入络为瘀的刺灸思路

"久病入络"说奠定了中医络病学的理论基础，目前"久病入络"理论用以指导中药治疗较多，用于指导针灸临床治疗较少。从针灸临床实践出发，探讨"久病入络为瘀"的刺灸辨治思路，即久病慢性病多为虚实夹杂，治疗时既要补虚又要泻实，才能更好地提高临床疗效。

一、络病——久病入络的医学内涵

络病是指各种因素导致络中营卫气血津液运行、输布及渗化失常，最终出现络脉不通的一类病症。病程长，多为慢性迁延性疾病，久延不治，或失治误治，病势入里，累及血络成为络病。叶天士认为"络脉主血"，指出"久病气血推行不利，血络中必有瘀凝"。现代研究认为，络病的物质基础包括微动脉、毛细血管等微小血管及其功能调节机构。因此，"久病入络为瘀"可视为患病日久，病邪绵延，侵入血分而导致气血运行不利、微循环障碍的病理改变。

1. 久病入络的理论溯源

《黄帝内经》中关于"久病入络"论述较多,散见于各篇之中。《素问·痹论》曰"病久入深,营卫之行涩,经络时疏,故不通",最早指出了久病可入深,致营卫功能失调的发展趋势。《灵枢·终始》曰"久病者,邪气入深,刺此者,深内而久留之",指出久病邪气入深有在经和入络之别。《素问·调经论》曰"病在血,调之络",说明气行血,经气乃络气之源,经气不足或郁滞,可影响血分致络脉瘀阻,因而血病当调之于络。《灵枢·血络论》曰"阳气蓄积,久留而不泻者,其目黑以浊",则描述了久病入深的症状。《素问·缪刺论》曰"今邪客于皮毛,入舍于孙络,留而不去,闭塞不通,不得入于经,流溢大络而生奇病",则论述了久病入络的原因,说明人体病变可通过络脉而达全身,继生百病。《难经·二十二难》中有"气留而不行者,为气先病也,血壅而不濡者,为血后病也"的论述。在《金匮要略》中,张仲景论述了肝着、黄疸、水肿、痹证、虚劳等与"络脉瘀阻"病机有关的病症,并用辛润通络之旋覆花汤、辛温通络之大黄蟅虫丸、虫类通络之鳖甲煎丸等治疗,从临床上验证并发展了"久病入络"的思想。隋代巢元方在《诸病源候论》中论及久心痛候,"其心痛者,是心之支别络脉",认识到久病心痛,累及心之络脉,丰富了久病入络思想。明代喻嘉言在《医门法律》中云:"十二经生十二络,十二络生一百八十系络……"又云:"至终中邪盛,则入于营矣,故曰络盛则入经……经盛入络,络盛返经……"主张用砭射刺络及内服引经透络药来治疗邪客络脉病症。清代傅山曰:"久病不用活血化瘀,何除年深坚固之深疾,破日久闭结之瘀滞。"清代叶天士明确提出"初病在气,久病入络",从而奠定了中医络病学的理论基础,后王清任则加以完善为"久病入络为血瘀",从而形成这一学说。

2. 久病入络为瘀的机理

久病慢性病是和新病、外感、急性病相对而言,久病通常是指一些缠绵难愈的慢性疾病,也包括了一些未能及时治愈的慢性疾病,久病入络致瘀的原因在于:络脉是邪气由表入里的必经之径。络脉较其他脉络更为细小,更易发生瘀滞导致渗化失常,从而百病丛生,甚至变生他证。络主血道,为邪气易留之处。因此,络脉为病时常常有气郁,血阻等阻滞表现。

二、络病和血瘀征的病机

络病和血瘀证是内涵和外延,是既有重叠又各自独立的不同病机概念。络病的产生主要是指邪入十五络、孙络、浮络而发生的疾病,其中,"络脉痹阻"是络病发生的病理基础,西医学脉络病变主要指中小、微小血管及微循环,络气阻滞导致脉络自稳状态失常,神经内分泌免疫调节功能失调和血管内皮细胞功能障碍。临床上常有的表现是疼痛、麻木、出血等。现代有学者对红细胞变形性与久病入络为瘀的关系进行研究,认为"入络"为入血分,属"毛细血管病变";血瘀是指血液运行迟缓,涩滞不畅,甚至瘀滞不行的病理变化,西医学即指与血液流变性异常和微循环障碍有关的病理过程，主要指血液质的改变，如血液黏稠度增高，血栓容易形成等，临床常见疼痛且痛有定处，肌肤甲错，唇、舌、爪甲紫暗或有瘀斑、瘀点，脉涩等。二者既有密切联系又分属于不同的病机范畴，二者的重叠部分是指脉络瘀阻。血瘀证重点反映血液瘀滞、黏稠等状态，但未能完全反映出络脉自身的病变；络病则主要反映络脉的瘀阻和络虚不荣病变状况。久瘀虽能入络，导致络脉瘀阻，但血瘀阻络绝非络病的全部。熟悉以上内容，无论是久病入络为瘀，还是久瘀入络，我们都能针对性开展治疗。刺灸作用机理就在于疏通经络、扶正祛邪，对于久病入络为瘀这种正虚和邪实并存的状况尤其有效。

三、刺络放血的机理研究

1. 现代机理研究

刺络，现称放血疗法，通过放出少量血液以激发经气，达到治疗疾病目的的特殊方法。有研究表明，局部血液流动的改变可引起血管内皮细胞的相应变化，刺络放血破坏了局部血管的完整性，引起局部血流改变，可能通过影响血流剪应力而产生调节血管内皮细胞的作用，而这一变化是活化内皮细胞的首要因素，活化的内皮细胞可引起复杂的生理病理效应，引起血管平滑肌细胞复杂的信号转导变化，产生细胞内、细胞间及血管局部和整体的调节反应。有学者认为，每一个腧穴与微血管的关系研究表明腧穴的实质是具有特异性舒缩频率的微循环单元，即穴位的刺激可提高微血管自律运动的振幅，增加穴区的血流速度，因此，每一个穴位都可以进行刺络放血。许多科学研究证实刺络具有补虚扶正、保健防病的作用，刺络放血可调动人体免疫防御机能，对血管及血液成分产生积极的影响，也对神经肌肉产生良性刺激。

2. 刺络亦有补虚的特点

对于实证，尤其是存在瘀血时，刺络放血效果良好。目前，多数临床医家认为刺络放血主要治疗实证，而将虚证列于禁忌，有部分学者认为其实不然。从古代文献上来看，《素问·血气形志》云："凡治病先去其血 ……然后泻有余补不足。"张从正在《儒门事亲·卷一·目疾头风出血最急说》中谓："出血者，乃所以养血也。"提出出血以养血，实指出虚证亦可为刺血疗法的治疗范围。有资料研究证明刺络放血具有促进造血机能、改善微循环等作用，激发机体自身的抗病防病能力，刺络放血有助于分泌各种消化酶，有助于改善脾胃虚弱引起的厌食、消化不良等，还具有脑保护作用。刺络放血的泻实补虚作用是通过调动机体自身的能量而发挥补虚扶正、保健防病的功效。刺络补虚关键在于掌握一定的刺激量和刺激介入的时间。刺络是一种刺激方法，放出少量血液只是一种伴随状况，放血不是主要目的。因此，刺络补虚时，刺中络脉即可，可采用点刺使之充血或微见血痕，或放出少量血液，避免"刺郄中大脉，令人仆脱色"（《素问·刺禁论》），同时又利用络脉的刺激达到激发机体提高抗病能力的目的。

四、刺灸治疗思路

1. 治疗思路的理论溯源

有学者认为，络病的病机大要可用四字概括，即"滞、虚、毒、伤"。尽管络病有不同类型，而"瘀阻"是它们的共同病机，"久病入络"的论点揭示了多种病症发展的总趋势之一，表明各种病症发展到一定阶段均存在络脉病变，是许多慢性常见病的基础病变和共同归路，也是多种病症在"入络"阶段异病同治的病理基础，这就是络病的实质所在。久病入络的治疗思路源于《灵枢·小针解》云："宛陈则除之者，去血脉也。"络病的产生在于络脉痹阻不通，故治疗时就应以通络祛瘀为原则。"菀"通"宛"，王冰注"菀，积也；陈，久也；除，去也。言络脉之中血积而久者，针刺而除去之也"。久病慢性病多虚实夹杂，治疗时抓住"久和络及瘀"，既要补虚又要泻实，治疗时既要通络活血化瘀，又要补虚固本。刺灸治疗的思路是，采用"阿是灸"和刺血以通络化瘀，温灸以补虚固本。

2. 临床上的具体运用

久病慢性病多为虚实夹杂，治疗时既要补虚又要泻实，才能达到较好的疗效。如治疗慢性腰腿痛经常采用局部电针加"阿是灸"，然后刺络放血以泻实，以通其经络，最后再选强壮要穴艾灸固本以补其正气。

具体操作如下：先在施术部位采取电针疗法以松解周围紧张肌肉，后在施术部位艾灸（即"阿是灸"），使施术部位血流加速，血管充盈后再刺络放血，后在足三里、神阙、关元、气海实施温灸以固本。尤其是在冬天或遇到年纪较大的人，这时这种艾灸和刺络结合的方法使得补泻结合。刺络和温灸的时间和量是施术重点，即温灸时间宜长，而刺络时间宜短，温灸的量较大，而刺络放血的量宜少。无论是刺络放血或是灸法，还是二者的组合使用只要运用得当，就可起到双向调节作用。

第七节　灸法的临床应用体会

灸法是一种温热的刺激。《灵枢·经脉篇》云："陷下则灸之。"《灵枢·官能篇》说："阴阳皆虚，火自当之……经陷下者，火则当之；结络坚紧；火之所治。"这些记载概括地说明了灸有温阳起陷、行气活血的作用。李梴在《医学入门》中指出："药之不及，针之不到，必须灸之。"说明灸法在临床上，可以补救针刺和药力之不足。其适应范围以寒证、虚证、阴证为主，对慢性病、阳虚证尤为适宜，某些热证、实证也可酌情施灸。

一、灸法的作用

（一）温经散寒，运行气血

灸火的热力能深透肌层，温经行气。灸用艾绒，而艾的性能有壮元阳、行气血、通诸经、逐寒湿等作用，二者相合，更加强其温经气、散寒湿的作用。例如，寒邪直中胃腑所致的胃痛、呕吐，可用隔姜灸中脘、梁门、内关、足三里。寒邪或外伤、劳损使经络气血凝滞、痹阻不通所造的风寒湿痹、痛经、寒疝、经闭、肩凝、肘劳、腰痛等病症，可用灸法温经通络、活血止痛。例如，膝关节痹痛，可在犊鼻、足三里、阴陵泉等穴温针灸；肩凝可在肩髃、肩髎、臂臑温针灸；腰痛可在肾俞、大肠俞、委中温针灸。

（二）温补阳气，升阳举陷，扶阳固脱

人体的阳气为生化之本，得其所则人寿，失其所则人夭。阳气衰则阴气盛，阴盛则表现为寒、厥，甚则欲脱。

灸法能温补阳气，用于脾肾阳虚之阳痿、早泄、遗精、遗尿、久泻、久痢等病症。例如，阳痿可灸关元、肾俞、命门。

灸法能升阳举陷，用于中气下陷之内脏下垂、脱肛、阴挺、久泻、久痢、久咳等证。例如，脱肛可灸长强、神阙、百会。

临床上阳气衰微的一些病症或亡阳虚脱证，及时采用温灸之法，可起到恢复元阳的作用。可在神阙或关元灸几十壮，甚至几百壮。

（三）消瘀散结、拔毒泄热

由于毒邪造成经络阻滞，气滞血瘀形成的外科疮疡肿结，可用灸火消瘀散结、拔毒泄热。例如，疮疡、痈疽、疖肿初起未化脓者，可在局部隔蒜灸；疮疡溃破后久不愈合，可在局部桑枝灸；痄腮，用灯火灸角孙、耳尖。

（四）防病保健

灸法有着预防疾病，强身保健之功效。历代针灸家都很重视艾灸的这一作用。例如，《扁鹊心书》载常灸关元、气海、命门等穴，可保长寿。俗语说"三里灸不绝，一切疾病息"，又说"若要身体安，三里常不干"。这些内容说明常灸人体上某些穴位，有防病保健作用。之所以如此，主要是灸能扶阳培本。因为人体的阳气是生化之本，又有"卫外而为固"的作用，人若阳气常盛，则病邪不易侵犯，身体就会健康而少发疾病，或不发疾病。

二、临床常用补益穴位的灸法应用

（一）百会穴

百会属督脉穴，百会穴用灸法，可起到升阳固脱的作用。在临床上常用来治疗因气虚、阳气下陷所引起的胃下垂、子宫脱垂、脱肛等疾病，或治疗眩晕症。采用艾条温和灸5～20 min或用艾炷压实灸。在用灸时，须防烧掉头发或烧伤头皮。因为百会穴位于头部，头为诸阳之会，阳主动，动则生热，艾灸属于温热疗法，临床应用

时，应辨证施灸，否则，艾灸不当，常会导致他病，临症时不可不慎。

（二）隐白穴

隐白穴为脾经之井穴，脾经正常而能统血，就是指脾有统摄血液，使之正常运行于经脉之中的作用。反之，血液而不循行于经脉，可引起各种出血性疾病。灸隐白穴具有益脾调血、止血的作用，在临床上常用来治疗月经过多、崩漏、衄血、吐血、便血、溺血等症。常取双侧隐白穴，采取瘢痕灸或艾炷灸，方可起到止血作用。如果灸力不足，效果则不明显。

（三）足三里穴

足三里穴为全身强壮穴之一，有保健和治疗的作用。尤其对虚弱体质灸足三里穴，其作用甚为明显。本穴对中风先兆有预防作用。临床常用来治疗脾胃虚弱、身体瘦弱、胃脘疼痛、消化不良、下肢疼痛等。一般多用温和灸，时间 10 ～ 30 min，若作预防中风灸，也可作瘢痕灸。

（四）至阴穴

至阴穴为膀胱经之井穴，膀胱与肾相表里，肾又与胞宫关系甚为密切。《素问·奇病论》有"胞脉者，系于肾"的记载。胞宫亦称子宫，灸至阴穴能加强肾气，促进子宫收缩有力，有扭转胎位的作用。灸的时间，在怀孕 7 个月时即可灸之。灸时将腰带放松，半仰卧位，灸双侧，每日灸 15 ～ 20 min，灸 10 次为 1 个疗程。若胎儿位置转正，可用毛巾垫于腹部两侧，固定好，以防止再次扭转。

（五）关元穴

关元穴为全身强壮要穴之一，具有防病保健的作用，灸此穴具有温养下元、补益肾气的功能。可温和灸 15 ～ 20 min，或是用艾炷灸（黄豆大小）50 ～ 100 壮，多可数百壮。临床常用来治疗肾阳不足的遗精、阳痿、遗尿、泄泻、腹痛、脱肛、身体虚弱等病，并可治疗中风脱症。

（六）神阙穴

神阙穴，具有温阳固脱的作用，重灸或隔盐灸，多用来治疗中风脱证，大汗亡阳，四肢厥冷或血压骤降等症。一般温和灸可用来治疗腹痛、腹胀、肠鸣、腹泻、脱肛、痛经症。

（七）膏肓穴

膏肓穴具有调肺气、补虚损的功能，具有防痨的作用，尤以灸法最为有效。临床常用来治疗肺结核、贫血、脾胃虚弱、久病体弱等。平素灸此穴可预防肺结核，有强身保健的作用。若灸多可出现虚火上炎之副作用，可针泻足三里；也可灸此穴后再灸足三里引火气下行。

总之，以上七穴，虽均有补益强壮的治疗作用，但各有侧重。百会在于升阳固脱；隐白益脾调血；足三里主要调理脾胃、扶正祛邪；至阴调经补肾；关元温养下元、补益肾气；神阙温阳固脱；膏肓调肺气、补虚损。

第八节　进针疼痛的原因及对策

按照国际疼痛学会给出的定义，疼痛是一种不愉快的感觉和情绪体验，其大多是由于身体组织受到损伤；也有时身体并未真正受到损伤，而是由受损的威胁造成的。因而，进针时尽量减少对组织的损伤便是减少针刺所致痛觉反应的关键环节之一。损伤大小又主要取决于刺激的强度，刺激强度与刺激大小、时间成正比。任何形式的刺激，只要达到一定的强度，都能引起疼痛。

一、针刺产生疼痛的原因

（一）进入皮肤时疼痛

人体的表皮，末梢神经、血管分布较丰富，并杂有敏感的"痛点"。针尖在进入皮肤刺中微细血管与"痛点"，刺激人体神经末梢的感受器，致使人感到疼痛。主要原因首先是医者手法不到位，进针不够快速；其次为针具不够锐利，或带有倒刺（如今少见，因现在用的都是一次性针具，偶尔出现质量问题）。

（二）进入人体后感觉疼痛

人体肌层血管纵横交错，在深层有骨骼、脏器。这是因为针刺到血管膜壁或肌肉的感觉神经末梢，强烈刺激致使患者觉疼痛，此时若减缓刺激，稍做调整，可使患者自觉症状消失。同时，注意捻转不可超过 10°，只是微微转动，如果需要多捻几次，应该来回捻转，若是一直单一方向捻转，针具会被肌肉纤维缠住，导致疼痛。针具进入人体后，给予一定刺激时，会出现酸麻重胀等"针感"，而每个人大脑判定疼痛的程度不同，所以造成各种不同的感觉，对某些人而言，可能酸麻重胀都是疼痛的表现。

（三）出针时疼痛

出针过程中疼痛可能是由于滞针强行拔出所致；经过皮肤出现疼痛，其原因亦为针具刺激人体神经末梢的感受器引起。拔出针后仍自觉针口部位疼痛，其原因首先是考虑感觉残留，即残留针感，体质敏感者易出现，与人当时身体状态或操作时的过强刺激有关；其次是针刺时刺破体内毛细血管，造成皮下淤血或者出血，因此，造成疼痛。

（四）患者的情绪影响

一个身心放松的患者，会配合医生的行针，就会减少针刺发生疼痛的概率；而紧张的患者，肌肉绷紧，会加大疼痛的概率。

二、出现疼痛的处理方法

（1）进针时在选择刺入点时，除应注意避开显露的末梢血管外，并可用针尖轻接触刺入点，无过敏性锐痛则可作为刺入点。如针尖甫及即现锐痛，则示该处为"痛点"。"痛点"多在毛孔的边缘，此时可将针尖稍外移至无痛处再进针，针尖躲开了"痛点"，患者自然不再感到疼痛。同时平素多练指力手法，找穴要准，在穴位上针尖要在几个毛孔的空隙进针，尽量能快速过皮进针。假如患者呼痛，就急速把针尖微微移动一个针尖的距离就不痛了。

（2）当针穿透皮层进入肌层后，一般痛感极微。但如突然出现较明显的胀痛或锐痛，多属刺中血管。应将针稍上提并转变刺入方向，如痛感消失则示已避开血管，可继续运针。如针尖碰触硬物，其反应为锐痛，则示刺进骨膜，应将上提再运针。若医生的刺激太强引起疼痛，则要减轻刺激量。

（3）出针后疼痛若为体内血肿所致，可用95%的酒精棉球轻轻揉按，使血肿慢慢消散，疼痛自然减轻。

第九节　浅述透刺法

透刺法是指将毫针刺入穴位后按一定方向透达另一穴（几穴）或部位的一种刺法。

透刺法早在《灵枢·官针》中就有记载，"直针刺者，引皮乃刺之，以治寒气之浅者也"，此为后世"透穴刺法"奠定了基础。至元代《玉龙歌》中首倡此法，并为此法立名，亦论述了临床的应用。如"偏正头风痛难医，丝竹金针亦可施，沿皮向后透率谷，一针两穴世间稀""口眼歪斜最可嗟，地仓妙穴连颊车"等。金元时期针灸名家窦默善用此法；明代吴昆在《针方六集》中亦较多地记载了透刺法。明代杨继洲在《针灸大成》中对此法又有所发挥，如"风池刺一寸半，透风府穴，此必横刺方透也""液门沿皮针向后，透阳池"等；并提出多向透刺法，"印堂入一分，沿皮透左右攒竹"。

透刺法具有精简用穴而扩大针刺的作用，如通过透刺，沟通表里经、临近经等；其次能增强刺激量，针感容易扩散、传导，起到分别刺两穴所不能起的作用。此外头部穴位皮肉浅薄难以深刺，躯体某些穴位浅刺难以得气，深刺又易损及内脏，用透刺法既可催气导气，又免招致意外。

目前临床上常用的透刺法主要有四种。

一、垂直透刺法

垂直透刺法是指从肢体的一侧直刺，透向对侧某穴。临床应用举例如下。

1. 条口穴透承山穴

可垂直相透 1～3 寸深。针时一方面捻转施行手法，另一方面令患者活动肩关节，使感应由局部酸胀向小腿扩散。本法对肩凝（肩关节周围炎）有显效。

2. 外关穴透内关穴

可垂直透刺 1.0～1.5 寸深。感应由局部酸胀，可扩散至指端，多用来治疗上肢瘫痪、震颤、麻木等症。

3. 阳陵泉穴透阴陵泉穴

可垂直透刺 2～3 寸。感应由局部酸胀，有时向上可扩散到膝关节周围，向下可至足踝，主要治疗下肢瘫痪、膝关节肿胀疼痛、类风湿、风湿痛等症。

此外，临床常用的悬钟穴透三阴交穴治偏头痛；太溪穴透昆仑穴治肾虚牙痛、足跟痛；支沟穴透间使穴治胁肋痛。

二、斜向透刺法

斜向透刺法是指先在一穴直刺 2～3 分，再斜向透刺至另一穴。临床应用举例如下。

1. 合谷穴透劳宫穴或透后溪穴

可采用斜刺透的方法。可刺至 1.0～2.5 寸，透后溪；刺 1.5～3.0 寸，透劳宫。手法要重一些，针感应由手掌酸胀发麻及向指端放射。临床治疗癫狂效果较好。

2. 耳门穴透听会穴

可采用斜刺透的方法，刺 1～2 寸，使局部有酸胀感。临床经常用来治疗面痛、牙疼、耳病等。

此外，临床常用曲池透少海主治半身不遂、高血压；丘墟透照海治疗胸胁痛；太冲透涌泉主治眩晕、癔症。

三、横向透刺法

横向透刺法是指以平刺法进针，针体横卧小于 15°，缓缓透针至对穴。适用于病位浅表或肌肤较薄的部位。临床应用举例如下。

临床常用上星透神庭治鼻炎；中脘透下脘、气海透关元、肝俞透脾俞、脾俞透胃俞治脾胃虚弱、中气下陷证；曲池透臂臑治瘰疬、肩臂痛；肾俞透大肠俞治疗腰痛；四白透承泣、攒竹透鱼腰、阳白透鱼腰、地仓透颊车治面神经麻痹；迎香透四白治疗胆道蛔虫症；曲鬓透率谷治偏头痛；膻中透鸠尾治心绞痛、胃脘痛；关元透曲骨治尿潴留、阳痿。

四、多向透刺法

多向透刺法是指刺入一穴后，先向一个方向透刺，再退回至皮下，又向另一方向透刺。多适用于面积大而又较表浅的病症。临床应用举例如下。

用廉泉（任脉穴）向两侧透至外金津、外玉液，深度0.5～1.5寸，可治疗语言謇涩、舌麻木、口噤、咽食困难等。肩髃穴透肩髎、肩前、臂臑等穴，亦属多向透，刺至1.0～2.5寸，适用于肩关节周围炎的治疗。

第十节　对古代禁针穴位的认识

我国针灸古籍首次明确提出禁针禁灸穴的为《针灸甲乙经》，在《针灸甲乙经·针灸禁忌第一（下）》中，共载有禁针穴13穴，分别为：神庭、上关、颅息、人迎、云门、脐中、伏兔、三阳络、复溜、承筋、然谷、乳中、鸠尾。其中，颅息、复溜、然谷三穴，属相对禁忌，要求"刺无见多血"；余穴则属绝对禁忌，"禁不可刺"。除此之外，在各经穴项下又有所补充，如石门"女子不可刺灸"、手五里"禁不可刺"、缺盆"刺太深令人逆息"等。这些禁针穴以头项部、腹部及上肢为主，亦包括少量胸背及下肢穴。

一、古代列为禁针穴的原因

（1）距离重要脏器较近，针之易出危险。如缺盆、鸠尾、云门、乳中等。

（2）位在动、静脉旁，刺之易出血。如颅息、复溜、然谷、神庭、手五里、伏兔、三阳络、承筋等。

（3）不易消毒或恐消毒不严导致感染。如脐中。

二、目前临床发展应用

随着医疗实践的发展，解剖学知识的丰富、针具的改良以及消毒方法的进步等，在一些穴位的临床应用上突破了古人禁忌针刺的认识，并取得了较好的治疗效果。

1. 神庭穴

《针灸甲乙经》曾谓禁针，针则发狂，目失睛；《儒门事亲》亦谓凡针此勿深，深则伤骨。但近代常应用此穴治疗头目眩晕、目肿、目翳、泪出、鼻衄等症。针时从前向后沿皮平刺，深0.3～0.5寸，经临床使用，效果良好，并无危险。

2. 脐中穴

现代也有人在严密消毒的情况下，直刺1～2寸深治疗癫痫，并未发生恶疡。

3. 缺盆穴

古人认为不可刺，现在认为本穴深部为肺脏，深刺则损伤肺脏造成气胸。《针灸甲乙经》曰："刺太深令人逆息。"故缺盆可直刺或斜刺0.3～0.5寸，临床用于治疗咳嗽、气喘、咽喉肿痛及瘰疬。

4. 手五里穴

现用此治疗肘臂痛、嗜卧、四肢不得动摇、瘰疬等症。因该穴深部为桡侧副动脉，故针刺时宜避开动脉。一般可从臂外侧面向内侧面刺入，深0.5～1.0寸。

5. 伏兔穴

古人认为属禁针穴，或最深刺入不过0.5寸。现在常运用本穴治疗下肢麻痹不仁、脚气、大腿前面的肌肉萎缩痉挛等，并可直刺1～2寸。

6. 三阳络穴

现也常被应用于临床，直刺0.5～0.8寸，主治耳聋、暴瘖、龋齿、手臂痛不举、寒热不出汗、嗜卧、身体不能动摇、内伤不足等症。此外，还常用于针麻。

7. 承筋穴

内部虽有小隐静脉，深层有腓后动静脉，但近代并未绝对禁针，可直刺0.5～1.0寸，治疗腰腿拘急、跗痛筋挛、痔疾等症。

8. 鸠尾穴

深层为心、肝二脏，古人将此列为禁针之穴，实恐伤及两脏。而现在临床常用来治疗癫痫、狂病、胸满、咳逆、心绞痛等症。针刺方法为在剑突下0.5寸或岐骨下1.0寸进针，直刺或向下斜刺0.3～0.5寸，不可过深。

9. 上关穴、云门穴

上关穴《铜人》说，刺时"不得深"。云门穴《针灸甲乙经》谓："刺太深，令人逆息。"可见二穴古来即非禁针之所，不过不宜深刺而已。如上关深刺则易伤及深部的颧眶动、静脉及面神经的颧眶支和三叉神经小分支；云门深刺则易伤肺脏。二者进针深度宜在0.3～0.5寸。目前临床上，上关穴多用于治疗耳鸣、耳聋、齿痛、面痛、面瘫、口噤等；云门穴多用于治疗咳嗽、气喘、胸痛、肩背痛。

10. 人迎穴

位居颈动脉之旁，针刺颇须注意，以防刺中血管引起出血，深度宜0.3～0.5寸。临床用于治疗瘿气、瘰疬、咽喉肿痛、气喘、高血压。

11. 颅息穴、复溜穴、然谷穴

现属临床常用腧穴，而且针刺时很少有出血现象。颅息穴宜沿皮浅刺0.5～1.0寸，用于治疗头痛、耳鸣、耳聋、小儿惊风；复溜穴直刺0.5～1寸，用于治疗汗证、腰脊强痛、下肢痿痹；然谷穴直刺0.3～0.5寸，用于治疗月经不调、阴挺、遗精、阳痿、小便不利、咽喉肿痛、消渴。

12. 乳中穴

《针灸甲乙经》谓之"禁针灸"，延续至今，只作为胸腹部取穴定位标志，而未见有针灸者。

第十一节　头痛下肢远端配穴的应用经验

头痛是针灸科临床的常见病症，针灸治疗头痛的选穴一般以局部取穴为主，配合循经远端取穴。根据头部的经络分布，前头部为阳明经；侧头部为少阳经；后头部为足太阳经；巅顶部为督脉及足厥阴经。"经脉所过、主治所及"，头痛的下肢远端配穴常循经选取解溪穴、昆仑穴、涌泉穴、丘墟穴。具体的临床应用经验如下。

　1．解溪穴

解溪穴为足阳明胃经经穴，位于足踝关节上。前额为胃经所主，可治胃经病导致的前额痛。如脾胃不运，食滞中焦，脾胃升降失常，所导致的前额痛。解溪穴具有和胃化滞，清上止痛的作用，对治疗这类前头部出现的疼痛有一定效果。

　2．昆仑穴

昆仑穴为足太阳膀胱经经穴，位于足外踝与跟腱之间。具有疏通膀胱经气的作用，着重治疗后头疼痛。膀胱经又与肾经有表里关系，当肾虚出现后头部疼痛时，也可取昆仑穴治疗。此外，由于足太阳主表，其经脉又上至头项，昆仑穴对于风寒外袭所致的头痛也有良好效果。

　3．涌泉穴

涌泉穴位于足心，为足少阴肾经之井穴。具有潜浮阳、降相火的作用。足厥阴肝经与督脉会于巅。若因肝肾阴虚，水不涵木，浮阳上扰出现的巅顶头痛，针刺涌泉穴有较好的效果，起到滋阴降火之效。

　4．丘墟穴

丘墟穴为足少阳胆经之原穴。胆经循行于头的偏侧，丘墟可治疗偏头痛。足少阳胆经与足厥阴肝经相表里，本穴又有清肝胆郁热的作用。对肝胆之火偏亢时出现的偏头痛，重泻丘墟，亦可收到较好效果。

总之，以上四穴虽然都在足上，但由于穴的部位和所属的脏腑经络不同，治疗各有侧重。解溪穴主治前额痛，昆仑穴主治后头痛，涌泉穴治疗巅顶痛，丘墟穴治疗偏头痛，临床应辨证选取。

第十二节　常用退热作用穴位的应用体会

发热多是机体正气与外来邪气相搏斗，机体免疫力较强的表现，一般情况下不需要特殊处理。但高热（体温在 39 ℃ 以上者）时，人体内环境失衡，脏腑功能紊乱，特别是小孩，神经系统发育尚不完善，易出现惊厥，需要紧急处理。这里介绍几个常用的退热穴位，合理使用，往往有奇效。

1. 大椎穴

大椎穴是手、足三阳经与督脉的交会穴，故称大椎穴为"诸阳之会"，其具有疏风清热，解表通阳的作用。在临床上多用来治疗感冒发热、疟疾、寒热往来、急性高热、中暑、慢性低热及其他阳热有余的病症。针刺大椎穴时，要采用泻法或大椎穴刺血拔罐，此穴以退实热见长。

2. 曲池穴

曲池穴为手阳明大肠经之合穴，具有清泻内腑积邪的作用。大肠与肺相表里，除治疗本腑实热证之外，还可清热解表。凡因大肠实热所引起的便秘发热，痢疾高热，感冒发热等症，均可取本穴治疗。另外，因腑气不通、热邪壅滞或食物过敏所致的荨麻疹、皮炎等，针刺此穴，往往亦收到良好的效果。均采用泻法治疗。

3. 十宣穴

十宣是经外奇穴，急救时候用，具有解热镇痛的功能，故对各种实热之证有效，如高热、惊风、抽搐等。一般用三棱针或 2 mL 一次性注射器针头点刺出血。

4. 十二井穴

十二井穴为手足三阴、三阳共十二条经脉起止点，位于四肢末端。四末为阴阳交会之处，可沟通手足十二经脉，能泄诸经之热，针刺可以急救。临床用于治疗中暑发热、高热神昏、热盛惊风、中风昏迷、急性吐泻、乳蛾等。一般采用三棱针或 2 mL 一次性注射器针头点刺放血。

5. 外关穴

外关穴为手少阳三焦经之络穴，又为八脉交会穴通于阳维。阳维脉有维系人身阳经，主宰一身之表的作用。此穴有解表邪、清三焦郁热的功能，因此，在临床上针泻外关，常用来退三焦热盛，如流行性感冒、伤寒发热、肺炎、腮腺炎、目赤肿痛等热性病症。

6. 耳尖穴

耳尖穴位于耳廓向前对折的上部尖端处，耳尖部位为三焦经（上焦指心肺，中焦指脾胃，下焦指肝肾）所过之处。三焦主气，统辖上、中、下三焦气化活动。三焦经有热，皆可用此穴进行治疗。耳尖放血，退热较快，尤其对小儿高热，退热效果更为显著。

以上六穴，虽均有退热作用，但作用部位各有侧重。大椎主要退在表或半表半里之实热；曲池主要清脏腑之实热；十宣及十二井穴，适用于各种实热证；外关主要清三焦之热；耳尖穴主要泄三焦实热。临症应用时，宜辨证选穴，才能收到良好效果。

第十三节　急救要穴——水沟、涌泉

急症，是指突然发生的疾病或意外损伤，有时也包括轻的病症骤然转剧或慢性病症的急性发作。急症病急势猛，多应就地施治，以免贻误抢救时机。针灸方法简便、起效迅速，不受地点、时间、设备、药物等各种条件的限制，随时随地，均可应急。现介绍两个临床常用的急救要穴。

一、水沟

水沟穴又称人中穴，位于上唇人中沟上 1/3 与下 2/3 交点处，是手、足阳明与督脉之会。本穴具有醒脑开窍、升阳通气、舒筋利脊的作用，常用于急性病症。操作：针刺向上斜刺 0.3～0.5 寸，强刺激；或指甲掐按。

1. 醒脑开窍

本穴位于口鼻之间，督脉从巅入络脑，故主通窍络而清神志。对于猝然晕倒、不省人事、牙关紧闭或神志不清、哭笑无常的病症，常取用本穴以醒脑开窍。《肘后备急方》记载，"救卒死、尸厥"，用指甲掐人中取醒。此法在群众中常用。《针灸甲乙经》以治"癫疾互引"；《席弘赋》称"人中治癫功最高"，是指本穴适用于精神病。《针灸大成》以治失笑无时、癫痫、语不识尊卑、乍哭乍喜、中风口噤、牙关不开等症。临床常用于中风闭证昏迷、癫痫抽搐、晕厥、癔症发作等。

2. 升阳通气

刺人中具有预防和治疗休克的作用。在四肢厥冷、血压下降、脉搏沉细、呼吸微弱的情况下，可用本穴来升阳通气，临床上有用以治疗一氧化碳中毒、中毒性休克、药物过敏性休克等。

3. 舒筋利脊

本穴对于急性的闪腰、落枕等症，还具有舒筋利脊作用。《通玄指要赋》云："人中除脊膂之强痛。"《玉龙歌》说："强痛脊背泻人中，挫闪腰酸亦可攻。"指闪这挫所致的脊背强痛、腰酸、屈伸不利，均可用人中治疗。这从督脉的分布来说，也是循经远道取穴。督脉与其旁的足太阳、手太阳脉气相通，在治疗头项、腰脊不利时可根据病痛部位辨证选穴，互相配合。例如，手太阳经的后溪、足太阳经的委中等均具有舒筋利脊的作用。项强配取后溪、闪腰配取委中，针时嘱患者多作屈伸转动，能起"伛者立伸偻者起"的效果。

二、涌泉

涌泉穴为足少阴肾经的井穴，位于足底，足趾跖屈时，约当足底（去趾）前 1/3

与后 2/3 交界处，别名地冲、蹶心和地衡。

中医认为，肾是先天之本，为生命活动、生长发育的先天物质基础。肾气禀赋于父母先天的精气，胎儿的发育、幼儿的生长、人体的衰老都与肾有着密切的关系；肾又能主骨生髓，脑为髓之海，这样肾与脑的机能也有密切的关系。涌泉穴在肾经上，为足少阴之脉的"井"穴，井穴居在四肢末端，犹如泉水初出，为经气所出之处。因此涌泉具有苏厥逆、开心窍、宁神志、清肾热、降相火的作用，为临床常用的急救穴之一。操作可用毫针直刺 0.5 ～ 0.8 寸；常用灸法或药物贴敷。

1. 开窍醒神，填精益髓

《灵枢·动输》篇指出"夫四末阴阳之会者，此气之大络也"。四肢末端是经脉交接之处，对经气的通接起着重要的作用。临床实践证明，各种原因所致的昏迷、晕厥、休克、中暑等急症，其主要病理机转是阴阳之气不相顺接，或阴阳之气濒于衰竭。《灵枢·顺气一日分为四时》曰："病在脏者取之井"，井穴可调治脏腑神志疾症，故针刺涌泉穴可起到急救醒神的作用，临床用于治疗眩晕、昏厥、癫狂、小儿惊风、癔病等急症。例如，涌泉配伍足三里，可治疗休克；配劳宫、水沟，治疗精神分裂症；配少商、水沟，治疗小儿惊厥。

2. 疏调气血，通经活络

涌泉穴乃足少阴经之井穴，井穴是阴阳经气相交之处，是根结之所在，对经气的通接起着重要的作用。临床用于治疗中风偏瘫、头痛、腰痛等症。《肘后歌》云"顶心头痛眼不开，涌泉下针定安泰"，《千金要方》载"五趾尽痛足不践地涌泉、然谷"。

3. 滋阴降火，清利泻热

《针灸大成》："身热取涌泉。"涌泉，乃肾经经气始发之处，肾为水脏，属阴。若肾阴不足，不能滋养诸脏，则阳浮于上，阴虚于下。故针刺涌泉可滋阴降火，用于治疗鼻衄、咳血、盗汗、足心热等症。

第十四节　针灸治疗呃逆四法

呃逆是指气逆上冲，喉间呃呃连声，声短而频，不能自止的一种病症。中医理论认为本病多由于饮食不节、情志不畅、正气亏虚等导致胃气上逆动膈而发。本病现代医学称膈肌痉挛，可见于胃神经官能症、胃炎、胃扩张、胃溃疡、脑血管疾病及手术后等引起的呃逆症状。临床上针灸治疗呃逆疗效确切，现就笔者的常用治法进行总结。

一、辨证施治法

呃逆的辨证贵在把握虚实、分辨寒热。

（一）实证

1．处方

主穴：扶突、内关。

配穴：胃寒加中脘；胃热加内庭；气郁加太冲。

操作：扶突、内关、内庭、太冲均毫针用泻法，其中扶突、内关尽量激发经气，使针感传到前胸部；中脘可用隔姜灸或温针。

2．方义

从解剖学角度看，扶突穴深部有第3、第4、第5颈神经的前支通过，而它们共同构成膈神经的运动和感觉纤维，因此通过针刺扶突穴可刺激膈神经而起到调整作用；内关能宽胸利膈、平冲降逆，为治呃逆的主穴；中脘为胃的募穴，且位居中焦，灸之能温中散寒而降胃逆；内庭为胃之荥穴，能清泄胃火而通腑下气；太冲能疏肝和胃，理气降逆。

（二）虚证

1．处方

选穴：膻中、气海、足三里、公孙。

操作：毫针用补法或多用艾条温和灸，每穴 5 min。

2．方义

膻中为"气会"，能开胸利膈、理气止呃；气海位于下焦，与肺气相关又通肾气，为腹部纳气之根本，可调理气机之升降；足三里为胃的下合穴，公孙为脾的络穴，通调脾胃之气，两穴合用和中扶胃而平呃。

二、奇穴疗法

奇穴是指既有一定穴名又有明确位置，但没有归属于十四经脉的穴位。临床上某些奇穴治疗呃逆有奇特疗效。

1．处方

选穴：呃逆（在胸部乳头线上第7—8肋间隙处）、新肋头（在第1—2肋间隙与第2—3肋间隙正中，距正中线 1 寸处的胸骨缘取穴）、中魁（在中指背侧，当近端指间关节横纹的中点处）。

操作：呃逆、新肋头用毫针间歇运针，中强刺激，留针 20 min；中魁用直接灸 3 ~ 6 壮或温和灸 10 min。

2．方义

呃逆、新肋头位于前胸部膈肌局部，可疏通局部气机，解除膈肌痉挛；中魁为止呃的经验穴，《玉龙赋》说"中魁理翻胃而即愈"。

三、耳穴疗法

耳穴疗法是用针刺或压籽等方法刺激耳廓上的穴位以治疗疾病的一种方法。临床上用以治疗呃逆具有疗效佳、使用方便的特点。

1. 处方

主穴：耳中（膈）、胃、神门。

配穴：交感、皮质下。

操作：用短毫针浅刺或把王不留行籽用胶布贴于耳穴，用手指按压。

2. 方义

耳与全身脏腑经络息息相关，当脏腑发生病变时，可通过经络的传导在耳廓的相应区域出现反应，反之取耳穴可以治疗脏腑病。因此，取耳穴中的膈可解除膈肌痉挛；胃以和胃降逆；神门以镇静止呃；交感可抑制膈肌兴奋；皮质下则可清除大脑皮层的病理兴奋灶。

四、指压按摩法

临床上对某些畏惧针灸的患者可采用指压按摩法治疗，亦可收到满意效果。

1. 处方

选穴：翳风、膈俞、天鼎。

操作：医者用双手拇指指腹分别放在耳后两侧的翳风穴，或背部的膈俞穴，或颈部的天鼎穴，用力按压，力度以患者能忍受为度，点按 3 ～ 5 min。若患者有特殊酸胀感传至胸内，呃逆即可消止；如呃逆消止较慢可加大指力或延长按压时间。

2. 方义

翳风为手少阳三焦经之穴位，有疏导三焦经气而平冲降逆之功；膈俞为膈之背俞，统治隔膜之病，可宽胸降逆而解除膈肌痉挛；天鼎为手阳明大肠经之穴位，可降逆调气而止呃。

第十五节　针药结合治疗痉挛性斜颈

痉挛性斜颈是临床少见而难治的疾病之一，近几年来，笔者运用针药结合治疗本病，取得了较好疗效。

一、治疗方法

（一）针刺疗法

选穴：风池、天柱、大椎、肩井、颈 4—6 夹脊、后溪、绝骨、列缺。以上穴位用远近配穴法，每次近取四穴，远取一穴。操作：进针得气后，加用电针，用连续波30 min。配合红外线照射颈项部。每天 1 次，10 次为 1 疗程，疗程间休息 5 天。

（二）梅花针叩刺

以梅花针叩刺患侧颈项部并加拔火罐，隔 3 天 1 次。

（三）按摩疗法

先用轻揉的擦法，一指弹法在患侧颈项部及肩部治疗，配合轻缓的头部前屈、后伸及左右旋转活动，再用拿法提拿颈项及肩部或弹拨紧张的肌肉，使之逐渐放松，最后用擦法以活血止痛。每天 1 次。

（四）内服中药

桂枝加葛根汤加味：桂枝 12 g、白芍 15 g、大枣 15 g、甘草 10 g、生姜 10 g、葛根 40 g、路路通 20 g、威灵仙 10 g，水煎服，隔天 1 剂。

二、典型病例

侯某某，女，20 岁，于 1993 年 1 月 29 日就诊。

主诉：颈项部痉挛，头部向左侧歪斜，时见头摇半年。

现病史：患者半年前天热汗出后洗头，第二天起出现头痛，颈项部不适，后逐渐加重至颈项部痉挛，头向左侧歪斜。半年来辗转多家医院诊治，病情未见好转。由别人介绍来我院诊治。舌淡红，苔薄白，脉弦。

检查：痛苦面容，颈项部痉挛，头部向左侧歪斜需用手把头固定才能与别人交谈，自己不能用力转动头部恢复正常位置，强行用力则疼痛难忍，时见头摇。

诊断：中医诊断为痉证（邪壅经络）；西医诊断为痉挛性斜颈。

治疗：用上述方法治疗 1 个疗程后颈项部痉挛稍缓解，头部无须手把持可轻微向患侧活动；2 个疗程后，病情明显好转，头部能向左右转动，见右侧颈项部稍紧张；3 个疗程后所有症状完全消失，转颈活动自如。

三、体会

痉挛性斜颈是由于颈部肌肉阵发性、紧张性收缩造成的一种头部旋转性异常姿态，多属于中枢性基底节病变，也有属于局部刺激所引起。本病中医属"痉证"范畴，为外邪侵袭，阻滞经络，筋脉强急所致。治疗以祛邪解肌，调和营卫，通经活络，舒筋缓急为法。

针刺治疗采用远近配穴法。近取天柱、风池、肩井、大椎、颈夹脊以疏通局部经气，祛邪解肌，缓解痉挛。远取八脉交会穴通于督脉的后溪、八会穴"髓会"的绝骨、四总穴中肺经的络穴列缺，三穴皆能疏通经气，祛邪缓急，善治颈项疼痛。

红外线的温热效应具有镇痛和解除痉挛的作用；梅花针叩刺加拔火罐能行气活血，温经通络；按摩能理顺经筋，缓解痉挛。

内服桂枝加葛根汤，取桂枝汤祛风解表，调和营卫，加葛根宣散经脉邪气且能升津液以养经脉治颈背强急。配灵仙、路路通增强疏通经络的作用。

第十六节　梅花针叩刺加温和灸治疗小儿外感咳嗽

小儿咳嗽是儿科疾患中的一种常见病症，祖国医学分为外感和内伤两大类，尤以外感咳嗽为多见。本病相当于现代医学的上呼吸道感染或急性支气管炎等。采用梅花针叩刺加温和灸治疗小儿外感咳嗽取得了较好的疗效。

一、治疗方法

（一）梅花针叩刺

选取后颈部（第5—7颈椎两侧）、气管两侧、天突、手太阴肺经体表循行路线。操作用中等度刺激，叩至局部皮肤有潮红、丘疹，但不出血。

（二）温和灸

取穴大椎、风门、肺俞、列缺。操作时点燃艾条一端，在距穴位1寸左右的高度进行熏烤，灸至局部起红晕为度。

以上2种方法联合使用，每日1次，3次为1疗程。未愈者继续进行下一个疗程治疗。

二、典型病例

朱某某，男，5岁，1998年9月20日初诊。

其母代诉：咳嗽、咯痰、伴发热、鼻塞、流涕3天。曾口服利巴韦林、先锋Ⅳ及止咳糖浆，体温降至正常，但仍见咳嗽频作，咯痰清稀色白量多，夜间咳甚，少许鼻塞流涕。

查体：体温36.8℃，咽部微充血，两肺呼吸音粗，可闻及散在性细湿啰音。舌淡苔白，脉浮滑。

诊断：中医诊断为外感咳嗽（风寒型）；西医诊断为急性支气管炎。

治以祛风散寒、宣肺止咳。用上法治疗1次后，咳嗽症状明显减轻、咳痰减少。经3次治疗诸症消失，告愈。

三、体会

（1）小儿为"稚阴稚阳"，加之寒温不能自调，易为六淫外邪侵袭。肺为五脏六腑之华盖，主气、司呼吸、外合皮毛、开窍于鼻，风、寒、热等外邪从口鼻、皮毛侵入人体，肺首当其冲，导致肺气闭遏不通，失其清肃之令，肺气上逆而咳。治疗以疏散外邪、宣通肺气为法。

（2）梅花针叩刺后颈部、气管两侧等病变局部及手太阴肺经体表循行路线，通过皮部—孙脉—络脉—经脉—脏腑的联系，达到调理肺脏、宣通肺气的目的。

（3）风门、肺俞属足太阳膀胱经穴，"太阳主一身之表"，且肺俞为肺脏精气输注于背部之处，在解剖上与肺脏属同脊髓节段分布；大椎为督脉穴，能祛风清热解表；列缺为肺经之络穴，能宣肺止咳。四穴用温和灸能宣通肺气、温通肺络，以达宣肺化痰止咳之效。

第七章

医 案 选 录

第一节　临证医案选

一、痹　证

（一）病例一

吴某某，女，28 岁，已婚，工人，梅州市梅县人。于 2011 年 11 月 3 日初诊。

病史摘要：双膝关节疼痛遇寒加剧 1 个月。1 个月前患者因工作而冒雨涉水，后出现双膝关节疼痛，遇寒加重，曾在本单位卫生所就医，予以口服布洛芬等药治疗，服后疼痛稍有缓解，尚坚持工作。近日因关节肿胀疼痛，行走困难，遂来我院针灸科门诊求治。

检查：神清，痛苦面容，双膝关节肿痛，遇寒加重，屈伸受限，行走困难。舌淡苔白腻，脉沉紧。实验室报告提示，血沉 32 mm/h，抗 "O" 800 U，类风湿因子阴性；膝关节 X 片报告提示，未见异常。

中医诊断：痹证（寒湿痹）。

西医诊断：风湿性关节炎。

治法：温经散寒，通络止痛。

处方：①取穴：交替选用膝关节周围的犊鼻、血海、阳陵泉、阴陵泉、足三里等穴；或选局部痛处阿是穴。②操作：毫针用泻法，留针 30 min，针后加灸或用温针灸。每日 1 次。

嘱避免膝关节受寒，宜保暖；忌食寒冷之品。

治疗经过：

二诊：治疗后，双膝关节疼痛减轻，遇寒稍有加重，关节屈伸活动明显改善，守原方治疗。

三诊：昨日天气变化，双膝关节疼痛加重，活动不利，关节肿胀较前明显，舌质淡，苔薄白，脉沉紧。宜加强散寒通络，消肿定痛。处方上方加肾俞穴，并重用温针灸，以补肾散寒；同时辅助中药封包疗法，用吴茱萸拌粗盐炒热，以布包裹热熨双膝关节。

四诊：患者双膝关节疼痛明显减轻，肿胀消退，关节活动灵活，遇寒冷仍有关节疼痛，查舌脉同前。治疗同上。

五诊：双膝关节活动灵活，关节无明显肿胀，关节疼痛改善，偶遇寒冷稍有加重，舌质淡红，苔薄白，脉缓。治疗同上。

六诊：患者双膝关节肿胀消失，关节活动时稍有疼痛，但未出现稍遇寒冷即疼痛加重，舌质淡红，苔薄白，脉缓。治疗同上。

七诊：患者膝关节疼痛消失，肿胀消退，关节活动灵活，舌质红，苔薄白，脉缓。守上方巩固治疗。

按语：

（1）痹证的发病正气不足为内在因素，感受风、寒、湿、热等病邪为外因。正如《素问·痹论》"风寒湿三气杂至，合而为痹也"；宋朝严用和《济生方》"风寒湿三气杂至合而为痹，皆因体虚腠理空疏，受风寒湿三气而成也"。痹证主要病机为经络阻滞，气血运行不畅。痹证有行痹、痛痹、着痹、热痹之分，其致病因素各异，临床表现不一，针灸治疗也各不相同。

（2）痹证的治疗应从整体治疗和局部治疗两方面入手。整体治疗包括祛邪（祛风、散寒、化湿、清热）和扶正（补益肝脾肾）。局部治疗即取局部腧穴以通经络，经气通畅则风、寒、湿、热诸邪无所依附，疼痛自除。临床上部分病程较长者，要注意调气血，补肝肾，针药并用。

（3）本患者冒雨涉水，感受寒湿之邪，邪气侵犯关节、筋脉，至经络气血痹阻，不通则痛，从而见关节疼痛，活动功能受限。寒性凝滞，主收引，故疼痛遇寒加重；湿性重浊，易阻碍气机，故见关节肿胀。按"寒则留之，陷下则灸之"之意，以温经散寒，通络止痛为原则，操作以深刺久留、针灸合用。

（4）温针疗法首见《伤寒论》，后世医家多有阐述。《本草从新》云："艾叶苦辛，通经络理气血，逐寒湿，灸之能透诸经而除百病。"《千金翼方》指出："凡病皆由气血壅滞，不得宣通，针以开导之，灸以温暖之。"经气得艾温可通畅，经络得温灸自通达，血得热则行，寒湿遇温灸自可祛散，故用温针灸治疗寒湿痹疗效显著。

（二）病例二

陈某，男，37岁，工人，梅州市梅江区人。于2014年7月8日初诊。

病史摘要：左膝关节肿痛伴活动困难3天。患者3年前曾患膝关节炎，当时诊断为急性膝关节炎，经中西医治疗后治愈。3天前无明显诱因又见左膝关节疼痛，肿胀，有发热感，活动受限，不能落地行走。

检查：左膝关节红肿，触摸患部皮肤温度较高。患部在足阳明胃经的犊鼻穴、足厥阴肝经的曲泉穴处压痛最为明显。舌质红，苔黄腻，脉滑数。

中医诊断：痹证（风湿热痹）。

西医诊断：膝关节炎。

治法：疏风清热，利湿通痹。

处方：

（1）针刺。取穴：取血海、犊鼻、阴陵泉、阳陵泉、曲池。操作：毫针用捻转泻法，留针20 min后起针。每天治疗1次。

（2）刺络拔罐。取一次性2 mL注射器针头点刺阿是穴、委中穴出血，后加拔火罐。隔天1次。

治疗经过：第1次治疗结束后患者诉说膝关节疼痛明显减轻，稍可落地行走。

二诊：左膝部疼痛肿胀减轻，局部皮色由红转淡红，仍有少许灼热性疼痛。继续针刺上穴用泻法，并嘱其注意休息。

三诊：左膝关节疼痛大减，已无红肿，无灼热感，行走时膝关节较前灵活。

该例共针刺治疗7次后痊愈。半年后随访，膝关节炎再未复发。

按语：

（1）痹证是由于风寒湿热等外邪侵袭人体，闭阻经络，气血运行不畅所导致的肌肉、筋骨、关节发生酸痛、重着、屈伸不利甚或关节肿大灼热等主要临床表现的病症。本案例为风湿热之邪阻痹膝部关节，经络气血阻滞，"不通则痛"。病为实证，当施泻法，以疏风清热，利湿通痹为法。

（2）治疗以病痛局部取穴为主，可疏通经络气血，使营卫调和而风、寒、湿、热等邪无所依附，"通则不痛"，痹痛遂解。加曲池清泻热毒。

（3）刺络拔罐有泻热、活血、消肿、止痛之功效。本患者出现邪热壅滞，导致经络气血运行不畅，运用中医的刺血方法，通过决"血实"、除"宛陈"，可迅速解除膝周压力，从而达到祛瘀止痛目的。

（三）**病例三**

叶某，男，58岁，农民。于1993年2月3日初诊。

病史摘要：腰腿疼痛反复发作3年，加重1个月，剧痛1天。患者从3年前开始出现腰部经由左臀部沿大腿后、外侧缘至小腿外侧及足背侧放射性、灼烧样疼痛，且进行性加重。先后在黄塘医院、私人诊所处诊治，诊为"坐骨神经痛"。屡用激素、西药止痛，时好时发。1个月前因过度劳累，疼痛有所加重，常因咳嗽、喷嚏、翻身转侧而诱发。昨晚突发剧痛，行走困难，今日在家人搀扶下来诊。

检查：被动体位，神疲体倦，颜面虚浮"满月脸"，面色红赤，口唇紫暗。舌边尖红，苔黄腻，脉弦细数。

中医诊断：痹证（湿热型）。

西医诊断：坐骨神经痛。

治法：清热利湿，通络止痛。

处方：

（1）针刺。取穴：L4/L5夹脊、秩边、环跳、阳陵泉、委中、承山、昆仑、丘墟（均为左侧穴位）。操作：毫针穴位得气后，加用电针，连续波30 min，每天1次。

（2）穴位注射。夏天无注射液2 mL、当归注射液2 mL，交替穴注环中、悬钟或风市、委阳，均左侧。隔天1次。

（3）中药（四妙散加味）。苍术10 g、黄柏10 g、薏苡仁15 g、川牛膝15 g、川木瓜15 g、威灵仙10 g、鸡血藤30 g、赤芍15 g、忍冬藤30 g、延胡索15 g、川秦艽15 g、生甘草5 g，3剂，水煎服，每日1剂。

治疗经过：

二诊：经第1天治疗后，患者告知白天疼痛明显减轻，但傍晚起疼痛又作，特别在凌晨四、五点时较痛，考虑可能针刺及药物持续作用时间不够。故改为电针上午、下午各1次，且留针时间延长至40 min，连续治疗4天。

三诊：加强治疗后，疗效明显增强。患者精神气色较佳，疼痛大减，唯有天亮前轻微痛，舌转淡红，苔薄黄，脉弦细。遂改为电针，1 次／日，电针时间 30 min，连续治疗 5 天。中药守上方 3 剂。

四诊：经 10 天治疗后，患者疼痛基本消失。中药改为六味地黄汤加减化裁治其本，针药结合治疗而告痊愈。随访半年未见复发。

按语：

（1）坐骨神经痛是一种临床症状，表现为坐骨神经通路及其分布区内（即臀部、大腿后侧、小腿后外侧和足背部小趾侧）的疼痛。可分为原发性和继发性两类。原发性坐骨神经痛主要是坐骨神经间质炎，受寒、感染、挫伤常为诱发的因素。继发性坐骨神经痛主要是坐骨神经邻近组织病变所引起，如腰骶椎间盘突出、腰椎肥大性病变或椎管内肿瘤压迫、骶髂关节炎、髋关节炎、臀部肌肉病变或肿块压迫等。中医学称为"坐臀风""腿骨风""腰腿痛"，认为病因多由风寒湿热等病邪侵袭，致气血运行障碍所致。由于病邪偏盛不同，侵犯部位不一，故临床上也表现出不同症状。如疼痛沿下肢后侧放射的为病在足太阳经；沿髋关节后和下肢外侧放射的为病在足少阳经。

（2）针刺腰夹脊可疏通患部气血而除腰痛；针足太阳膀胱经穴秩边、委中、承山、昆仑，足少阳胆经环跳、阳陵泉、绝骨、丘墟可疏通经络，经络气血得通，病邪得祛则痛止。

（3）临床上急性疾病、剧烈疼痛等，可每日针灸 2 次或每隔 8 h 左右针灸 1 次，不可间隔太长时间，否则不利于积累疗效。本例患者疼痛较剧，打破常规，电针每日 2 次，且留针时间比平日延长 1 倍，从而加强了镇痛效果。

（4）本病例突出了针药并用，根据"急则治其标，缓则治其本"原则，急性期除电针外，配合内服四妙散加味及夏天无、当归注射液穴位注射以清利湿热、活血止痛治其标；缓解期以内服六味地黄汤加减化裁补益肝肾治其本。

（四）病例四

张某，男，58 岁，于 1993 年 7 月 27 日初诊。

病史摘要：腰腿部疼痛反复发作 10 年余，加重 2 天。患者腰痛 10 年余，每因阴雨天或劳累而诱发，每年发作 1～2 次。近日因天气炎热，喝了冷饮，并且夜间在地板上睡觉。2 天前又见腰部疼痛发作，以右侧为甚，疼痛放射至右臀部、右下肢后侧、右足跟部，行走、站立、转身、弯腰等困难。今天由家属搀扶来针灸科就诊。

检查：形体较肥胖，痛苦面容，活动困难。右侧肾俞、大肠俞、委中等穴位处见压痛，直腿抬高试验阳性。舌质淡紫，苔白腻，脉弦紧。

中医诊断：痹证（寒湿阻络）。

西医诊断：坐骨神经痛。

治法：祛寒除湿，温经通络止痛。

处方：

（1）针刺。取穴：L4/L5 夹脊_双、肾俞穴_双、命门、腰阳关、秩边_右、环跳_右、右

臀部阿是穴、委中右、承山右、昆仑右。操作：毫针用泻法，留针 30 min；命门、腰阳关、臀部阿是穴用温针灸。每日 1 次。

（2）刺络拔罐。梅花针重叩腰部夹脊和右臀部及下肢微出血，加拔火罐。隔天1 次。

治疗经过：第 1 次治疗结束后，病者疼痛大为缓解，可自行转身下床，走路。按上方治疗，3 次后，腰腿疼痛明显改善，继续针刺 5 次后，诸症消失，病愈。

按语：本例患者属于风寒湿之邪侵入人体，痹阻经脉，气血运行受阻，寒湿为阴邪，易伤阳气，寒性凝滞、主收引；湿性黏滞、易阻遏气机。此病为寒邪偏，故病者疼痛剧烈，膀胱经脉经气受阻，不通则痛，故见右臀部、右下肢后侧、右足跟部疼痛。治疗取膀胱经穴、督脉穴和腰部夹脊穴为主，以疏通局部瘀滞的气血；配合温针灸温通经脉，祛除寒湿。寒凝易致血瘀，加用刺络放血以疏通经络、调和气血，改变经络中气血运行不畅的病理变化，从而达到"通则不痛"目的。

（五）病例五

李某，男，53 岁。梅江区城北镇人，农民。于 2010 年 10 月 26 日初诊。

病史摘要：左侧肩臂疼痛 2 个月，加重 3 天。2 个月前开始发生左肩臂部疼痛，自己用风湿止痛膏外敷，效果不佳。3 天前外出劳作，不慎感受风寒，现自觉肩部寒凉，遇风寒则加重，得热则痛减。

检查：左肩关节周围局部压痛，肩关节功能活动受限，外展及抬举不便，甚则牵扯左项及左背疼痛。舌淡红、舌体略大，苔白，脉弦紧有力。

中医诊断：肩痹（风寒袭络）。

西医诊断：肩周炎。

治法：祛风散寒，通络止痛。

处方：

（1）针刺。取穴：风池、肩三针（肩前、肩髃、肩后）、肩部阿是穴、肩井、阳陵泉。操作：毫针用泻法，但风池要把握好进针的角度和深度，肩井不宜深刺，阳陵泉深刺透阴陵泉。肩三针用温针灸。

（2）拔罐。左侧肩部拔火罐或走罐。

治疗经过：

二诊（10 月 28 日）：经上方治疗后，症状有所减轻，守上方，加针左侧手三里。

三诊（11 月 6 日）：经上方治疗 7 次后，左肩臂疼痛完全消失，肩关节活动自如，外展抬举已不受限，其症痊愈。为巩固疗效嘱其再治疗 3 次。

按语：

（1）肩周炎是以肩关节疼痛、活动受限为主要特征的慢性疾患，好发于 40 岁以上的中老年人。早期表现仅以疼痛为主，或仅有轻微隐痛，或肩关节不适和束缚感；疼痛逐渐加重，夜间尤甚，常影响睡眠，肩关节活动也逐渐完全受限；最后形成"冻结状态"。该病属于中医学的肩痹范畴。发病的内因为人体正气不足，营卫渐虚；外因有局部感受风寒、劳累闪挫、习惯偏侧而卧，筋脉受到长期压迫，遂致气血阻滞而成肩痹。肩痛日久，局部气血运行不畅，气血瘀滞，可致患处肿胀粘连，最终关节僵直，肩臂不能举动。病位在肩部的经脉和经筋。

（2）此例肩周炎之病因为外感风寒之邪，其病位较广，累及手三阳经筋，所以治疗时除祛风散寒外，尚需疏通手三阳之筋脉。风池、肩井疏散少阳之风寒，局部近取"肩三针"及阿是穴，针刺泻法并加温针灸，可祛风散寒、疏经通络。循经远取阳陵泉为八会穴之筋会，能舒筋活络、通经止痛。诸穴远近相配，使病邪得祛，经脉通而疼痛消失，经筋疏利则活动自如。

二、偏头痛

陈某某，女，35岁，已婚，干部，梅州市梅县人。于2011年6月14日初诊。

病史摘要：右颞侧头部疼痛反复发作3年，复发加重1天。3年前生气后出现右颞侧头部胀跳痛，伴恶心呕吐，时有目眩，经治疗头痛消失。以后每因情志刺激及月经前后而发作，每年发作10～20次，每次发作表现相似，一般持续4～6 h。经服药等治疗，疗效不明显。1天前因情绪激动而头痛复发，表现同前，自服索米痛片无效。

检查：痛苦面容，双手抱头，神志清楚，语言流利，神经系统检查无异常。舌质红，苔薄黄，脉弦数。头颅CT检查报告：头颅未见异常。

中医诊断：头痛（少阳头痛）。

西医诊断：偏头痛。

治法：疏泄少阳，通经止痛。

处方：

（1）针刺。取穴：太阳、悬颅、丝竹空、率谷、风池、外关、足临泣。操作：患侧太阳透率谷、悬颅透率谷、丝竹空透率谷，使局部产生较强的针感；风池穴针尖向鼻尖方向刺入1寸，得气后尽量使针感上传于头。头部穴位得气后用电针，取连续波，电流强度大小以患者能耐受为度，每次30 min。外关、足临泣用毫针平补平泻法。每日1次。

（2）磁圆梅针。叩刺颈夹脊、太阳、率谷、角孙、风池及阿是穴，用中等力叩刺，时间10 min。每日1次。

嘱患者做到精神放松、生活规律、忌食刺激性食物。

治疗经过：

二诊：第1次治疗后，患者即觉头痛减轻许多，全身轻快；舌、脉同前。治疗仍宗原意，选穴及操作同上。

三诊：经2次治疗后头痛程度和发作次数减少，舌、脉同前。治疗仍宗原意，选穴及操作同上。

四诊：治疗后患者前述症状基本消失，治疗仍宗原意，选穴及操作同上。

五诊：患者前述症状完全消失，生活如常，临床治愈。继续治疗5次以巩固疗效。随访1年未复发。

按语：

（1）偏头痛在中医学属"头风""脑风""少阳头痛"等范畴，多与恼怒、紧张、风火痰浊有关。由多种因素导致风痰阻窍、肝阳上亢、瘀血阻络或气血亏虚而致。此案例为患者情志不遂，肝失疏泄，郁而化火或恼怒急躁，肝阳上亢，风火循肝胆经脉上冲头部，留滞于头部少阳经脉，使经络痹阻不通，故暴痛骤起。

（2）手足少阳经行于头侧，故偏头痛属"少阳头痛"，治疗所选主穴以少阳经穴为主。悬颅位于曲周颞颥部，是足少阳、阳明两经交会穴；丝竹空为足少阳经气所发之处，又是手少阳经脉的终止穴；率谷是足少阳经穴，又是足少阳、足太阳二经的会穴。三穴为循经局部取穴，主治偏头痛。丝竹空透率谷是治疗偏头痛的常用效穴，《玉龙歌》云："偏正头风痛难医，丝竹金针亦可施，沿皮向后透率谷，一针两穴世间稀。"太阳虽为经外奇穴，却布于少阳经循行路线上，刺之可激发经气，疏通经络，平肝潜阳，改善血管舒缩状态，从而缓解头痛等症状。风池为足少阳胆经治头痛之要穴，有祛风止痛之效。外关、足临泣分别为手少阳及足少阳经穴，属循经远端取穴。

（3）磁圆梅针综合圆针、梅花针与磁疗作用于一体，具有疏通经络、活血化瘀、调整气机止痛功效。

（4）本病可因气候、劳累、月经、饮食、情绪等诱发。因此无论在治疗期间还是治疗后，宜嘱患者做到精神放松、生活有律、忌食刺激性食物等。

三、面痛

张某，男性，58岁，干部。2011年12月5日初诊。

病史摘要：反复右侧面颊部疼痛12年，加重1个月。患者于1999年冬季无明显诱因右颊部阵发性隐痛，常因洗脸时擦洗面部或遇冷风刺激引起疼痛发作，其后逐年加重，多在秋冬季发作。2011年11月中旬因冷风刺激，右侧面颊部疼痛加重，呈阵发性触电样剧痛，每隔3 h左右发作1次，每次发作剧痛持续约2 min，服用卡马西平、罗通定等药物无效。

检查：右面颊部局部有压痛，舌暗淡，苔白，脉浮紧。

中医诊断：面痛（风寒凝络）。

西医诊断：三叉神经痛。

治法：疏风散寒，活血止痛。

处方：

（1）针刺。取穴：①下关、颊车、风池、外关、足三里、足临泣。②翳风、太阳、面部阿是穴、内关、合谷、太冲。两组穴位交替使用。操作：电针连续波，频率为80次/分，留针30 min。

（2）温和灸。针刺后，面部穴位施以温和灸，至穴位皮肤潮红。

（3）耳穴贴压。用磁珠贴压肝、胆、面点。

治疗经过：

先每日治疗 1 次，经治疗 5 次后，患者面颌疼痛发作次数明显减少；后改为隔日治疗 1 次，治疗 20 次后，面痛完全消失。随访 1 年，疼痛未复发。

按语：

（1）面痛又称"面风痛""面颊痛"，是由风寒侵袭、风热浸淫、外伤、情志、久病成瘀等引起的面部经络气血痹阻，出现以眼、面颊部出现放射性、烧灼样抽掣疼痛为主症的疾病，本病相当于现代医学的三叉神经痛。本案患者自诉遇冷风刺激时易发作，可知风寒侵袭，导致面部经络气血痹阻，不通则痛，发作为面痛。

（2）本病发病部位与足少阳胆经、足阳明胃经分布密切相关。早期以实证为主，常以风、热、寒为主；后期偏虚，兼夹痰、瘀、虚。本病以疼痛为主，治疗上以止痛为要。针刺取穴以胆经和胃经为主，随证配伍有关脏腑经穴。本例患者针合谷、太冲能调和阳明、厥阴经络气机而止痛；针足三里、颊车、下关，能旺盛阳明气血而化痰湿；取风池、翳风、太阳及局部阿是穴有疏风活络止痛作用，针内关能宁心止痛。结合温灸以温经散寒通络。患者经络气血疏通，阴阳得调，痛则可除。

四、腰痛

（一）病例一

陈某某，男，52 岁，农民。于 2013 年 4 月 9 日初诊。

病史摘要：腰部反复发作疼痛 4 年，加重 3 个月。患者 4 年前无明显诱因而致腰部疼痛，经多方治疗未愈，常反复发作。2013 年 1 月，因搬迁新居劳累，腰痛加重，并伴左下肢麻痛，步行稍长则疼痛难忍。曾用局部封闭和理疗，稍可缓解，但维持时间不长，便又发生疼痛。自用药物治疗（具体用药不详），效果也不明显，现经别人介绍前来求治于针灸治疗。

检查：神志清楚，面色微暗，行走困难，舌质淡暗，脉沉弦。第 4 至第 5 腰椎和骶椎左侧，有明显压痛，伴向左下肢放射痛，左直腿抬高试验（+），挺腹试验（+），腰椎 X 光片结果示：第 3 至第 5 腰椎骨质增生。

中医诊断：腰痛（肾亏血瘀型）。

西医诊断：肥大性脊椎炎。

治法：温补肾气，活血化瘀。

处方：

（1）针刺。取穴：肾俞、志室、气海俞、关元俞或第 1 至第 5 腰椎夹脊穴、命门、腰阳关、太溪、三阴交、委中。操作：毫针腰部穴位及太溪穴用补法，三阴交平补平泻法，委中泻法。每日 1 次。

（2）温和灸。腰部穴位出针后加温和灸 30 min。

治疗经过：经上法治疗 5 次后，患者行走正常，仅觉腰部微痛，下肢无任何不适。休息 1 周后，如上法又治疗 5 次，腰骶部压痛消失，各项体查正常，临床症状完全消失。

按语：

《杂病源流犀烛·腰脐病源流》指出"腰痛，精气虚而邪客病也""肾虚其本也，风寒湿热痰饮，气滞血瘀闪挫其标也，或从标，或从本，贵无失其宜而已"。这说明肾虚是腰痛发病的关键，外邪常因肾虚而客。根据中医的经络学说，脊椎属督脉，为诸阳之会，腰两侧属足太阳膀胱经，与足少阴肾经相表里。肾主骨、藏精，精生髓，髓养骨。督脉阳气不振，足太阳经内寒凝郁，肾火衰微，肾精不足，外界风寒湿邪，乘虚内袭，"至虚之处便是客邪之所"。因而胶着于腰部，凝阻经气，不通则痛，邪结瘀凝，腰椎从而肥大。《素问·脉要精微论》云："腰者肾之府，转摇不能，肾将惫矣。"本患者证属肾亏血瘀，治宜温补肾阳，宣通经络，活血化瘀。取命门、腰阳关通调督脉经气；取肾俞、志室、气海俞、关元俞、腰夹脊以补益肾气；太溪、三阴交调肾经以滋精气；取委中活血通络，行气止痛。配合灸法加强温通经脉、调理气血的作用。

（二）病例二

李某某，男，50岁，梅州市梅江区人。于2012年11月16日初诊。

病史摘要：左侧腰腿痛1个月余。1个月前晚上睡觉时自觉腰部受凉，早晨起床时出现左侧腰痛，活动后疼痛好转，继续上班工作，至下午腰痛增剧，并连及左侧下肢，遂到某医院就诊，诊断为根性坐骨神经痛，采用普鲁卡因封闭法治疗3次未效，前来我院就诊。来诊时见左侧腰部疼痛，连及同侧下肢，呈放射性，沿股后和小腿外侧向下走窜，呈持续性疼痛，阵发性加剧，咳嗽、打喷嚏均能使疼痛加重，腰部转动困难，下肢发凉，夜间疼痛加重，难以入睡，疼痛与天气变化有关。

检查：患肢呈侧卧屈曲位，脊柱向左侧弯，在第4腰椎左侧有明显压痛，并向左侧下肢放射，左直腿抬高试验（＋），在殷门、委中、承山等处有明显压痛，膝腱和跟腱反射存在，小腿外侧感觉减退。舌苔薄白，脉弦紧。腰部CT片示：L4/L5、L5/S1腰椎间盘突出，腰椎轻度骨质增生。

中医诊断：腰痛（寒湿型）。

西医诊断：腰椎间盘突出症。

治法：温经散寒，利湿通络。

处方：

针刺。取穴：以肾俞、大肠俞、腰阳关、命门、环跳、殷门、委中、承山、阳陵泉、昆仑、三阴交为主。操作：每次取8穴，毫针用泻法，使针感沿经传导，并配以灸法（温针灸腰阳关、命门）。每日1次。

治疗经过：

二诊：经10次治疗后，疼痛缓解，诸症好转，但仍见腰部酸痛，左下肢酸软麻木。继用前法治疗5次。

三诊：12月15日患者再次就诊，诉病症未能继续好转，仍见腰部酸痛，下肢酸楚乏力，小腿麻木，不耐远行。舌淡白，脉沉细。考虑患者发病日久，邪气已衰，正气亦虚，治宜扶正祛邪方能奏效。腰为肾之府，肾之精血亏损，经脉气血不足，无以充灌骨髓，濡养筋脉，故腰膝酸软无力，小腿麻木，不堪劳累。当以补益肾气、调补气血为主，祛邪通络为辅。取穴：膈俞、肝俞、脾俞、肾俞、大肠俞、关元俞、三焦俞、命门、腰阳关、次髎、殷门、风市、委中、承山、飞扬、阳陵泉、外丘、悬钟、足三里、上巨虚、太溪、太冲。均用浅刺法，进针 0.2 ～ 0.5 寸，隔日 1 次。经 4 次治疗症状明显减轻，再经 8 次治疗后病告痊愈。

按语：

（1）腰椎间盘突出症是因腰椎间盘退行性变，髓核失去弹性，在外力作用下导致纤维环撕裂或破裂，髓核突出，压迫或刺激了相应的腰部神经根而出现相应神经根炎症，表现为腰痛、坐骨神经痛，甚至明显的神经功能障碍的一种疾病。该病隶属于中医学的"腰痛""痹证"等范畴。

（2）本案例是由于风寒湿邪袭于腰部经络，经气痹阻所致。病之初期邪气亢盛，正气未衰，病属实证，针刺泻法，每获良效。病之后期，病症好转，邪气已衰，正气亦虚，病属虚证，治宜扶正祛邪方能奏效。本案初用泻法获效，继用泻法无效，乃病症已虚之故，改用"多穴浅刺"法扶正祛邪，病告痊愈。

（3）本患者后期改用"多穴浅刺"是效法"多针浅刺"之理。"多针浅刺"来源于《灵枢·官针》篇，如毛刺、半刺、浮刺、扬针、豹文刺、齐刺等均属多针浅刺，适用于病在经络的痹证，尤其是虚证。《灵枢·终始》篇说："脉实者，深刺之，以泄其气；脉虚者，浅刺之，使精气无得出，以养其脉，独出其邪气"。故浅刺法是一种偏补的方法。"多穴浅刺"取穴较多，把浅刺法和多针法结合起来，集二者的治疗特点，能增强针灸通络祛邪的功效，临床多用于病在经络虚证的治疗。

五、胃痛

李某，男，38 岁，工人。于 2002 年 3 月 13 日初诊。

病史摘要：胃脘疼痛，恶心呕吐 4 h。患者早起阴冷天气在外候车时间过长，出现胃部疼痛，逐渐加重，上午 10 时左右胃脘部痛剧伴恶心呕吐，吐出胃内容物，经服黄连素片、胃乃安后无明显缓解，由同事于今天下午护送到我院诊治。

检查：面色青白、汗出、四肢厥冷、腹部平软、上腹部有明显压痛，无反跳痛，麦氏征（－），肝脾未触及。心率、血压均正常。舌质淡红，苔白，脉沉弦。

中医诊断：胃脘痛（寒邪侵胃）。

西医诊断：急性胃炎。

治法：祛寒行气，和胃止痛。

处方：

取穴：足三里$_{双}$、中脘。操作：针刺足三里，尽量使针感沿下肢足阳明胃经循行上传至腹部，用泻法，每隔 3 ～ 5 min 行针 1 次，留针 30 min。中脘穴用温针灸。

治疗经过：

经上述治疗后，胃脘部疼痛消失。

按语：

胃痛的病因有外邪入里，饮食不节，或情志失调，脾胃虚弱等各种原因。正如《素问·举痛论》云"寒气客于胃肠，厥逆上出，故痛而呕也""寒气客于胃肠之间，膜原之下，血不得散，小络引急，故痛"。这阐发了寒邪入侵引起气血壅滞不通而痛的机理。针灸治疗依据《四总穴歌》中的"肚腹三里留"，选取胃之下合穴足三里，为循经远端取穴可调理胃气，达行气止痛的目的；局部选用胃之募穴中脘穴，用温针灸的方法以温经散寒，通络止痛。

六、咽喉肿痛

周某，女，17 岁，学生。于 1994 年 6 月 2 日初诊。

病史摘要：咽喉红肿疼痛、吞咽不适 3 天。患者近段时间因吃太多热燥食品，3 天前开始出现咽喉红肿疼痛、吞咽困难，伴有发热，头痛、少许咳嗽，身倦，大便干结，小便黄短。

检查：痛苦面容，体温 38 ℃，两侧乳蛾红肿，舌红苔黄干，脉浮数。

中医诊断：咽喉肿痛（风热壅肺）。

西医诊断：急性扁桃体炎。

治法：清热泻火，消肿止痛。

处方：

针刺。取穴：少商、合谷、风池。操作：少商用三棱针点刺出血，并嘱患者同时配合吞咽动作；合谷、风池毫针用泻法，留针 20 min。每日 1 次。

治疗经过：

经第 1 次治疗后，咽痛明显减轻，吞咽不适缓解。经 3 次治疗后，症状完全消失。

按语：

咽喉为呼吸通道，肺之连属部分。咽喉肿痛多因肺胃之火上升，又因风热外乘，风火相搏，结于咽喉所致。本病属实证，治疗"实则泻之"。取肺经的井穴少商，用三棱针点刺放血，可泻肺经之邪热。合谷为手阳明经大肠经之原穴，大肠与肺相为表里，与胃同属阳明，故取之以清泄阳明之热，配风池穴而散外感之风邪，消肿止痛。

七、中风

郭某某，女，69 岁。于 2015 年 4 月 6 日初诊。

病史摘要：右侧肢体瘫痪、口角歪斜、语言不利 2 个月余。患者有高血压病史 15 年，平素服药不太规律，血压控制稍差。2 个月前因情绪激动，自觉头晕目眩，突然昏仆，不省人事，口角歪斜，右侧肢体瘫痪，即送黄塘医院诊治。经头颅 CT 检查确诊为脑出血。经抢救治疗后，病情得到控制，症状稍有好转，神志转清醒，但遗留右侧肢体瘫痪，小便失禁（留置尿管），大便秘结。

检查：神志清醒，口角歪斜，右侧鼻唇沟变浅，流涎，语言障碍，右侧肢体瘫痪，上、下肢肌力为2级，肌张力降低。心肺听诊（－），腹柔软，肝脾未触及，血压150/100 mmHg，舌质红，少苔，脉弦。

中医诊断：中风（肝肾阴亏、肝阳上亢）。

西医诊断：脑出血。

治法：滋补肝肾，平肝潜阳。

处方：

主穴：百会、水沟、风池、颊车、肩髃、曲池、合谷、环跳、阳陵泉、绝骨、中极、三阴交、太冲。配穴：神庭、印堂、廉泉、下关、地仓、迎香、肩井、血海、梁丘、八风、八邪、太溪。操作：每次选取主、配穴15个左右，每日针刺1次，连针5次后休息2天，10次为1个疗程，手法用先泻后补。每个疗程结束后，休息7天，再施行下一个疗程。

治疗经过：

第1个疗程结束后，自觉流涎减轻，语言较前清晰，自己可以坐起，小腿虽能伸屈，但无力。小便基本能控制，已拔掉尿管。继续按上方针治。

第2个疗程结束后，面瘫已基本痊愈。上肢可抬高至胸，手能握拳，可扶物慢走。

第3个疗程结束后，语言已清晰，上下肢功能基本恢复，持拐杖能行走，生活可自理。

按语：

（1）"脑出血"属祖国医学之中风范畴，患者年老体衰，肾精不足，肝肾阴虚，致使阴亏于下，阳亢于上，浮阳不潜，阴不制阳，肝之阳气升而无制，又因情绪激动，使肝阳化火而上升，血气上冲于脑，发为中风。本病为真阴亏虚阻络，属本虚标实之候。至于其神志清醒、病情稳定后遗留偏瘫、口角歪斜、语言不利等症，乃浊虽祛，但阴虚仍存，且经络仍阻滞不通，治疗需育阴以潜阳，益肾以固本，佐以活血通络，方可熄肝风、行气血、通经脉而使肢体恢复。

（2）督脉为阳脉之海，循经贯脊入脑，又有支脉络肾属心。脑卒中时阴精虚，虚阳亢盛，脑所属之督脉经气痹阻，治疗时通调督脉经气就显得极为重要。通调督脉既可潜阳熄风，又可运转肾之精气，填髓健脑，使脑髓充则元神复。

（3）肝脉会于巅，泻督脉穴位百会调肝胆之气，以平潜上越之风阳；泻水沟、神庭而调督脉，以清泄阳经上亢之气火；取风池、阳陵泉、太冲可疏通经络，平肝潜阳；针血海、曲池、八邪、八风等穴，可以活血通经；三阴交、太溪可滋补肝肾之阴，以制上浮之阳；地仓、颊车、廉泉、迎香等穴，以疏通调畅局部之经气，达到纠正口角歪斜和使语言流畅之目的。中极为膀胱之募穴，可调整膀胱气化功能而治小便。诸穴合用，共奏养阴填精、通督健脑、疏经活血之功，使肾精足，脑髓充，肝风熄，脉气通，肢体有所养，以利于患肢康复。

八、面瘫

李某某，女，23 岁，未婚，幼儿园教师，梅州市梅江区人，于 2012 年 5 月 4 日初诊。

病史摘要：右眼闭合不全，口角向左侧歪斜 5 天。患者 5 天前出差外地，起床漱口时水从右口角漏出，才发现右眼不能闭合，流泪，口角向左歪斜，右颊内藏食物。在当地曾服药治疗，效果不明显，回梅后经人介绍而来我院进行针灸治疗。

检查：神清，右眼睑闭合不全，右额纹消失，不能做皱眉活动，右鼻唇沟变浅，口角下垂，歪向健侧，不能做吹哨动作，伸舌居中，四肢活动正常。舌淡红，苔薄白，脉细数。

中医诊断：面瘫（风寒犯络）。

西医诊断：周围性面瘫。

治法：祛风散寒、疏经通络。

处方：

（1）针刺。取穴：百会、神庭、攒竹、地仓、太阳、颊车、翳风、合谷。操作：百会、神庭、攒竹、地仓、太阳、颊车、翳风用平补平泻法，合谷用泻法。得气后，留针 30 min。每日 1 次。

（2）磁圆梅针叩刺。用磁圆梅针轻叩患侧眼、面部及颈项部，叩至皮肤潮红为度。

（3）闪罐疗法。用小火罐在面部反复闪罐，以面部皮肤潮红充血为度。

嘱患者自行热敷右侧面颊部、耳后部，并用手轻揉按患侧面部，以改善局部气血循环，注意避风寒和戒食辛辣刺激食物。

治疗经过：

二诊：病者诉经针刺 1 次后流泪减少。舌、脉同前。治疗仍宗原意，取穴、操作同上。

三诊：病者诉针刺 2 次后右口颊藏食物减少。舌、脉同前。患者发病至今已达 1 周，急性发病期已过，症状已改善，除按原法治疗外，加用电针，疏密波，以面肌出现跳动而患者自觉舒适为宜，30 min。温灸风门、大椎，每次 10 min。

四诊：患者诉流泪消失，右眼闭合好转，额肌活动改善。舌淡红，苔薄白，脉细数。因患者额纹及口角恢复较慢，故前方取穴改为：电针阳白、丝竹空、迎香、下关、地仓、颊车、风池，补足三里。磁圆梅针轻叩患侧眼、面部。后加面部闪罐疗法，以面部皮肤潮红，充血为度。

五诊：患者诉右口角漏水、漏气现象改善，藏食物量明显减少。舌、脉如前，按四诊方案治疗。

患者每日治疗 1 次，10 次后休息 3 天；改为隔日治疗 1 次，继续治疗 5 次。患者共治疗 15 次，面瘫症状消失，病愈。

按语：

（1）面瘫为风邪犯络，致经气阻滞，肌肉纵缓不收而发病。此为患者出差劳累，正气受损，风寒之邪乘虚入中面部经络，致气血痹阻，经筋功能失调，筋肉失于约束，而出现口眼歪斜。取百会、神庭能通调督脉经气，早期远端泻合谷祛风寒之邪；恢复期针足三里能旺盛阳明经气血而补正气。刺颊车、地仓、下关、翳风能疏通面部经络。随症局部配穴及患处磁圆梅针叩刺，属循经近部取穴，有疏通患部经络气血，加速病变部位功能康复的作用。闪罐法利用火罐之负压作用于皮肤腧穴，以达活血通络，疏散风寒，使气血调畅。面瘫早期、后期均可应用。温灸风门、大椎能祛风散寒，补益正气。诸穴合用有疏风、通络、牵正作用，故取得理想的效果。

（2）针灸对不同病因引起的面神经瘫痪，其疗效差异甚大。总的来说，属风或寒邪犯络所致的面瘫疗效较好；属热毒或血瘀阻滞经络所致的，只有结合其他疗法，并对原发病进行病因治疗，才能奏效。发病初期面部选穴不宜太多、手法宜轻，发病1周后可加电针。选穴宜精，应交替使用，忌连续反复刺同一穴位而出现穴位经络疲劳现象。

九、失眠

李某，女，47岁。2014年9月5日初诊。

病史摘要：入睡困难2年余，加重3个月。患者2年前因工作调动致经常入睡困难，时轻时重；近3个月来，由于工作压力大，失眠加重，入睡困难，寐而易醒，常伴多梦，每晚睡眠2～3 h，严重时彻夜难眠，痛苦不堪。曾于外院诊疗，间断服用艾司唑仑等西药，治疗效果不甚理想。目前见入睡困难，多梦，寐而易醒，同时伴有急躁易怒、心烦焦虑、嗳气频繁、口苦、头昏等症，舌红，苔薄黄，脉弦。

中医诊断：不寐（肝郁化火）。

西医诊断：失眠。

治法：清肝泻火，理气和胃，养心安神。

处方：

（1）针刺。取穴：取百会、神庭、印堂、合谷、太冲、内关、阳陵泉、太溪、三阴交。操作：毫针用泻法，留针30 min，每日1次。

（2）磁圆梅针叩刺。用磁圆梅针轻叩头部督脉、太阳经、少阳经；背俞穴、夹脊穴，肘以下手厥阴心包经、手少阴心经。反复叩刺3～5遍，叩至出现红晕为度。每日1次。

治疗经过：

经1次治疗后患者入睡困难症状有所改善，但仍寐而易醒，伴多梦等。治疗5次后，患者睡眠质量明显提高，入睡困难症状减轻，醒后易入睡，偶有夜梦，每晚睡眠6 h左右，无明显心烦、口苦、嗳气等症状。改为隔天治疗1次，又给予5次治疗，选穴略有加减，患者夜寐安，失眠基本告愈。

按语：

（1）中医认为，失眠即"不寐"，多为七情所伤、思虑劳倦或暴受惊恐、禀赋不足、年迈体虚所致，其病机为气血阴阳失和、脏腑功能失调，以致心神被扰，神不守舍而不得寐。正如《景岳全书》所言："不寐证虽病有不一，然惟知邪正二字则尽之，盖寐本乎阴，神其主也。神安则寐，神不安则不寐。"

（2）督脉入络脑，"脑为元神之府"，因此临床上首取督脉头部穴位以调督养脑安神。百会位于头之巅顶，为手足三阳经与督脉及足厥阴肝经之交会处，为诸阳之会、百脉聚合之处，可调补中气、健脑安神，为治疗失眠的首选穴位。神庭、印堂调理督脉经气，调气行血，调督安神。肝主疏泄，调畅情志，故失眠与肝关系密切，取太冲、阳陵泉平肝降火，解郁安神。三阴交是肝脾肾三经的交会穴，太溪是肾的原穴，针之补益肝肾，益阴潜阳，宁神定志。

（3）《素问·皮部论》曰："凡十二经络者，皮之部也。是故百病之始生也，必先于皮毛。"磁圆梅针综合圆针、梅花针与磁疗作用于一体，具有调理元神、安神健脾、宁心镇静之效。

十、眩晕

李某某，男，53岁，干部。于2011年3月25就诊。

病史摘要：阵发性眩晕半年，加重2周。患者平素用脑过度，半年前晨起小便自觉头晕，恶心，呕吐痰涎，左上肢时而麻木，无耳鸣及听力下降。在当地医院拍颈椎X光片，示：颈椎增生，C5～C6椎间孔变窄；脑血流示：枕-乳导联血管阻力略增高。头颅CT示：未见异常。经当地医院治疗未愈。2周前颈部猛向左侧转动突发头晕，恶心欲吐，心慌，当地医院诊断：颈源性眩晕。给予药物治疗，症状改善不明显。现患者仍见颈部向左转时诱发头晕，恶心欲呕，每天发作8～10次，伴记忆力减退，腰膝酸软，而来我院针灸科治疗。检查：神清合作，肢体活动正常，皮肤巩膜无黄染，表浅淋巴结无肿大，双眼向右视时轻度眼颤，无复视，无视野缺失，伸舌稍偏左，椎体无叩击痛，颈部向左转时诱发头晕，生理性神经反射存在，未引出病理性神经反射。心音弱，心律齐，心率82次/分，双肺听诊正常，腹软，肝脾未能触及，肠鸣音正常。舌淡红，苔薄少，脉沉细。

中医诊断：眩晕（肝肾亏虚）。

西医诊断：颈椎病（椎动脉型）。

治法：补肾养肝、培元固本。

处方：

针刺。取穴：百会、神庭、风池、肝俞、肾俞、太溪。操作：毫针用平补平泻法。百会穴加用温和灸。每日1次，8次为1个疗程。

治疗经过：

二诊：眩晕稍退，每天发作次数减少，舌苔薄少，脉沉细。治疗宗原意，配合耳压疗法，取右侧耳穴肾、肝、神门压籽，以增强固本培元之力。

三诊：病情稍减，神疲健忘，夜寐不宁，舌、脉同前。加刺内关、三阴交，以交通心肾。

四诊：眩晕明显改善，无恶心，夜寐稍好，面色稍润，舌淡红，苔薄白，脉细。此乃肾精得补，心肾得交，经脉气血得充，故眩晕、夜寐改善。仍遵前法，选左侧耳穴肾、肝点、神门压籽。

五诊：精神较充沛，眩晕明显改善，每日发作 2～3 次，胃纳佳，舌、脉同前。疗仍旨原法。佐以磁圆梅针轻叩膀胱经及督脉在颈项部、头部的经脉分布线，以益督养元，调和脏腑经气。

六诊：眩晕偶现，精神较好，但易疲劳，胃纳好，睡眠尚可，舌淡红，苔薄润，脉细。治法同前，加针足三里、脾俞，以资气血生化之源，充益髓海。

第 1 个疗程结束后，病情已明显改善，眩晕偶现，精神佳，胃纳睡眠可，脾胃功能始复，肝肾精气渐充。

但因病久体虚，肾精未充足，故仍宗原法，继续第 2 个疗程以巩固疗效。2 个疗程治疗后，眩晕未现，头部转动未发头晕，复查脑血流，波幅保持稳定。临床痊愈。随访 1 年，未见复发。

按语：

（1）颈源性眩晕多见于中老年人，外感病邪、七情内伤、劳损、外伤等是常见的病因。风寒湿邪侵袭，筋脉失和，经气不利，清阳受扰；烦劳恼怒，肝火偏亢上扰清窍；久劳气耗，气血亏虚，清窍失养；颈部损伤，筋骨失和，清窍受扰；痰浊中阻，气机升降失常；肾精亏损，髓海不足等。本病乃是本虚标实之证，多由虚实兼杂合而为病。其本为肝肾亏虚，气血虚弱；标为风、寒、湿邪侵袭及痰湿、瘀血阻滞。

（2）百会穴在巅之正中，为百脉所会，可振复阳气，补脑益髓，升清降浊，安神止眩，为治疗眩晕之要穴，所谓"百会定平衡"，临床上常针、灸并用。神庭穴是督脉与足太阳、足阳明经之会穴，具有行气活血，补益脑髓，通调督脉之功。风池因其定位在头颈部故有近治作用，能直接调整项部局部经络气血，起到疏通经络、祛风止眩作用。

（3）本例患者辨证为肝肾亏虚。肾为先天之本，主藏精，肝主藏血，精血互生互化。精生髓，髓聚而成脑，故脑为髓之海。《灵枢·海论》曰"髓海不足，则脑转耳鸣，胫酸眩冒"。《灵枢·卫气篇》曰"上虚则眩"。肝肾不足，髓海失充，脑失所养而致眩晕。故取肝俞、肾俞、太溪、三阴交以补益肝肾治其本。

十一、痿证

李某，男，31 岁，港龙企业集团公司工人。于 2000 年 4 月 5 日初诊。

病史摘要：双下肢瘫痪 1 月余。患者 1 个月前从 5 楼的电梯上搬取物品时，电梯突然跌落底层，造成患者昏迷约 5 min，醒后由工友送到医院急诊。X 线结果示：L4 压缩性骨折，左胫、腓骨骨折。收入梅州市中医院骨科住院。经腰椎牵引、左下肢复位牵引及中西药治疗等，症状有所改善。为了加快恢复，患者要求配合针灸治疗。现患者双下肢瘫痪、自觉怕冷、易感冒、小便困难，须用手按压下腹部才能小便，且尿量少，胃纳尚可，大便正常。

检查：体瘦、面色淡白，双下肢瘫痪、肌肉较明显萎缩，肌力 0～1 级，肌张力减弱，双下肢皮肤较冷，痛、温触觉消失。膝反射减弱，舌淡红、苔白、脉细。

中医诊断：痿证（肝肾不足）。

西医诊断：外伤性截瘫。

治法：补益肝肾，益气活血，强筋壮骨。

处方：

（1）针刺。取穴：①命门、腰阳关、脾俞_双、肾俞_双、大肠俞_双、膀胱俞_双、秩边_双、委中_双、承山_双；②关元、中极、天枢_双、血海_双、足三里_双、昆仑_双。两组穴位交替使用。操作：任、督脉穴位多用温针；下肢穴位多用电针，用疏密波或断续波 30 min。每天 1 次。

（2）梅花针。叩刺督脉、双下肢足三阳经和足三阴经循行线。每天 1 次。

（3）穴位注射。用复方丹参注射液 2 mL 注射足三里_双或悬钟_双。隔天 1 次。

治疗经过：

前后经 3 个月治疗，患者小便恢复正常，双下肢肌肉萎缩得到改善，肌力达 3～4 级，肌张力基本正常，使用拐杖时能行走。

按语：

（1）截瘫是指脊髓某一区因外伤压迫、炎症、血管栓塞等因素影响而产生横断性脊髓传导障碍，临床表现为肢体随意运动和感觉功能的丧失。本病属于中医"痿证"范畴。本例患者被强大暴力作用于脊椎，损伤督脉和肾气，致经气逆乱，气血失调，血瘀络阻，经脉不通，筋脉失其濡养，故现肢体麻木，知觉丧失，肌肉萎缩，足不任地，造成截瘫。肾司二便，肾气受损，故见小便困难。

（2）治疗上应注意局部和整体的关系。既要使脊椎受损部位得到修复，减少对全身的影响，又要注意激发、调整全身的机能，以促进脊髓及其周围组织病变的恢复。脊椎属督脉的位置，督脉为阳脉之海，总督一身的阳气，故取督脉经穴命门、腰阳关以壮腰健肾，疏通局部损伤的气血。任脉为阴脉之海，取任脉经穴关元、中极从阴引阳，可协调阴阳平衡，并可改善小便功能。取脾俞、肾俞、膀胱俞等背俞穴可以调整脏腑功能，激发全身机能。根据《黄帝内经》"治痿独取阳明"的理论，取下肢足阳明经穴足三里，配取血海及八会穴之髓会悬钟，共达疏经通络、补益气血作用，促进下肢瘫痪功能的恢复。

十二、痉证

钟某，男，39 岁，司机。于 2013 年 8 月 16 日初诊。

病史摘要：左侧下眼睑及面部跳动抽搐 1 月余。患者于去年冬天因面部受风寒而患面瘫，在针灸科治疗 2 月余后基本痊愈，但遗留左侧下眼睑时有抽动，因症状不重就未再治疗。2019 年 7 月间左下眼睑牵掣口角抽动，自己不能控制，尤以烦躁时发作频繁，心烦、睡眠不安、胃纳佳、二便调。

检查：身体健壮，颜面黄润光泽，精神较忧郁。舌质红，苔薄白，脉弦细。

中医诊断：痉证（肝风内动）。

西医诊断：面肌痉挛。

治法：疏风通络，安神和营。

处方：

针刺。取穴：百会、神庭、风池、瞳子髎透四白、地仓透迎香、合谷、太冲、照海。操作：毫针平补平泻法，留针 30 min。每日 1 次，10 次为 1 个疗程，每个疗程间隔 1 周。

治疗经过：

针刺 1 个疗程后，跳动减轻，抽动发作时间隔延长，每天仍有数次的发作，寐佳，因工作紧张，时有心烦感觉。继续针刺治疗，守上方继续针刺 10 次。从第 3 个疗程开始，改为隔日 1 次。共治疗 4 个疗程，眼、面部跳动消失，临床获愈。

按语：

痉证为外感风寒、邪郁化热或风痰阻滞经络，阴虚血少，筋脉失养，虚风内动导致的以阵发性、不规则的一侧面部肌肉不自主抽搐为主的一类疾病。本病案患者具有典型一侧面部抽搐症状，加之平素性情急躁，更易引发虚风内动而发病，并伴有心烦、失眠等症。此病与督脉、手足三阳经相关，与肝胆、心脾等脏关系密切。治疗原则为疏风通络、安神和营。取穴以手足阳明经穴为主，配以局部、循经诱导的方法来促进经脉通畅，宣导气血，达阴阳平衡目的。脑为元神之府，督脉入络脑，取百会、神庭，疏通督脉气机、镇静安神。风池疏风泻肝热；合谷配和太冲有平息肝风、疏经通络、调和气血的作用；选用八脉交会穴肾经通阴跷脉之照海滋阴补肾，改善睡眠。取瞳子髎透四白、地仓透迎香用透穴方法，可疏调手足阳明经气，如《玉龙歌》曰"一针两穴世间稀"。

十三、颤证

徐某，女，62 岁，隆文镇农民。于 2001 年 4 月 1 日初诊。

病史摘要：双手抖动伴四肢乏力、活动障碍 6 年余。患者年幼时头部曾受外伤，曾缝合三针，但在成长过程中并未出现脑部和神经系统的异常。6 年前，因家务劳累，情绪紧张而出现双手抖动，呈规律性，精神紧张时加重，睡眠时减轻或消失。在此期间，于院外诊断为"帕金森病"，曾服中药和西药左旋多巴，效果不显。而后逐渐发展到上、下肢麻痹感，四肢乏力，动作缓慢，精细动作不能顺利完成，二便正常，胃纳差，情绪低落，睡眠欠佳，遂来我科诊治。

检查：形体消瘦，面色苍白，精神疲乏，懒言少气，颜面表情淡漠，语调低沉、缓慢，上下肢体震颤，动作缓慢，行走步距缩短，呈"慌张步态"，伴见肢体强直，随意动作减少，舌质淡白，苔白，脉沉细。

中医诊断：颤证（肝肾阴虚）。

西医诊断：帕金森病。

治法：滋补肝肾、益气养血、息风通络。

处方：

（1）针刺。取穴：百会、印堂、水沟、承浆、脾俞、肝俞、肾俞、内关、阳陵泉、足三里、三阴交、血海。操作：用电针，连续波 20 min，每天1 次。10 次为 1 个疗程。

（2）头针。取穴震颤麻痹区。

（3）中药：生地黄 20 g、柏子仁 15 g、枸杞子 15 g、当归 10 g、浮小麦 15 g、麦冬 15 g、肉苁蓉 15 g、玄参 15 g、白芍 15 g、丹参 15 g、白术 10 g、炙甘草 10 g。

治疗经过：

经 3 个疗程治疗，患者发生震颤麻痹的次数减少，频率减慢，机体的精神状态和机能活动略有好转。

经过 4 个疗程的治疗，患者发生震颤麻痹的次数大为减轻，精神状态和机能活动亦有较大水平的提高。

按语：

（1）帕金森病是中老年常见的一种中枢神经退行性疾病，震颤、肌强直、运动减少和平衡障碍是其主要临床表现，本病属于中医"颤证"范畴。其病机以肝肾阴虚、气血不足为本，又以风、火、痰、瘀等病理因素为标，属本虚标实证。治疗当以滋补肝肾、益气养血治其本，兼以息风通络定颤治其标。

（2）本案患者年过六旬，加上长期劳作，精神紧张，致气血虚弱，肝肾亏虚，日久则引动内风。中医学认为"肝主筋，肾主骨"，肝肾虚损，气血不足，血不养筋，故出现肢体震颤麻痹；肾虚无以充养骨髓，故动作缓慢，肢体强直；面色苍白，精神疲乏及舌淡脉细均提示患者有肝肾虚损，气血不足之象。

（3）现代研究表明，帕金森病部位在脑，取头针的震颤麻痹区可直接刺激局部神经以改善功能。督脉为阳脉之海，又与任脉相通，根据经脉所过主治所及，取百会、印堂、水沟、承浆能够通调任督脉的气血，达到调整全身性功能的作用。取三阴交乃肝脾肾三脏沟通之处，可健脾益气、调补肝肾。取肝俞、肾俞、脾俞、足三里、血海能滋补肝肾、健脾生血。内关与阳陵泉配合使用，能调节心包经和胆经的气机，从而起到调畅患者情志的作用。配合内服滋补肝肾、益气养血的中药，针药结合、内外同治，加强疗效。

十四、小儿弱智

陈某，女，11 岁，梅县人民小学弱智班学生。于 2001 年 5 月初诊。

病史摘要：智力发育低下，身体协调功能欠佳 6 年。患者为足月顺产，出生后 5 个月内发育较正常，6 个月时出现高热，且持续 1 个月之久，当时诊断为"病毒性脑炎"，住院治疗 40 多天后出院。出院后经认真调护，身体发育仍尚可。1 周岁开始学走路，1 周岁半开始学讲话，且发音清楚，到 5 周岁时，才发现小孩智力发育低下，抽象思维能力较差，比较烦躁好动，注意力不集中，不能专心做某件事，记忆力尚可，身体发育正常。曾断续服用紫河车粉，但疗效欠佳。现患者 11 岁，就读于梅县人民小学弱智班二年级，上课时注意力不集中，会数数、唱歌，会写简单文字，但不会做加减运算，胃纳欠佳，二便可，睡眠基本正常。

检查：神清，对答尚可，但思维常不集中，发育尚可，双上肢协调功能欠佳，手指精细动作较差，不能捡起地面如黄豆大小的东西，舌淡红，苔白厚，脉缓。

中医诊断：痴呆（脾肾两虚型）；

西医诊断：小儿弱智。

治法：补肾通络、调神益智兼补脾。

处方：

（1）针刺。取穴：四神聪、智三针（神庭、本神$_{双}$）、风府透哑门、内关、神门、曲池、合谷。操作：毫针平补平泻法。每天 1 次，7 天为 1 个疗程。每个疗程间隔 5 天。

（2）梅花针。叩刺督脉、足太阳膀胱经背部第一、二侧线。

（3）穴位注射。选用胎盘组织液，穴注脾俞、肾俞、足三里、绝骨等穴。每次选 1 对穴，隔天 1 次。

治疗经过：

经过连续 5 个疗程的治疗，患儿躁动比以前大为减少，可以有较长时间静下来读书，计数能力有所提高。

按语：

（1）小儿弱智属于中医"痴呆"范畴，多由精、气、血亏损不足，髓海失充，脑失所养，或气、血、痰、瘀诸邪内阻，上扰清窍所致。病机为髓海不足，神机失用。该例患儿是由于出生后 6 个月时患"病毒性脑炎"，影响大脑的发育。肾藏精，主生长发育与生殖，主骨生髓，脑为髓之海。肾精不足无以生髓致髓海空虚而影响大脑功能。病久影响及脾，故胃纳欠佳，舌苔白厚。治疗以补肾通络、调神益智为主，兼补脾。因脾藏意，补脾亦可达到补脑醒神，促进智力发育。

（2）四神聪位于巅顶部，属督脉和足太阳膀胱经所经过的区域。《素问·骨空论》曰"督脉者……交巅上络脑"；《灵枢·经脉》曰"膀胱足太阳之脉……其直者从巅入络脑"。故取四神聪可以调整脑府经气，使神志聪明。智三针所取三穴与督脉、胆经密切相关。督脉为"阳脉之海"，具有调节全身阳经经气作用。《素问·六节脏象论》曰："凡十一脏，取决于胆也。"故刺之能调节督脉与胆经，从而调整五脏六腑的经气，促进大脑的发育。

（3）中医学智力功能归属于五脏六腑，故加用梅花针叩刺足太阳膀胱经背部第一侧线的背俞穴以调节五脏六腑经气，改善脏腑虚实状态，从而提高智力功能水平。

（4）胎盘组织液穴注肾俞、脾俞能益肾健脾，足三里健脾和胃，绝骨为八会穴之髓会。通过药液和穴位的共同作用，能更好地促进大脑的发育。

（5）小儿弱智可伴见发育迟缓，发育不全等表现，是慢性疾病，只有将治疗和教育相结合，才能事半功倍。

十五、癃闭

罗某，男，38 岁，于 1991 年 2 月 10 日就诊。

病史摘要：外伤后尿闭 1 天。患者今天早晨运动时不慎从自家二楼阳台跌落，造成 L4 压缩性骨折，今天上午收入我院骨科住院。入院 1 天来，患者一直未能排尿，自觉腹部膨隆，欲尿而不能，邀针灸科会诊。

检查：面态疲惫，痛苦，头汗出，手足发凉。膀胱充盈，小腹胀满。舌质紫暗，脉涩。

中医诊断：癃闭（瘀浊闭阻）。

西医诊断：尿潴留。

治法：行气活血、启闭利尿。

处方：

（1）针刺。取穴：中极透曲骨、血海双、三阴交双。操作：中极透曲骨，用毫针平刺法，使针感向阴部传导，产生尿意。血海、三阴交用毫针泻法。留针 30 min。

（2）艾条悬灸。神阙、关元、气海。

治疗经过：经上法治疗半小时后，患者觉有尿意而排出小便。

按语：

（1）癃闭是指尿液排出困难、小便不利，点滴而出为"癃"；小便不通、欲解不得为"闭"，统称为"癃闭"。本病的病位在膀胱，为肾和膀胱气化功能失调所致，与任脉、足三阴经等相关。本例患者为跌仆损伤，引起筋脉瘀滞，影响膀胱气化致小便不通，此属实证。针灸治疗以选取任脉关元、气海、中极等位居下焦的穴位为主，其中关元为任脉与足三阴经之交会穴，《针灸资生金》有言："关元主三十六疾病不得小便"；中极为膀胱之募穴，能疏通膀胱的气机而通小便。加用艾灸可以助阳理气，通过灸法的热刺激达到祛除实邪，消导阻滞。三阴交通调足三阴经气血，消除瘀滞；血海具有活血散结的作用。

（2）针灸治疗癃闭疗效满意。若膀胱充盈过度，经针灸治疗 1 h 后仍不能排尿者，应及时采取导尿措施。

十六、石淋

李某，男，20 岁，嘉应技校学生。于 2000 年 10 月 20 日就诊。

病史摘要：右侧腰部绞痛并向右腹部、右大腿内侧放射痛 3 h。患者有肾结石病史。于今日上午 7 时左右突发右侧腰部绞痛，并放射到右腹部，右大腿内侧痛，伴有恶心、欲呕，到个体诊所肌注阿托品后，疼痛缓解，但到 9 时左右疼痛又发作，痛如刀割，不能忍受，口干，大汗淋漓，小便涩痛、黄赤。

检查：痛苦面容，时闻呻吟声，精神疲乏，面色青，右肾区见叩击痛，舌淡红苔黄腻，脉弦细。辅查：尿常规示：RBC（＋＋＋＋），WBC（＋）。

中医诊断：石淋（湿热蕴结）。

西医诊断：泌尿系结石。

治法：清热利湿，通淋止痛。

处方：

（1）针刺。取穴：肾俞、京门、足三里、三阴交、涌泉（均取右侧穴）。操作：涌泉毫针用泻法，强刺激；其余穴位用电针，连续波，强度以患者能忍受为度。留针30 min。

（2）耳针。取神门、肾、皮质下、三焦。毫针浅刺，或用王不留行籽贴压。

（3）拔火罐。取肾俞、阿是穴。拔罐并留置 5 min。

治疗经过：

经上述治疗以后，绞痛得到了完全的缓解。

按语：

淋证是以小便频急、淋沥，尿道涩痛，小腹拘急或痛引腰腹为主要特征的病症。古称淋由"肾虚而膀胱热"所致，即是说该病是由于肾虚，主水不利，水液停聚，受膀胱之热煎烁，致使下焦湿热蕴结，日久结成砂石。由于砂石阻塞，下焦气机运行不利，故小便不利，腰部疼痛。若砂石移动伤其肾，则剧痛。通过针刺肾之背俞穴肾俞、募穴京门，俞募配合，可助膀胱气化，清下焦湿热，通调肾与膀胱气机，达调气止痛之目的；三阴交为肝、脾、肾三经的交会穴，针用泻法可鼓舞肾气，健脾利湿，通利水道；涌泉为肾经之井穴，可以调整肾之经气，以达通则不痛的目的。取足三里和胃止呕。配合耳穴治疗加强止痛作用。局部拔火罐可疏通经络，缓解痉挛。

十七、呃逆

高某，男，56 岁，干部。于 1990 年 10 月 8 日就诊。

病史摘要：连续打嗝 4 个昼夜不止。患者 2 周前出现右侧半身瘫痪，住入我院内科，当时诊断为"脑血栓形成"，给予静滴活血通络药物治疗。住院第 10 天出现打嗝，初起几分钟发作 1 次，近 2 天 1 分钟发作几次。呃逆频频，昼夜不休，严重影响吃饭与休息。曾用各种镇静药物，效果不佳。邀针灸科会诊。

检查：面色萎黄、神态疲惫。抬肩引颈，呃声频作。呃声洪亮有力，冲逆而出，口臭烦渴，尿赤、便秘，舌红苔黄厚，脉弦数有力。

中医诊断：呃逆（胃火上逆）。

西医诊断：膈肌痉挛。

治法：理气止呃、顺气降逆。

处方：

（1）针刺。取穴：内关$_双$、膻中、中脘、气海。操作：毫针用泻法，留针30 min。每日 1 次。

（2）按压。膈俞、翳风。

治疗经过：

针刺第 1 次后，呃声较前稍显低微，但仍不能停止。针刺第 3 次后，呃逆次数明显减少。针刺第 5 次后，呃逆基本治愈，但时有发作感。针刺第 6 次后，症状消失，告之痊愈。观察 1 周，未见复发。

按语：

（1）呃逆是指胃气上逆动膈，以气逆上冲，喉间呃呃连声，声短而频，令人不能自止为主要临床表现的病症。呃逆的病位在膈，病变关键脏腑为胃，并与肺、肝、肾有关。其病机为胃膈之气失宣，胃气上逆所致，西医认为呃逆主要是由于膈神经受刺激而引起。

（2）内关穴通阴维脉，且为手厥心包经络穴，可宽胸利膈，畅通三焦气机，为降逆之要穴。膻中穴位近膈，又为"气会"穴，刺之可宽胸行气止呃。呃逆之源，在于中、下焦气逆上冲出口作声使然，故取中脘、气海两穴。中脘是胃之募、腑之会，关乎后天之本的胃气，且位居中焦，故能理气止呃；气海位于下焦，与肺气相关，又通肾气，为腹部纳气之根本，可调理气机之升降。按压翳风，予以通调三焦气机；膈俞按之可以宽胸利膈，舒缓膈肌痉挛。

十八、缠腰火丹

张某，女，40 岁，教师。2012 年 5 月 28 日初诊。

病史摘要：左侧腰胁部刺痛 20 天。患者于 2012 年 5 月 8 日突发左侧腰胁部皮肤锨热刺痛，继起疱疹如珠串。皮肤科诊为带状疱疹，历 10 日消退，仍遗留灼痛刺痛感不减，触之刺痛尤甚。常服索米痛片等止痛药，外敷黄连膏等多种止痛膏，以及自行局部热敷均不见效。现见刺痛连绵，痛无休止，心烦不寐。检查：面黄微赤，表情苦闷焦躁，左胁下、腰部有脱落痂痕，皮肤潮红，局部拒按，触痛若针刺。舌紫暗，苔薄微黄，脉弦细。

中医诊断：缠腰火丹（瘀血阻络）。

西医诊断：带状疱疹。

治法：泻火解毒、活血通络、化瘀止痛。

处方：

（1）针刺。取穴：局部阿是穴、带脉、足临泣均左侧。配穴：五枢、维道。操作：阿是穴用平刺，带脉穴毫针沿皮下透针向五枢、维道，用平补平泻手法捻转，使麻胀感散至病变的皮部；足临泣，毫针得气后施捻转泻法，尽量使针感上传至阳陵泉下。留针 20 min，每隔 5 min 捻转 1 次。

（2）磁圆梅针叩刺。出针后用磁圆梅针叩刺局部阿是穴、L4 ～ T11 夹脊穴，以轻中度手法叩刺，反复叩刺 3 ～ 5 遍，叩至皮肤发红为度。

治疗经过：

二诊：第 1 次针后止痛半日，后复发如初。仍照原方法施针，当即刺痛缓解。

三诊：腰胁刺痛略感，仍拒触按，继按原方法刺之后，左侧胁腰痛亦止，已不拒触按。

四诊：自觉症状消失，触摸无刺痛，两昼夜未复发，能左侧入睡。

共治疗 7 次，临床治愈。

按语：

（1）缠腰火丹，俗名蛇串疮。多由感受风火或湿毒之邪而发，与情志、饮食、起居失调等因素有关。缘肌表脉络空虚，毒热壅滞，而成皮部之证。疱疹脱落，病势虽衰，然邪热未尽，阻遏经气，络脉不通，瘀血阻滞，故锨热而刺痛。皮部邪实，故拒按，难以侧卧。本患者病位在足少阳之皮部及带脉所循之域，故当循经取穴治之。带脉穴位于足少阳经之上，疏通带脉之气血；五枢、维道为足少阳与带脉之会，加之局部取阿是穴，均属循经局部取穴。因治在皮部，故浅刺透针。足临泣为八脉交会穴足少阳通带脉之穴，属循经远端取穴，能泻肝胆经之邪热。

（2）《素问·皮部论》说："凡十二经脉者，皮之部也。是故百病之始生，必先于皮毛。"皮部者，经脉之气反映于体表的部位，亦是络脉之气敷布于皮表之处。而这正是磁圆针的局部叩刺达到扶正祛邪治病的理论根据。磁圆梅针行局部刺激，可使神经、血液等各组织发生良性的变化，从而疏通脉络，清热利湿，调和气血以止痛。

（3）该病症之痛，年轻患者往往痂落则痛止，中老年患者，病程则长，刺痛绵绵不休，或有数日乃至数月不止者。针灸治疗本病有明显的止痛效果，并且能减少神经痛的后遗症状。

十九、上胞下垂

黄某，男，26 岁，于 2016 年 3 月 26 日初诊。

病史摘要：复视 2 月余，右眼睑下垂 1 月余。患者长期从事室外安全监控系统安装维护，起居饮食不定时，2 个月前突然出现复视，患者未予重视，1 个月余前出现右眼睑下垂，右眼无法睁开，遂至梅州市人民医院就诊，诊断为右动眼神经麻痹。经服药治疗无效，遂于 2016 年 3 月 7 日至中山大学附属第一医院神经外科二区住院治疗，诊断为：①自发性颈动脉海绵窦瘘；②右侧动眼神经麻痹。经颈动脉海绵窦瘘栓塞术后出院。患者现仍复视，右眼睑下垂，遂至我科就诊。症见：精神差，形体消瘦，面色无华，头晕，轻微头痛，复视，右眼上睑下垂，无法睁眼，右眼见较多分泌物，纳眠差。

检查：右眼睑下垂，右眼球外下位，右眼球内收受限，双侧瞳孔不等大，右侧直径约 5 mm，对光反射消失，左侧 2.5 mm，对光反射灵敏，有复视。生理反射正常，病理反射未引出，脑膜刺激征阴性。舌淡，苔薄白，脉细。

中医诊断：上胞下垂（脾虚气弱）。

西医诊断：动眼神经麻痹。

治法：补肾健脾，益气活血。

处方：

（1）针刺。取穴：百会、攒竹右、丝竹空右、阳白右、三阴交双、足三里双、合谷_左。操作：毫针得气后，用电针，疏密波，留针 30 min。

（2）中药以补中益气汤加减：黄芪 20 g、党参 15 g、炙甘草 10 g、升麻 10 g、柴胡 10 g、橘皮 10 g、当归 10 g、白术 10 g、地龙 10 g。3 剂，清水煎至 300 mL，分 2 次早晚温服，每日 1 剂。

（3）嘱患者至眼科医院自购复方樟柳碱注射液，复诊时使用。

治疗经过：

二诊：2016 年 3 月 29 日。

精神较前改善，形体消瘦，面色少华，头晕减轻，右侧头部轻微头痛，复视，右眼上睑下垂，用力睁眼时可见右上睑轻微上抬，仍无法张开，右眼部分泌物减少，右眼球外斜减轻，瞳孔稍大，纳眠尚可，舌淡，苔薄白，脉细。

针灸在原方基础上加：申脉_双、照海_双。操作：毫针得气后，用电针疏密波，留针 30 min。每日 1 次，共 7 日。

中药守方，共 7 剂，每日 1 剂。

并予复方樟柳碱注射液 2 mL 于右侧太阳穴，颞浅动脉搏动处旁皮下注射，每日 1 次。

三诊：2016 年 4 月 6 日。

患者精神可，面色偏淡，无头晕，右额部偶有轻微疼痛，复视减轻，行走时偏向一侧减轻，右眼上睑下垂减轻，用力睁眼时可见到瞳孔中间，右眼部分泌物减少，右眼球外斜减轻，活动改善，瞳孔较前缩小，大小约 4 mm，对光反射改善，纳眠可，舌淡，苔薄白，脉弱。

患者经治疗症状改善明显，目前脾气虚弱之象改善，中药可暂停服药，穴位见效守原方，继续配合复方樟柳碱局部注射治疗，共 7 天，每日 1 次。

四诊：2016 年 4 月 14 日。

精神可，面色黄润，无头晕头痛，轻微复视，行走时可走一直线，右眼睑轻微下垂，无遮盖瞳孔，右眼裂较左侧稍小，右眼球轻微外斜，活动改善，可内转，双侧瞳孔等大，对光反射灵敏，纳眠可，二便调，舌淡红，苔薄白，脉缓。

患者经治疗已趋愈，嘱其间隔治疗，每周 2 次，并注意饮食作息。

按语：

患者长期户外工作，体能消耗大，加之饮食不规律，脾虚气弱而发病。按中医"五轮八廓"学说，目胞为肉轮，属脾，故取肝脾肾足三阴经交会穴三阴交；阳明经为多气多血之经，取手阳明经之合谷与足阳明经之足三里。三穴可健脾益气，调补肝肾、养血荣筋。攒竹、丝竹空、阳白均位于眼上方，三穴合用可通络活血，调和局部气血而升提眼睑。再加百会升提阳气。患者二诊时眼睑上提改善较差，予加用申脉，照海穴。《灵枢·脉度》曰"跷脉者……属目内眦，合于太阳、阳跷而上行，气并相还则为濡目，气不荣则目不合"，故取八脉交会穴中阴跷所通照海，阳跷所通申脉，以调理眼的开合。复方樟柳碱太阳穴附近作皮下注射可加快眼缺血区循环，缓解血管痉挛，改善眼区供血，有助恢复。

第二节　跟师医案选

一、落枕

赖某，男性，35 岁，自由职业者。于 2017 年 9 月 11 月初诊。

主诉：右侧颈项强痛半天。

现病史：患者今晨起床后，突感右侧颈项强痛，不能俯仰转侧，伴肩背痛，无头晕头痛，无发热恶寒，胃纳可，二便可。

检查：颈椎生理曲度存在，无侧弯畸形，右侧项背处 C2 ～ C5 压痛明显，未见肿胀，右臂丛神经牵拉试验（±），椎间孔挤压试验（－），压顶试验（－）。舌红，苔白，脉紧。

中医诊断：项痹（风寒湿痹）。

西医诊断：落枕。

治法：祛风散寒，通络止痛。

处方：

（1）针刺。取穴：天柱右、大椎、阿是穴、后溪右、悬钟右。操作：先取局部穴位，用毫针平补平泻法，留针 20 min。出针后，再刺远端穴位，稍强刺激，行针时嘱患者配合前、后、左、右活动颈项部，留针 10 min。

（2）拔罐。取风门、肩井、天宗、阿是穴拔罐。

治疗经过：

1 次治疗后，颈项活动较前灵活。续治 2 次而愈。

导师点评：

落枕主要由项部肌肉感受寒邪或长时间过分牵拉而发生痉挛所致。多见于成年人，中、老年患者落枕往往是颈椎病变的反映，且易反复发作。针灸治疗落枕疗效明显。《针灸大全》记载："颈项拘急引肩背痛，取后溪、承浆、百会、肩井、中渚。"临床选穴以局部取穴和循经远端取穴相结合。大椎、天柱、风门、肩井、天宗，皆位于项背部，与阿是穴合用疏通局部经气，使脉络通畅，通则不痛。后溪属手太阳经穴，又为八脉交会穴，通于督脉，针之可疏通项背部经气；悬钟是足少阳经穴，能疏通经络、宣通气血。针刺远端穴位要用较强刺激，并令患者配合颈项部运动。

二、痤疮

谢某，女性，16 岁，学生。于 2017 年 3 月 7 日初诊。

主诉：面部反复发作疱疹 3 年余，加重 1 个月。

现病史：缘患者 3 年前始发面部疱疹，多在额头，鼻头发作，红肿疼痛，有脓头，可自愈。每因饮食不节，情志失调，反复发作，曾去皮肤科门诊就诊，涂药膏后症状稍可缓解。今天来我科就诊，现见两颊、下巴多发暗红色丘疹，按之疼痛，久久难愈。月经后期，偶有痛经，胃纳可，大便溏，小便清。

检查：两颊、下巴多发暗红色丘疹，按之突出，疼痛，无脓点。舌质暗红，苔白，脉细。

中医诊断：痤疮（冲任失调）。

西医诊断：痤疮。

治法：行气活血，调理冲任。

处方：

（1）针刺。取穴：合谷、曲池、中脘、关元、气海、血海、足三里、三阴交。操作：毫针平补平泻法，留针 20 min，隔日 1 次。

（2）刺络拔罐。取穴：大椎、肺俞、膈俞、太阳、尺泽。操作：1 周 2 次，每次 2 个穴位。

（3）耳穴贴压。取肺、脾、大肠、面颊、内分泌、肾上腺。操作：用王不留行籽贴压，隔日 1 次。

（4）火针。在面部疱疹处，消毒后，用火针快速直刺，1 周 1 次。

治疗经过：经上法治疗 10 次，患者疱疹较前减少，症状明显缓解。

导师点评：

痤疮又称粉刺，是青春期常见的一种毛囊及皮脂腺的慢性炎症。现代医学认为痤疮的发病与雄性激素分泌过多，皮脂腺功能亢进，毛囊皮脂腺导管角化异常，毛囊皮脂腺中的微生物的作用等因素有关。中医认为痤疮多为脾胃积热上熏于肺，致肺经血热，复感外邪蕴结于皮肤腠理而成，或冲任不调，肌肤疏泄失畅而致。针刺取合谷、曲池清泻阳明邪热；关元、气海、血海、三阴交调和冲任。刺络拔罐是在《灵枢·官针》论述的九针中的刺络发展而来。《黄帝内经》提出"血实者决之"，说明刺络出血可排出瘀血以祛毒，疏通经络；配合拔罐，调节气血，协调人体功能，对本病急性发作期有较好的疗效。取局部疱疹处用火针治疗清泄邪热，疏通局部经气，使肌肤疏泄功能得以调畅。

三、伤筋（踝关节扭伤）

方某某，44 岁，工人。于 2018 年 2 月 2 日初诊。

主诉：右踝关节扭伤疼痛 2 月余。

现病史：2 个月前运动时不慎扭伤右踝关节，经局部治疗，症状时好时坏。现症见右踝关节疼痛，伴局部活动受限，每因用力不当或负重而复发。

检查：右踝关节周围轻微肿胀，肤色正常，有压痛，舌红苔白，脉细涩。

中医诊断：伤筋（气滞血瘀）。

西医诊断：右踝关节扭伤。

治法：行气活血，疏通经脉。

处方：

（1）针刺。取穴：昆仑$_右$、阳陵泉$_右$。操作：毫针平补平泻手法，留针 30 min。

（2）火针。选取阿是穴，隔日 1 次。

治疗经过：

经 3 次治疗后，右踝关节疼痛明显好转。

导师点评：

治疗各种扭挫伤，除了取局部腧穴及阿是穴外，往往加取阳陵泉。针刺扭伤部位的局部穴位，可以疏通局部气血，达到疏经通络止痛的目的。阿是穴是"以痛为腧"，采用火针治疗，借"火"之力刺激局部，具有温经散寒、祛风化湿、活血通络、扶正祛邪的作用。阳陵泉为足少阳胆经穴位，又为八会穴之筋会，它是筋的精气所会聚之处。肝胆相表里，肝主筋，又足少阳之筋结于此。因此，在临床上用阳陵泉治疗与筋相关疾患，如软组织损伤、关节扭伤等，均取得较好的疗效。

四、呃逆

李某某，男，45 岁，工人。于 2018 年 1 月 26 日初诊。

主诉：反复发作呃逆 7 天。

现病史：患者自述有慢性胃炎病史，呃逆已 7 天，曾肌注 654 - 2 针、异丙嗪针等解痉镇静药物，均能在 1 ～ 2 h 内起作用，旋即呃逆又作，影响饮食、工作、睡眠，且目前肌注上述药物已不能起作用。遂求治于针灸门诊。

检查：呃逆连声，不能自制。舌红少苔，脉弦细数。

中医诊断：呃逆（胃气上逆）。

西医诊断：膈肌痉挛。

治法：和胃降逆止呃。

处方：

针刺。取穴：公孙$_双$、内关$_双$。操作：公孙接电针，用连续波，电流量由小缓慢加大至患者双足摇晃不已，感觉不能耐受时，电流量即不再加大；内关用平补平泻法。留针不得少于 15 min。

治疗经过：

经 1 次治疗，呃逆即止，但晚上又复发。第 2 天继续针刺，配合温和灸中脘，连续 3 天治疗，未见呃逆出现。

导师点评：

膈肌痉挛属中医学"呃逆"范畴，引起呃逆者，有受寒饮冷、宿食痰浊、郁怒伤肝或脾胃虚弱等原因。呃逆究其病机，皆由胃气上逆于膈而成。故《景岳全书·呃逆篇》有"致呃之由，总由气逆"之说。《灵枢·经脉》："脾足太阴之脉……入腹，属脾，络胃，上膈，挟咽，连舌本……其支者，复从胃，别上膈……"公孙为足太阴脾经络穴，又属八脉交会穴通于冲脉；内关为手厥阴心包经络穴，又八脉交会穴通于阴维脉。内关配公孙，上下肢穴位同取，达到和胃理气，宽胸利膈，降逆止呃作用，尤适用于顽固性呃逆者。中脘为胃之募穴，灸之能和胃降逆。

五、痛经

陈某某，女，26岁。2018年3月26日初诊。

主诉：行经时下腹疼痛1天。

现病史：患者平素怕冷，工作环境长期处于空调房中，常有痛经。1天前因经期涉水后出现经期下腹冷痛，喜按喜温，经血量少，色紫黯有块，恶寒，无汗出。无发热咳嗽，无呕吐腹泻，二便如常，胃纳可。舌淡苔白，脉弦涩。

中医诊断：痛经（寒湿凝滞）。

西医诊断：原发性痛经。

治法：温经散寒，祛湿止痛。

处方：

（1）针刺。取穴：关元、归来、三阴交、地机、血海。操作：关元、归来用毫针连续捻转手法，三阴交、血海用温针灸。

（2）温和灸。小腹部出针后加用艾灸盒温和灸。

以上2种方法，月经来潮前3～5天开始治疗。发作期每日治疗1～2次，间歇期隔日1次。10次为1疗程。

（3）穴位注射。取肝俞、肾俞、脾俞、气海、关元、足三里、三阴交。每次两穴，药物选用黄芪、当归、红花注射液等，每穴1～2 mL。在间歇期注射，隔日1次。5次为1疗程。

治疗经过：

经过1个疗程的治疗，痛经基本消失。嘱注意饮食及下腹部保暖，平时多用艾灸盒温和灸。

导师点评：

痛经的发生与冲、任二脉以及胞宫的周期性生理变化密切相关，与肝肾二脏也有关联。本病因患者平素调摄不慎，加之经期涉水，寒湿凝滞，而使冲任二脉气血不和，脉络受阻，导致胞宫的气血运行不畅，"不通则痛"，发为痛经。关元属于任脉，通于胞宫，与足三阴经交会，针之行气活血，化瘀止痛；灸之温经散寒，调补冲任。三阴交为足三阴经的交会穴，可调理肝、脾、肾。地机为足太阴脾经之郄穴，可调血通络；血海能活血止痛。局部加用艾灸可以温通经络、散寒止痛。

六、腰缠火丹（带状疱疹）

黄某，女，67岁，退休工人。2018年1月19日初诊。

主诉：左侧胸胁部红色簇状疱疹并发疼痛1周。

现病史：患者1周前见左侧胸胁部红色疱疹，簇状分布，未破溃，疼痛厉害，日夜疼痛，入夜更甚。大便时有秘结。舌红，苔薄黄，脉弦数。

中医诊断：腰缠火丹（肝胆湿热）。

西医诊断：带状疱疹。

治法：清热利湿、通络止痛。

处方：

（1）针刺。取穴：左侧疱疹处围针、夹脊穴（T6、T7）、左阳陵泉、左三阴交。操作：毫针用泻法。

（2）火针疗法。取疱疹周围阿是穴。

导师点评：

腰缠火丹病初时多由情志内伤、肝郁气滞、肝胆湿热所致。针刺近部运用痛区围刺法，祛除滞留之邪，配合相应夹脊穴，乃结合现代医学的神经走向取穴；远端取阳陵泉清泄肝胆之湿热；取三阴交滋阴清热、活血化瘀。瘀去络通，通而痛消。取局部疱疹处用火针治疗清泄邪热，疏通局部经气，达疏经通络的作用。

七、小儿泄泻

患儿李某，2岁零5月，2018年10月25日就诊。

家属代诉：大便溏泻半月余。

现病史：小儿半月前开始出现大便溏泻，曾多次前往西医院求治，查大便常规及潜血均未见异常，投以双歧杆菌、蒙脱石散、维生素B片、无乳糖奶粉等，虽可暂止，但时时反复，束手无策，故今日前来求治于中医。见患儿神清，精神可，未闻及特殊气味，家属诉其日解黄色水样烂便2～3次，夹杂未消化食物，无发热，无呕吐，无浮肿，纳较差。

检查：切之患儿四肢不温，唇色淡白，舌淡苔薄白边有少许齿印，食指络脉淡而不显。

中医诊断：小儿泄泻（脾胃虚寒）。

西医诊断：肠道功能失调。

治法：温中益气，健脾止泻。

处方：

（1）艾条温和灸。取穴：百会、命门、神阙、长强穴。每日1次，每次以10～20 min 为度。

（2）中药。理中丸加减（党参10 g、干姜5 g、麸炒白术10 g、炙甘草10 g、五味子5 g、石榴皮5 g、白头翁5 g、炒麦芽5 g），共3剂，水煎服，日1剂，嘱少量频频温服。

经上法治疗1次后，次日家属致电患儿已解黄色成形大便1次。

导师点评：

《小儿药证直诀》言小儿"易虚易实，易寒易热"；患儿飧泄日久，久病多虚，气随津脱，阳随液失，阳不温煦，故见四肢不温；中脏阳虚，虚寒内生，运化失司，谷食难消，水液不分，故见溏泄；唇色淡白，舌淡苔薄白边有齿印，食指络脉淡而不显均为之佐证。又经言"太阴之为病……食不下，自利益甚"，故投以温中散寒，益气健脾之理中丸加减：原方人参、干姜、白术、炙甘草，今人参易为党参，以防小儿峻补不宜；白术易为麸炒白术以增强温中健脾之功；配以五味子益气生津，石榴皮收敛固涩，白头翁兼清余邪，炒麦芽消积升阳，共奏温中止泻之功。另患儿幼小，难以施针，针之不及，灸之所宜，故以艾灸百会、神阙、命门培补元阳。因百会为"三阳五会"，灸之可升阳固涩；神阙属于任脉，为气之舍，灸之可固本培元；命门属于督脉，为阳之根，灸之可蕴蕴化气。气得生，津得固，阳得化，寒得散，故效如鼓应桴也。

八、腰痛

陈某，男，54岁，在职人员。于2018年3月13日初诊。

主诉：左侧腰臀部疼痛伴左下肢疼痛1周。

现病史：患者于1周前因搬家后出现左侧腰部及左臀部正中疼痛，放射至左下肢疼痛，久坐及向左侧侧卧时疼痛明显，行走困难，舌淡，苔薄白，脉弦。检查：左侧腰肌紧张，腰4/5棘突压痛，左下肢直腿抬高实验（+）30°。腰椎CT结果示：腰4/5椎间盘突出（左外侧型）。

中医诊断：腰痛（气滞血瘀）。

西医诊断：腰椎间盘突出症。

治法：疏通经络，活血止痛。

处方：

（1）针刺。取穴：肾俞、大肠俞、委中、阿是穴、腰部夹脊穴、水沟、三阴交、阳陵泉。操作：毫针平补平泻法，留针20 min。

（2）刺络拔罐。阿是穴、委中穴刺络拔罐放血。

治疗经过：

第2天复诊，述腰臀部及左下肢疼痛明显缓解，继续予原治疗方案治疗。患者治疗第4天症状基本消失。

导师点评：

中医认为，腰腿痛与正气不足、气滞血瘀、肝肾亏虚、跌仆挫伤、久坐劳损和感受风寒湿邪关系密切，具有本虚标实的临床特点，本虚为禀赋不足，肾亏腰府失养，标实为瘀血阻络。病机的核心是"虚"和"瘀"。"不通则痛"是疼痛的主要原因。通过腰痛部位的阿是穴刺络放血拔罐治疗，直接放出富含致痛物质的血液，同时放血形成的负压促使新鲜血液向病灶流动，稀释了致病物质的浓度，加速局部血液循环，改善局部缺血缺氧状态，促进受损神经修复，放血起到了"祛瘀血、生新血"的作用。经络中瘀血祛除，经脉恢复畅通，"通则不痛"，此病例中在明确病因病机后选择正确的对症治疗方法，因而起到立竿见影的疗效。

参 考 文 献

[1] 何尚华，曾玲玉，梁旺. 温乃元主任对阿是穴的认识及临床经验 [J]. 中国民族民间医药，2019，28（349）：75 – 77.

[2] 刘伟明，何尚华，王彩荣，等. 温乃元主任中医师治疗颈源性眩晕的临床经验 [J]. 按摩与康复医学，2019，10（24）：54 – 55，58.

[3] 梁凯，宋锋，何尚华，等. 温乃元针灸治疗腰椎间盘突出症的临床经验 [J]. 中国民间疗法，2019，27（9）：10 – 12.

[4] 王彩荣，罗俏路，何尚华，等. 温乃元主任中医师治疗面瘫经验 [J]. 内蒙古中医药，2019，38（8）：63 – 64.

[5] 宋锋，梁凯，何尚华，等. 温乃元针灸临证理论撷菁 [J]. 国医论坛，2019，34（2）：53 – 54.

[6] 温乃元，宋锋，梁凯，等. "通督益肾法"治疗脊椎疾病 [C] // 刘保延，朱兵，喻晓春，等. 新时代 新思维 新跨越 新发展——2019 中国针灸学会年会暨 40 周年回顾论文集. 武汉：2019：1680 – 1684.

[7] 温乃元，林志平. 鼻三针为主治疗过敏性鼻炎 106 例临床观察 [J]. 针灸临床杂志，2001，17（8）：10 – 11.

[8] 温乃元，范志勇，李志彬，等. 电针配合穴位注射治疗动眼神经麻痹 52 例临床观察 [J]. 广州中医药大学学报，2008，25（3）：213 – 214.

[9] 温乃元，范志勇，李维香，等. 刺络拔罐配合摩骨膏治疗腰椎骨质增生症的临床观察 [J]. 中国康复医学杂志，2007，22（12）：1114 – 1115.

[10] 钟洪正，宋锋，温乃元，等. 循经透刺合热敏灸治疗腰椎管狭窄症的疗效观察 [J]. 光明中医，2016，31（24）：3636 – 3638.

[11] 温乃元，叶攀，范志勇.《金匮要略》论治胸痹的三个首创 [J]. 世界中西医结合杂志，2007，2（8）：440 – 441.

[12] 温乃元. 浅谈整体观念在针灸临床的应用 [J]. 辽宁中医药大学学报，2008，10（2）：19.

[13] 温乃元，钟洪正. 酒醋疗法治疗腰痛 120 例 [J]. 实用中医药杂志，2000，16（12）：18.

[14] 温乃元，王锦，张飞香. 捏脊和摩腹手法治疗小儿积滞症 160 例 [J]. 中国民间疗法，2006，14（12）：24 – 25.

[15] 温乃元. 磁电法治疗急性关节扭挫伤 98 例疗效观察 [J]. 中国针灸，

1999（S1）：40－41.

　　［16］温乃元，邹柳祥. 试论"通法"治疗实性痛证［C］// 广东省针灸学会第十二次学术研讨会暨全国脑卒中及脊柱相关性疾病非药物诊疗技术培训班论文集. 中山：2011：377－378.

　　［17］温乃元. 电针加梅花针治疗带状疱疹后遗神经痛58例［J］. 中国针灸，2000（S1）：199－200.

　　［18］温乃元，钟洪正. 针刺及温和灸治疗尾骶疼痛56例［J］. 中国民间疗法，2001，9（2）：17.

　　［19］温乃元，李志彬，宋锋. 针刺配合磁圆梅针叩刺治疗偏头痛96例［J］. 针灸临床杂志，2008，24（1）：14－15.

　　［20］陈剑明，温乃元. 试述中医文献对面瘫的认识［J］. 湖南中医学院学报，2005，7（2）：35－36.

　　［21］王楚怀，卓大宏. 颈源性眩晕患者症状与功能评估的初步研究［J］. 中国康复医学杂志，1998，13（6）：245－247.

　　［22］梁凯，温乃元. 中药封包疗法联合电针治疗神经根型颈椎病疗效分析［J］. 实用中医药杂志，2019，35（5）：516.

　　［23］温乃元，廖建民，范志勇，等. 电项针配合磁圆梅针治疗颈源性眩晕临床观察［J］. 辽宁中医药大学学报，2014，16（9）：19－21.

　　［24］温乃元，李维香，钟洪正，等. 火针焠刺麝香治疗肩周炎120例临床观察［J］. 新中医，2001，33（4）：43.

　　［25］温乃元，范志勇. 浅析腰椎间盘突出症从肝肾二经论治［J］. 按摩与导引，2006，22（11）：24－25.

　　［26］石学敏. 针灸学［M］. 北京：中国中医药出版社，2007.

　　［27］王维治. 神经病学［M］. 5版. 北京：人民卫生出版社，2004.

　　［28］罗灵松，黄仁芬，温乃元. 针挑拔罐治疗腰椎间盘突出症的临床观察［J］. 新中医，1998，30（5）：25－26.

　　［29］邹柳祥，温乃元. 针刺配合磁圆梅针治疗膝关节骨性关节炎的临床研究［J］. 现代诊断与治疗，2017，28（15）：2776－2777.

　　［30］赖新生，张家维. 岭南针灸经验集［M］. 北京：中国医药科技出版社，1998.

　　［31］温乃元. 梅花针叩刺加温和灸治疗小儿外感咳嗽68例［J］. 按摩与导引，2001，17（1）：57.

　　［32］曾胜，温乃元. 针灸为主治疗脑血栓形成早起60例临床观察［J］. 按摩与导引，2002，17（1）：22.

　　［33］温乃元. 中风后遗症的针灸选穴规律探讨［J］. 梅州中医，2004：36－37.

　　［34］陶天遵. 新编实用骨科学［M］. 2版. 北京：中国医药科技出版

社，2008.

[35] 李平华. 肩周炎 [M]. 北京：人民军医出版社，1995.

[36] 杨荣昌. 针灸结合萘丁美酮胶囊治疗肩周炎疗效观察 [J]. 陕西中医，2014，35（7）：906－907.

[37] 吴在德，吴肇汉. 外科学 [M]. 7 版. 北京：人民卫生出版社，2008.

[38] 杨荣昌. 针刺联合中药离子导入法治疗腰椎间盘突出症临床观察 [J]. 新中医，2014，46（2）：170－172.

[39] 杨荣昌. 针灸配合中药辨证加减治疗周围性面神经麻痹的临床分析 [J]. 中医中药，2013，3（20）：73－74.

[40] 陈秀华. 陈氏针法新释 [M]. 北京：人民卫生出版社.

[41] 贺普仁. 针灸治痛 [M]. 北京：科学技术文献出版社.

[42] 张红星，艾迪. 中风病的中医治疗与康复指南 [M]. 北京：中国中医药出版社，1998.

[43] 邢文堂，李奇海. 提高针灸疗效的因素及其分析 [J]. 中国针灸，1998（8）：499－500.

[44] 欧阳八四. 浅析针刺得气 [J]. 中国针灸，1997（7）：403－404.

[45] 安培祯. 论述督脉及临床证治 [J]. 中国针灸，1994（1）：39－40.

[46] 马岩璠. 石学敏院士学术思想探寻 [J]. 中国针灸，2001，21（7）：421－422.

[47] 包克新，王德深. 简论《内经》的针刺治痛 [J]. 中国针灸，1984（1）：39－42.

[48] 程霞，赵姝. 华佗夹脊穴综述 [J]. 中国针灸，1994（1）：50.

[49] 解越，武连仲，李军. 武连仲教授治疗恢复期及后遗症期脑卒中经验 [J]. 中国针灸，2004，24（1）：65－68.

[50] 赵吉平，王燕平. 针灸治痛取穴规律初探 [J]. 中国针灸，1998（6）：383.

[51] 符文彬，许能贵. 针灸临床特色疗法 [M]. 北京：中国中医药出版社，2011.

[52] 周立群. 王岱针灸临床十二讲 [M]. 北京：人民卫生出版社，2016.

[53] 彭静山，费久治. 针灸秘验 [M]. 沈阳：辽宁科学技术出版社，1985.

[54] 谷世喆，齐立洁，任秀君. 针灸经络腧穴歌诀白话解 [M]. 北京：人民卫生出版社，2013.

[55] 王国强. 中医医疗技术手册 [S]. 北京：国家中医药管理局，2013.

广东省名中医温乃元针灸临证精粹